放射治疗影像处理

Image Processing in Radiation Therapy

主编　Kristy K. Brock

主审　王雅棣　王俊杰

主译　张富利　王秋生

译者（按姓氏笔画排序）

　　　刘　青　李海鹏　张欣怡　郁艳军　董　昕　路　娜

人民卫生出版社

·北　京·

版权所有，侵权必究！

图书在版编目（CIP）数据

放射治疗影像处理 /（美）克里斯蒂·K. 布洛克（Kristy K. Brock）主编；张富利，王秋生主译 . —北京：人民卫生出版社，2022.9

ISBN 978-7-117-33076-3

Ⅰ.①放… Ⅱ.①克…②张…③王… Ⅲ.①肿瘤 – 放射治疗学 Ⅳ.①R730.55

中国版本图书馆 CIP 数据核字（2022）第 094473 号

| 人卫智网 | www.ipmph.com | 医学教育、学术、考试、健康，购书智慧智能综合服务平台 |
| 人卫官网 | www.pmph.com | 人卫官方资讯发布平台 |

图字：01-2018-4112 号

放射治疗影像处理
Fangshe Zhiliao Yingxiang Chuli

主　　译：张富利　王秋生
出版发行：人民卫生出版社（中继线 010-59780011）
地　　址：北京市朝阳区潘家园南里 19 号
邮　　编：100021
E - mail：pmph @ pmph.com
购书热线：010-59787592　010-59787584　010-65264830
印　　刷：北京华联印刷有限公司
经　　销：新华书店
开　　本：889×1194　1/16　印张：17
字　　数：480 千字
版　　次：2022 年 9 月第 1 版
印　　次：2022 年 9 月第 1 次印刷
标准书号：ISBN 978-7-117-33076-3
定　　价：158.00 元

打击盗版举报电话：**010-59787491**　E-mail：**WQ @ pmph.com**
质量问题联系电话：**010-59787234**　E-mail：**zhiliang @ pmph.com**
数字融合服务电话：**4001118166**　E-mail：**zengzhi @ pmph.com**

中文版序一

近年来,随着计算机技术的不断发展,医学影像在放射治疗过程中发挥着愈来愈重要的作用。影像引导放射治疗(IGRT)是开展自适应放射治疗(ART)的重要手段。IGRT 将加速器和多模态影像结合在一起,可以按照需要的时间频度采集患者的在线影像信息,跟踪肿瘤靶区和危及器官的位置、形态,并在必要时进行位置和/或放射治疗计划的校正,从而可以更好地评估肿瘤和正常组织的照射剂量。目前医用直线加速器主要配备以下几种多模态机载影像系统:①电子射野成像系统;②千伏级平板成像系统;③滑轨式 CT 成像系统;④兆伏级 CT 成像系统;⑤千伏级锥形束 CT 成像系统;⑥磁共振成像系统;⑦超声成像系统;⑧光学成像系统等。

本书围绕影像配准、影像分割、影像重建以及如何将上述成像技术与放射治疗临床工作流程无缝衔接进行了详尽的介绍。第一部分指出自适应放射治疗、在线监测与追踪、剂量累积和精确度评估推动着影像处理技术不断发展。第二部分讲述了实现形变配准的数学方法,以及用于配准技术的相似性度量,包括其在放射治疗中的有效性和实用性。此外,该部分对有参数和无参数影像配准技术及其在放射治疗过程中的应用进行了详细的描述与评估。第三部分主要讨论了影像分割技术,包括基于图谱库、水平集以及基于配准的分割技术,并评估了这些技术的效率、鲁棒性以及应用范围。第四部分详细介绍了三维影像重建、呼吸控制、室内成像技术和应用图形处理器(GPU)进行影像配准等方面的进展情况。

本书将物理技术知识与临床应用紧密结合,不仅适用于放射治疗医师作为深入了解 IGRT 和 ART 放射治疗技术的参考,同时也适用于物理工程技术人员作为继续教育的教材。本书的翻译出版必将有助于大力促进多模态影像引导精确放射治疗技术在我国的发展。

中华医学会放射肿瘤治疗学分会
第十届委员会主任委员

2022 年 6 月

中文版序二

放射治疗影像处理技术体现了放射治疗、信息处理和应用数学等多学科的交叉与融合,为放射治疗过程提供了综合信息集成方法,为实现精准放射治疗的计划、实施、评价等过程提供高效、准确的客观依据。放射治疗医学影像处理内容非常丰富,且在影像引导放射治疗(IGRT)中作用显著,而 IGRT 是实现自适应放射治疗(ART)的重要手段。毋庸置疑,深入理解、掌握、应用放射治疗医学影像处理技术,对提升自适应放射治疗能力和水平是大有裨益的。

由 Kristy K. Brock 编著的《放射治疗影像处理》是读者深入了解放射治疗影像分析与处理领域的优秀著作。该书从宏观角度出发,利用 4 个部分(16 章)分别论述了放射治疗影像处理技术的应用范围、影像配准、影像分割以及前沿技术,且在论述过程中紧密地结合放射治疗的临床工作流程,实现了放射治疗影像处理基本原理、典型方法与临床应用的渗透与融合。紧密结合影像处理、应用数学与临床应用,且重视相关技术的发展历程,是本书的重要特色。

本书译者来自临床医学物理领域和图像处理领域,并在放射治疗影像处理领域开展了多年应用基础研究与合作,非常熟悉相关领域的科技发展。译者力求将译著以准确明了的形式展现给读者,以方便读者朋友们阅读和理解。本书不仅适合已从事放疗工作的临床医师、物理师和治疗师作为参考书,而且可作为放射治疗相关专业学生的教材。毫无疑问,本书的出版对推动我国影像引导放射治疗技术的发展非常有益。

中国生物医学工程学会
医学物理分会
主任委员

2022 年 6 月

中文版致谢

在本书付梓之际,掩卷思量、感慨万千。在深感"学无止境"与"力不能及"的同时,谨向给予关心、支持和帮助的领导、专家、同行和朋友们表示衷心的感谢!

首先,感谢王俊杰教授、戴建荣教授在百忙之中为本书作序,他们对放射治疗事业的专注态度、严谨务实的学术精神激励着译者精益求精。

其次,感谢王雅棣教授在本书翻译和出版过程中给予的大力支持与热情指导,以及对译者的关心和热忱帮助。

再次,感谢人民卫生出版社编辑们的辛勤付出,他们在封面设计、文字校对、文稿润色、出版安排等方面给予了无私的支持和帮助。

最后,感谢邵莹、李昂、谷晓岚、张欣怡等硕士研究生,以及为本书翻译和出版做出贡献而没有署名的领导、专家、同行和朋友们。

序

在过去的三十年里,放射治疗已经发展成为最复杂的癌症治疗方式。这些进展在癌症控制方面做出了巨大的贡献——提高了疾病控制率和/或降低了副作用,并定义了新的治疗范例。随着复杂性的不断增加,放射治疗作为一种强大的治疗手段在其应用中一直保持高度的安全性和可控制性。尽管发展迅速,该领域依然在技术上追求进一步的提高,寻求最大限度地利用治疗前和治疗期间收集的成像信息,从而在患者的个体化放射治疗方案设计和二次动态设计中发挥引导作用。这是通过成像系统在放射肿瘤学中的加速部署实现的,包括模拟定位设备(如 CT、PET 和 MR)以及治疗室中的成像设备(如 CT、MVCT 及 CBCT)。这些成像系统在治疗过程中对正常组织和病变解剖部位的动态特性显示得越来越清晰。"四维假设"便由此兴起,即在治疗过程中,根据解剖或功能成像中观察到的变化调整患者的治疗方案能够提高治疗比。尽管说起来简单,但在医学物理领域将这些概念安全地应用到临床中仍然是一个严峻的技术与科学挑战。此外,对这些方法临床获益的最终评估将取决于这些工具的性能。

本书对放射治疗中合理应用成像功能所需的多种技术、算法和实现进行了独到而有价值的汇总。虽然算法的原理可以在已发表的文献中查到,但是本书通过专业角度将它们整理到一起,表述上具有连贯性,并列举了一些在放射治疗中应用的实例。本书结合了临床目的、算法描述、放射治疗适用性及结果验证,对临床医学物理师非常具有参考价值。本书有以下几个亮点:第1章与第2章介绍了旨在发展自适应和在线校正的背景和实例。第3章对形变影像配准性能进行了独特和全面的概述,使读者了解这些算法的性能,并进一步促进配准技术的改进。第 4、5、7 和 8 章很好地将影像处理的基本原理与放射治疗的问题相结合,既适合入门读者,也适合专家读者。第 6 章读来生动有趣,可以使读者进一步加深对机械力学的理解,让他们能够将这些概念与生物力学模型带来的挑战结合起来。第9~12 章解决了从基础到复杂的影像分割问题——对基本原理以及在临床系统中使用的细节进行了全面的概述,这也是本书中的诸多亮点之一。锥形束 CT 重建和呼吸门控相关的问题在书中得以深入探讨,影像引导放射治疗领域的专家们精彩呈现了他们在这一领域所采用的技术。最后,第 16 章让我们简单地了解了在影像采集、重建、分割以及后续处理等方面应用 GPU 技术的发展前景。总而言之,本书是一部优秀的著作,专家们严谨地将复杂的算法与影像引导放射治疗中发现的令人激动且重要的挑战结合起来。在此向所有的作者与编辑表达我的感激之情!本书不仅可以使读者加深理解,而且也会激励更多的年轻人参与到影像引导放射治疗的美好未来中去。

David A. Jaffray,Ph.D.
Head,Radiation Physics,Radiation
Medicine Program
Princess Margaret Cancer Centre
Director,Techna Institute,University
Health Network
Toronto,Ontario,Canada

前　言

影像处理工具为放射治疗过程提供数据集成，因此促成了医学物理师、计算机专家以及数学家们之间有趣的相互合作。影像处理将重建、适应、集成与成像数据评估应用到放射治疗过程中，以确保治疗计划、实施与疗效评估使用的信息精确、高效和有效。影像处理包括在重建和评估阶段对影像合成的数学处理，以及将这些合成信息应用到日渐复杂的放射治疗工作流程中。本书对所使用的这些技术及其在放射治疗中的应用进行了介绍。

在过去的二十年间，影像在放射治疗过程中的应用显著增加。该领域最初仅采集计算机断层影像，后来迅速发展到将多时相计算机断层扫描成像、磁共振成像、正电子发射断层成像以及单光子发射计算机断层成像应用于计划、治疗时的容积成像以及在整个治疗过程中采集额外的诊断级影像用于二次评估。这些影像的加入使得医师可以更精确地分辨出肿瘤与危及器官，以及生理性运动对这些器官位置的影响。除了能够分辨这些结构之外，治疗计划的进展（如调强适形放射治疗）使得复杂治疗计划的设计成为可能，从而更精确地将肿瘤作为目标同时避开危及器官。影像数量、勾画的组织结构数量和治疗计划精度的增加对临床上融合和分割这些影像提出了更高的要求。勾画组织结构花费的时间从几分钟至几小时不等，对影像自动分割和多模态影像的高精度配准也提出了要求。而这些要求随着室内成像技术的引入进一步增加。室内成像提供额外的患者信息，包括治疗过程中出现的运动、运动模式的变化及治疗效果。大多数新型成像设备需要有新的重建技术和方法来处理数据采集过程中的不确定因素，例如呼吸运动。由于需要将这些技术高效地应用至繁忙的临床工作流程中，因此室内容积影像的采集对影像配准提出额外的要求。由于每天都可以观察到患者的三维解剖结构，因此可在治疗过程中观测肿瘤和正常组织的反应，而这些需要额外的诊断成像及相应的配准和分割操作。患者整个治疗过程中可轻易获取四十多组三维影像，并且每组影像中有二十多种结构待分割。照此看来，对影像处理，包括重建、分割和配准的需求变得日益迫切。

本书涵盖形变配准、影像分割、影像重建以及将这些技术整合进放射治疗过程的内容。第一部分指出放射治疗实践包括自适应放射治疗、在线监测和追踪、剂量累积和精确度评估推动影像处理不断发展。第二部分讲述了实现形变配准的数学方法，以及用于配准技术的相似性度量，包括其在放射治疗中的有效性和实用性。此外，该部分对有参数和无参数影像配准技术及其在放射治疗过程中的应用也进行了详细的描述与评估。第三部分主要讨论了影像分割技术，包括基于图谱库、水平集以及基于配准的技术，并评估这些技术的效率、鲁棒性以及应用范围。第四部分详细介绍了三维影像重建、呼吸控制、室内成像技术和应用图形处理器（GPU）进行影像配准等方面的进展。

本书旨在对影像分割和配准的技术、算法、室内成像技术、先进重建技术以及临床基本原理与应用等方面的知识进行详尽的介绍，适合医学物理师、临床医师、剂量师、治疗师以及医学物理与相关领域的受训人员阅读和参考。本书受益于国内外作者的贡献，他们开发了先进的影像处理技术并致力于将其应用于临床工作之中。书中对算法、技术、应用实例及临床转化等详尽的描述足以证明他们具有渊博的学识。在此，对他们卓越的贡献表示衷心的感谢。

致　谢

Brock 博士对 Luna Han 以及 Taylor & Francis Group 提供的专业编辑表示由衷的感谢,在他们的参与下本书才得以编写并出版。

关于主编

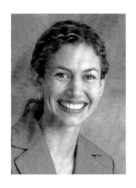

Kristy K. Brock 在密歇根大学获得核工程与放射学专业博士学位，她曾在多伦多大学（Princess Margaret Hospital）放射肿瘤学系任教，目前是密歇根大学放射肿瘤学系的副教授。同时，她也是美国医学物理学家协会会员和 *Medical Physics* 杂志编委，并担任 2013 年度美国医学物理学家协会年会的治疗科学主任（Therapy Science Director）。Brock 博士负责美国放射学会放射治疗物理学方面的对外交流工作。她由于在形变影像配准、验证技术和剂量叠加方面所做的研究而被人熟知。目前她的研究方向集中于剂量累积和自适应放射治疗形变配准、生物力学模型在相关病理学中的应用以及治疗反应评估。

编　者

Daniel H. Adler
Department of Bioengineering
University of Pennsylvania
Philadelphia, Pennsylvania

Adil Al-Mayah
Department of Civil and Environmental
　Engineering
University of Waterloo
Waterloo, Ontario, Canada

Kristy K. Brock
Department of Radiation Oncology
University of Michigan
Ann Arbor, Michigan

Sonny Chan
Department of Computer Science
Stanford University
Stanford, California

Edward L. Chaney
Department of Radiation Oncology
University of North Carolina
Chapel Hill, North Carolina

Lei Dong
Scripps Proton Therapy Center
San Diego, California

Issam El Naqa
Medical Physics Unit
Department of Oncology
McGill University
Montreal, Quebec, Canada

Timothy H. Fox
Department of Radiation Oncology
and
Winship Cancer Institute
Emory University School of Medicine
Atlanta, Georgia

Arun Gopal
New York Presbyterian Hospital
New York, New York

Geoffrey D. Hugo
Virginia Commonwealth University
Richmond, Virginia

Jenny H. M. Lee
Princess Margaret Hospital
University Health Network
Toronto, Ontario, Canada

Daniel A. Low
Department of Radiation Oncology
University of California at Los Angeles
Los Angeles, California

Todd R. McNutt
Department of Radiation Oncology and
　Molecular Radiation Sciences
Johns Hopkins University School of
　Medicine
Baltimore, Maryland

J. Ross Mitchell
Diagnostic Radiology
The Mayo Clinic
Scottsdale, Arizona

Frédéric Noo
Department of Radiology
University of Utah
Salt Lake City, Utah

Stephen M. Pizer
Department of Computer Science
University of North Carolina at Chapel
　Hill
Chapel Hill, North Carolina

William Plishker
Department of Electrical and Computer
　Engineering
University of Maryland
College Park, Maryland

Sanjiv S. Samant
Department of Radiation Oncology
University of Florida
Gainesville, Florida

David Sarrut
Université de lyon
CREATIS, CNRS, Léon Bérard
　Cancer Center
Lyon, France

Eduard Schreibmann
Department of Radiation Oncology
and
Winship Cancer Institute
Emory University School of Medicine
Atlanta, Georgia

Raj Shekhar
Sheikh Zayed Institute for Pediatric
　Surgical Innovation
Children's National Medical Center
Washington, District of Columbia

Jeffrey H. Siewerdsen
Department of Biomedical Engineering
Johns Hopkins University
Baltimore, Maryland

Jan-Jakob Sonke
Department of Radiation Oncology
The Netherlands Cancer Institute-Antoni
　van Leeuwenhoek Hospital
Amsterdam, the Netherlands

J. Webster Stayman
Department of Biomedical Engineering
Johns Hopkins University
Baltimore, Maryland

Jef Vandemeulebroucke
Department of Electronics and
　Informatics
Vrije Universiteit Brussel
and
Department of Future Media and
　Imaging
iMinds
Ghent, Belgium

Michael Velec
Princess Margaret Hospital
University Health Network
Toronto, Ontario, Canada

He Wang
Department of Radiation Physics
The University of Texas M. D. Anderson
　Cancer Center
Houston, Texas

Jian Wu
Proton Therapy Institute
University of Florida
Gainesville, Florida

Junyi Xia
Department of Radiation Oncology
University of Iowa Hospitals and Clinics
Iowa City, Iowa

Jinzhong Yang
The University of Texas M. D. Anderson
　Cancer Center
Houston, Texas

Yongbin Zhang
The University of Texas M. D. Anderson
　Cancer Center
Houston, Texas

目　录

影像处理在放射治疗中的应用

第 1 章

自适应放射治疗中的影像处理

1.1　放射治疗流程

1.1.1　引言

　　放射治疗是一种治疗局部肿瘤的有效技术（Leibel 等 2003）。放射治疗可以通过靶区剂量递增和正常组织避让来实现治疗的有效性。现代肿瘤放射治疗使用计算机化的治疗计划系统来设计患者特异性治疗实施参数。个体化的治疗参数设计用来准直并引导辐射束射向靶区以避免危及器官受到过量照射。

　　调强放射治疗（intensity-modulated radiation therapy，IMRT）（Wu 等 2000；Purdy 2001）使得以可变的剂量水平治疗非常复杂的靶区，同时保护邻近正常组织成为可能。IMRT 的实施需要充分考虑以下因素：靶区的选择、适当的规范和剂量处方、正常器官剂量 - 体积限值以及对摆位不确定度的适当了解

（Gregoire 等 2003）。靶区勾画通常使用不同的成像模式，如计算机断层扫描（computed tomography，CT）、磁共振成像（magnetic resonance imaging，MRI）、磁共振波谱成像、正电子发射计算机断层扫描（positron emission tomography，PET）、单光子发射断层扫描（single-photon emission tomography，SPECT）和超声检查，来评估疾病的程度，勾画要照射的靶区和需要保护的正常组织。因此，各种模式的成像在放射治疗中经常用到。影像处理成为现代放射治疗的重要组成部分也就不足为奇了（Apisarnthanarax 和 Chao 2005）。

　　最近引入的影像引导放射治疗（IGRT）尤其如此。IGRT 使用各种室内成像技术来监测靶区相对于计划辐射束的位置，并应用几何校正来提高治疗实施的精确度（Jaffray 等 2002；Jaffray 2005）。IGRT 允许在放射治疗开始之前在线校正靶区偏移，从而获得更准确的治疗并减少治疗边界。室内成像的频繁使用为临床医生提供了评估治疗进展的机会。

　　治疗偏差通常可以分为两类：①摆位误差，描述靶区偏离计划治疗辐射束；②靶区变化，这意味着

在治疗模拟过程中所确定的原始靶区由于患者的非刚性解剖学变化而发生了改变,而这种非刚性解剖学变化由疗效(体重减轻或肿瘤退缩)或正常生理过程(如器官运动和膀胱充盈的日常变化)所引起。在照射之前将辐射束与靶区对准来进行影像引导干预以校正摆位误差。然而,相对于治疗辐射束对患者解剖结构进行简单的重新定位通常不足以校正靶区或邻近关键结构的形态学变化。更复杂的校正通常通过再程计划来完成:该过程称为自适应放射治疗,包括修改初始计划以适应靶区或正常器官的变化。

1.2　影像引导的自适应放射治疗

影像引导自适应放射治疗的流程如图 1.1 所示。详细定义每一个步骤是有用的,从而可以更好地理解成像需求和影像处理工具。用以下术语和解释来描述每个步骤:

• **治疗模拟**:在此步骤中,首先固定患者于床面上,按治疗位对患者行 CT 扫描。CT 成像对于放射治疗重要,不仅仅是因为它可以完美地将患者解剖结构展现出来,还因为它可以用于计算辐射剂量。刻度 CT 值以表示每一个体素处的人体组织相对电子密度,用于精确的剂量计算。模拟 CT 建立了一个初步的患者解剖模型,描述了辐射束和患者解剖结构之间的几何关系。

• **靶区勾画**:就现代放射治疗(IMRT)而言,使用逆向计划技术行自动治疗计划设计需要清晰地勾画三维靶区体积(Bortfeld 1999;Purdy 2001)。IMRT 使用数学优化技术来推导辐射模式和空间剂量分布与靶区形状实现最佳匹配,同时避开正常器官。对于 IMRT 和自适应放射治疗过程来说,靶区勾画或许是最关键的部分。多位学者研究了特定部位的靶区勾画策略(Leunens 等 1993;Tai 等 1998;Remeijer 等 1999;Hurkmans 等 2001;Steenbakkers 等 2005;Jansen 等 2010;Louie 等 2010;Symon 等 2011)。值得一提的是,诸如 PET、SPECT 或弥散 MRI 等功能成像可以帮助减少观察者间靶区勾画的差异,并可能转向更有意义的基于生物学的靶区定义(Ling 2000;Hong 等 2007;Vesprini 等 2008;Wang 等 2009;Krengli 等 2010)。除了靶区之外,正常解剖结构的勾画对于适形放射治疗同样重要。

• **治疗计划**:治疗计划设计过程使用图形界面来显示相对于计划辐射束的靶区位置和关键结构。运行计算机数学优化来生成用于优化 3D 剂量分布的辐射强度图。令人遗憾的是,治疗计划设计通常基于 CT 模拟期间的患者解剖结构的单次成像。由于位置偏差和患者日常或即刻的解剖学改变(将在稍后讨论),通常采用较大的治疗边界来确保靶区的覆盖,这不可避免地会照射到靶区周围更多的正常组织。治疗计划定义了相对于机器参考点(在多数情况下为旋转中心 / 等中心)的辐射剂量分布。如果空间剂量分布与患者解剖结构之间的几何关系发生了改变(由于摆位错误、器官运动或肿瘤退缩),初始治疗计划变得不理想。

• **解剖学成像和摆位评估**:为了减少日常摆位误差,IGRT 通常用于高精度放射治疗。治疗实施前采用 IGRT 来指导患者的摆位,如图 1.1 所示。近来已经开发了各种室内成像技术来观测靶区相对于辐射束的位置。这些 IGRT 技术包括:①二维(2D)投影 X 射线成像(Fuss 等 2007;Chang 等 2010);②超声(Fuss 等 2004);③表面成像(Bert 等 2006);④容积 CT 或锥形束 CT(CBCT)(Bissonnette 等 2009)。特别是研发出 CBCT 集成为加速器设计构造中的一部分(Jaffray 等 2002;Jaffray 2007)。CBCT 生成三维(3D)CT 影像来表示患者接受治疗时的实际位置。这将有助于治疗计划的评估(Ding 等 2007)。

• **IGRT**:尽管 IGRT 可以是一个宽泛的概念,但通常特指影像引导摆位。在此过程中,使用室内成像技术来观测靶区位置并与计划的靶区位置进行比较。靶区位置的差异可通过治疗床的平移来校正,使得靶区中心与治疗机几何中心对准。某些治疗床可以执行六个自由度:平移和旋转。这将要求软件能够执行六个自由度的影像配准。尽管 IGRT 可以将原始计划和治疗时患者解剖结构之间的差异减至最低,但通过简单的平移与旋转无法有效校正肿瘤和正常器官的非刚性改变。IGRT 过程如图 1.1 中的上方虚线框图所示。

• **自适应放射治疗**:靶区有时不能用单一点表示。当靶区形状发生变化或患者的解剖结构发生非刚性变化时,最佳修正是重新设计治疗计划或修改初始计划以适应肿瘤与正常解剖结构之间新的几何关系。可使用 CBCT 进行在线重复容积成像,也可使用常规模拟 CT 进行离线成像。为了减少重

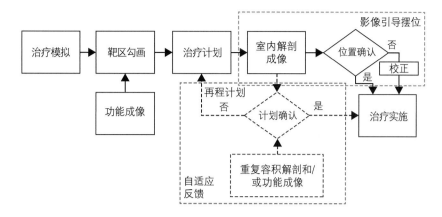

图 1.1　影像引导自适应放射治疗涉及:(1)初始计划;(2)影像引导摆位;(3)重复成像和自适应计划;(4)治疗实施的过程。初始计划基于单一的模拟 CT 和选择性功能影像来确定基线靶区和功能活度水平。影像引导过程只涉及位置干预,而适应性的重新计划则校正非刚性的解剖学和功能改变。上面的虚线框图显示 IGRT 摆位的组件,下面的虚线框图显示自适应放射治疗的组件

新勾画的工作量,实际上需要进行形变影像配准以将初始靶区和正常结构映射到新的 CT 影像上,对新的解剖结构进行自动分割保存以便快速重新设计计划。有时,可设计治疗生物靶区的方案。重复功能影像可用于测量残余肿瘤活性或正常器官的功能活性。自适应反馈如图 1.1 中的下方虚线框图所示。

1.3　形态学和生理学自适应

自适应放射治疗一般描述为在放射治疗过程中改变实施至患者的放射治疗计划,以消除解剖结构随时间发生的改变(例如肿瘤退缩、体重减轻或内部运动)或肿瘤生物学 / 功能改变(如缺氧)。前者通常称之为基于"解剖学"或"形态学"的自适应,主要借助于 CT 影像来观测形态学变化。后者称之为基于"生理学"或"功能"的自适应,应用生物学 / 功能影像,如 PET、扩散 MRI 或 SPECT 来研究肿瘤生物学的功能改变。

由于治疗的作用,许多患者在分次放射治疗过程中出现体重减轻和 / 或肿瘤退缩情况。图 1.2 显示了患者解剖结构发生显著形态学改变的一个例子,图中 1 例头颈部肿瘤患者接受 IMRT 治疗。左图显示了在模拟 CT 影像上设计的初始计划中的靶区。患者肿大的淋巴结在治疗期间明显缩小。此外,体重减轻了 5%。结果,患者的解剖结构显著偏

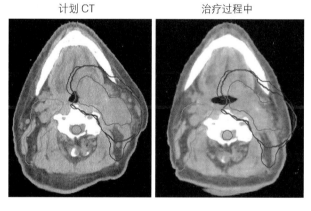

计划 CT	治疗过程中

图 1.2(见文末彩插)　头颈部肿瘤患者在放射治疗过程中出现显著的解剖学改变。左:初始治疗计划 CT 影像。右:放射治疗 3 周后获得的 CT 影像。初始靶区与患者解剖结构不匹配。如果不重新设计治疗计划,治疗将不再是理想的

离了初始计划。在对两组 CT 影像行刚性配准之后,靶区轮廓与在治疗期间大约第 3 周获得的新的 CT 影像不匹配,整个治疗过程为 6 周。如预期的那样,当靶区与患者新的解剖结构不匹配时,初始高度适形的 IMRT 计划变得不再理想。

类似的,一些肺癌病例也会表现出显著的解剖学改变。图 1.3 显示了一个接受质子治疗的肺癌患者的 CT 影像。由于原发性肿瘤明显退缩,初始质子射线束进一步进入健侧肺。若没有重新设计治疗计划,健侧(左)肺可能接受比初始计划更高的剂量。因此,监测高度适形治疗过程中的解剖学改变非常重要。

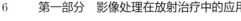

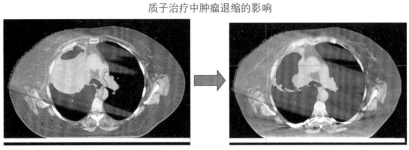

初始质子计划　　　　　　　在新的解剖学结构上重新计算的剂量

图1.3(见文末彩插)　肿瘤退缩对质子剂量分布的影响。左:初始质子治疗计划。经过约1个月的治疗后,原发性肿瘤明显退缩,原来萎缩的肺组织张开了。结果质子射线束进一步穿透健侧肺组织,潜在地提高了放射毒性

1.4　影像配准方法

　　影像配准在影像引导自适应放射治疗的各个阶段起着关键作用。这是在同一场景的两组影像之间建立空间对应关系的过程(Maintz 和 Viergever1998;Zitova 和 Flusser 2003)。目的在于确定表征这两组影像中对应点的空间坐标关系的几何变换。一般的影像配准过程如图1.4所示。在这个过程中,新的影像将通过优化过程迭代地转换至参考影像空间。配准成功与否将通过相似性度量来加以衡量。根据几何变换的性质(Maintz 和 Viergever 1998),影像配准方法通常分为刚性影像配准和形变影像配准。

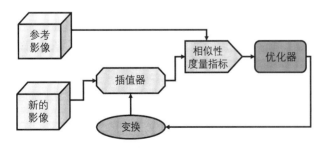

图1.4　广义影像配准过程由以下部分构成:(1)一对要配准的影像;(2)用于衡量配准成功与否的相似性度量;(3)用于驱动转换方向和幅度的优化算法;(4)改变一幅影像以与另一幅影像相匹配的变换和插值模块。转换可以是刚性的,也可以是形变的

1.5　刚性影像配准

　　两幅影像之间的刚性配准仅允许旋转和平移。刚性变换是更广泛变换中的一种特例,即全局或仿射变换。仿射变换由旋转、平移、缩放和裁剪构成。

　　文献中已经报道了多种刚性影像配准算法(Maintz 和 Viergever 1998;Hawkes 2001;Hill 和 Batchelor 2001;Hill 等 2001;Zitova 和 Flusser 2003),大多数均出现在非刚性或形变配准方法密集报道之前。根据不同的配准度量指标,这些方法可以归纳为三类。

1.5.1　基于标记的刚性配准

　　直观的配准方法是从两组影像中识别选定的相应点标记或基准标记,然后计算它们之间的转换。这些标记既可以是内部基准标记也可以是外部皮肤标记。理想情况下,三对相应的标记只要它们不在一条直线上,就足以计算两组三维影像的刚性转换。均方根误差通常称为"目标配准误差(target registration error,TRE)"(Fitzpatrick 等 1998)。TRE有时可用作度量来最小化两组点之间的实际距离,而不仅仅是基准标记质心之间的距离。

1.5.2　基于特征的刚性配准

　　除标记点以外的更多一般特征可用于刚性配

准。这些特征包括直线、曲线、点云或表面(Goshtasby 和 Stockman 1985；Besl 和 McKay 1992；Jiang 等 1992；Zhang 1994；Meyer 等 1995；Rangarajan 等 1997)。一般来说，这些特征可由计算机自动或人工手动提取。通常不会假定两组影像中的特征对应(未知)。通常情况下，要求配准能够在一定程度上容忍特征提取错误。配准算法直接应用于这些特征。由于未知的对应关系，通常需要迭代优化来同时评估特征对应和转换。最流行的算法是迭代最近邻点(ICP)算法(Besl 和 McKay 1992；Zhang 1994)，该算法广泛用于配准两组点或面。在一些应用报道中，该算法已产生了精确而稳健的结果(Sun 等 2005)。

1.5.3　基于强度的刚性配准

刚性配准方法发展中的另一条线索是基于影像强度值。配准度量是根据两组影像之间的相似性计算的。这种方法不需要对相应结构进行预分割或预定义，因此可完全自动化，并且通常比基于特征的配准方法更稳健。一些常用的配准相似性度量指标(Friston 等 1995；Hajnal 等 1995)包括强度差平方和(sum of squared differences，SSD)、互相关系数(correlation coefficient，CC)(Lemieux 等 1994)、影像均匀性比值(也称为 AIR 配准)(Woods 等 1992)和基于信息论的度量，如联合熵(Collignon 等 1995；Studholme 等 1995)、互信息(mutual information，MI)(Maes 等 1997；Viola 和 Wells 1997)以及 Kullback-Leibler(KL)距离(Chungetal 等 2002)。这些度量指标中的大多数直接应用于整幅影像，这通常称之为全局测量。为了实现更准确的配准，一些研究人员还提出了局部测量方法，该方法使用与全局度量相同的度量指标，但是特征化感兴趣区域(ROI)而非整个影像域。典型例子包括模板匹配(Ding 等 2001)和显著区域特征匹配(Huang 等 2004)。

1.6　用于 IGRT 的刚性影像配准

就影像引导摆位而言，干预的方法是重新定位患者，并将辐射束与靶区对齐。在此过程中，稳健的刚性影像配准方法通常足以引导对齐过程。对于高精度放射治疗，如大分割放射治疗，在高剂量辐

射实施前验证和校正摆位误差至关重要。刚性影像配准方法还取决于患者摆位时采集的影像类型。在接下来的章节中，我们将回顾下述影像配准方法在放射治疗中的应用：①2D 射野影像配准；②2D 投影至 3D 容积影像配准；③3D 容积配准。

1.6.1　2D-2D 配准

单一射野影像配准的目的是找到可以在批准的参考射野影像和每日射野影像之间实现最佳匹配的二维转换(即平移和旋转)。在过去的二十年中，已经使用了许多方法，尽管这些方法发挥的作用相当有限。基于特征的方法依靠从影像中提取的几何图元影像来计算配准参数。为了实现这一目标，文献中普遍使用标记点(Ding 等 1993；Lam 等 1993；Mcparland1993；Michalski 等 1993)和其他图元如直线、曲线和结构模式(Balter 等 1992；vanHerk 和 Gilhuijs 1994；Leszczynski 等 1995，1998；Mcparland 和 Kumaradas 1995；Cai 等 1996，1998；Kreuder 等 1998；Pizer 等 1999；Petrascu 等 2000；Tang 等 2000；Matsopoulos 等 2004)。这些几何图元既可以手工注释，也可以使用特征提取算法自动定义。只要几何图元能够被准确定义且跨两组影像关联，那么基于特征的方法是非常可靠的。然而不幸的是，这已证明是一个具有挑战性的问题。在基于强度的方法中，直接使用像素强度来寻找使某一相似性测量最大化的最佳转换。尽管直接且完全自动，但其结果高度依赖于两组影像之间强度变化的程度。学者们已经研究了各种相似性函数(Dekker 等 2003)来处理特定问题，如基于相关方法(Jones 和 Boyer 1991；Moseley 和 Munro 1994；Dong 和 Boyer 1995；Hristov 和 Fallone 1996；Dong 1998)、基于矩方法(Leszczynski 等 1993；Dong 和 Boyer 1996；Shu 等 2000)和基于信息论的方法(Alvarez 和 Sanchiz 2005；Alvarez 等 2005)。尽管二维射野影像配准已应用于临床，但存在固有的缺陷。首先，射野影像质量非常差，这限制了基于强度的自动配准方法的准确性。采用新的基于千伏级 X 射线 2D 方法后，该问题在某种程度上有所减轻；然而，千伏级 2D 影像有限的动态范围仍旧对 2D-2D 匹配提出挑战。其次，平面外的旋转将会在透视投影中引入形变，从而降低配准的鲁棒性。

1.6.2 2D-3D 配准

2D-3D 影像配准是在 3D CT(通常是模拟 CT) 和日常 2D X 射线投影影像之间进行的。与 2D-2D 配准相反,2D-3D 配准计算患者的三维姿态(即平移和旋转)。如果可以在 3D CT 容积和 2D 投影 X 射线影像之间准确地建立特征对应关系,则可以使用标准立体视觉算法轻松地完成配准。然而,自动而准确的特征检测和匹配仍然是计算机视觉中悬而未决的难题。通常需要在靶区内植入基准标记(Shirato 等 2004;Nelson 等 2008;Budiharto 等 2009)。因此,基于强度方法或混合方法仍是首选。通过射线追踪,可从 3D CT 影像生成模拟 X 射线影像并直接与采集的投影 X 射线影像进行比较。这些模拟的 X 射线投影也称之为数字重建 X 射线影像(digitally reconstructed radiograph,DRR)。基于强度的配准可用于发现最佳的三维患者姿态,其中模拟 DRR 影像可以与投影 X 射线影像紧密匹配。这将生成迭代自动 2D-3D 配准算法。在许多实践中已采用该算法(Bansal 等 1998,1999,2003;Penney 等 1998;Hill 等 2001;Birkfellner 等 2003;Clippe 等 2003;Muller 等 2004;Russakoff 等 2005;Jans 等 2006;Khamene 等 2006;Munbodh 等 2006;Kuenzler 等 2007;Song 2008;J.Wu 等 2009)。近年来,图形处理单元(GPU)已经在放射治疗应用中引起极大关注。可以近乎实时地生成 DRR 以进行 2D-3D 配准(Khamene 等 2006;Spoerk 等 2007)。

1.6.3 3D-3D 容积配准

随着室内容积成像技术的出现,放射治疗之前可按每日 / 每周一次的频度在治疗室内即时采集患者的容积(3D)影像。这些容积影像数据以高分辨率提供有关患者解剖结构的明确信息。3D 配准通常在日常采集的 CBCT 影像和参考 CT 影像之间进行。事实上,与之前我们讨论过的方法相比,3D 方法预计会更加准确和灵活,因为它能够更精确地表示患者的解剖结构。已有多项研究探讨了在患者摆位过程中执行自动 3D-3D 配准以减少患者摆位误差(Court 和 Dong 2003;Smitsmans 等 2005;Zhou 等 2010)。

一般来说,刚性配准是对摆位误差的全局弥补,采用尽可能多的影像信息。然而临床研究表明,患者的解剖结构不能看作是一个刚体。由于非刚性改变,如手臂位置或颈部曲率改变,身体不同区域移动方式可能不同。不同的 ROI 区域会有不同的摆位误差,这无法通过单一的全局平移和 / 或旋转进行弥补(Zhang 等 2006;VanKaranen 等 2009)。因此,对于临床应用而言,如何选择用于 3D-3D 刚性配准的 ROI 区域成为一项最小化配准误差的重要策略。

1.7 形变影像配准

目前,最令人振奋和其有挑战性的影像配准研究涉及形变或非刚性配准算法的进展(Goshtasby 等 2003;Crum 等 2004;Sarrut 2006;Kaus 和 Brock 2007)。与刚性或仿射变换不同,非刚性变换通常是局部自由曲面映射。由于形变的退化,若没有适当的正则化 - 形变的规律,就不可能进行实际的变换。这些正则化通常基于将要发生形变的物体的物理性质。不同的正则化将导致不同自由度的形变,可以从非常硬的形式(接近刚性)延伸到完全自由的形式。下面介绍一些常用的正则化模型。

1.7.1 形变转换的正则化

从全局配准到局部配准的直观扩展是通过将线性配准应用于局部影像块并将最终局部仿射变换与整体形变转换(Goshtasby 1987;Flusser 1992)相结合来进行分段仿射配准。径向基函数(RBF)是一组可以处理局部几何失真的全局映射函数。最典型的径向基函数是薄板样条(thin-plate splines,TPS)。TPS 已广泛应用于影像配准(Bookstein 1989;Wahba 1990;Yang 等 2006)。TPS 将假定变换的二阶导数的平方的空间积分予以最小化。TPS 的最优解处于封闭形式,这通常是快速实施所期望的。一般来说,应用某一参数来控制 TPS(以及 RBF)的刚性,以使得形变适用于各种不同的应用中。一个特殊例子就是基于自由形式的形变(free-form deformation,FFD)配准(Rueckert 等 1999),其中局部形变由基于 B 样条函数的 FFD 建模,整体变换的平滑性由 TPS 调整。另一组配准方法将由物理模型定义的能量函数予以最小化。最典型的就是弹性影像配准(Bajcsy 和 Kovacic 1989;Shen 和 Davatzikos 2002)。该方法通过最小化拉伸影像用于匹配影像的外力和约束形变以防失真的内力所定义的能量函数来实现配准。弹性配准通常是局部的,不允许发生大的形变。流体配准或微分同构映射配准试图通过将参考影像建模为流出的稠密流体以与其他影像相匹配来解决该问题(Christensen 等 1996;Morten 和 Claus 1996;Vercauteren 等 2009)。基于不同的物理模型,还有其他方法,包括基于扩散的配准或德蒙方法(Thirion 1998;Wang 等 2005a,b),基于水平集的配准(Vemuri 等 2003)和基于光流的配准(DeCarlo 和 Metaxas 2000)。

1.7.2 配准度量

根据配准指标,形变影像配准方法可以分为三类:基于特征的方法、基于强度的方法和综合前两者的混合方法。基于特征的方法有时被某些学者称为基于点的方法或基于模型的方法(Lu 等 2006a,b;Jaffray 等 2008)。传统的基于特征的方法(Bookstein 1989;Fornefett 等 1999;Can 等 2002;Chui 和 Rangarajan 2003;Brock 等 2005;Xie 等 2009)使用从影像中提取的稀疏特征,如点、曲线和曲面片。配准任务是查找对应关系并计算最佳转换。变换通常由具有特征的 RBF 描述为控制点。这些方法相对较快,但需要提取稳健的特征、准确的特征对应,有时还需用户交互。标准的基于强度方法(Thirion 1998;Cachier 等 1999;Coselmon 等 2004;Lu 等 2004;Foskey 等 2005;Guetter 等 2005;Wang 等 2005b)直接对无先前特征提取的全影像内容的强度值进行操作。这些算法总是试图找到一个将基于强度的相似性测量结果予以最大化的平滑变换。该变换通常由物理模型来描述。这些方法无需用户交互,但运算成本高,需要预配准使源影像足够接近以用于最佳配准。最近关于非刚性配准的研究倾向于开发复杂的混合方法,该方法整合了基于特征和基于强度的方法的优点(Hartkens 等 2002;Shen 和 Davatzikos 2002;Cachier 等 2003;Hellier 和 Barillot 2003;Yang 等 2006;Han 等 2008)

1.7.3 改进配准的技术

已经提出了多种技术来改善形变影像配准在速度、准确性和鲁棒性方面的性能。最常见和最重要的技术包括多分辨率 / 多尺度方法、松弛方法和反转一致性方法,如下所述。

1.7.3.1 多分辨率方法

多分辨率 / 多尺度方法已广泛应用于影像配准(Bajcsy 和 Kovacic 1989;Shen 和 Davatzikos 2002;Wang 等 2005b)。多分辨率方法的基本思想是获取较低分辨率(较粗尺度)的近似变换,然后使用该近似变换作为较高分辨率(更精细尺度)配准的导引。随后将近似变换提高到更精确水平。较低分辨率的影像通常由原始源影像的下采样来获取。尺度水平的数目由输入影像的大小和应用所决定。多分辨率方法带来的获益包括:①收敛更快;②通过克服优化过程中的局部最小化问题提高鲁棒性;③实现相对较大形变配准的能力。

1.7.3.2 松弛方法

多分辨率方法对影像采用分层配准;类似地,分层方法可用来提取配准所需的特征点,即松弛方法(Hummel 和 Zucker 1983;Price 1985;Rangarajan 等 1997)。传统方法在优化过程中采用一对一的方式寻找相应的特征点。然而,松弛方法通过允许模糊对应来放宽约束,即,一组影像中的每一特征点可按 0~1 的概率映射到另一组影像中的特征点。当配准算法最终收敛时,可通过某些额外技术确保实现一对一的对应,如确定性退火技术(Yuille 和 Kosowsky 1994),该方法已广泛应用于形状和影像配准,报道的结果令人满意。(Chui 和 Rangarajan 2003;Yang 等 2006;Zheng 和 Doermann 2006;Osorio 等 2009;Shen 2009)。

1.7.3.3 逆向一致性

由于形变转换和优化解算器的复杂性,形变影像配准一般是不对称的。将影像 A 配准到影像 B 所获得的形变场不等于将影像 B 配准到影像 A 而形成的形变场的反演。这种差异表明配准的不一致性,这是我们不期望出现的。为了最大限度地避免此问题,Christensen 和 Johnson(2001)首先提出了逆向一致性的概念,在优化过程中将双向配准规划为一个完整的能量函数,从而确保了双向配准的一致性。后来,又提出了不同的逆向一致性技术,并有结果改进的报道(Shen 和 Davatzikos 2002;Wang 等 2005b;Shen 2009)。

1.8　基于形态学的自适应放射治疗中的形变影像配准

形变影像配准在现代放射治疗中发挥着重要作用(Kessler 2006;Lu 等 2006;Sarrut 2006;Xing 等 2006;Kaus 和 Brock 2007)。形变影像配准在将某一时刻的解剖结构与另一时刻的解剖结构联系起来同时保持令人满意的一对一几何映射过程中发挥着至关重要的作用。此外,形变影像配准可用于映射二级影像或治疗参数。我们将探讨形变配准在自适应放射治疗中的一些应用。

1.8.1　自适应计划中的自动分割

当患者的解剖结构发生改变要设计一个新的自适应计划时,最大的瓶颈就是重新定义 IMRT 计划的所有轮廓和靶区。通常情况下,放射肿瘤医师需要花费大量的时间(从几小时到几天)从头开始勾画轮廓。当患者的解剖结构每天都在变化时,每天勾画轮廓是不切实际的。幸运的是,形变影像配准提供了这样一种便利,即可以使用初始治疗计划 CT 影像和标记的轮廓作为参考图谱来自动分割患者的解剖结构(靶区和正常结构)。在该方法中,可首先在初始计划 CT 影像和新的室内 CBCT 或重新获取的模拟 CT 影像之间执行形变影像配准。将初始 CT 影像映射到新的 CT 影像的同一形变矩阵可用于将结构轮廓映射到新的 CT 影像上,从而在新的 CT 影像上实现自动分割以进行自适应放射治疗计划设计。自动轮廓勾画是影像引导自适应放射治疗(Gao 等 2006;Lu 等 2006;Han 等 2008;Wang 等 2008a;Reed 等 2009)中最常见的形变影像配准应用。自动勾画的轮廓包括靶区和正常器官,为医生完成轮廓勾画这一繁琐工作节省时间。此外,通过消除观察者间的差异,使用明确定义的形变影

像配准方法的几何映射轮廓可能更客观。

图 1.5 显示了一例头颈部肿瘤自适应放射治疗应用的例子。在该病例中,初始治疗计划中处于不同危险水平(接受不同放射剂量)的靶区发生了改变。原发大体肿瘤区(gross target volume,GTV)显示为紫色,高危临床靶区(clinical target volume,CTV)显示为红色,中危 CTV 显示为蓝色,低危 CTV 显示为黄色。正常器官,包括腮腺(左和右)和脊髓(红色)也显示出来了。在对新的 CT 影像和初始计划 CT 影像执行形变影像配准之后,所有这些轮廓可以形变映射到新的 CT 影像上以行自适应计划设计。头颈部肿瘤 IMRT 计划中通常需要使用 20~30 个轮廓结构。使用形变影像配准实现的自动分割大大节省了自适应放射治疗过程花费的时间。可以认为,形变影像配准是自适应性放射治疗中的一项关键技术。

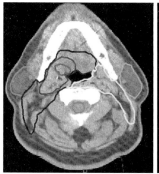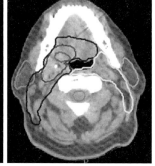

初始计划 CT 影像和轮廓　　　在新的 CT 影像上自动分割的轮廓

图 1.5(见文末彩插)　通过形变影像配准对一例头颈部肿瘤患者进行轮廓自动分割。左:具有标记结构的 CT 层面。靶区包括原发 GTV(紫色),高危 CTV(红色),中危靶区(蓝色)和低危靶区(黄色)。腮腺(左、右)也显示为蓝色和绿色轮廓。治疗 3 周后的新 CT 影像与原计划 CT 影像之间行形变影像配准之后,相同的轮廓形变地映射到新的 CT 影像以用于自适应计划设计

应该指出,肿瘤退缩并不是自适应放射治疗的唯一原因。任何偏离初始计划都可视为自适应放射治疗的备选因素。图 1.6 显示了一个例子,其中颈曲变化难以通过影像引导摆位予以校正。如果这些改变是一致的(这意味着它们是系统性误差),重新设计计划可能比每日调整患者头枕和下巴位置更好。因此,自适应放射治疗可用于校正患者解剖结构的非刚性形态学改变。

计划 CT

与计划 CT 轮廓重叠的
每日锥形束 CT 影像

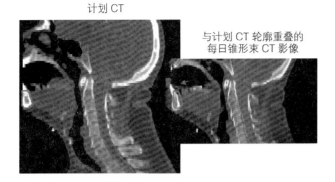

图 1.6（见文末彩插） 即便应用 IGRT，也难以通过简单的移床来校正患者解剖结构的非刚性改变。颈曲和下巴位置的变化可视为非刚性改变。如果这些变化是系统性的，重新设计计划可能是校正这种复杂形态改变的最佳策略

1.8.2 剂量累积

治疗计划设计是一种预测过程。在模拟 CT 影像上显示的剂量分布是计划的剂量分布，与实际实施的剂量分布可能不同。如前所述，由于治疗过程中的解剖学改变，实际的剂量分布可能与计划的剂量分布大不相同。图 1.7 中比较了一例头颈部肿瘤患者的计划剂量分布与实施剂量分布的差异。如果每日可采集 CT/CBCT 影像用于计算每日剂量分布，形变影像配准可用于将每日实施的剂量分布映射回初始计划 CT 影像上。在逐个体素添加每一治疗分次之后，可比较实际实施的剂量分布与计划的剂量分布。在这种情况下，由于摆位误差（等中心点向患者右侧略微偏移）和解剖学结构退缩的联合影响，右侧腮腺受到比初始计划高得多的照射剂量。这些信息对于计算某一关键器官（如腮腺）的

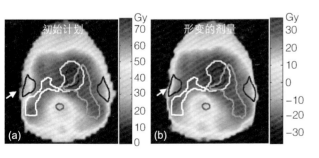

图 1.7 阐明（a）计划的剂量分布与（b）整个治疗过程结束后实际实现的剂量分布之间的差异。影像（b）显示了应用形变影像配准方法将基于每日 CT 影像的每日剂量分布映射和添加至计划 CT 之后的累积剂量分布

实际受照剂量反应非常有价值。据信腮腺的实际可耐受剂量高于文献报道值，这是因为用于剂量反应计算的腮腺体积是在放射治疗之前收集的（Eisbruch 等 1999, 2001）。Lu 等人描述了采用形变影像配准将每日剂量传输至参考坐标系中的过程（2006），O'Daniel 等人（2007）报道了一项比较腮腺实施剂量分布和计划剂量分布的研究。

1.8.3 4D CT 应用中的轮廓复制

4D CT 是在不同呼吸时相采集的一系列 3D CT 影像。4D CT 常用于肺癌患者以对器官运动进行建模。与日常 CT 影像中的自动勾画轮廓相似，可将形变影像配准应用于 4D CT，将某一时相 CT 影像上的轮廓复制到其他相位的 CT 影像（Chang 等 2008；Wijesooriya 等 2008）。这可显著节省勾画轮廓所需时间，因为 4D CT 影像中含大量的数据，手工在所有时相 CT 影像上勾画轮廓将需要花费很长的时间。另一项新型应用是提高肝癌患者 4D CT 的影像质量。通过对来自不同相位的影像进行配准并将其形变映射至参考相位，可以改善 4D CT 影像的质量，已经证明这比使用标准影像增强滤波器来降低噪声更为有效（Wang 等 2008b）。

1.9 基于生理学的自适应放射治疗和定量疗效评估中的影像配准

代谢和功能成像模式，如正电子发射断层扫描成像（PET）、动态增强磁共振成像和扩散加权磁共振成像，作为评估疗效的生物标志物，在放射治疗中应用得越来越普及（Graves 等 2001；Ciernik 等 2003；Kessler 2006；Steenbakkers 等 2006）。因此，形态学影像与功能影像的融合是将功能信息整合到治疗计划过程中的前提。尽管形变融合仍然是一个具有挑战性和未解决的难题，有些时候刚性融合可能会取得令人满意的结果（部分不满意结果的原因可能在于一些功能影像的空间分辨率较差）。

许多以前的研究表明，功能成像如氟代脱氧葡萄糖 - 正电子发射型计算机断层显像（FDG-PET），在整体解剖学成像基础上提供了额外信息。基于功能成像的非均匀剂量分布（所谓的"剂量雕刻"）需要进行一次将影像强度映射到处方剂量的特定转

换以反映基于体素的处方。然而,这种转化的功能形式目前未知(Bowen 等 2009)。尽管如此,可以生成非均匀剂量分布以提高肿瘤浓度较高的肿瘤体素。

FDG-PET 用于自适应放射治疗过程以实现"剂量雕刻"是其一项更引人注目的应用。布鲁塞尔小组建议,部分治疗结束后,可对残余代谢活性肿瘤进行 PET 成像(van Baardwijk 等 2006;Geets 等 2007;Gregoire 等 2007;Gregoire 和 Haustermans 2009)。残余活度表示治疗一段时间后部分肿瘤较之另一部分 PET 成像结果阴性的肿瘤更为放射抗拒。如果治疗过程中的 FDG-PET 成像确实反映出一个放射抗拒的亚体积,那么 FDG-PET 成像结果呈阳性的部分肿瘤仍可以作为剂量递增的靶标,理论上会提高疗效。类似于 FDG-PET,由乏氧成像所确定的肿瘤亚体积也可成为"乏氧引导放射治疗"时剂量递增的靶标(Thorwarth 等 2007;Lin 等 2008;Sovik 等 2007,2009;Bentzen 和 Gregoire 2011)。FDG-PET 成像在放射治疗前和放射治疗中空间稳定,与之相比,由于再氧和及肿瘤微环境的改变,乏氧成像呈现出明显的空间和时间变化(Lin 等 2008)。肿瘤乏氧空间分布的改变削弱了剂量雕刻 IMRT 所能实现的乏氧肿瘤体积的覆盖范围。总之,现有的功能成像还不成熟,将其应用于自适应剂量雕刻之前需要进行充分的验证。

形变影像配准的实际应用是量化肿瘤细胞活性的改变。图 1.8 显示了使用形变影像配准将 GTV

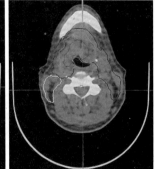

放射治疗前的 PET/CT 影像　　放射治疗后 2 个月的 CT 影像

标准摄取值=6.2　　　　　　　标准摄取值=2.1

图 1.8(见文末彩插) 形变影像配准用于功能性结果的定量评估。左侧和右侧分别显示放射治疗前和治疗后 2 个月采集的 PET/CT 影像。为了评估治疗靶区的变化,将 CTV(显示为彩色轮廓)从计划 CT 影像上映射到 PET/CT 影像上,测量 GTV(红色)中平均 SUV 值的降低程度

映射到放射治疗前和放射治疗后 PET/CT 扫描影像上的实例。借助于形变影像配准,可以使用相同的 ROI 来测量 FDG-PET 影像中标准摄取值(SUV)的降低程度。在此例中,GTV 内部平均 SUV 值的下降接近 30%。

1.10 自动治疗计划设计中的形变影像配准

自适应放射治疗通常需要快速重新设计治疗计划。由于患者的解剖学结构在治疗过程中持续改变,基于前几天获取的 CT 影像设计的新的(自适应)计划的任何延迟都可能引入额外的不确定性。靶区和正常结构的自动分割可以加速计划的重新设计;然而,IMRT 计划本身可能是自适应放射治疗的瓶颈。

重新设计计划已采用了多种策略。最简单的方法是保持与初始计划方案中相同的剂量 - 体积直方图(dose-volume histogram,DVH)约束条件(Q. Wu 等,2009)。但是,由于体积变化,这些初始的 DVH 约束条件可能过严或过松。例如,在腮腺萎缩的情况下,实现放射治疗前腮腺体积较大时相同的 DVH 约束条件要困难得多。

一些学者使用形变影像配准技术将辐射束直接映射到新的 CT 影像上并与之适应。Mohan 等人(2005)提出了一种方法,首先使用了形变影像配准方法来自动勾画靶区(前列腺和精囊)和关键结构(直肠和膀胱)。接下来,初始 IMRT 计划中的通量图可根据射野方向观(beam's eye view,BEV)中投射出的新的解剖结构在每一射线束角度进行形变,如图 1.9 所示。该过程表明,基于形变 IMRT 通量图生成的治疗计划与从头开始完全重新设计的计划非常近似。这种方法可能是一种快捷方法,可应用每日采集的 CT 影像近乎实时地在线生成新的自适应放射治疗计划。

其他学者还开发了用于在线自适应放射治疗的重新优化方法。Feng 等人(2006)也采用形变影像配准方法推导出三维几何变换矩阵。他们使用形变矩阵将治疗孔变换以作为潜在的在线校正方法,而不是重新设计计划或移动患者。Wu 等人(2008)使用形变影像配准方法将初始剂量分布映射为新

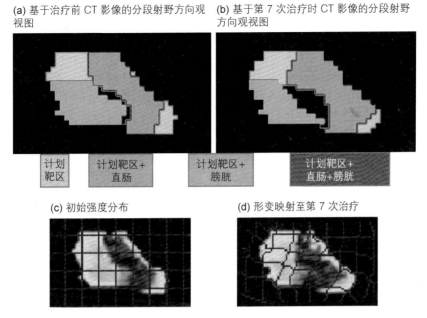

(a) 基于治疗前 CT 影像的分段射野方向观视图　　(b) 基于第 7 次治疗时 CT 影像的分段射野方向观视图

计划靶区　　计划靶区+直肠　　计划靶区+膀胱　　计划靶区+直肠+膀胱

(c) 初始强度分布　　(d) 形变映射至第 7 次治疗

图 1.9　实现计划自适应的一种方法是将视野方向观（beam's eye view，BEV）中的 IMRT 通量分布进行形变。(a,b) 每一射线束的 BEV 孔分割为 PTV 与正常关键结构重叠的区域。然后，(c) 治疗前初始 IMRT 计划每一子野内的强度分布被映射到 (d) 当前治疗的 BEV 内相应子野 [转载自 *International Journal of Radiation Oncology Biology Physics*，61（4），Mohan，R et al.，Use of deformed intensity distributions for on-line modification of image-guided IMRT to account for interfractional anatomic changes.1258-1266，版权所有 2005，Elsevier 授权。]

的目标函数进行优化。通过线性编程重新优化通量图。Mestrovic 等人（2007）开发了一种直接孔径优化方法用于在线自适应放射治疗。尽管在处理极度变形的解剖结构方面遇到了一些麻烦，他们发现将初始计划调整为临床上可接受计划所需的平均时间大约是重新设计完整计划所需时间的一半。最近，Ahunbay 等人发表了一系列采用两步优化方法的论文。第一步通过将孔径和计划靶区及危及器官轮廓之间的空间关系应用到新的解剖结构来进行子野孔径变形。第二步使用子野权重优化方法对计划进行优化并抵消患者解剖结构的分次间改变（Ahunbay 等 2008，2009，2010）。

目前，由于形变影像配准、剂量计算及计划优化速度缓慢，在线自适应放射治疗仍面临挑战。并行计算资源如 GPU 的应用有望实现快速的自适应计划设计（Gu 等 2009，2010；Men 等 2009，2010）。据报道，一个新的 IMRT 计划可在 3s 内完成（Men 等 2009）。基于 GPU 的形变影像配准仅需要 11s（Gu 等 2010）。

1.11　形变影像配准中的挑战

尽管形变影像配准已经在临床中广泛应用，但是由于在大多数临床应用中缺乏真实依据，故而测量算法的准确性面临极大挑战。形变影像配准已经在多种情况下的对照研究中得到证实（Wang 等 2005b；Kashani 等 2007；Brock 2010）。典型地，精确度遵循体素大小的数量级；然而，在一些算法中发现了许多 6~10mm（2~5 个体素）的误差。

出现如此大的配准误差有很多原因。对于放射治疗应用而言，影响形变影像配准算法准确性的三个主要因素是：同一对象的两组影像之间的强度不一致，运动不连续性和对应不确定性。CT 与 CBCT 影像间的配准是影像强度不一致的一个很好例子。由于散射和射束硬化效应，CBCT 中的 CT 值未很好地校准。结果，同一物体在 CBCT 和常规 CT 影像中可能具有不同的强度。如果两组影像之间存在影像强度不一致,则基于影像强度值的算法效果不佳。

大多数现有的形变配准算法明确或隐含地假设运动连续。形变配准是一个内在的不适定问题(Tikhonov 和 Arsenin,1977),由于系统约束不严,存在多个解:约束条件的个数少于未知个数。正则项的作用是加强位移场的物理模型。现有的大多数方法使用通用优先,如连续的、微分的、微分同构的和不可压缩的约束条件。一个已知的问题是胸壁和运动的肺肿瘤界面处的运动不连续性。在这种情况下,同质正则化/过滤方法易在靠近胸壁的区域造成严重的映射误差,如图 1.10 所示。在该情况下,肿瘤以 3cm 的幅度滑向胸壁。运动场,即图 1.10 中的红色矢量场由于横跨肺组织和胸壁边界的运

动矢量的各向同性平滑作用故而是不正确的,从而导致形变影像中肿瘤不切实际的扭曲。理想情况下,调节器应是各向异性的,并适应组织类型的硬度(Staring 等 2007)。

任何配准算法都隐含假设在两组影像的体素之间存在一对一的物理对应关系。然而不幸的是,此假设在许多临床情况下并不成立。例如,近距离放射治疗施源器的植入或移除将导致影像强度的显著变化。事实上对这些影像配准是不可能的,因为将施源器取出后在其体素中无法找到物理对应关系。在日常治疗中,直肠气体充盈可能不一致的前列腺癌患者也会发生对应性模糊。当空的直肠与气体充盈的直肠配准时会产生配准误差,如图 1.11 所示。小肠/直肠中气体的存在与否将严重影响基

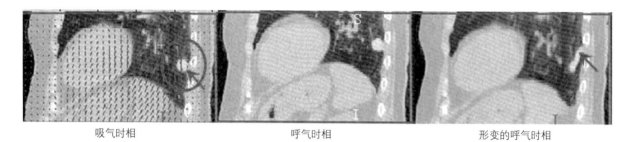

吸气时相   呼气时相   形变的呼气时相

图 1.10(见文末彩插) 位移场各向同性平滑造成的形变配准误差的图示。右:形变的呼气相影像与吸气相影像匹配。由于形变影像配准算法中的平滑要求,肿瘤的形状发生了畸变

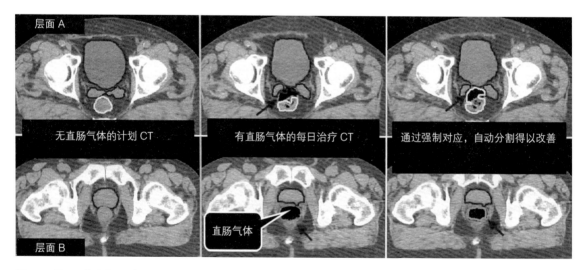

图 1.11(见文末彩插) 如果计划 CT 影像上直肠未充盈气体(左),在含有直肠气体的 CT 影像区域附近可能会产生配准误差。自动分割算法探测到不正确的直肠壁(中间列)。处理此情形的一种方法是人工修改计划 CT 影像,以便在勾画的(空的)直肠中心形成一个气囊。这将导致气体区域之间的"虚拟"对应。自动分割算法的改善可在右栏的 CT 影像中观察到

于影像强度的形变影像配准算法的准确性(Gao 等
2006)。在上述情况下,自动形变配准算法会引起不
切实际的形变,导致自动分割不准确,如图 1.11(中)
所示。解决对应性模糊问题的方案非常有限。真
正解决此问题需要人力投入或先验知识。Gao 等人
(2006)通过利用计划中的轮廓显示直肠位置解决该
问题。作者实施了影像预处理方案,在计划 CT 影
像中的直肠区域内合成人造气体模式,使得校正后
的计划影像与直肠中含有气体的每日 CT 影像匹配
完好。尽管计划 CT 影像中的虚拟气体并不存在,
但它有助于基于影像强度的配准算法更好地定位
直肠壁。Foskey 等人(2005)采用一种可变的方法
在配准之前填充气体克服了类似问题。

1.12　小结

　　临床经验已经表明,接受放射治疗的患者由于
受生理因素或疗效的影响可能会出现显著的解剖
学变化。结果造成初始治疗计划可能无法反映患者
的实际受照剂量。为实现高精度的放射治疗,设计
治疗计划时应考虑这些日常变化和时间趋势。自
适应放射治疗是一种新的影像引导治疗策略,可校
正患者的非刚性解剖学结构改变。该方法采用先
进的影像处理技术,如形变影像配准和快速重新计
划工具来实现其目标。生理和功能影像引导的自
适应放射治疗仍处于发展的早期阶段。该方法的
潜在应用可能会对放射治疗产生强烈的临床影响。
形变影像配准在自适应放射治疗中起着关键作用。
特别是对于多模态影像配准,仍需开发更准确和稳
健的算法。

参考文献

Ahunbay, E. E., C. Peng et al. (2008). An on-line replanning scheme for interfractional variations. *Medical Physics, 35*(8), 3607–3615.

Ahunbay, E. E., C. Peng et al. (2009). An on-line replanning method for head and neck adaptive radiotherapy. *Medical Physics, 36*(10), 4776–4790.

Ahunbay, E. E., C. Peng et al. (2010). Online adaptive replanning method for prostate radiotherapy. *International Journal of Radiation Oncology Biology Physics, 77*(5), 1561–1572.

Alvarez, N. A. and J. M. Sanchiz (2005). Image registration from mutual information of edge correspondences. *Progress in Pattern Recognition, Image Analysis and Applications, Proceedings, 3773*, 528–539.

Alvarez, N. A., J. M. Sanchiz et al. (2005). Contour-based image registration using mutual information. *Pattern Recognition and Image Analysis, Part 1, Proceedings, 3522*, 227–234.

Apisarnthanarax, S. and K. S. Chao (2005). Current imaging paradigms in radiation oncology. *Radiation Research, 163*(1), 1–25.

Bajcsy, R. and S. Kovacic (1989). Multiresolution elastic matching. *Computer Vision Graphics and Image Processing, 46*, 1–21.

Balter, J. M., C. A. Pelizzari et al. (1992). Correlation of projection radiographs in radiation-therapy using open curve segments and points. *Medical Physics, 19*(2), 329–334.

Bansal, R., L. H. Staib et al. (1998). A novel approach for the registration of 2D portal and 3D CT images for treatment setup verification in radiotherapy. *Medical Image Computing and Computer-Assisted Intervention, 1496*, 1075–1086.

Bansal, R., L. H. Staib et al. (1999). Entropy-based, multiple-portal-to-3DCT registration for prostate radiotherapy using iteratively estimated segmentation. *Medical Image Computing and Computer-Assisted Intervention, 1679*, 567–578.

Bansal, R., L. H. Staib et al. (2003). Entropy-based dual-portal-to-3-DCT registration incorporating pixel correlation. *IEEE Transactions on Medical Imaging, 22*(1), 29–49.

Bentzen, S. M. and V. Gregoire (2011). Molecular imaging-based dose painting: A novel paradigm for radiation therapy prescription. *Seminars in Radiation Oncology, 21*(2), 101–110.

Bert, C., K. G. Metheany et al. (2006). Clinical experience with a 3D surface patient setup system for alignment of partial-breast irradiation patients. *International Journal of Radiation Oncology Biology Physics, 64*(4), 1265–1274.

Besl, P. J. and N. D. McKay (1992). A method for registration of 3-D shapes. *IEEE Transactions on Pattern Analysis and Machine Intelligence, 14*(2), 239–256.

Birkfellner, W., J. Wirth et al. (2003). A faster method for 3D/2D medical image registration—A simulation study. *Physics in Medicine and Biology, 48*(16), 2665–2679.

Bissonnette, J. P., T. G. Purdie et al. (2009). Cone-beam computed tomographic image guidance for lung cancer radiation therapy. *International Journal of Radiation Oncology Biology Physics, 73*(3), 927–934.

Bookstein, F. L. (1989). Principal warps: Thin-plate splines and the decomposition of deformations. *IEEE Transactions on Pattern Analysis and Machine Intelligence, 11*(6), 567–585.

Bortfeld, T. (1999). Optimized planning using physical objectives and constraints. *Seminars in Radiation Oncology, 9*(1), 20–34.

Bowen, S. R., R. T. Flynn et al. (2009). On the sensitivity of IMRT dose optimization to the mathematical form of a biological imaging-based prescription function. *Physics in Medicine and Biology, 54*(6), 1483–1501.

Brock, K. K. (2010). Results of a multi-institution deformable registration accuracy study (MIDRAS). *International Journal of Radiation Oncology Biology Physics, 76*(2), 583–596.

Brock, K. K., M. B. Sharpe et al. (2005). Accuracy of finite element model-based multi-organ deformable image registration. *Medical Physics, 32*(6), 1647–1659.

Budiharto, T., P. Slagmolen et al. (2009). A semi-automated

2D/3D marker-based registration algorithm modelling prostate shrinkage during radiotherapy for prostate cancer. *Radiotherapy and Oncology, 90*(3), 331–336.

Cachier, P., X. Pennec et al. (1999). Fast non-rigid matching by gradient descent: Study and improvements of the demons algorithm. *INRIA*.

Cachier, P., E. Bardinet et al. (2003). Iconic feature based nonrigid registration: The PASHA algorithm. *Computer Vision and Image Understanding, 89*(2–3), 272–298.

Cai, J. L., S. Q. Zhou et al. (1996). Alignment of multi-segmented anatomical features from radiation therapy images by using least square fitting. *Medical Physics, 23*(12), 2069–2075.

Cai, J. L., J. C. H. Chu et al. (1998). A simple algorithm for planar image registration in radiation therapy. *Medical Physics, 25*(6), 824–829.

Can, A., C. V. Stewart et al. (2002). A feature-based, robust, hierarchical algorithm for registering pairs of images of the curved human retina. *IEEE Transactions on Pattern Analysis and Machine Intelligence, 24*(3), 347–364.

Chang, J. Y., L. Dong et al. (2008). Image-guided radiation therapy for non-small cell lung cancer. *Journal of Thoracic Oncology, 3*(2), 177–186.

Chang, Z., Z. Wang et al. (2010). 6D image guidance for spinal non-invasive stereotactic body radiation therapy: Comparison between ExacTrac X-ray 6D with kilo-voltage cone-beam CT. *Radiotherapy and Oncology, 95*(1), 116–121.

Christensen, G. E. and H. J. Johnson (2001). Consistent image registration. *IEEE Transactions on Medical Imaging, 20*(7), 568–582.

Christensen, G., R. D. Rabbitt et al. (1996). Deformable templates using large deformation kinematics. *IEEE Transactions on Medical Imaging, 5*(10), 1435–1447.

Chui, H. and A. Rangarajan (2003). A new point matching algorithm for non-rigid registration. *Computer Vision and Image Understanding, 89*(2–3), 114–141.

Chung, A. C., W. M. Wells III, A. Norbash and W. E. L. Grimson (2002). Multimodal image registration by minimising kullback-leibler distance. In *Medical Image Computing and Computer-Assisted Intervention—MICCAI 2002*, Springer Berlin Heidelberg, 525–532.

Ciernik, I. F., E. DizenDorf et al. (2003). Radiation treatment planning with an integrated positron emission and computer tomography (PET/CT): A feasibility study. *International Journal of Radiation Oncology Biology Physics, 57*(3), 853–863.

Clippe, S., D. Sarrut et al. (2003). Patient setup error measurement using 3D intensity-based image registration techniques. *International Journal of Radiation Oncology Biology Physics, 56*(1), 259–265.

Collignon, A., F. Maes et al. Automated multimodality image registration using information theory, in Information Processing in Medical Imaging. Kluwer, 1995.

Coselmon, M. M., J. M. Balter et al. (2004). Mutual information based CT registration of the lung at exhale and inhale breathing states using thin-plate splines. *Medical Physics, 31*(11), 2942–2948.

Court, L. E. and L. Dong (2003). Automatic registration of the prostate for computed-tomography-guided radiotherapy. *Medical Physics, 30*(10), 2750–2757.

Crum, W. R., T. Hartkens et al. (2004). Non-rigid image registration: Theory and practice. *British Journal of Radiology, 77*(2), S140–S153.

DeCarlo, D. and D. Metaxas (2000). Optical flow constraints on deformable models with applications to face tracking. *International Journal of Computer Vision, 38*(2), 99–127.

Dekker, N., L. S. Ploeger et al. (2003). Evaluation of cost functions for gray value matching of two-dimensional images in radiotherapy. *Medical Physics, 30*(5), 778–784.

Ding, G. X., S. Shalev et al. (1993). A p-theta technique for treatment verification in radiotherapy and its clinical-applications. *Medical Physics, 20*(4), 1135–1143.

Ding, L., A. Goshtasby et al. (2001). Volume image registration by template matching. *Image and Vision Computing, 19*(12), 821–832.

Ding, G. X., D. M. Duggan et al. (2007). A study on adaptive IMRT treatment planning using kV cone-beam CT. *Radiotherapy and Oncology, 85*(1), 116–125.

Dong, L. (1998). Portal image correlation and analysis. *Imaging in Radiation Therapy* (24), 415–444.

Dong, L. and A. L. Boyer (1995). An image correlation procedure for digitally reconstructed radiographs and electronic portal images. *International Journal of Radiation Oncology Biology Physics, 33*(5), 1053–1060.

Dong, L. and A. L. Boyer (1996). A portal image alignment and patient setup verification procedure using moments and correlation techniques. *Physics in Medicine and Biology, 41*(4), 697–723.

Eisbruch, A., R. K. Ten Haken et al. (1999). Dose, volume, and function relationships in parotid salivary glands following conformal and intensity-modulated irradiation of head and neck cancer. *International Journal of Radiation Oncology Biology Physics, 45*(3), 577–587.

Eisbruch, A., J. A. Ship et al. (2001). Partial irradiation of the parotid gland. *Seminars in Radiation Oncology, 11*(3), 234–239.

Feng, Y., C. Castro-Pareja et al. (2006). Direct aperture deformation: An interfraction image guidance strategy. *Medical Physics, 33*(12), 4490–4498.

Fitzpatrick, J. M., J. B. West et al. (1998). Predicting error in rigid-body point-based registration. *IEEE Transactions on Medical Imaging, 17*(5), 694–702.

Flusser, J. (1992). An adaptive method for image registration. *Pattern Recognition, 25*, 45–54.

Fornefett, M., K. Rohr et al. (1999). Elastic registration of medical images using radial basis functions with compact support. *Proceedings of Computer Vision and Pattern Recognition*.

Foskey, M., B. Davis et al. (2005). Large deformation three-dimensional image registration in image-guided radiation therapy. *Physics in Medicine and Biology, 50*(24), 5869–5892.

Friston, K. J., J. Ashburner et al. (1995). Spatial registration and normalization of images. *Human Brain Mapping, 2*, 165–189.

Fuss, M., B. J. Salter et al. (2004). Daily ultrasound-based image-guided targeting for radiotherapy of upper abdominal malignancies. *International Journal of Radiation Oncology Biology Physics, 59*(4), 1245–1256.

Fuss, M., J. Boda-Heggemann et al. (2007). Image-guidance for stereotactic body radiation therapy. *Medical Dosimetry, 32*(2), 102–110.

Gao, S., L. Zhang et al. (2006). A deformable image registration method to handle distended rectums in prostate cancer radiotherapy. *Medical Physics, 33*(9), 3304–3312.

Geets, X., M. Tomsej et al. (2007). Adaptive biological image-guided IMRT with anatomic and functional imaging in pharyngo-laryngeal tumors: Impact on target volume delineation and dose distribution using helical tomotherapy. *Radiotherapy and Oncology, 85*(1), 105–115.

Goshtasby, A. (1987). Piecewise cubic mapping functions for image registration. *Pattern Recognition, 20*, 525–533.

Goshtasby, A. and G. Stockman (1985). Point pattern matching using convex hull edges. *IEEE Transactions on Systems, Man, and Cybernetics, 15*(5), 631–637.

Goshtasby, A., L. Staib et al. (2003). Nonrigid image registration: Guest editors' introduction. *Computer Vision and Image Understanding, 89*(2–3), 109–113.

Graves, E. E., A. Pirzkall et al. (2001). Registration of magnetic resonance spectroscopic imaging to computed tomography for radiotherapy treatment planning. *Medical Physics, 28*, 2489–2496.

Gregoire, V. and K. Haustermans (2009). Functional image-guided intensity modulated radiation therapy: Integration of the tumour microenvironment in treatment planning. *European Journal of Cancer, 45*(Supplement 1), 459–460.

Gregoire, V., P. Levendag et al. (2003). CT-based delineation of lymph node levels and related CTVs in the node-negative neck: DAHANCA, EORTC, GORTEC, NCIC, RTOG consensus guidelines. *Radiotherapy and Oncology, 69*(3), 227–236.

Gregoire, V., K. Haustermans et al. (2007). PET-based treatment planning in radiotherapy: A new standard? *Journal of Nuclear Medicine, 48*(1 Supplement).

Gu, X., D. Choi et al. (2009). GPU-based ultra-fast dose calculation using a finite size pencil beam model. *Physics in Medicine and Biology, 54*(20), 6287–6297.

Gu, X., H. Pan et al. (2010). Implementation and evaluation of various demons deformable image registration algorithms on a GPU. *Physics in Medicine and Biology, 55*(1), 207–219.

Guetter, C., C. Xu et al. (2005). Learning based non-rigid multi-modal image registration using Kullback-Leibler divergence. *Medical Image Computing and Computer-Assisted Intervention, 8*(Part 2), 255–262.

Hajnal, J. V., N. Saeed et al. (1995). Detection of subtle brain changes using subvoxel registration and subtraction of serial MR images. *Journal of Computer Assisted Tomography, 19*, 677–691.

Han, X., M. Hoogeman et al. (2008). Atlas-based auto-segmentation of head and neck CT images. *Medical Image Computing and Computer-Assisted Intervention, 11*(Part 2), 434–441.

Hartkens, T., D. L. G. Hill et al. (2002). Using points and surfaces to improve voxel-based non-rigid registration. *Medical Image Computing and Computer-Assisted Intervention*, 565–572.

Hawkes, D. J. (2001). Registration methodology: Introduction, in *Medical Image Registration*. Eds. J. V. Hajnal, D. L. G. Hill and D. J. Hawkes, CRC Press LLC, Boca Raton, FL, 11–38.

Hellier, P. and C. Barillot (2003). Coupling dense and landmark-based approaches for non rigid registration. *IEEE Transactions on Medical Imaging, 22*(2), 217–227.

Hill, D. L. G. and P. Batchelor (2001). Registration methodology: Concepts and algorithms, in *Medical Image Registration*. Eds. J. V. Hajnal, D. L. G. Hill and D. J. Hawkes, CRC Press LLC, Boca Raton, FL, 39–70.

Hill, D. L. G., P. G. Batchelor et al. (2001). Medical image registration. *Physics in Medicine and Biology, 46*, R1–R45.

Hong, R., J. Halama et al. (2007). Correlation of PET standard uptake value and CT window-level thresholds for target delineation in CT-based radiation treatment planning. *International Journal of Radiation Oncology Biology Physics, 67*(3), 720–726.

Hristov, D. H. and B. G. Fallone (1996). A grey-level image alignment algorithm for registration of portal images and digitally reconstructed radiographs. *Medical Physics, 23*(1), 75–84.

Huang, X., Y. Sun et al. (2004). Hybrid image registration based on configural matching of scale-invariant salient region features. IEEE CVPR Workshop on Image and Video Registration.

Hummel, R. A. and S. W. Zucker (1983). On the foundations of relaxation labeling processes. *IEEE Transactions on Pattern Analysis and Machine Intelligence, 5*(3), 267–287.

Hurkmans, C. W., J. H. Borger et al. (2001). Variability in target volume delineation on CT scans of the breast. *International Journal of Radiation Oncology Biology Physics, 50*(5), 1366–1372.

Jaffray, D. A. (2005). Emergent technologies for 3-dimensional image-guided radiation delivery. *Seminars in Radiation Oncology, 15*(3), 208–216.

Jaffray, D. A. (2007). Kilovoltage volumetric imaging in the treatment room. *Frontiers of Radiation Therapy and Oncology, 40*, 116–131.

Jaffray, D. A., J. H. Siewerdsen et al. (2002). Flat-panel cone-beam computed tomography for image-guided radiation therapy. *International Journal of Radiation Oncology Biology Physics, 53*(5), 1337–1349.

Jaffray, D. A. et al. (2008). Applications of image processing in image-guided radiation therapy. *Medicamundi, 52*(1), 32–39.

Jans, H. S., A. M. Syme et al. (2006). 3D interfractional patient position verification using 2D-3D registration of orthogonal images. *Medical Physics, 33*(5), 1420–1439.

Jansen, E. P., J. Nijkamp et al. (2010). Interobserver variation of clinical target volume delineation in gastric cancer. *International Journal of Radiation Oncology Biology Physics, 77*(4), 1166–1170.

Jiang, H., R. A. Robb et al. (1992). A new approach to 3-D registration of multimodality medical images by surface matching. SPIE Visualization in Biomedical Computing, Bellingham, Washington.

Jones, S. M. and A. L. Boyer (1991). Investigation of an FFT-based correlation technique for verification of radiation treatment setup. *Medical Physics, 18*(6), 1116–1125.

Kashani, R., M. Hub et al. (2007). Technical note: A physical phantom for assessment of accuracy of deformable alignment algorithms. *Medical Physics, 34*(7), 2785–2788.

Kaus, M. R. and K. K. Brock (2007). Deformable image registration for radiation therapy planning: Algorithms and applications, in *Biomechanical Systems Technology: Computational Methods*. Ed. C. T. Leondes, World Scientific Publishing, Singapore, 1–28.

Kessler, M. L. (2006). Image registration and data fusion in radiation therapy. *British Journal of Psychiatry, 79*, S99–S108.

Khamene, A., P. Bloch et al. (2006). Automatic registration of portal images and volumetric CT for patient positioning in radiation therapy. *Medical Image Analysis, 10*(1), 96–112.

Krengli, M., B. Cannillo et al. (2010). Target volume delineation for preoperative radiotherapy of rectal cancer: Inter-observer variability and potential impact of FDG-PET/CT imaging. *Technology in Cancer Research and Treatment, 9*(4), 393–398.

Kreuder, F., B. Schreiber et al. (1998). A structure-based method for on-line matching of portal images for an optimal patient set-up in radiotherapy. *Philips Journal of Research, 51*(2), 317–337.

Kuenzler, T., J. Grezdo et al. (2007). Registration of DRRs and portal images for verification of stereotactic body radiotherapy: A feasibility study in lung cancer treatment. *Physics in Medicine and Biology, 52*(8), 2157–2170.

Lam, K. L., R. K. Tenhaken et al. (1993). Automated-determination of patient setup errors in radiation-therapy using spherical radio-opaque markers. *Medical Physics, 20*(4), 1145–1152.

Leibel, S. A., Z. Fuks et al. (2003). Technological advances in external-beam radiation therapy for the treatment of localized prostate cancer. *Seminars in Oncology, 30*(5), 596–615.

Lemieux, L., N. D. Kitchen et al. (1994). Voxel based localisation in frame-based and frameless stereotaxy and its accuracy. *Medical Physics, 21*, 1301–1310.

Leszczynski, K., S. Loose et al. (1993). A comparative-study of methods for the registration of pairs of radiation-fields. *Physics in Medicine and Biology, 38*(10), 1493–1502.

Leszczynski, K., S. Loose et al. (1995). Segmented chamfer matching for the registration of field borders in radiotherapy images. *Physics in Medicine and Biology, 40*(1), 83–94.

Leszczynski, K. W., S. Loose et al. (1998). An image registration scheme applied to verification of radiation therapy. *British Journal of Radiology, 71*(844), 413–426.

Leunens, G., J. Menten et al. (1993). Quality assessment of medical decision making in radiation oncology: Variability in target volume delineation for brain tumours. *Radiotherapy and Oncology, 29*(2), 169–175.

Lin, Z., J. Mechalakos et al. (2008). The influence of changes in tumor hypoxia on dose-painting treatment plans based on 18F-FMISO positron emission tomography. *International Journal of Radiation Oncology Biology Physics, 70*(4), 1219–1228.

Ling, C. C., J. Humm et al. (2000). Towards multidimensional radiotherapy (MD-CRT): Biological imaging and biological conformality. *International Journal of Radiation Oncology Biology Physics, 47*(3), 551–560.

Louie, A. V., G. Rodrigues et al. (2010). Inter-observer and intra-observer reliability for lung cancer target volume delineation in the 4D-CT era. *Radiotherapy and Oncology, 95*(2), 166–171.

Lu, W., M.-L. Chen et al. (2004). Fast free-form deformable registration via calculus of variations. *Physics in Medicine and Biology, 49*(14), 3067–3087.

Lu, W., G. H. Olivera et al. (2006a). Deformable registration of the planning image (kVCT) and the daily images (MVCT) for adaptive radiation therapy. *Physics in Medicine and Biology, 51*, 4357–4374.

Lu, W. G., G. H. Olivera et al. (2006b). Automatic re-contouring in 4D radiotherapy. *Physics in Medicine and Biology, 51*(5), 1077–1099.

Maes, F., A. Collignon et al. (1997). Multi-modality image registration by maximization of mutual information. *IEEE Transactions on Medical Imaging, 16*(2), 187–198.

Maintz, J. B. A. and M. A. Viergever (1998). A survey of medical image registration. *Medical Image Analysis, 2*(1), 1–36.

Matsopoulos, G. K., P. A. Asvestas et al. (2004). Registration of electronic portal images for patient set-up verification. *Physics in Medicine and Biology, 49*(14), 3279–3289.

Mcparland, B. J. (1993). Uncertainty analysis of field placement error measurements using digital portal and simulation image correlations. *Medical Physics, 20*(3), 679–685.

Mcparland, B. J. and J. C. Kumaradas (1995). Digital portal image registration by sequential anatomical matchpoint and image correlations for real-time continuous field alignment verification. *Medical Physics, 22*(7), 1063–1075.

Men, C., X. Gu et al. (2009). GPU-based ultrafast IMRT plan optimization. *Physics in Medicine and Biology, 54*(21), 6565–6573.

Men, C., X. Jia et al. (2010). GPU-based ultra-fast direct aperture optimization for online adaptive radiation therapy. *Physics in Medicine and Biology, 55*(15), 4309–4319.

Mestrovic, A., M. P. Milette et al. (2007). Direct aperture optimization for online adaptive radiation therapy. *Medical Physics, 34*(5), 1631–1646.

Meyer, C. R., G. S. Leichtman et al. (1995). Simultaneous usage of homologous points, lines and planes for optimal 3-D linear registration of multimodality imaging data. *IEEE Transactions on Medical Imaging, 14*, 1–11.

Michalski, J. M., J. W. Wong et al. (1993). An evaluation of 2 methods of anatomical alignment of radiotherapy portal images. *International Journal of Radiation Oncology Biology Physics, 27*(5), 1199–1206.

Mohan, R., X. Zhang et al. (2005). Use of deformed intensity distributions for on-line modification of image-guided IMRT to account for interfractional anatomic changes. *International Journal of Radiation Oncology Biology Physics, 61*(4), 1258–1266.

Morten, B.-N. and G. Claus (1996). Fast fluid registration of medical images, in *Proceedings of the 4th International Conference on Visualization in Biomedical Computing*, Springer-Verlag.

Moseley, J. and P. Munro (1994). A semiautomatic method for registration of portal images. *Medical Physics, 21*(4), 551–558.

Muller, U., J. Hesser et al. (2004). Fast rigid 2D-2D multimodal registration. *Medical Image Computing and Computer-Assisted Intervention, 3216*(Part 1), 887–894.

Munbodh, R., D. A. Jaffray et al. (2006). Automated 2D-3D registration of a radiograph and a cone beam CT using line-segment enhancement. *Medical Physics, 33*(5), 1398–1411.

Nelson, C., P. Balter et al. (2008). A technique for reducing patient setup uncertainties by aligning and verifying daily positioning of a moving tumor using implanted fiducials. *Journal of Applied Clinical Medical Physics, 9*(4), 110–122.

O'Daniel, J. C., A. S. Garden et al. (2007). Parotid gland dose in intensity-modulated radiotherapy for head and neck cancer: Is what you plan what you get? *International Journal of Radiation Oncology Biology Physics, 69*(4), 1290–1296.

Osorio, E. M. V., M. S. Hoogeman et al. (2009). A novel flexible framework with automatic feature correspondence optimization for nonrigid registration in radiotherapy. *Medical Physics, 36*(7), 2848–2859.

Penney, G., J. Weese et al. (1998). A comparison of similarity measures for use in 2D-3D medical image registration. *IEEE Transactions on Medical Imaging, 17*, 568–595.

Petrascu, O., A. Bel et al. (2000). Automatic on-line electronic portal image analysis with a wavelet-based edge detector. *Medical Physics, 27*(2), 321–329.

Pizer, S., D. S. Fritsch et al. (1999). Segmentation, registration and measurement of shape variation via image object shape. *IEEE Transactions on Medical Imaging, 18*(10), 851–865.

Price, K. E. (1985). Relaxation matching techniques—A comparison. *IEEE Transactions on Pattern Analysis and Machine Intelligence, 7*(5), 617–623.

Purdy, J. A. (2001). Intensity-modulated radiotherapy: Current status and issues of interest. *International Journal of Radiation Oncology Biology Physics, 51*(4), 880–914.

Rangarajan, A., H. Chui et al. (1997). The Softassign Procrustes Matching algorithm, in *Information Processing in Medical Imaging, 15th International Conference*, Springer, Poultney, VT.

Reed, V. K., W. A. Woodward et al. (2009). Automatic segmentation of whole breast using atlas approach and deformable image registration. *International Journal of Radiation Oncology Biology Physics, 73*(5), 1493–1500.

Remeijer, P., C. Rasch et al. (1999). A general methodology for three-dimensional analysis of variation in target volume delineation. *Medical Physics, 26*(6), 931–940.

Rueckert, D., L. I. Sonoda et al. (1999). Non-rigid registration using free-form deformations: Application to breast MR images. *IEEE Transactions on Medical Imaging, 18*(8), 712–721.

Russakoff, D. B., T. Rohlfing et al. (2005). Intensity-based 2D-3D spine image registration incorporating a single fiducial marker. *Academic Radiology, 12*(1), 37–50.

Sarrut, D. (2006). Deformable registration for image-guided radiation therapy. *Zeitschrift fur Medizinische Physik, 16*(4), 285–297.

Shen, D. (2009). Fast image registration by hierarchical soft correspondence detection. *Pattern Recognition, 42*(5), 954–961.

Shen, D. and C. Davatzikos (2002). HAMMER: Hierarchical attribute matching mechanism for elastic registration. *IEEE Transactions on Medical Imaging, 21*(11), 1421–1439.

Shirato, H., M. Oita et al. (2004). Three-dimensional conformal setup (3D-CSU) of patients using the coordinate system provided by three internal fiducial markers and two orthogonal diagnostic X-ray systems in the treatment room. *International Journal of Radiation Oncology Biology Physics, 60*(2), 607–612.

Shu, H. Z., Y. Ge et al. (2000). An orthogonal moment-based method for automatic verification of radiation field shape. *Physics in Medicine and Biology, 45*(10), 2897–2911.

Smitsmans, M. H., J. de Bois et al. (2005). Automatic prostate localization on cone-beam CT scans for high precision image-guided radiotherapy. *International Journal of Radiation Oncology Biology Physics, 63*(4), 975–984.

Song, Y. L., B. Mueller et al. (2008). A hybrid method for reliable registration of digitally reconstructed radiographs and kV X-ray images for image-guided radiation therapy for prostate cancer. *Medical Imaging 2008: Visualization, Image-Guided Procedures, and Modeling, 6918*(Parts 1 and 2), 69182W.

Sovik, A., E. Malinen et al. (2007). Radiotherapy adapted to spatial and temporal variability in tumor hypoxia. *International Journal of Radiation Oncology Biology Physics, 68*(5), 1496–1504.

Sovik, A., E. Malinen et al. (2009). Strategies for biologic image-guided dose escalation: A review. *International Journal of Radiation Oncology Biology Physics, 73*(3), 650–658.

Spoerk, J., H. Bergmann et al. (2007). Fast DRR splat rendering using common consumer graphics hardware. *Medical Physics, 34*(11), 4302–4308.

Staring, M., S. Klein et al. (2007). Nonrigid registration with tissue-dependent filtering of the deformation field. *Physics in Medicine and Biology, 52*(23), 6879–6892.

Steenbakkers, R. J., J. C. Duppen et al. (2005). Observer variation in target volume delineation of lung cancer related to radiation oncologist-computer interaction: A "Big Brother" evaluation. *Radiotherapy and Oncology, 77*(2), 182–190.

Steenbakkers, R. J., J. C. Duppen et al. (2006). Reduction of observer variation using matched CT-PET for lung cancer delineation: A three-dimensional analysis. *International Journal of Radiation Oncology Biology Physics, 64*(2), 435–448.

Studholme, C., D. L. G. Hill et al. (1995). Multiresolution voxel similarity measures for MR-PET registration, in *Information Processing in Medical Imaging*. Kluwer.

Sun, Y., F. S. Azar et al. (2005). Registration of high-resolution 3D atrial images with electroanatomical cardiac mapping: Evaluation of registration methodology. *SPIE Medical Imaging*.

Symon, Z., L. Tsvang et al. (2011). An interobserver study of prostatic fossa clinical target volume delineation in clinical practice: Are regions of recurrence adequately targeted? *American Journal of Clinical Oncology, 34*(2), 145–149.

Tai, P., J. Van Dyk et al. (1998). Variability of target volume delineation in cervical esophageal cancer. *International Journal of Radiation Oncology Biology Physics, 42*(2), 277–288.

Tang, T. S. Y., R. E. Ellis et al. (2000). Fiducial registration from a single X-ray image: A new technique for fluoroscopic guidance and radiotherapy. *Medical Image Computing and Computer-Assisted Intervention, 1935*, 502–511.

Thirion, J. P. (1998). Image matching as a diffusion process: An analogy with Maxwell's demons. *Medical Image Analysis, 2*(3), 243–260.

Thorwarth, D., S. M. Eschmann et al. (2007). Hypoxia dose painting by numbers: A planning study. *International Journal of Radiation Oncology Biology Physics, 68*(1), 291–300.

Tikhonov, A. N. and V. Y. Arsenin (1977). *Solutions of Ill-Posed Problems*. Winston & Sons, Washington.

van Baardwijk, A., B. G. Baumert et al. (2006). The current status of FDG-PET in tumour volume definition in radiotherapy treatment planning. *Cancer Treatment Reviews, 32*(4), 245–260.

van Herk, M. and K. G. A. Gilhuijs (1994). A quantitative comparison of methods for anatomy matching of portal and simulator images. *Third International Workshop on Electronic Portal Imaging*, San Francisco.

Van Karanen, S., S. Van Beek et al. (2009). Setup uncertainties of anatomical sub-regions in head-and-neck cancer patients after offline CBCT guidance. *International Journal of Radiation Oncology Biology Physics, 73*(5), 1566–1573.

Vemuri, B. C., J. Ye et al. (2003). Image registration via level-set motion: Applications to atlas-based segmentation. *Medical Image Analysis, 7*(1), 1–20.

Vercauteren, T., X. Pennec et al. (2009). Diffeomorphic demons: Efficient non-parametric image registration. *NeuroImage, 45*(1, Supplement 1), S61–S72.

Vesprini, D., Y. Ung et al. (2008). Improving observer variability in target delineation for gastro-oesophageal cancer—The role of (18F)fluoro-2-deoxy-D-glucose positron emission tomography/computed tomography. *Clinical Oncology, 20*(8), 631–638.

Viola, P. and W. M. Wells III (1997). Alignment by maximization of mutual information. *International Journal of Computer Vision, 24*(2), 137–154.

Wahba, G. (1990). *Spline Models for Observational Data.* SIAM, Philadelphia, PA.

Wang, H., L. Dong et al. (2005a). Implementation and validation of a three-dimensional deformable registration algorithm for targeted prostate cancer radiotherapy. *International Journal of Radiation Oncology Biology Physics, 61*(3), 725–735.

Wang, H., L. Dong et al. (2005b). Validation of an accelerated "demons" algorithm for deformable image registration in radiation therapy. *Physics in Medicine and Biology, 50*(12), 2887–2905.

Wang, H., A. S. Garden et al. (2008a). Performance evaluation of automatic anatomy segmentation algorithm on repeat or four-dimensional computed tomography images using deformable image registration method. *International Journal of Radiation Oncology Biology Physics, 72*(1), 210–219.

Wang, H., S. Krishnan et al. (2008b). Improving soft-tissue contrast in four-dimensional computed tomography images of liver cancer patients using a deformable image registration method. *International Journal of Radiation Oncology Biology Physics, 72*(1), 201–209.

Wang, H., H. Vees et al. (2009). 18F-fluorocholine PET-guided target volume delineation techniques for partial prostate reirradiation in local recurrent prostate cancer. *Radiotherapy and Oncology, 93*(2), 220–225.

Wijesooriya, K., E. Weiss et al. (2008). Quantifying the accuracy of automated structure segmentation in 4D CT images using a deformable image registration algorithm. *Medical Physics, 35*(4), 1251–1260.

Woods, R. P., S. R. Cherry et al. (1992). Rapid automated algorithm for aligning and reslicing PET images. *Journal of Computer Assisted Tomography, 16*, 620–633.

Wu, Q., M. Manning et al. (2000). The potential for sparing of parotids and escalation of biologically effective dose with intensity-modulated radiation treatments of head and neck cancers: A treatment design study. *International Journal of Radiation Oncology Biology Physics, 46*(1), 195–205.

Wu, Q. J., D. Thongphiew et al. (2008). On-line re-optimization of prostate IMRT plans for adaptive radiation therapy. *Physics in Medicine and Biology, 53*(3), 673–691.

Wu, J., M. Kim et al. (2009). Evaluation of similarity measures for use in the intensity-based rigid 2D-3D registration for patient positioning in radiotherapy. *Medical Physics, 36*(12), 5391–5403.

Wu, Q., Y. Chi et al. (2009). Adaptive replanning strategies accounting for shrinkage in head and neck IMRT. *International Journal of Radiation Oncology Biology Physics, 75*(3), 924–932.

Xie, Y., M. Chao et al. (2009). Tissue feature-based and segmented deformable image registration for improved modeling of shear movement of lungs. *International Journal of Radiation Oncology Biology Physics, 74*(4), 1256–1265.

Xing, L., B. Thorndyke et al. (2006). Overview of image-guided radiation therapy. *Medical Dosimetry, 31*(2), 91–112.

Yang, J., J. P. Williams et al. (2006). Non-rigid image registration using geometric features and local salient region features. *Proceedings on Computer Vision and Pattern Recognition, 1*, 825–832.

Yuille, A. L. and J. J. Kosowsky (1994). Statistical physics algorithms that converge. *Neural Computation, 6*(3), 341–356.

Zhang, Z. (1994). Iterative point matching for registration of free-form curves and surfaces. *International Journal of Computer Vision, 13*(2), 119–152.

Zhang, L., A. S. Garden et al. (2006). Multiple regions-of-interest analysis of setup uncertainties for head-and-neck cancer radiotherapy. *International Journal of Radiation Oncology Biology Physics, 64*(5), 1559–1569.

Zheng, Y. and D. Doermann (2006). Robust point matching for nonrigid shapes by preserving local neighborhood structures. *IEEE Transactions on Pattern Analysis and Machine Intelligence, 28*(4), 643–649.

Zhou, J., B. Uhl et al. (2010). Analysis of daily setup variation with tomotherapy megavoltage computed tomography. *Medical Dosimetry, 35*(1), 31–37.

Zitova, B. and J. Flusser (2003). Image registration methods: A survey. *Image and Vision Computing, 21*(11), 977–1000.

第2章

在线监测、追踪及剂量累积

2.1　放射治疗中的组织运动

2.1.1　放射治疗实施中的运动

过去几十年中,治疗计划与实施技术的发展使放射治疗实施的精确性大幅提高。更高的精确性使得临床医师能够实现在降低周围正常组织受照剂量的同时靶区仍获得适当照射剂量的目标。然而,高精确性也需要准确性的相应提高以防止靶区漏照。复杂集成的系统目前能够完成患者成像,并在短短几分钟内引导射线束对靶区进行照射,误差仅为几毫米,同时给予靶区指定的处方剂量,剂量误差可以控制在处方剂量的百分之几以内。

然而,在放射治疗之前确保对患者进行正确摆位还远远不够。由于一些实际问题(个人受照剂量、机械性限制以及最大剂量率),在现代外照射放射治疗或近距离放射治疗中,完成一次治疗过程所需要的时间从几分钟到几小时不等。射线束与插植的放射源通常连续照射,进一步延长了治疗时间。在治疗期间,我们希望解剖结构的位置相对于治疗射线束与放射源是静止的,与初始定位时的位置保持一致。任何被要求在较长一段时间内坐在同一位置的人都知道,在几毫米容差范围内保持静止很难做到,特别是处在一个稍有不舒适感的治疗体位

时情况尤甚。即使患者保持不动,但是诸如蠕动(消化)、呼吸运动(呼吸)或者循环运动(心跳)这些过程都能引起体内器官或靶区在治疗过程中的运动。

2.1.2　运动的位置与类型

在探讨靶区或正常组织运动对治疗实施的影响之前,首先我们必须对某些特定类型肿瘤与病变部位的运动类型有一个大致的了解。就本章的目的而言,我们主要关注单次治疗过程中使患者解剖位置发生改变的运动。因为是在单次治疗过程中出现的,所以这种运动通常称为"分次内运动"。本章中未提到解剖结构每天发生的改变,此种变化称之为"分次间运动"。放射治疗中四种类型的运动是有意义的:肌肉与骨骼的运动、消化运动、呼吸运动以及循环运动。

"肌肉与骨骼的运动"指的是由患者的肌肉组织控制的运动,包括骨骼与关节的运动(如身体在治疗床上的运动或者头部的旋转)。由于这类运动属于自主运动,因此很难预测,也没有标准模式或幅度可遵循。肌肉与骨骼的运动可影响任何可能的治疗部位,所有的治疗过程中都应该关注这一点。即使采用带有影像引导功能的治疗系统,控制这类运动的主要手段也是保持高质量的体位固定。然而,应尽力做好体位固定并在误差范围允许的前提下,尽可能地让患者感觉舒适。最大

限度地减轻不适感,甚至减少一些体位固定,有助于在较长治疗过程中尽可能减少肌肉运动。已开发并改进了多种体位固定技术,适用于多个临床部位,感兴趣的读者可以参考 Bentel(1999)的文章。

"消化运动"指的是由于消化和分泌导致的运动,食管与小肠的蠕动、肌肉收缩是这类运动的主要组成部分。围绕本章的目的,我们将在治疗过程中所有与消化和分泌相关的运动(吞咽、蠕动、膀胱以及直肠的充盈)定义为消化运动。消化运动包括口腔、食管、胃、小肠、膀胱、直肠的运动,会影响周围器官和区域,如颈部、纵隔、上下腹部(肝脏、胰腺和肾脏)以及盆腔(前列腺、子宫和直肠)。消化运动会影响邻近这些器官或区域的肿瘤的放射治疗。例如,与消化相关的运动会影响到头颈部肿瘤(由于患者在治疗过程中的吞咽动作)与前列腺肿瘤(由于小肠的蠕动)靶区的定位。

在腹部与胸部,与呼吸运动相比消化运动的幅度很小,难以准确地量化。在盆腔,膀胱的充盈导致膀胱壁肿瘤随时间延长会有几厘米的运动范围,这与观察时间直接相关。几厘米范围的消化运动已在前列腺与直肠肿瘤中观测到,主要由蠕动与直肠充盈引起。这种类型的运动非常复杂,并且难以立刻预测(图 2.1)。很多研究尝试将可能的运动范围作为观察时间的函数,例如 Langen 等(2008)报道了前列腺肿瘤偏离预定位置 3mm 的概率,观察 5 分钟后为 13%,10 分钟后为 25%。

"呼吸运动"指的是由于呼吸产生的运动。呼吸是由膈肌和肋间肌收缩引起肺内气压与外界大气压产生气压差,从而进行被动气体交换的过程。美国医学物理学家协会(American Association of Physicists in Medicine,AAPM)76 号工作组(Keall 等 2006)在 91 号报告中详细介绍了呼吸过程与管理呼吸运动的方法。呼吸会影响到胸部(食管、肺及乳腺)和上腹部器官(肝脏、胰腺和胃)与病变部位的位置。通过测量发现,相比于消化运动,

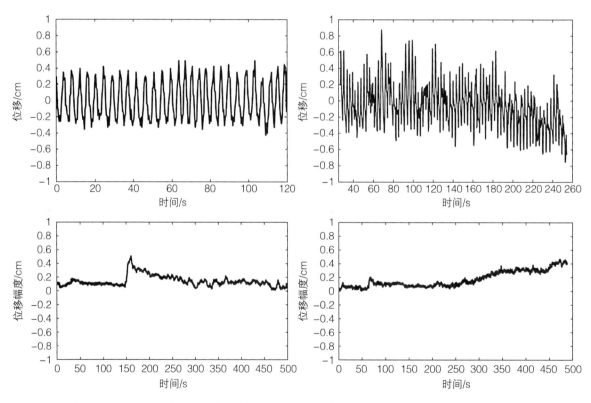

图 2.1　放射治疗过程中观察到的运动模式范例。沿顺时针方向,从左上角:有规律的呼吸(肺部肿瘤头/脚方向的运动);不规则的呼吸,显示了在头/脚方向位置的周期变化和长期移动;典型的前列腺运动(前列腺运动的向量大小);典型的前列腺运动,显示了位移随时间的变化(前列腺数据由 M.D. Anderson Cancer Center 提供,Orlando, Florida.)

呼吸运动对下腹部与盆腔结构如前列腺的影响较小。

易受呼吸运动影响的最常见治疗部位包括肺、肝脏及乳腺。呼吸运动对全乳腺放射治疗的影响较小,据报道由于呼吸运动引起的平均移动范围约为0.3cm。同样的,呼吸运动对于乳腺中剂量分布的影响也很小。然而,呼吸运动管理对于调强放射治疗和部分乳腺外照射会产生一定的影响。呼吸训练,如主动呼吸控制(active breathing control,ABC)或深吸气后屏气(deep inspiration breath hold,DIBH)用于在治疗过程中让肺部扩张,使需要治疗的乳腺与照射野远离心脏,从而降低对心脏的毒副作用。在这种情况下,"运动"包括乳腺和心脏的位置随呼吸周期的重复性变化。

对于肺与肝脏肿瘤,据报道,尽管不同患者之间的肿瘤运动范围并不相同(从 0.5~3cm 不等),由呼吸运动引起的肿瘤位置的偏移平均约为 1cm。尽管肿瘤大小和分期以及对胸壁或纵隔的附着可能会超过肿瘤位置对运动范围的影响,靠近横膈膜的肿瘤比靠近肺尖的肿瘤运动范围更大(Liu 等2007)。呼吸引起的肿瘤运动遵循半周期模式,运动轨迹近乎正弦曲线,在呼气末与吸气末时运动速度最小(图 2.1)。有的患者会在呼气末表现出一种延长的休息状态,可达 1~2s 的时间。部分肿瘤的运动路径可能表现出呼气时比吸气时滞后。呼吸引起的肿瘤运动很有规律且具有周期性,在每一周期中这种运动模式具有相同的形状,且返回到原来的位置。另外部分患者的呼吸并不规律,肿瘤运动的轨迹或位置在每个周期的呼气末与吸气末有所变化。一般来说,在每个呼吸周期之间呼气末的位置比吸气末的位置变化小。最后,有证据表明患者的呼吸会从有规律的周期性呼吸变为半周期且不规律的呼吸(Ozhasoglu 和 Murphy 2002),或者在特定的呼吸状态下肿瘤的位置(例如呼气末)会随着时间的推移偏离基准位置。

"循环运动"指的是由于心脏跳动引起的运动。这种类型的运动会影响到位于心脏或大血管附近的病变部位,包括肺肿瘤。循环运动导致的肿瘤运动幅度很小(小于 0.2cm)。因此,在目前绝大多数的实践中,循环运动通常被忽略而仅作为对分次间运动的贡献因素。

2.1.3　运动对剂量分布的总体影响 / 基本原理

治疗过程中任何类型的运动都会影响与计划剂量分布相关的实际实施的剂量分布。关键问题是这种作用是否会影响治疗计划实施时的精确度。比如说,在一个大的均匀照射野中包括了整个肝脏,则肝脏中心的小靶区无论是否运动都可能接受到相同的剂量。然而,如果用一个小而紧凑的照射野来治疗相同的肿瘤,并且该肿瘤逐渐运动到指定大小的照射野之外,那么该肿瘤接受到的剂量会低于给定的处方剂量。不同类型的运动对治疗剂量分布及治疗精确度的影响是运动幅度与运动形状的复杂函数,即什么结构在运动,这些独立结构的运动模式如何产生相关性,这些结构的组织密度,剂量分布的形状(尤其是梯度)以及治疗实施方法(如静态射野或调强放射治疗)。

尽管器官运动的影响比较复杂,但也有一些简单的观察方法可用来评估特定运动模式对已知剂量分布的影响(图 2.2)。稳定的周期性或随机性运动(不随时间的推移而变化,处于平均水平)通常对剂量分布有一种"模糊性"作用。高曲率的剂量分布区域——比如半影区或高度不均匀的调强剂量分布区域——体现出了最强的模糊性。运动的偏移类型具有相对于解剖结构"转移"剂量分布的趋势。不均匀组织(电子密度有变化)将会在剂量分布的形状上引入复杂的变化。动态治疗方式,比如调强放射治疗或旋转治疗,引入了时间因素的影响,在某一时刻发生相对于射线方向的运动。准直器运动与组织运动之间的"相互作用"引起剂量分布形状的复杂变化,有别于前面提到的"模糊性"(Yu 等 1998)。尽管在一些情况下这种相互作用会引起明显的治疗误差(Court 等 2008),但这种作用对于通常观察到的运动与调强放射治疗技术而言影响较小,尤其是在治疗分次数增多的情况下(Bortfeld 等 2002)。动态旋转治疗中准直器、机架和组织运动间的相互作用迄今尚无报道。运动对剂量其他更复杂的影响(由于形变和组织密度变化引起的组织形状的变化)将在 2.2 节中详述。

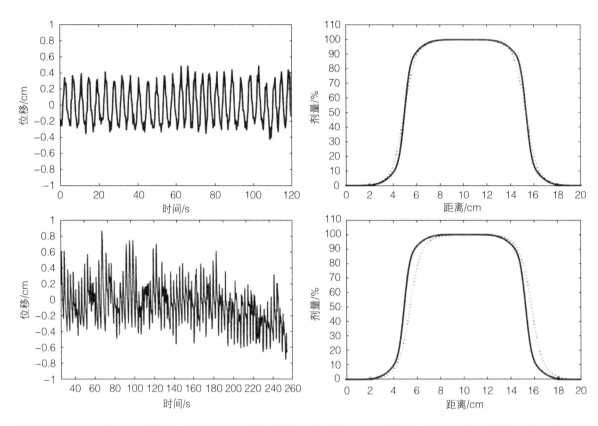

图 2.2　运动对剂量分布的影响。左侧上下:分别是规律和不规律的呼吸运动模式。右上:规律的呼吸运动下,静止(实线)剂量曲线与运动影响(虚线)的剂量曲线。运动模式对剂量分布有一个"模糊性"的影响。右下:不规律的呼吸运动下,静止与运动影响的剂量曲线。剂量依然是模糊的,但是长时间的漂移在剂量分布上引入了系统性的偏移

2.2　放射治疗中的监测

2.2.1　要求 / 目标

治疗过程中监测的目的是发现并校正对治疗不利的患者解剖学变化。此监测和校正是"在线"的,意味着当患者还在治疗床上时执行该过程,因此必须采取一种快速且高效的方法。监测过程由三部分组成:一种监测患者解剖位置的方法,一种评估相对于治疗计划患者解剖位置误差的方法,以及一种干预并校正误差的方法。通常最后一部分可与监测系统本身分开,监测系统为是否继续治疗提供了二元"是 / 否"选项,将最终的决定与干预权留给了操作者。

监测过程可能与初始定位过程相同或完全不同,或者使用一些常用方法。例如,一套商用系统

最初使用立体 X 线照相技术定位骨性解剖结构,并依靠光学红外系统来监测治疗过程中的位置变化。另一套系统在初始定位和治疗监测中均使用植入式电磁信标。在初始定位和治疗监测中使用相同或者不同的系统主要取决于以下两个问题:①所用的系统是否能够精准地解决分次内或分次间可能观察到的运动类型和解剖位置变化的问题? ②所用的系统是否能按照要求的频率发现并校正这些类型的运动? 各种系统完成这些任务的能力将在下面分别予以阐述。为了回答以上的两个问题并选择一套监测系统,我们首先要确定要求达到的精度和频率。这些参数可以通过了解预期观察到的运动类型、计划的安全边界、剂量分布以及分次模式来进行定义。

2.2.1.1　分次模式的影响

35 分次治疗模式下早期单次治疗过程中出现的治疗误差,较之 3 分次治疗模式下单次治疗过程

中出现的相同误差更容易校正。随着总治疗分次数的减少,对分次内治疗精度的要求提高了,因此监测要求也有所提高。随着总治疗分次数的减少,为达到相同的处方剂量,每次的治疗时间有增加的趋势。尽管还没有研究明确表明运动范围增大与治疗时间之间的因果关系,但已有证据表明,单次治疗时间越长,分次内运动范围越大(Murphy 等 2003)。

2.2.1.2　精度 / 边界要求的影响

如上所述,处于一个范围广且均匀剂量分布中的运动结构受位置误差的影响小,对监测的要求也低。高度不均匀的剂量分布如调强放射治疗与动态拉弧治疗,对监测的要求就比较高。随着安全边界的减小,治疗过程中实际的靶区位置通常更加贴近高梯度射线束边缘,因此对监测提出了更高的要求。

2.2.1.3　运动类型的影响

可能存在的运动类型主要影响运动所需的频率。慢速偏移的运动比快速随机的位置改变对监测频率的要求低。大范围运动,如呼吸运动,可能会提高监测要求以降低这种运动的影响。如果采用“紧凑”边界或 4D 计划将运动测量与治疗计划设计结合起来,则监测运动使其保持在计划范围之内是很有必要的。

2.2.1.4　立体定向放射外科和立体定向体部放射治疗

立体定向放射外科与立体定向体部放射治疗(stereotactic body radiotherapy,SBRT)都是以高单次剂量低分次为特点的高精度治疗方式。在这些治疗方式中大量使用位置监测与在线校正。通常使用 2~5mm 的较小边界来限制正常组织并发症概率。处方要求在靶区边缘有非常高的剂量梯度,并产生高度不均匀的剂量分布,这些因素综合起来会使得靶区的剂量分布对运动和运动变化的影响极为敏感。立体定向放射治疗的治疗时间相对于传统分次方式通常会有所延长,可从 30 分钟至几个小时不等。在 SBRT 中,靶区经常位于肺、肝脏和上腹部,如上所述,在这些部位都会产生大量解剖学运动。因此,立体定向和其他低分次放射治疗时应认真考虑采用监测手段。

2.2.2　监测方法

尽管时至今日还没有像影像引导技术那样将放射治疗监测技术整合进商用系统中,但是目前有很多令人鼓舞的方法可供选择,而且此领域开放了令人感兴趣的研究前沿。近期由于商用监测产品的涌现,以及集成引导和监测系统的技术开发,仅关注已有的商用产品将变得不合时宜。此处的探讨将集中在通用模式及其各自优缺点,着力关注成熟的商用系统及尚未集成的系统。最后,由于本书主要关注影像处理在放射治疗中的应用,机械系统(比如应变仪与呼吸量计)方面的内容就不再赘述。

2.2.2.1　光学方法

光学方法有多种理由成为一种最常用和最成熟的在线监测方法。一套光学系统可由现成的部件如经济型数码相机和光源构成。因为光学方法使用的是红外线或可见光,故而不会产生电离辐射,可在治疗过程中持续使用而无需考虑成像剂量。光学系统既快速又敏感,工作频率是 30Hz。

光学系统的主要缺点是不能对内部解剖结构进行成像。光学系统追踪患者体表的标记点或多个位置点组成的点图。因此,这些系统在监测患者肌肉骨骼运动或内部运动标记时作用有限。标记信号的精确度将在 2.2.2.1.4 节中讨论。

2.2.2.1.1　立体方法(stereoscopic)

由于监测的目的是在治疗过程中追踪一个反映靶区位置的标记物,因此希望获取 3D 信息。出于这个原因,大多数的光学系统都设计成至少有两个探测器可以对目标位置进行同步测量。每一探测器提供二维的位置测量,如果没有目标形状和尺寸的先验知识,二维摄像机系统无法准确地测量深度。借助于一套二维测量系统,再加上已知的探测器方向和位置(成像系统的位置),我们就能够估测出目标的 3D 位置,该技术称之为立体摄影测量术。Jahne(2005)所著一书中介绍了此技术和数学处理方法,读者可参考。在一些系统中,额外的探测器用于确保至少有两个探测器对目标进行成像,即使其中一个探测器被遮挡(如当治疗头位于患者和探测器之间时)。

大多数立体光学成像系统需要有一个对比度高、定义明确的目标用以追踪,采用放置在患者体表并可在探测器中生成点状信号的外部对象作为目标。如果采用可见光,在拥挤的场景中(含有其他材料,如治疗装置和患者也被成像)识别标记会比较困难。因此许多光学系统使用红外光来提高成像对象相对于背景的对比度。

两种方式的标记功能如下:

● **被动对象(反光标记):**这些通常是涂有反光物质的球形标记。如果使用红外光,则需要有一个独立的红外光源。

● **主动对象(自发光标记):**发光体本身用做标记物,通常是一个发光二极管。尽管这样的系统不像被动对象那样需要有外部光源,但是发光二极管需要有一个电源,意味着必须要将线路连接到标记点上为其供电。

许多系统能够同步使用多个标记点。多标记的使用不仅增加了确定位置的能力,也提高了摆位的能力,包括患者的旋转或标记的配置。如果标记点的配置是刚性的(也就是这些标记点相互静止),那么这些测量就会更加准确,同样如果标记点的配置改变,测量准确度就会降低。设计时可应用非刚性的标记点配置对患者的一些可能的更高级别形变予以量化。例如 Baroni 等(2000)将标记点放在可以代表总的肌肉骨骼运动(胸骨上切迹和锁骨附近)和呼吸运动(腹部和剑突附近)的位置,能够同时测量这两个变量。其他应用可以是通过将标记点放置在不同的骨性标识附近如颅骨、下颌骨和上部躯体,来测量患者骨骼解剖的清晰度。

2.2.2.1.2　单视场方法(monoscopic)

尽管在很多情况下希望获得 3D 标记点的位置,但就呼吸标记信号的测量而言,如果只想测量呼吸相位或幅度随时间的变化,那么 1D 和 2D 信号就足够。最常见的一种系统是由单独的照相机和红外光源组成(Kubo 和 Hill 1996),已商业化为实时位置管理(Real-time Position Management,RMP)系统(Varian Medical Systems,Palo Alto,California)。RPM 系统通过追踪置于患者体表肚脐与剑突之间的标记产生 1D 相位或幅度信号作为时间的函数,该方法将标记点的前后运动最大化。

2.2.2.1.3　基于多点/3D 曲面方法

最近,监测系统已进一步发展并实现商品化,这些系统可以监测大量的任意点或患者体表的某一部位而无需使用任何外部标记。其中一套系统(AlignRT,Vision RT Ltd.,London,UK)采用一种与标记点方法类似的摆位方式,借助于一对校正过的照相机和红外光源。一项关键创新是采用了光的伪随机"斑点"模式,该模式能够对体表密集的网格点进行清晰的 3D 显示。它的另一个优势就是可以将这些网格点形成相连的顶点网,这样就可以对患者的体表运动如体表监测点的相互作用进行高级别分析。

2.2.2.1.4　解剖标记点的一般应用

对于目前讨论的光学方法,除肌肉骨骼以外,用于监测运动的一个关键要求是患者表面作为此类运动标记物的有效性。一般认为,消化运动是不容易在患者体表监测到的,在这方面也没有光学系统监测的报道。然而,文献中有大量的工作是关于采用体表标记反映体内结构(包括肿瘤)的呼吸运动。

采用患者体表标记反映呼吸导致的肿瘤运动是建立在膈肌在呼吸过程中提供大部分动力的基础之上的。因为人体的腹部不可压缩,而腹部体表的运动与膈肌运动紧密联系(Vedam 等 2003)。对于肺、肝脏、胰腺和其他胸部及上腹部肿瘤来说,已经有学者开展了由腹部体表标记运动来反映肿瘤运动的研究。然而,在上腹部,肠蠕动和胃肠充盈会降低这种方法的准确度。在胸部,由肋间肌、肺内不同区域气压差以及心脏收缩产生的二次惯性力降低了腹部体表与肺肿瘤运动的直接相关性。

这些二次惯性力在肺和腹部造成的影响如下:①在某一时间段的某一点使用标记信号来预测肿瘤位置时可能会存在误差;②标记信号与肿瘤位置信号之间会有相位偏差。依据膈肌位置(Zhang 等 2007a)或外部信号如呼吸量计(Low 等 2005),已经开发了尝试将二次惯性力与肿瘤位置预测相结合的模型。此外,有证据表明,标记和肿瘤位置间的相位偏差在单次治疗中和分次治疗间会发生变化,原因是患者放松进入了半静态模式(Ozhasoglu 和 Murphy 2002)。如下所述,应在每次治疗开始前校正信号间的相位偏差。

在预测肿瘤位置时,通常计算出标记信号与肿瘤位置之间的相关性以反映给定标记的质量。注意,这些相关性很少表现为斜率为 1。在这些情况下,肿瘤运动范围与标记运动范围相同的假设是不成立的。腹部标记信号的运动幅度通常比肿瘤的运动幅度大,尤其是肺肿瘤。因此,应根据肿瘤的运动而不仅仅是标记的运动范围制定出具有行动水平的干预策略。

另一种量化标记质量的有效方法是以标记信号为基础测量与预测肿瘤位置相关的实际肿瘤位置。在门控放射治疗中(在 2.3.1 节中讨论),该参量称为"剩余运动"。肺肿瘤的剩余运动使用来自腹部体表的单独标记信号进行监测,有报道称肺肿瘤的这种运动在不同患者之间、同一个患者不同疗程之间以及同一患者的多个肿瘤中都会有所变化。如下文所述,应在疗程开始和治疗过程中定期重新评估标记的精确度。

2.2.2.2 X 射线成像方法

由于 X 射线成像可以高频次地对内部解剖结构进行直接成像,因此 kV 或 MV 级 X 射线成像是另一种分次内位置监测的常用方式。在 X 射线成像中,X 射线源和平板探测器用于测量射线穿过患者身体后产生的衰减。就本章节的目的而言,X 射线成像也包含透视采集成像,即通过快速采集 X 射线源和探测器的脉冲信号产生一组与时间有关的多帧影像,以此来获取患者位置移动的信息。

X 射线成像的缺点是使用电离辐射。长时间的曝光,尤其是在整个治疗过程中持续曝光可能会产生无法接受的患者曝光剂量。解决这一问题的方法是以低频率进行脉冲成像,但此频率仍足以适度采样预期运动模式。例如,如果预期是缓慢变化或漂移式的运动,仅需几秒或几分钟进行一次 X 射线成像即可,从而减少患者的曝光剂量。成像剂量应尽可能低,且成像频率也要控制在满足此最低剂量水平。

X 射线成像的另一个缺点就是使用固定源/探测器组合获得的一幅或一组影像只能提供 2D 信息。如果已知监测目标的尺寸和形状,则可以根据一次射线成像估算出目标的 3D 信息。在放射治疗的位置监测中,如果先前已采用 3D 技术对监测目标成像且监测目标的尺寸和形状在治疗过程中不会发生变化,那么这种估算方法是可行的。在 2.2.2.4 节中提到,这种方法广泛地应用于骨性解剖结构形态和位置的估计。由于对监测目标刚性的要求,单视场方法需要其他信息以进行软组织的监测。使用 X 线成像时,通常难以做到以最小的曝光剂量实时获取患者解剖结构的致密 3D 信息。解决这一问题的方法就是使用先验信息估算 3D 位置(见 2.2.2.3 节)。另外一种方法就是获取立体定向或类似立体定向影像来计算小部分监测目标的 3D 位置信息(见 2.2.1.1 节)。

kV 级的 X 射线成像可以在低剂量的前提下提供高对比度的影像。然而,这些成像系统通常要在治疗机架或治疗室内安装附加成像装置。这种外部成像系统会使患者接受高剂量治疗之外的区域也受到照射。因此,必须高度重视成像剂量与照射区域的位置。MV 级治疗射线束本身也可以用于位置监测,而且在监测的同时不会增加额外的成像剂量。然而,即使有了现代电子射野成像探测器,MV级射线影像的固有对比度也低于 kV 级射线影像,从而影响监测的准确性和精确度。在现代放射治疗技术如 IMRT 中,小照射野和不规则照射野在治疗过程中的某些时间点会限制组织结构出现在照射野内,从而增加了这些结构的监测难度。有人设计了一种有趣的方法来解决此问题,那就是在 IMRT 计划设计过程中评估目标位置,通过优化射野形状从而减小准直器对植入标记点的遮挡(Wiersma 等 2009)。

2.2.2.2.1 立体方法

在 X 射线成像监测中常用的一种研究和商用方法就是在治疗室内安装两套固定的 kV 级 X 射线源和对应探测器,其中一套与另一套互相垂直或近似互相垂直。在这些系统中,成像系统与治疗系统(一般指带有机架的直线加速器或带有机器臂的直线加速器)是相互独立的。一套完善的系统可以通过对独立探测器提供的 2D 测量信息进行三角测量而获取目标的 3D 位置。但是,成像系统并不总是完美的,也会存在一些误差从而降低三角测量的准确度,比如探测器位置的校正误差、2D 目标位置测量的不足以及影像采集过程中目标和探测器的移动。由于这个原因,立体 3D 位置的评估通常成为一个优化问题,优化目标是通过迭代确定 3D 位置,从而使误差的平方差之和最小。因为成像系统在治疗室中的位置是固定的,所以,源和探测器的几何位置校准比较简单,可以用一个已知几何尺寸和位置的校准模体来完成。但是,治疗装置的位置可能会遮挡成像系统(比如遮挡其中一套源或探测器系统的视野)。由于这个原因,Mitsubishi(Shirato 等 2000)通过增加第三套源 / 探测器组合对成像系统进行了改进。

2.2.2.2.2   单视场方法(Monoscopic)

随着安装在机架上的锥形束 CT 成像系统(conebeam computed tomography,CBCT)的商业化应用,一些研究小组对 CBCT 系统在分次内的位置监测应用进行了探讨。使用这种方法,可以在出束前、出束过程中以及出束后获取固定位置(机架固定)的影像,也可以在机架围绕患者旋转时(或旋转治疗的过程中)的后续照射野之间获取影像。CBCT 影像是由一组在机架部分或完整旋转过程中采集的影像组成的,因此,对单幅影像的操作也可以应用在 CBCT 影像上。由于成像系统是随着治疗机架旋转的,所以与固定成像系统相比,旋转成像系统受机架的遮挡不是问题。然而,也是由于这个原因导致了机械偏差会引起源 / 探测器的几何误差,必须通过校准机架位置来减少这样的误差(Cho 等 2005)。

对于适用于单视场监测的 CBCT 采集系统而言,影像是在不同角度方位依次获取而不是像立体系统那样同时或近乎同时获取。关键的问题是如何根据这套监测系统获取的影像去估算一个明确的监测对象的 3D 位置。我们可以先定义一个位置明确的点,且该点的位置可以用单视场监测系统在 2D 方向上准确测量(图 2.3a)。因为影像不是同步获取的,该监测点的位置可能会在依次获取影像的过程中发生位移。在这种情况下,传统的三角测量方法在解决监测点在两个不同时间点的实际 3D 位置的问题时不再适用(图 2.3b)。对大多数的影像而言,反向投影可用来确定监测点在整个影像获取时间段内的大致位置。但是,这种方法只能得到一个监测点的 3D 位置。为了进行监测,我们需要将监测点的瞬时位置作为影像采集时间的函数。

为了解决此问题,Adamson 和 Wu(2008)使用

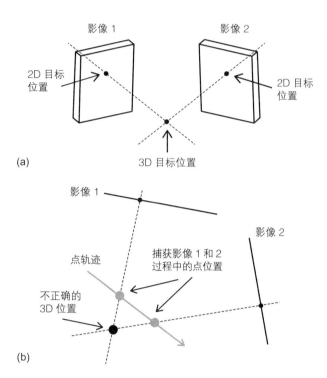

图 2.3 (a)从同步获取的 2D 影像中进行 3D 点物体位置的立体估计。两种影像的空间方向与位置必须通过照相机系统的校准来获取。(b)物体运动且影像获取不同步的情况下 3D 点物体位置估计的误差。误差的大小取决于影像获取的时间间隔、系统的几何精度以及物体的运动速度

一种最短路径近似法来估计点状物在监测影像获取过程中最有可能的运动轨迹。本质上选择与所有影像上 2D 物体位置相匹配的最短轨迹作为最可能的运动路径。为了解决相同的问题,Poulsen(2008)等人使用了两步法:第一,使用全套 X 射线影像得到点状物最可能位置的 3D 概率密度函数。第二,对每一幅影像,物体超出平面的位置是从这样的概率分布中进行采样并用于物体瞬时 3D 位置的估算。对于实时操作而言,需要一个先验概率分布而非依据采集本身估算得来的分布。Hugo 等人(2007)阐述了另外一种两步法:第一,通过对一套 X 射线影像进行 3D 重建并与参考影像的 3D 位置进行对比,从而估算物体最可能的 3D 位置。第二步与 Poulsen 等人的方法类似,估算的 3D 位置用于估算平面外位置,然后再进行瞬时 3D 位置的估算。由 Poulsen 等人开发的方法对于定义明确的点状物如标记点具有更好的依从性,而 Hugo 等人的方法更适用于解剖结构。

几个研究小组尝试使用同步(或近似同步)成

像设计一种混合立体方法,这种方法同时使用 MV 能量级的治疗射线束与 kV 级的 CBCT 系统,而不是分别单独使用治疗射线束或 CBCT 系统(Cho 等 2009;Wiersma 等 2009)。这种方法使得应用三角测量法进行点状物的瞬时 3D 位置的立体探测成为可能,而不是应用上述的单视场估算方法。然而,MV 能量级的射线束在目标探测与识别方面与上述的 MV 级单视场方法面临相似的挑战。

2.2.2.2.3　提取解剖信号的处理

到目前为止,我们一直假设对 X 射线影像中的物体的探测和识别都是准确的。但是,取决于探测目标的类型与成像系统,这项任务可能是监测过程中最为困难的。为了探讨此问题,我们将从一幅影像中提取目标位置的方法分为两组。第一种方法,我们将其称为"特征检测",包括从二维影像中探测到直接代表目标的一个特征。此过程可能涉及通过滤波来增强这个特征,或者去除与影像无关联的其他信息。举个例子,就是使用边缘探测滤波器来增强一个高对比的标记,然后提取这个标记的边界并估算标记的几何中心。第二种位置提取方法是"配准"。在此方法中,创建目标的 3D 模型且目标的形态(尺寸与形状)是经过调整的。然后通过模拟影像形成几何和物理信息创建物体的合成影像。采用相似性标准比较合成影像与测量影像以确定两者的一致性。最后,选择出与目标形态(尺寸与形状)最为相似的影像。使用模板在 2D 影像中寻找二维物体使得这两种分类的界限变得模糊。例如,我们可以将一个 2D 模板视为增强核,然后将其归为第一类。相反地,模板的使用也可以看作是一个 2D 配准问题。为了探讨此问题,如果模板是基于物体的 2D 属性(比如一个基准参考标记)形成的,那么我们认为使用 2D 模板是一种特征检测方法。如果模板是通过物体的 3D 模型投影形成的,那么我们认为使用 2D 模板是一种配准方法。

2.2.2.2.4　特征检测方法

实现特征检测方法要求有高对比度的目标,并可以对这些目标的信息进行简单快速地增强和提取。多数情况下软组织结构很难达到这样的要求。能够直接从 X 射线影像中进行信息提取的目标有两种,即植入基准标记与骨性解剖结构。基准标记通常是很小的金属(通常是金标)物体,通常为球形或圆柱形,并且尺寸非常小(通常是毫米级别)。基准标记的尺寸小是为了限制邻近组织的形变,使其能容易地借助于插植或内窥镜设备进行植入。迄今为止,基于多种原因报道最多的基准标记应用部位是前列腺。前列腺表现出较大的、相对难以预测的分次内与分次间改变,这使得高精度放射治疗中的定位与监测变得十分重要。前列腺的边界对比度通常较低,因此 X 射线成像监测很难提高靶区的照射精度。最终可以通过最小的创伤经会阴部位将标记顺利地植入前列腺。最近,基准标记植入在其他部位的应用也更加普遍,如肝脏、肺、乳腺以及头颈等部位,分次内运动和监测的重要性变得愈加明显。

为了能够自动识别标记,已测试了很多经典的影像处理算法,包括区域生长(Aubin 等 2003)、边缘检测和形态学运算(Buck 等 2003;Keall 等 2004)。由于来自其他高对比度结构的杂散信号可能与标记信号相仿,例如骨脊和治疗床,因此目前更倾向于采用基于模板或核的方法(Lam 等 1993;Nederveen 等 2000;Mao 等 2008a)。对于球形标记,影像显示为相同而与方向与形态无关。对于这些标记而言,核方法只需要考虑尺度(标记的尺寸),因为标记的前瞻性投影会改变标记影像的尺寸,这取决于标记的位置距离成像平面的距离(Buck 等 2003)。尺度在"调谐"核从而为某一特定类型标记生成最大信号中发挥关键作用。"尺度空间"方法目前已发展起来(Lindeberg 1993),该方法可以在一系列尺度范围内用一个固定的核实现特征检测,然后合并另外一个核来实现信号模糊。但是一般情况下尺度的可能范围很小(因为标记常常存在于治疗等中心附近,对放大效应有一定的限制)。对于圆柱形标记而言,标记的方向不仅影响标记在影像中的方向,同时也由于标记的平面外旋转而影响其长度。目前的几种方法采用方向调整和比例缩小的核实现最佳特征提取,由标记方向确定带来了额外获益(Mao 等 2008b)。

尽管滤波影像处理技术可以增强在 X 射线影像中检测标记的能力,但也不能忽视更为简便的方法。通常可根据已知的标记位置信息限定搜索范围。例如,如果为了定位而进行 3D 成像,则可以估算标记的位置并将其作为初始点投射在 X 射线成像空间内。如上所述,在配准一个类似标记的物体时,标记的尺寸和形状信息可用于调整提取核从而产生最大信号。这样的信息也可用于去除那些不是"类似标记"的物质,比如骨脊和钙化物。

特征检测方法已经应用于解剖学对象的检测,这些解剖学对象主要由骨组织组成。这些方法通常是从治疗影像与参考影像中提取特征并找到两者之间相匹配的特征,进而确定一种适当的转换方法将一组影像的特征映射至另一组影像。参考影像可来自前期治疗环节,或者是数字重建X射线影像(digitally reconstructed radiograph,DRR),后者在成像几何中通过患者的3D模型进行投影而生成。一种较为突出的方法是斜面匹配方法,该方法提取边缘信息并通过最小化边缘图之间的距离平方和规划边缘图匹配(Gilhuijs和van Herk 1993)。其他几种自动和半自动方法也有所发展(Balter等1992)。尽管这些方法不需要进行标记的植入,但检测骨性解剖学位置以标记肿瘤位置需假设肿瘤相对于成像的骨组织静止,因此这些方法很少应用于在线监测中。

2.2.2.2.5　基于解剖学对象的影像配准

随着3D适形放射治疗的出现,从CT扫描影像中获得的患者3D模型在临床上的应用越来越常规化。这种进步加上必要的计算机资源,促进了2D/3D配准技术在监测影像中分析物体位置的应用。2D/3D配准的一般思路是调整3D模型(位置或形状),由这个新模型产生一组DRR影像,且采用某种相似性衡量指标将DRR影像与测量影像进行对比。然后再重新调整这个模型,直到DRR与测量影像之间达到最大的相似度。关于详细的描述,读者可以参考Murphy(1997)的文献。2D/3D配准的主要进展包括在优化技术中使模型需要调整的次数最少,相似性度量指标的探索和优化,通过改善成像过程中的物理模型提高了DRR的重建,并改善了从DRR和X射线影像中去除背景特征和增强目标特征的过程。尽管图形处理单元(GPU)的使用可以提高DRR的重建速度且相似性度量指标的计算也正在快速消除这一障碍,但可以进行六个自由度转换(刚体平移和旋转)的2D/3D配准方法对于连续的实时监测而言速度并不快(Sadowsky等2006)。

就实时监测而言,通常尝试减小问题的范围。一般情况下目标的面内平移是客观的,将自由参数减少到两个(Berbeco等2005)。如果使用了一个固定的已知视角,那么离线DRR重建的模板库可进行预计算。模板都是目标对象的简单影像,通常局限于目标周围的较小区域,一般会从影像中去除背景信息或遮挡信息。模板一般使用DRR重建技术产生,也可以从之前获取的影像或已知的一些其他目标对象的模型中产生。目标对象的初始位置一般可从治疗前的定位过程(比如CBCT)中获知,故而限定了搜索区域。这些约束的目的是为了将从影像获取到位置确定所需时间减少至几十或几百毫秒,以此来加快对解剖学运动的反应速度。

Berbeco等(2005)提出在监测肺肿瘤位置时使用模板进行配准。通过在某一时间段内进行帧平均并从每幅X射线影像中减去这幅平均影像来凸显相对于封闭解剖结构的移动肿瘤。这种"运动增强"影像通过去除静止结构提高了移动结构的对比度。将预先存在的呼气末运动增强影像作为模板,与相关的运动增强的在线影像进行对比。然后根据相关的相似性指数生成呼吸相关的信号进行肿瘤位置的预测,而非直接估算肿瘤的位置。这个研究小组通过使用多模板(Cui等2007b)来继续这项工作,再结合支持向量机,更好地将影像分类到适当的模板中(Cui等2008),并通过预测肿瘤未来的位置来限制搜索的区域。

类似方法已被应用于旋转扫描中,例如CBCT扫描(Hugo等2007)。CBCT安装于放射治疗加速器机架上,能够在机架角度范围内采集一组简单的X射线影像。2D模板是在机架角度范围内生成的,将其与测量到的2D影像进行配准来估算肺肿瘤在CBCT投影空间内的2D位置。在2.2.2.2节中提到的方法用于根据一组旋转的2D位置来估算3D的肿瘤位置。必须在整个投影角度范围内探测到肿瘤,来自治疗床或重叠解剖结构的遮挡可能会在模板配准中引入误差。出于这个原因,Hugo等(2007)评价了基于鲁棒统计学的鲁棒相似性度量。

在CBCT影像获取过程中,并不执行基于2D模板的配准来监测一组CBCT投影中的单一刚性目标,而是通过使用2D/3D配准方法使3D患者模型发生形变,以此来匹配每一次CBCT投影。两个研究小组已经在简化且状态良好的数据库或模体中证明了该方法的可行性(Zeng 等 2005；Docef 和 Murphy 2008)。此方法可生成一个 4D 患者模型,将形变表示为时间的函数,使得在治疗过程中对多个结构的 4D 监测成为可能。然而,在这种方法能够应用在实时监测之前还要进行许多的研究。

2.2.2.3　3D 和近似 3D 的方法

获取容积影像的单次扫描剂量和扫描时间限制了扇形束 CT 和 CBCT 在实时监测中的应用。但是,对于长时间的治疗(比如 SBRT),CT 在评估慢性运动如肌肉骨骼运动方面是十分有用的。一种正在开发的更加实用的方法就是使用机载成像设备实现数字断层 X 射线融合(DTS)(Godfrey 等 2006)。DTS 使通过有限角度扫描得到的与探测平面垂直的单幅断层影像的重建成为可能。当机架在静态治疗角度间或拉弧治疗中旋转时可采集 DTS 影像用于监测。

2.2.2.4　电磁法

能够持续实时对内部解剖结构进行监测且没有电离辐射的系统与光学系统和 X 射线成像系统相比,呈现出几个优势。如上所述,光学系统通常仅限于监测外部解剖结构和标记以反映内部运动。X 射线成像系统需谨慎使用,由于患者会接受到辐射剂量,故而尤其要关注成像技术和成像时间。鉴于这些原因,几位研究者研发了能够用电磁信号追踪的可植入设备。Watanabe 和 Anderson(1997)研发了一种商用系统,该系统由一个发射线圈和一个接收线圈组成,可用于术中近距离治疗源的定位。由于接收线圈是有线的,所以将接收器植入到体内也是受限的。此外,他们还报道了外部材料对系统的干扰,比如金属手术器械和那些靠近直线加速器的外部电磁场。Seiler 等(2000)开发了一种内部系统,可以产生波动的磁场从而在很小的有线植入接收器中产生交流电。

随着利用无线转发器作为接收器的商品化系统的面市,人们对电磁追踪的兴趣也日益增加。这种系统(Calypso Medical Technologies,Seattle,Washington)使用了一个平面阵列面板在患者附近产生一个震荡磁场。磁场在每个转发器中引发一个共振信号(可被单独追踪),每个信号都可被阵列探测到。这些信号用来确定每个转发器相对于阵列的姿势和位置。阵列本身采用红外光学系统进行定位。无线和小尺寸使转发器可以植入体内,类似于 X 射线成像中的基准标记。该系统能够持续监测 303ms(Santanam 等 2009)。就基准标记而言,标记相对于内部解剖结构的位置需进行校准,采用的成像模式能够解决软组织结构显示不清的问题,例如 CT。

2.2.2.5　磁共振成像与超声成像方法

由于磁共振(MRI)成像和超声成像都不产生电离辐射,因此可用于实时监测。但是,这两种方法都有一些局限性,并且由于几个原因,目前还没有广泛用于实时监测。超声成像缺乏 MRI 成像那样的软组织对比度,而后者使得稳健自动的特征提取和位置估算成为可能。此外,超声探头必须与患者进行持续接触,这就需要有一个工具保持探头位置准确且位于照射野外以降低由探头引起的衰减。MRI 同其他容积成像方法面临相同的问题,单幅 3D 影像的采集时间限制了其在实时监测中的应用。但是,MRI 近乎实时采集患者任意方向 2D 影像的能力也许可以克服此限制。如果已知运动的预期模式,可沿运动范围最大的方向采集影像以获取此运动成分。

为了能够在治疗中进行 MRI 同步成像,必须克服射频与磁场相互作用的技术障碍。几个研究小组正在研发 MRI- 加速器相结合的系统来实现采用 MRI 进行实时监测和位置探测。一种正在开发的商品化系统(Viewray,Oakwood Village,Ohio)将 MRI 与多个伽马射线源结合起来,尝试克服 MRI- 加速器集成的技术难题。但是目前尚无任何一个系统可以在临床上进行实时监测。

2.2.2.6　多种方法的关联和组合(比如光学和 X 射线成像)

希望每名读者都能清楚地知道,用于在线监测的每一个系统均有优点和缺点。一种稳健的方式就是将多个系统结合起来并充分发挥每种方法的优势。常见的就是光学系统与 X 射线成像系统的组合,该组合由一个光学系统持续监测外部解剖位置,然后 X 射线成像系统对内部解剖位置进行定期评估。这样的组合系统能够很好地监测到整体的骨骼肌肉运动,如商品化的 ExacTrac 精准追踪系统(BrainLAB AG,Feldkirchen,Germany)。立体的 X 射线成像依据患者的骨骼解剖来调整患者的位置,同时,这些影像也用来校准患者体表一组外部标记的初始位置,这些体表标记由光学系统监测。呼吸运动也可由这种组合系统进行监测。射波刀治疗系统(Accuracy,Sunnyvale,CA)通过立体 X 射线成像来监测放置在肿瘤内或肿瘤附近的基准标记。在短时间高频率条件下获取的影像可以形成一幅内部基准标记与外部光学追踪标记间的关联图。这样,呼吸运动就可以仅通过光学系统监测一段时间。光学 /X 射线成像系统同步采集可在低频率(每几秒)下周期性更新上述关联图。

其他(潜在的)组合系统包括以下几种:

• 电磁 /CBCT 组合:CBCT 用来校准治疗初始阶段转发器相对于解剖学位置的位置,并在治疗过程中进行电磁追踪监测。

• X 射线成像 /CBCT:CBCT 用于周期性的 3D 位置估算、X 射线成像或在机架旋转过程中使用 DTS 评估标记或解剖结构运动。

• 电磁 / 光学组合:电磁场可以用来追踪肿瘤的运动;光学系统可以用来监测患者整体的骨骼肌肉运动或危及器官运动。

2.2.3 预测

由于医学影像尺寸较大并且所需的处理过程复杂,故而影像采集、特征检测和提取以及位置的估算需要花费大量的时间。当目标处于可探测位置时通过实时监测可决定是否需要进行干预。如果在目标已经移动到了一个新的位置时才进行干预,那么在治疗过程中将会引入误差。由于这个原因,延迟时间(从获取影像开始,到根据此影像获取目标的位置或发生干预的时间)较长的监测系统要有干预措施来减少延迟时间带来的影响。随着运动模式的更加多样化(比如在固定时间段内位置迅速变化)以及延迟时间的增加,对预测方法精确性和稳健性的要求也相应提高。最后(对于一些干预措施最重要的是),干预类型将会对整体系统延迟产生影响。例如,如果干预措施只是根据测量到的目标位置控制射束的开关,那么这项措施对系统延迟的影响就比较小。但是,如果必须对患者或射束位置进行动态调整,那么由于这种干预措施对机械运动和计算能力的额外要求而导致延迟时间变长。我们将在 3.2

节中更详细地阐述影响延迟时间的因素。

通常依据监测系统估算的单个目标或多个目标的 3D 位置进行预测。如上所述,举个例子,一些研究者已在监测过程的早期步骤中应用预测方法来缩小在影像中搜寻目标的区域。但是,在本章节中,我们将专注于依据当前和过往测量结果来估算目标未来 3D 位置的预测方法。

2.2.3.1 算法

假设在治疗过程中按某一周期频率对某一 3D 位置 $x(t)$ 进行采样,预测算法的目标是根据到 t 时刻一组 x 的测量值估算下一个位置 $x(t+\delta t)$。已对多种预测方法进行了探讨,这些方法与以往 $x(t)$ 测量结果的不同子集相关。有的方法采用所有过往数据(包括患者以前的治疗过程或数据),有的方法仅使用在 t 时刻之前所获取的几次测量数据。这里讨论的大多数方法使用滤波器来处理和预测未来时刻的位置,而其他一些方法使用解析或统计学运动模型。读者可以参考 Murphy 和 Dieterich(2006)的文章来回顾 2005 年之前关于这方面的工作。

2.2.3.1.1 基于模型的方法

基于模型的方法假设在总体范围内对运动的预期模式有一些先验知识。解析模型已被用于运动研究,如呼吸运动,这种运动模式有明确定义的整体结构。一种基于正弦的模型(Lujan 等 1999)或基于状态的模型(Wu 等 2004)能够捕获大部分的半周期呼吸运动。然而,也经常能观察到偏离模型的不规则呼吸运动。一些不规则呼吸的例子包括在吸气末或呼气末的位置发生较大变化,在治疗过程中某些时间点呼吸模式的形状发生变化,期间运动模式发生变化以及在运动过程中平均位置发生缓慢偏移。这些类型的不规则变化需要有辅助的预测方法来进行精确的位置预测。

对于随机运动模式也有人对统计学模型进行了研究。在这样的模型中,之前测量的一组 $x(t)$ 用于构建概率密度函数。在这里预测算法的目的不是预测确切的位置,而是:①确定在运动模式中是否有一种整体"趋势"(如平均位置的偏移或变化)和②确定是否能够从一个与初始分布相似的分布中采样最新测量的数据(如运动的"扩散"发生变化)。同样的,趋势测量算法也已应用于非随机运动如呼吸以测量和预测偏移趋势(在多个呼吸周期中运动的平均位置随时间的变化)(Trofimov 等 2008)。

2.2.3.1.2　线性、非线性以及自适应滤波方法

线性预测方法首先被评估以解决基于模型的算法在预测呼吸运动中的问题。对于不规则呼吸或有噪声的测量,过往的 $x(t)$ 测量抽样较之固定模型更好地预测了未来位置(Vedam 等 2004)。Shirato 等人(2000)测验了一种线性外推方法,该方法基于之前的两次测量结果预测未来的速度。Isaksson 等人(2005)和 Sharp 等人(2004)扩展了这一方法用以评估大样本历史数据的加权线性模型,并探究了线性和非线性的人工神经网络。

这些方法是"数据驱动"的,因为这些方法通常无需预期运动的模型。然而,基于模型的规则通常可启发式地融入基于滤波的方法中。例如,训练数据或解析模型用于调整人工神经网络中的自由参数。这种训练过的滤波器存在的问题是在适应固有信号变化方面比较困难,因为固有信号在训练数据中会有所变化。自适应滤波器可以定期或持续地调整自由参数(比如重新计算线性权重),并能够减小预测位置与实际位置之间的误差,特别是对不平稳和不规则的信号。常用的一种自适应滤波器叫做卡尔曼滤波器,它在已知不确定度分布和测量噪声的情况下给出最佳预测。卡尔曼滤波器根据信号的先前状态、当前测量状态和前一状态如何用于生成新状态的模型(称之为状态转换模型)对信号的当前"状态"(如位置和速度)做出最佳估计。尽管可从训练数据中估计出这些过程和模型(Sharp 等 2004),但卡尔曼滤波器不是完全根据经验得来的,因为它对这些过程和噪声模型是有要求的。最近,Putra 等人(2008)对于各种类型的呼吸采用多态转换模型对卡尔曼滤波器方法进行了扩展。

在过去的几年里,目标位置预测领域变得越来越活跃。有一种方法就是将呼吸信号分解为周期性(或半周期)或非周期性的成分(McCall 和 Jeraj 2007)。在一系列的呼吸周期中计算平均循环周期的形状,然后再应用自回归移动平均值来进行剩余非周期成分的预测。Ruan 等(2007)开发了一种称为"局部回归"的方法。本质上是形成一种作为当前位置和前 n 个位置的矢量状态(n 值根据实验得来)。当测量状态最接近当前状态时,被赋予更大的权重,此即加权回归。通过曲线的局部形状和位置评估相似性——这样就可以认为在同一呼吸时相和振幅下状态或位置更相似——也可通过时间近似来评估相似性(如随时间变化相似度下降)。

由于用于检测的呼吸轨迹不规则性的协方差以及观测到的呼吸模式的范围广泛,比较不同方法之间的预测准确性就比较困难。幸运的是,之前讨论的一些工作可以在相同的数据集上直接进行方法的比较。目前已经找到了减少预测误差特别是不规则呼吸运动误差的自适应方法。Murphy 和 Dieterich(2006)发现,在一系列的测试案例中,非线性神经网络可以在 0.2s 的范围内达到小于 2mm 的均方根误差。Ruan 等(2007)发现,在不同的测试案例中,线性非自适应方法通常可在当前测量之前的 0.2~1.0s 范围内达到 3~6mm 的均方根误差。非线性神经网络将误差范围减小至 2~5mm,局部回归在 1.0s 范围内的误差小于 3mm(Ruan 等 2007)。总的来说,大多数研究者已经发现随着预测时域的增加,准确度有所降低。因此,具有较高延迟的干预措施要么会有更大的预测误差,要么需要有更复杂和更准确的预测算法。

2.3　对运动的干预

在某一时间点,一旦测量、估计或预测到靶区的位置,问题就是接下来做什么。这个问题看上去会比较可笑,因为答案很明显,要么"将靶区移回到预定的位置",要么"移动射线束"。但是,效率和必要性是必须要考虑的问题。如果目的是在防止所有其他组织接受不必要照射的前提下使靶区得到计划的治疗剂量,持续移动射线束或患者能够达到这个目的吗? 这个问题的答案取决于如下一些因素:

- 靶区位置和危及器官位置的不确定性(由于测量、位置估计和预测误差)
- 选择的靶区结构的安全边界(大的边界可能会增加正常组织的照射,但是降低了在靶区位置精确度上的要求)
- 监控频率
- 干预措施(比如,如果操作者必须停止出束并对患者进行手动重新摆位以校正靶区位置误差,

那么只能对最大误差进行校正）

所有这些因素都应该成为一个合适的"干预水平"的选项。干预水平是在患者摆位后治疗过程开始前靶区应所处计划位置的允许误差。干预水平和计划位置定义了一组治疗过程中靶区的允许位置（这种干预水平用于治疗过程中的监测，且不同于定位时的任何干预水平）。在本章节中为了描述方便起见，这种允许位置称之为"治疗区域"。干预措施的目的是确定当前或预测的位置是否在治疗区域内，并决定是否要进行干预以校正靶区的位置误差，使其回到治疗区域内。后面章节将会讨论一些特殊的干预措施。

2.3.1　射束门控

最简单的干预方法就是当靶区移出治疗区域之外时中断治疗。这种方法称为"门控"技术，且通常适用于两种典型的运动：

- 由于靶区移出治疗区域之外射线停止出束，并重新进行患者摆位。这种门控通常应用于骨骼肌肉运动或消化运动，如果不重新进行摆位，靶区不会回到治疗区域之内。

- 射线暂时停止出束，预期靶区将会周期性地回到治疗区域。这类用于呼吸运动的门控技术称为呼吸门控。

呼吸门控最早用于粒子束治疗（Ohara 等 1989），Kubo 和 Hill 将此技术应用于外照射放射治疗。门控窗口是呼吸循环的一部分，在此期间允许出束。该窗口可设置在靶区位置，也可设置在标记信号运动幅度（称为"振幅门控"）或呼吸相位处（称为"相位门控"）。当监测信号与呼吸驱动的靶区位置的相位而非振幅（或准确的位置）相关时，通常选择相位门控。当靶区位置可被直接测量或估计（比如用基准标记进行探测）时振幅门控通常更有用。工作周期是实际出束时间占总治疗时间的分数（或百分比）。较大的门控窗口（不论是振幅还是相位）都需有一个较大的工作周期。对于一个规则的周期性呼吸循环，相位门控和振幅门控的差别最小，最主要差异在于如何定义门控窗口（图 2.4）。对于不规则的呼吸，如果发生较大的周期间改变或者存在靶区位置发生缓慢偏移的趋势，相位门控会产生较大的残余误差（图 2.5）。在这样的情况下，推荐使用振

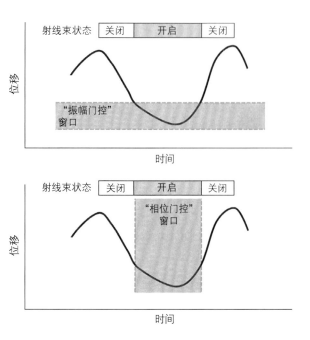

图 2.4　基于一维呼吸信号的振幅和相位门控。门控窗口定义了出束时的信号幅度或相位。对于规则的周期性呼吸运动，相位和振幅门控相当

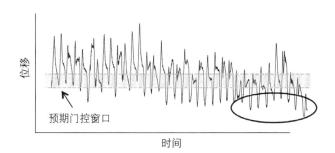

图 2.5　不规则或有偏移的呼吸运动的射束门控。如果将预期门控窗口定义在治疗开始处，偏移和不规则呼吸运动会在振幅和相位门控中都引入治疗误差。对于相位门控，由于信号漂移，将会在预期窗口之外（图中椭圆形标记的区域）出束。对于振幅门控，尽管在正确的位置窗口出束，但是门控发生在呼吸运动的不同时相，这将导致在计划剂量分布和治疗剂量分布上存在差异

幅门控。此外，在使呼吸规则和相位门控更具依从性的实践中，一些训练方法（音频、视频或音视频）已证明是有用的。

门控技术可以通过使用相对简单的技术来实现（门控技术需要一个简单的接口用于开关射线束，许多加速器厂家均提供该接口）。延迟只是射线束开关的一个因素，在门控循环周期中射线束是稳定的。现代加速器能够在几百 ms 内停止出束，但是

重建稳定的射线束参数需要几百 ms，导致在治疗中出现一些误差。门控的一个缺点是工作周期低于100%；因此，如果持续出束，整个治疗时间将会延长。

在门控技术中提高工作周期的一个简单方法就是让患者在呼吸循环中能够在特定的且可重复的某一点屏住呼吸。屏气是广义上的门控技术，将门控窗口简单地设置在屏气位置。在呼吸运动周期中，常见的屏气时刻包括呼气末、吸气末、深吸气和中度深呼气（最大呼气的80%）。屏气可以由患者自主控制，也可以使用一种由计算机控制叫做"主动呼吸控制"的技术，后者通过一个呼吸量计测量通气量，然后转换为吸入和呼出的气体量。根据呼吸量测量结果，计算机控制的阀门使患者能够在预定的肺体积状态下屏气。因为呼吸量测定法无法对肿瘤位置进行直接测量，研究者们将基于该方法的系统与光学和X射线成像监测系统进行了结合。

与自由呼吸门控相比，尽管必须考虑在连续的屏气之间的休息时间，但屏气可能增加工作周期，原因是屏气增加了整个治疗的时间。屏气方法中谈论最多的一个缺点是患有肺肿瘤或其他肺部疾病的患者可能会在完成屏气过程时有一定的困难。一些报告显示大部分患者不能成功地完成深吸气的过程（Keall 等 2006）。然而，其他人并未观察到在正常吸气末进行屏气时依从率低的问题（Murphy 等 2003）。最近，Glide-Hurst 等人（2008a）报告了一种将屏气与自由呼吸门控——在正常吸气末进行屏气相结合的方法，将屏气时间缩短为几秒钟，并且用主动呼吸控制系统直接对加速器进行门控——以此来提高患者的依从率。

2.3.2　射线束 / 患者同步

射线束的门控技术取决于这样一种假设，即靶区位置或周期性（如呼吸门控）或通过操作者干预（比如移动患者到正确位置）返回至预定治疗区域。这种系统是一种"开环"反馈系统。另一种方法是采用闭环反馈系统，通过测量靶区位置来调整控制系统，从而主动同步靶区位置与治疗射线束。

2.3.2.1　机器人同步

第一套同步系统应用于射波刀（Cyberknife），射波刀是一款在机器手臂上安装了一台紧凑型直线加速器的放射治疗设备。在治疗过程中整个加速器可以实时进行重新定位。因为有一套监测系统可用于确定靶区位置，使得加速器（治疗射线束）能够跟随或追踪靶区位置，因此这种系统被称为"追踪"系统。在这样的追踪系统中，监测系统的工作频率是20Hz，预计治疗射线束复位的延迟时间会更长。因此，为了确保治疗射线束不会"落后"于靶区位置，需要有一种稳健性的预测算法。如果出现这样的延迟，将会在预期与实际剂量分布区域之间产生系统性偏移。

2.3.2.2　射线束射野 / 射线束线同步

可通过实时调整准直器，或者使治疗射线束本身偏转或扫描来实现治疗射线束的重新定位而不用重新定位整台加速器。扫描射线束方法最常用于粒子治疗，粒子治疗中有磁场可以控制射线束的定位。对于光子外照射治疗来说，射线束不那么容易被控制，首选方法就是通过调整准直器的位置来调整射线束的位置。大多数关于准直器实时追踪的研究已经在胸部肿瘤放射治疗中开展。在这种情况下，准直器要随着患者进行"呼吸"，以追踪靶区呼吸运动的方式振荡。对于这种方法，多叶准直器（MLC）的每一个叶片都会改变位置在垂直于中心轴的平面上平移射线束。要注意的是，对一个固定的单野来说，沿中心轴的靶区位置改变无法进行最佳校正。然而，通常这种沿着中心轴的运动在靶区受照剂量方面引起的误差最小。Keall 等人（2001）开发了一种方法，将实时位置变化与IMRT的动态MLC走位结合起来，前提是靶区位置运动模式已知且靶区是刚性的。几位研究者已经拓展了这种方法，找到了最佳和实用的叶片序列，以此对靶区形变、组织密度改变和半周期运动进行说明。但是到目前为止，这些算法仍然处在试验阶段，尚未转入到临床研究。

2.3.2.3　治疗床

追踪是放射治疗中研究最多的闭环控制系统，但是另外一种方法就是自动调整患者位置从而达到重新定位靶区的目的。现代治疗床能够快速精确地对位置变化做出响应。该方法对于靶区位置的慢速漂移改变是可行的。但是，一个未回答的问题是高频快速的位置变化(如存在于前列腺和肺部肿瘤的位置变化)能否也被准确追踪,因为治疗床的调整可能会在非刚性的患者体内引入二次惯性运动。另一个需考虑的问题是患者是否能够接受治疗床在这样一种运动模式下移动的治疗方式。

2.3.3 与旋转治疗相关的问题(螺旋断层放射治疗和容积旋转调强放射治疗)

由于旋转放射治疗中剂量率变化与 MLC 运动以及机架(也就是治疗射线束)同时围绕患者旋转三者相结合,所以旋转放射治疗的干预措施比固定野放射治疗更加复杂。难度的增加是由于加入了旋转的因素,而在一些系统中自由度的增加包括机架旋转速度和剂量率的调整也增加了干预的难度。为了在传统加速器的旋转治疗中实施简单的射线束门控技术,例如,不仅需要对射线束,还要对机架旋转实施门控技术。在机械方面,这种要求对当前技术提出了挑战。

旋转放射治疗的大多数干预工作已经在螺旋断层放射治疗中进行了实施。简而言之,螺旋断层放射治疗是一种在加速器围绕患者旋转的同时,患者在头 - 脚方向进行移动的调强放射治疗。这种治疗方式产生一种与患者相关的螺旋射线束路径。Zhang 等人(2007b)评估了一种根据预设的靶区运动模式产生最佳射线束路径的方法。这种方法依赖于能够保持这种预设运动模式的呼吸训练。Lu (2008)开发了一种适用于螺旋断层放射治疗的追踪技术,对不规则运动更加灵活。

2.3.4 分次内剂量累积

如 2.1.3 节中讨论的那样,很多与运动相关的因素都会影响治疗剂量的分布,包括运动的形状和幅度、剂量分布的梯度和调整、与剂量分布相关的结构位置和组织密度。在考虑解剖学运动的同时,有多种从非常简单到非常复杂可用于评估累积剂量的方法。一种指定方法的准确性和必要性取决于这些不同参数之间的相互影响。在这一章节中,我们将首先阐述怎样使用剂量分布图来产生累积剂量。然后,将阐述特定的剂量分布算法,特别关

注的是假设或局限性以及预期的准确度。

顺便提一下,单分次或多分次的累积剂量计算使用了相似的算法,其基本算法是相同的。然而,在多个治疗过程中计算累积剂量的方法必须考虑到患者可能出现的体重变化(比如,膀胱或直肠的充盈程度变化、体重减轻以及由于治疗引起的肿瘤退缩)以及其他长期的病理变化(比如,肺不张的形成或消退以及辐射引起的纤维化改变)。分次内的剂量累积算法通常比较简单,因为可以假设在单次治疗过程中体重保持不变。而膀胱、直肠以及胃的充盈度对于这种质量守恒定律来说是例外。

2.3.5 基本的剂量映射理论

为了计算积分剂量,将治疗过程中解剖结构受照剂量相加。如果某个解剖结构在治疗过程中位置固定,只需将治疗时间内解剖结构每一离散空间位置点所受到的剂量进行简单相加。如果某个解剖结构不是固定的,每个点在某一时间点的位置必须是已知的。需要注意的是,对于比较稠密的点(比如,CT 影像上的所有体素或勾画轮廓的体表点)来说,在不同时间段内点与点之间的相互对应是已知的。我们将某一时刻的所有解剖学感兴趣点的位置定义为"解剖学实体"。通常,选择一个特定的解剖学实体作为参考实体。该解剖学实体定义了解剖结构、密度以及估算积分剂量所参考的空间坐标系统。实践表明,由于参考影像上存在的伪影可能影响解剖结构积分剂量的估算,因此应选择高质量影像来表示参考实体。

剂量映射的基本目标是为参考实体提供在某一解剖实体(靶区实体)中进行剂量映射的方法。一旦剂量从靶区实体空间映射至参考空间,通过简单的相加来计算每一感兴趣点的积分剂量是没有意义的。区分下面将要详述的剂量映射算法的关键问题如下:

● 剂量的空间不变性(解剖学位置的变化是否会影响剂量分布的形状?)

● 获取位置可变性所需的映射的复杂性(刚性平移能否近似为观察到的解剖学运动?)

● 运动模型的适用性(解析、经验或者统计模型能否表示观察到的运动?)

2.3.6 剂量映射方法

2.3.6.1 卷积

如果运动模式可考虑为"静止的",比如通常在大小和形状上没有变化,未发生漂移,而且通过静态野(非 IMRT)得到剂量分布,那么结果显示(Yan 和 Lockman 2001)受运动影响的剂量分布将等于初始静态剂量分布与运动模式的概率密度函数的卷积。Lujan 等人(1999)基于解析运动模型为呼吸运动引进了这样一种卷积模型。解析模型用于通过估计解析模型的概率密度函数生成运动的统计学模型。积分剂量是通过对概率密度函数与"静态"剂量分布进行卷积而计算得到的(在参考解剖结构上计算剂量分布,未考虑器官运动)。为了提高准确度,这样的剂量卷积方法依赖于下面几种假设:每一感兴趣点必须按照完全相同的运动模式发生运动(比如没有形变发生),运动没有改变剂量分布的形状(剂量是空间不变量),以及运动模式不会在统计学上偏离预定的概率分布。

对于胸部肿瘤,剂量分布的形状会由于治疗部位周围的组织密度范围较大而随着运动产生肉眼可见的变化。由于这个原因,Chetty 等人(2003)以及 Beckham 等人(2002)分别引入了一种通量卷积方法。在这种方法中,不是直接对剂量与概率密度函数进行卷积,而是对入射通量与密度函数进行卷积计算,然后使用这种运动模糊通量进行剂量计算。通量卷积方法已经应用在盆部与胸部部位用来对运动影响建模。

通量卷积方法在减少空间剂量变化带来的影响的同时,仍然依赖于假设解剖部位没有发生形变的刚性运动模型。Glide-Hurst 等人(2008b)开发了一种特定体素概率分布模型,使用剂量卷积来校正形变带来的影响。在这个模型中,基于测量的运动模式赋予每一感兴趣点唯一的概率分布。然后通过对每一感兴趣点的概率分布和局部剂量分布进行卷积来计算积分剂量。为了减少空间剂量变化的影响,使用平均密度而非参考解剖学结构进行剂量计算。在该方法中,由于存在运动,故而计算每一空间位置的平均强度以形成平均密度用于剂量计算。

尽管已对剂量空间变化和非刚性运动进行了校正,但以卷积为基础的方法其精度仍然依赖于准确的运动统计学模型。有一种方法直接从每一治疗环节测量到的运动模式中生成概率函数。这种方法消除了来自运动模式的可能偏差。如果无法直接测到运动模式,另外一种方法是根据历史数据估算运动模式中可能存在的偏差。这种方法将会给出"最坏情形"的积分剂量估算,但不会直接给出单次治疗中的积分剂量。

统计学方法本质上是模拟静态通量在重复运动下的连续照射。"相互作用效应"(见 2.1.3 节)指随时间变化的通量和时间相互影响引起统计学积分剂量的期望值变化,且这种效应无法用简单的卷积方法表示。对于分次治疗和半周期运动而言,相互作用效应影响较小(Bortfeld 等 2002)。随着治疗次数的减少,对于非周期性运动(比如消化运动)和螺旋断层治疗来说,相互作用效应的影响会更大一些。

2.3.6.2 4D 成像方法

治疗时统计学模型可将出束与解剖学运动分离。如果需要将解剖学位置与出束结合在一起,那么可以在治疗过程中对患者进行周期性成像,再计算每一解剖部位的剂量,并进行映射和相加从而得到积分剂量(Yan 等 1999)。因为这种方法依靠生成高质量 4D 影像来表示治疗过程中患者 3D 解剖结构及 3D 解剖结构的 1D 时间改变,故而我们称其为"4D 成像方法"。该方法在假设成像频率足够高,且在成像、剂量计算和映射算法中均没有误差的前提下将会精确表示积分剂量;但是该方法也会受到这些严格假设的限制。有关成像所需频率和误差对剂量计算、成像及剂量映射(包括影像配准)的影响的研究尚处于起步阶段,因此 4D 成像方法在累积剂量计算过程中的准确度和精确度迄今为止尚未明确。

4D 成像方法能够捕获治疗过程中主要的解剖学变化,并能够校正二阶变化。4D 成像方法主要用在胸部和上腹部(比如肝脏靶区)肿瘤。因为这些部位的运动是半周期性的,因此一般情况下可以用少数几幅影像来表示。对于受消化运动影响的部位,4D 成像方法在应用中积累的经验不足,这是由于需要在足够高的时间分辨率下采集大量影像来捕捉无法预测的运动,并且卷积方法在这些部位的结果精确度一般。

Rosu 等人(2005)引入了一种从目标实例到参考实例进行剂量映射的方法,该方法在 4DCT 扫描影像中插入计算的剂量。目标实例和参考实例之间的体素对应由目标影像与参考影像之间的形变配准决定。如果剂量计算网格与一组特定的目标影像相关(因为目标实例的剂量分布是在目标影像上计算的),那么可采用配准方法插入剂量网格,并映射到参考影像。已将该方法的准确度作为剂量矩阵分辨率、所需的 4DCT 时相影像的数量以及与刚性配准相比较形变配准的必要性的函数进行了研究。

如果 4D 影像中的体素密度不随着时间变化,这种内插值方法是准确的(Siebers 和 Zhong 2008)。但是,肺的舒张和收缩可使密度随时间发生改变。Heath 和 Seuntjens(2006)介绍了一种方法直接解释这样的密度改变。形变影像配准用来直接将参考影像的直线剂量计算网格形变为目标影像的任意网格,且在此过程中目标影像上的每一网格体素都保留了参考影像上对应网格体素的密度。应用蒙特卡罗方法依据 4DCT 每一幅目标影像中任意形状目标网格计算剂量,并且由于已知剂量网格对应关系,可将目标网格位置的剂量与对应的参考网格位置的剂量进行简单相加计算积分剂量。

与 Heath 和 Seuntjens 介绍的形变剂量网格方法类似,能量转移方法力图校正内插值方法(Siebers 和 Zhong 2008)中基于密度的误差。在这种方法中,应用蒙特卡罗方法依据基于目标实例的直线剂量网格计算传递到物质中的能量。另外,使用目标影像计算网格中的组织质量。传递的能量和质量分别内插和映射至参考网格,其数量分别进行累加。然后,通过求取累加转移能量和累加质量之比值进行剂量计算。

2.4　小结

大分割治疗方案的剧增使得治疗时间变得更长,患者静止的假设变得不再有效。由于分次数减少,对正常组织缺乏保护,因此靶区的精准实时监测对于确保治疗的精准度非常必要。这些要求已经在患者监测和追踪方面创建了一个新领域。该领域开始引入了最优的综合系统,并试图为靶区和危及器官提供安全、有效的实时监测。了解了可用工具的优缺点,临床用户就能够根据他们自己的需求来选择和组合工具。最后,用户必须始终牢记对临床感兴趣区进行监视和干预的现实需求和性能期盼。如何根据预期运动、容差要求、计划剂量分布以及未校正的不确定度提出这样的要求是一项重要任务,希望本章已对此进行了阐明。

参考文献

Adamson, J. and Q. Wu. 2008. Prostate intrafraction motion evaluation using kV fluoroscopy during treatment delivery: A feasibility and accuracy study. *Medical Physics, 35*(5), 1793–1806.

Aubin, S., L. Beaulieu, S. Pouliot et al. 2003. Robustness and precision of an automatic marker detection algorithm for online prostate daily targeting using a standard V-EPID. *Medical Physics, 30*, 1825.

Balter, J. M., C. A. Pelizzari and G. T. Chen. 1992. Correlation of projection radiographs in radiation therapy using open curve segments and points. *Medical Physics, 19*(2), 329–334.

Baroni, G., G. Ferrigno, R. Orecchia and A. Pedotti. 2000. Real-time three-dimensional motion analysis for patient positioning verification. *Radiotherapy and Oncology, 54*(1), 21–27.

Beckham, W. A., P. J. Keall and J. V. Siebers. 2002. A fluence-convolution method to calculate radiation therapy dose distributions that incorporate random set-up error. *Physics in Medicine and Biology, 47*(19), 3465–3473.

Bentel, G. 1999. *Patient Positioning and Immobilization in Radiation Therapy*. McGraw-Hill, New York.

Berbeco, R. I., H. Mostafavi, G. C. Sharp and S. B. Jiang. 2005. Towards fluoroscopic respiratory gating for lung tumours without radiopaque markers. *Physics in Medicine and Biology, 50*(19), 4481–4490.

Bortfeld, T., K. Jokivarsi, M. Goitein, J. Kung and S. B. Jiang. 2002. Effects of intra-fraction motion on IMRT dose delivery: Statistical analysis and simulation. *Physics in Medicine and Biology, 47*(13), 2203–2220.

Buck, D., M. Alber and F. Nüsslin. 2003. Potential and limitations of the automatic detection of fiducial markers using an amorphous silicon flat-panel imager. *Physics in Medicine and Biology, 48*(6), 763–774.

Chetty, I. J., M. Rosu, N. Tyagi et al. 2003. A fluence convolution method to account for respiratory motion in three-dimensional dose calculations of the liver: A Monte Carlo study. *Medical Physics, 30*(7), 1776–1780.

Cho, B., P. R. Poulsen, A. Sloutsky, A. Sawant and P. J. Keall. 2009. First demonstration of combined kV/MV image-guided real-time dynamic multileaf-collimator target tracking. *International*

Journal of Radiation Oncology Biology Physics, 74(3), 859–867.

Cho, Y., D. Moseley, J. Siewerdsen and D. Jaffray. 2005. Accurate technique for complete geometric calibration of cone-beam computed tomography systems. *Medical Physics, 32*, 968.

Court, L. E., M. Wagar, D. Ionascu, R. Berbeco and L. Chin. 2008. Management of the interplay effect when using dynamic MLC sequences to treat moving targets. *Medical Physics, 35*(5), 1926–1931.

Cui, Y., J. Dy, G. Sharp, B. Alexander and S. Jiang. 2007a. Robust fluoroscopic respiratory gating for lung cancer radiotherapy. *Physics in Medicine and Biology, 52*, 741–755.

Cui, Y., J. G. Dy, G. C. Sharp, B. Alexander and S. B. Jiang. 2007b. Multiple template-based fluoroscopic tracking of lung tumor mass without implanted fiducial markers. *Physics in Medicine and Biology, 52*(20), 6229–6242.

Cui, Y., J. G. Dy, B. Alexander and S. B. Jiang. 2008. Fluoroscopic gating without implanted fiducial markers for lung cancer radiotherapy based on support vector machines. *Physics in Medicine and Biology, 53*(16), N315–N327.

Docef, A. and M. Murphy. 2008. Reconstruction of 4D deformed CT for moving anatomy. *International Journal of Computer Assisted Radiology and Surgery, 3*(6), 591–598.

Gilhuijs, K. G. and M. van Herk. 1993. Automatic on-line inspection of patient setup in radiation therapy using digital portal images. *Medical Physics, 20*(3), 667–677.

Glide-Hurst, C. K., G. Hugo and A. Galerani. 2008a. Evaluation of intra- and interfraction reproducibility of a hybrid breath-hold gating technique throughout the course of radiation therapy. *International Journal of Radiation Oncology Biology Physics, 72*(1, Supplement 1), S627.

Glide-Hurst, C. K., G. D. Hugo, J. Liang and D. Yan. 2008b. A simplified method of four-dimensional dose accumulation using the mean patient density representation. *Medical Physics, 35*(12), 5269–5277.

Godfrey, D. J., F.-F. Yin, M. Oldham, S. Yoo and C. Willett. 2006. Digital tomosynthesis with an on-board kilovoltage imaging device. *International Journal of Radiation Oncology Biology Physics, 65*(1), 8–15.

Heath, E. and J. Seuntjens. 2006. A direct voxel tracking method for four-dimensional Monte Carlo dose calculations in deforming anatomy. *Medical Physics, 33*(2), 434–445.

Hugo, G., J. Liang and D. Yan. 2007. Direct detection of the tumor trajectory using raw cone beam CT projections. *Medical Physics, 34*(6), 2545.

Isaksson, M., J. Jalden and M. J. Murphy. 2005. On using an adaptive neural network to predict lung tumor motion during respiration for radiotherapy applications. *Medical Physics, 32*(12), 3801–3809.

Jähne, B. 2005. *Digital Image Processing: Concepts, Algorithms and Scientific Applications,* 6th ed., Springer, Berlin.

Keall, P. J., V. R. Kini, S. S. Vedam and R. Mohan. 2001. Motion adaptive X-ray therapy: A feasibility study. *Physics in Medicine and Biology, 46*(1), 1–10.

Keall, P. J., G. S. Mageras, J. M. Balter et al. 2006. The management of respiratory motion in radiation oncology report of AAPM Task Group 76. *Medical Physics, 33*(10), 3874–3900.

Keall, P. J., A. D. Todor, S. S. Vedam et al. 2004. On the use of EPID-based implanted marker tracking for 4D radiotherapy. *Medical Physics, 31*(12), 3492–3499.

Kubo, H. and B. Hill. 1996. Respiration gated radiotherapy treatment: A technical study. *Physics in Medicine and Biology, 41*, 83–91.

Lam, K. L., R. K. Ten Haken, D. L. McShan and A. F. Thornton. 1993. Automated determination of patient setup errors in radiation therapy using spherical radio-opaque markers. *Medical Physics, 20*(4), 1145–1152.

Langen, K. M., T. R. Willoughby, S. L. Meeks et al. 2008. Observations on real-time prostate gland motion using electromagnetic tracking. *International Journal of Radiation Oncology Biology Physics, 71*(4), 1084–1090.

Lindeberg, T. 1993. Detecting salient blob-like image structures and their scales with a scale-space primal sketch: A method for focus-of-attention. *International Journal of Computer Vision, 11*(3), 283–318.

Liu, H. H., P. Balter, T. Tutt et al. 2007. Assessing respiration-induced tumor motion and internal target volume using four-dimensional computed tomography for radiotherapy of lung cancer. *International Journal of Radiation Oncology Biology Physics, 68*(2), 531–540.

Low, D. A., P. J. Parikh, W. Lu et al. 2005. Novel breathing motion model for radiotherapy. *International Journal of Radiation Oncology Biology Physics, 63*(3), 921–929.

Lu, W. 2008. Real-time motion-adaptive delivery (MAD) using binary MLC: II. Rotational beam (tomotherapy) delivery. *Physics in Medicine and Biology, 53*(22), 6491–6511.

Lujan, A., E. Larsen, J. Balter and R. Ten Haken. 1999. A method for incorporating organ motion due to breathing into 3D dose calculations. *Medical Physics, 26*, 715.

Mao, W., N. Riaz, L. Lee, R. Wiersma and L. Xing. 2008a. A fiducial detection algorithm for real-time image guided IMRT based on simultaneous MV and kV imaging. *Medical Physics, 35*(8), 3554–3564.

Mao, W., R. D. Wiersma and L. Xing. 2008b. Fast internal marker tracking algorithm for onboard MV and kV imaging systems. *Medical Physics, 35*(5), 1942–1949.

McCall, K. C. and R. Jeraj. 2007. Dual-component model of respiratory motion based on the periodic autoregressive moving average (periodic ARMA) method. *Physics in Medicine and Biology, 52*(12), 3455–3466.

Murphy, M. J. 1997. An automatic six-degree-of-freedom image registration algorithm for image-guided frameless stereotaxic radiosurgery. *Medical Physics, 24*(6), 857–866.

Murphy, M. J., S. D. Chang, I. C. Gibbs et al. 2003. Patterns of patient movement during frameless image-guided radiosurgery. *International Journal of Radiation Oncology Biology Physics, 55*(5), 1400–1408.

Murphy, M. J. and S. Dieterich. 2006. Comparative performance of linear and nonlinear neural networks to predict irregular breathing. *Physics in Medicine and Biology, 51*(22), 5903–5914.

Nederveen, A., J. Lagendijk and P. Hofman. 2000. Detection of fiducial gold markers for automatic on-line megavoltage position verification using a marker extraction kernel (MEK). *International Journal of Radiation Oncology Biology Physics, 47*(5), 1435–1442.

Ohara, K., T. Okumura, M. Akisada et al. 1989. Irradiation synchronized with respiration gate. *International Journal of Radiation Oncology Biology Physics, 17*(4), 853–857.

Ozhasoglu, C. and M. J. Murphy. 2002. Issues in respiratory

motion compensation during external-beam radiotherapy. *International Journal of Radiation Oncology Biology Physics, 52*(5), 1389–1399.

Poulsen, P. R., B. Cho, K. Langen, P. Kupelian and P. J. Keall. 2008. Three-dimensional prostate position estimation with a single X-ray imager utilizing the spatial probability density. *Physics in Medicine and Biology, 53*(16), 4331–4353.

Putra, D., O. C. L. Haas, J. A. Mills and K. J. Burnham. 2008. A multiple model approach to respiratory motion prediction for real-time IGRT. *Physics in Medicine and Biology, 53*(6), 1651–1663.

Rosu, M., I. J. Chetty, J. M. Balter et al. 2005. Dose reconstruction in deforming lung anatomy: Dose grid size effects and clinical implications. *Medical Physics, 32*(8), 2487–2495.

Ruan, D., J. A. Fessler and J. M. Balter. 2007. Real-time prediction of respiratory motion based on local regression methods. *Physics in Medicine and Biology, 52*(23), 7137–7152.

Sadowsky, O., J. D. Cohen and R. H. Taylor. 2006. Projected tetrahedra revisited: A barycentric formulation applied to digital radiograph reconstruction using higher-order attenuation functions. *IEEE Transactions on Visualization and Computer Graphics, 12*(4), 461–473.

Santanam, L., C. Noel, T. R. Willoughby et al. 2009. Quality assurance for clinical implementation of an electromagnetic tracking system. *Medical Physics, 36*(8), 3477–3486.

Seiler, P. G., H. Blattmann, S. Kirsch, R. K. Muench and C. Schilling. 2000. A novel tracking technique for the continuous precise measurement of tumour positions in conformal radiotherapy. *Physics in Medicine and Biology, 45*(9), N103–N110.

Sharp, G. C., S. B. Jiang, S. Shimizu and H. Shirato. 2004. Prediction of respiratory tumour motion for real-time image-guided radiotherapy. *Physics in Medicine and Biology, 49*(3), 425–440.

Shirato, H., S. Shimizu, T. Kunieda et al. 2000. Physical aspects of a real-time tumor-tracking system for gated radiotherapy. *International Journal of Radiation Oncology Biology Physics, 48*(4), 1187–1195.

Siebers, J. V. and H. Zhong. 2008. An energy transfer method for 4D Monte Carlo dose calculation. *Medical Physics, 35*(9), 4096–4105.

Trofimov, A., C. Vrancic, T. C. Y. Chan, G. C. Sharp and T. Bortfeld. 2008. Tumor trailing strategy for intensity-modulated radiation therapy of moving targets. *Medical Physics, 35*(5), 1718–1733.

Vedam, S. S., P. J. Keall, A. Docef et al. 2004. Predicting respiratory motion for four-dimensional radiotherapy. *Medical Physics, 31*(8), 2274–2283.

Vedam, S. S., V. R. Kini, P. J. Keall et al. 2003. Quantifying the predictability of diaphragm motion during respiration with a noninvasive external marker. *Medical Physics, 30*(4), 505–513.

Watanabe, Y. and L. L. Anderson. 1997. A system for nonradiographic source localization and real-time planning of intraoperative high dose rate brachytherapy. *Medical Physics, 24*(12), 2014–2023.

Wiersma, R. D., N. Riaz, S. Dieterich, Y. Suh and L. Xing. 2009. Use of MV and kV imager correlation for maintaining continuous real-time 3D internal marker tracking during beam interruptions. *Physics in Medicine and Biology, 54*(1), 89–103.

Wu, H., G. C. Sharp, B. Salzberg et al. 2004. A finite state model for respiratory motion analysis in image guided radiation therapy. *Physics in Medicine and Biology, 49*(23), 5357–5372.

Yan, D., D. A. Jaffray and J. W. Wong. 1999. A model to accumulate fractionated dose in a deforming organ. *International Journal of Radiation Oncology Biology Physics, 44*(3), 665–675.

Yan, D. and D. Lockman. 2001. Organ/patient geometric variation in external beam radiotherapy and its effects. *Medical Physics, 28*(4), 593–602.

Yu, C. X., D. A. Jaffray and J. W. Wong. 1998. The effects of intrafraction organ motion on the delivery of dynamic intensity modulation. *Physics in Medicine and Biology, 43*(1), 91–104.

Zeng, R., J. A. Fessler and J. M. Balter. 2005. Respiratory motion estimation from slowly rotating X-ray projections: Theory and simulation. *Medical Physics, 32*(4), 984–991.

Zhang, Q., A. Pevsner, A. Hertanto et al. 2007a. A patient-specific respiratory model of anatomical motion for radiation treatment planning. *Medical Physics, 34*, 4772.

Zhang, T., W. Lu, G. H. Olivera et al. 2007b. Breathing-synchronized delivery: A potential four-dimensional tomotherapy treatment technique. *International Journal of Radiation Oncology Biology Physics, 68*(5), 1572–1578.

第3章

影像配准的验证

3.1 引言

影像配准的验证是一项具有挑战性的工作,绝大多数影像配准算法基于人体组织模型,而这些模型常常会偏离真正的生物力学。即使采用了生物力学模型,算法也还需依赖其他的近似模型。这些近似模型与配准算法对影像本身的依赖(例如配准算法的准确性与影像的复杂性、清晰度和不确定性有关)相结合给验证带来了困难。可以将待配准的两幅影像的关系进行简化(例如,对物理模体进行成像或生成数学模体),并因此知道"正确的"配准结果,或者对"正确的"配准进行估计并使用逼真的临床影像。影像验证的这种复杂性与放射治疗的其他方面如剂量计算算法的验证有很大不同。鉴于这些情况,多步骤验证可能是确保配准算法准确性和稳健性的最佳方法。

影像配准的目的是在影像 A 和影像 B 之间发现每个体素的对应关系。其与自动分割的目的不同,后者采用的算法只需要找到器官的边界,影像配准还需要找到器官内体素的对应关系。这对于形变配准的高级应用尤为重要,例如剂量累积、自适应放疗和反应评估。

3.2 验证方法

有几种不同的方法来验证影像配准。它们可以大致分为以下几类:

1. 在配准影像之间传播感兴趣区域(ROI)轮廓

2. 在配准影像之间传播已识别的点

3. 对已知/已识别偏移量的物理模体影像进行配准

4. 已知每一体素变换的数学模体的配准

类别 1 和 2 是配准影像之间轮廓和点的传播,这通常在变换或偏移量未知的临床影像上进行;然而,它们也可以用于物理或数学模体的影像。

有几个问题混淆了使用这些验证技术的能力,包括识别 ROI 真实边界的不确定性、在影像内准确识别自然或植入的基准点的不确定性、制作代表人体复杂性的物理模体、生成代表人体复杂性的数学模体以及成像设备的不确定性和噪声贡献。

3.2.1 ROI 轮廓的传播

每幅影像都包含一定数量的 ROI,如肿瘤、正常器官或其他可识别的亚结构(例如血管和支架)。专业用户勾画出这些 ROI 后，就可以用它们来验证影像配准算法。在理想情况下，专业用户可以完美地在每幅影像上勾画出 ROI（影像 A 上的为轮廓 A，影像 B 上的为轮廓 B），影像配准算法能够将影像 A 上的轮廓传播到影像 B 上（产生轮廓 A′）。轮廓 A′ 和轮廓 B 之间的差异是由影像配准算法中的不确定性导致的。由于专业用户在影像 A 和影像 B 上勾画 ROI 轮廓的能力不同还会产生额外的不确定性。如果用户在影像 A 上反复勾画 ROI，那么这些轮廓会发生变化。轮廓 A 和轮廓 B 的这些不确定性必须与影像 A、B 配准时产生的不确定性分开。

为了评估用户勾画 ROI 轮廓能力的不确定性需要进行反复的勾画。如果是由不同的用户对相应影像中的结构进行勾画（如专家 1 勾画影像 A，专家 2 勾画影像 B），则必须评估用户之间勾画能力的不确定性。评估了重复勾画之间的不确定性之后，就可以将影像 A 传播出的轮廓 A′ 和影像 B 上的实际轮廓 B 之间的差异与重复轮廓的不确定性进行比较。然后可以使用统计检验来确定轮廓 A′ 和轮廓 B 之间的差异是否可以与轮廓本身的不确定性区分开来。

有几个定量度量指标可以用来评估轮廓 A′ 和轮廓 B 之间的差异以及观察者重复勾画的不确定性。这些指标可以分为基于重叠和基于表面距离两种。

最常见的两个基于表面距离的度量指标是平均吻合距离和最大吻合距离。通过将轮廓表示为一系列点（通常为三角形网格），然后找到轮廓 A′ 和轮廓 B 的每个顶点之间的最短欧氏距离，再对所有距离求平均值（或找到最大值）来计算吻合距离。无论是计算最大或平均距离，都需要谨慎地评估从轮廓 A′ 到轮廓 B 和从轮廓 B 到轮廓 A′ 的距离。对于平滑、规则的轮廓，两者的结果非常接近（图 3.1，模型 Ⅰ）；然而，对于不规则轮廓（图 3.1，模型 Ⅱ），最大差值可能会非常显著，而且如果存在显著的偏差平均值可能会受影响。

最常见的重叠度量指标是 Dice 相似系数（dice similarity coefficient，DSC），它被定义为 A′ 和 B 重叠体积的两倍再除以 A′ 和 B 的体积之和，如下所示：

$$DSC = 2(A' \cap B)/(A'+B)$$

如果 A′ 和 B 没有重叠，则 DSC 为 0，两个轮廓

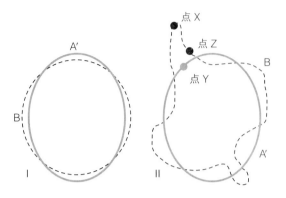

图 3.1　在比较模型 Ⅰ 中黑色虚线（B）和灰色实线（A′）表示的两个轮廓之间的距离时，各个方向（即 A′ 至 B 或 B 至 A′）上的平均距离都是相同的。但是在模型 Ⅱ 中，方向会影响结果。例如，轮廓 B 上的点 X 到 A′ 上的最短距离是点 Y；轮廓 A′ 上的点 Y 到轮廓 B 的最短距离却是 B 上的点 Z。需要注意的是表面间的点对应关系通常被定义为表面之间的最短距离，并且在垂直于表面的轨迹之后不被限制

相同时，DSC 接近 1。

其他定量度量指标包括阳性预测值和敏感度：

$$PPV = TP/(TP+FP) = (A' \cap B)/[(A' \cap B) + (A'-(A' \cap B))]$$

$$敏感度 = TP/(TP+FN) = (A' \cap B)/[(A' \cap B) + (B-(A' \cap B))]$$

其中 PPV 是阳性预测值，TP、FP 和 FN 分别表示真阳性、假阳性和假阴性的数量。

使用轮廓传播来评估影像配准的准确性有几点优势。增加使用的轮廓数量能够增加配准精确度的全面性（例如，如果勾画了影像中每个结构的轮廓，那么就可以评估整幅影像的精确度）。在放射治疗中，勾画组织器官的轮廓是常见行为，专业用户也很容易对此识别。这是一种可用于临床影像、物理模体和数学模体的技术。

使用轮廓传播来评估影像配准的准确性也存在一些缺点。在一些没有明确边界的区域，ROI 勾画的不确定性会很大，从而导致在评估配准的准确性时出现很大的内在不确定性。结果只是在 ROI 边界上，而并不是在整个 ROI 体积中评估配准的准确性。由于 ROI 边界在体素强度上通常比 ROI 的内部体积具有更强的梯度，所以由体素强度梯度驱动的配准算法在这些 ROI 边界处可能比在 ROI 内部表现得更好。这可能导致在整个影像容积内对影像配准的准确性做出过高的估计。

3.2.2　识别点的传播

除了 ROI 之外,还可以在每幅要配准的影像上标识对应的点。如图 3.2 所示,这些点可以是解剖学的(如血管分叉和钙化点),也可以是植入的基准点(例如前列腺标记点和手术夹)。专业用户或经过验证的自动算法可以识别每幅影像上的点。然后可以从两个已知的位置计算已知的变换并可以与形变配准算法对该点进行的预测转换相比较。

Fitzpatrick 等人(1998)提出了目标配准误差(target registration error,TRE),它是配准后对应点之间的距离。TRE 受分析中使用的基准点定位误差的影响。TRE 被定义为:

$$\mathrm{TRE} = \frac{1}{n} \sum_{i=1}^{n} T(\mathrm{X}_i) - \mathrm{Y}_i$$

其中 n 是在影像中标识的对应基准点(识别为表示待配准但不用于驱动配准的目标)的数量,并且 T 是在影像 X 中应用的点 X_i 的变换,使它与影像 Y 中的 Y_i 对齐。X_i 和 Y_i 都是矢量,因此,TRE 表示 3D 矢量大小。

除了计算 TRE 之外,还可以将识别点的传播误差表示为每个基本方向[左 - 右(LR)、前 - 后(AP)、头 - 脚(SI)]的平均值(带符号的)或平均绝对误差。通常用相应的标准偏差报告。

3.2.3　已知 / 识别偏移量的物理模体影像的配准

物理模体也可用于验证刚性和非刚性影像的配准。对于刚性配准,可以对几何或拟人模体进行成像,然后根据已知量将其平移和 / 或旋转并重新成像。然后这些影像就会具有已知且已应用的变换,并且可以将配准结果与这些已知的变换进行比较。

对于包含形变的物理模体,验证更为复杂。尽管整体的运动是已知的,但是在不同形变状态下的模体成像中所获得的影像中每一点的精确运动是未知的。通常情况下,可形变模体的开发者已经在其模体中或模体上做出标记点。这些标记可以是位于模体表面能够透过 X 射线,也可以是在模体内部不能透过 X 射线,一旦获得了影像,这些标记就会

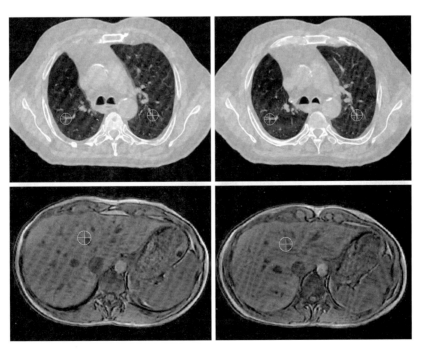

图 3.2　选择解剖标志(本例中为血管分叉)进行配准验证。在吸气相 4D CT(左上角)和呼气相 4D CT(右上角)影像中,可以标识出左肺和右肺中的标记点(白色十字)。类似地,在吸气相(左下角)和呼气相(右下角)的肝脏 MR 影像上,可以标识出标记点。需要注意的是,在多模态影像配准中也可以使用解剖标志

被屏蔽掉。为了掩盖这些标记点,就需要识别出影像中标记的区域,并且用周围体素的特征噪声替代这些体素中的强度。除了在影像中使用被遮蔽的标记点作为已知的变换之外,还可以使用在第 3.2.1 中描述的 ROI 方法来验证在可形变模体上的配准。

在商业和研究中已经开发出许多刚性物理模体,但已开发出来的可形变模体数量较少。在可形变的模体中有两个模体可用来模拟肺部运动(Kashani 等 2007;Serban 等 2008),两个模体的内部都放置有不透 X 射线的标记点,可以在独立配准时被遮蔽,还有一种是 Kirby 等(2011)研发的可形变骨盆模体,其表面具有能够透过 X 射线的标记点,并且可以使用照相机捕获其运动。

3.2.4   已知每一体素变换的数学模体的配准

使用可形变物理模体进行配准的一个缺点是无法知道每一体素的变换,从而降低了对形变配准算法产生的变换进行彻底验证的能力。可以使用形变数学模体代替形变物理模体。可形变的数学模体是从模体、患者或通过模拟获取的影像,该影像有一个已知的变换映射于它。因为它被有意地应用于每个体素,故而这样就能够知道影像中每个体素的变换。数学模体的局限性在于需要确保转换是真实的,此外还需要确保从原始影像上产生的形变影像的噪声变化是适当的,就像是实际患者的重复影像。为了确保所应用的转换能够代表人体解剖学的复杂性,需要经常研究患者的数据并尝试开发模型以复制这种复杂性。必须注意的是要避免使用解决形变时用户所采用的相同形变模型(如 B 样条模型)来施加变形,因为这将产生倾向于形变配准算法所期望的结果的形变。模拟的噪声模式也可以应用于所生成的影像,以在两个影像组之间产生噪声变化,该噪声变化将与在患者的重复影像中看到的噪声变化相一致。此外,可以开发能够对不同模态影像形变和模拟的数学模体,例如对 CT 或 MR 模拟影像进行形变。

数学模体的优点是能够精确地知道每个体素的形变。这就提供了一个独特的手段在整个影像中验证影像配准的准确性,这是已描述的其他技术所不可能实现的。有人提出,使用数学模体评估形变配准算法的准确性仅代表了"最理想的情况",因为模体不可能涵盖复杂的人体解剖和成像系统。然而,人们也可能会说,如果模拟形变很大程度上偏离了人体解剖学的预期,并且优化形变配准算法以模拟实际人体,则这些模拟就代表了可能的最坏情况。无论如何,数学模体是一个强大的工具,在验证形变配准算法时必须谨慎使用。

3.3   配准准确性的多中心研究

已经有两个以放射肿瘤学为重点的多中心研究评估形变配准算法的准确性:Kashani 等人(2008)使用形变物理模体对 8 种配准算法进行了评价,另一个研究是由 Brock 和形变配准准确性联盟(Deformable Registration Accuracy Consortium)(2010)使用临床数据评估了 21 种配准算法。

3.3.1   多中心物理模体的研究

Kashani 等人在研究中(2007 年)开发出一个模仿肺呼吸周围是胸腔的物理模体,该模体中放置了 48 个小塑料标记物,用于捕捉高对比度区域和相对均匀对比度区域的运动。另外,将标记物放置在运动不连续区域(即在肺 - 肋骨交界处,此处肺组织沿上下方向运动,而肋骨的运动显著减少)。然后在两种形变状态下获取了模体的 CT 影像(分辨率为 0.78mm × 0.78mm × 1mm)。该模体是通过修改具有骨骼结构的人形塑料胸壁来构建的,它包括由高密度泡沫制成的可压缩部分和四个模拟不同大小肿瘤的球体。"呼气"扫描通过模拟膈肌运动,触发压板运动 30mm 来压缩模体,而"吸气"扫描时不对模体进行压缩。将 48 个标记点手动定位在每幅影像上,然后从影像中进行数字删除,用紧邻周围区域的强度代替高对比的体素。

使用该模体对 8 种算法进行了评估:两个使用薄板样条(TPS)模型,三个使用 B 样条模型,其余三个分别使用 Demons 算法、流体流动和一种有变化的微积分的自由形式算法。其中一种 TPS 算法和一种 B 样条算法对影像进行裁剪使其仅包含"肺"的解剖结构,而另外两种 B 样条算法则遮盖了脊椎。影像配准误差定义为手动测量的呼气时标记的位置与基于各种配准技术的形变影像的估计位置之间的差异。误差在每个方向(左右 LR、前后 AP 和头脚 SI)以及 3D 矢量距离上都是可以量化的。报告了每组的最大误差。对于每种算法，在所有标记物上报告了 3D 误差的平均值和标准偏差。为了描述误差的分布，还给出了一个微分直方图来描述每种算法的误差分布(以 2mm 增量箱表示)。

误差的平均 3D 矢量幅度范围为 1.7~3.9mm，标准偏差范围为 1.1~3.0mm，最大 3D 矢量误差范围为 5.1~15.4mm。值得注意的是，平均误差最小(1.7mm)的算法的标准偏差(1.1mm)和最大误差(5.5mm；最小的矢量误差 5.1mm)也都是最小的，而且具有最大平均误差(3.9mm)的算法也有最大的标准偏差(3.0mm)和最大误差(15.4mm)。最大左右方向上的误差范围为 1.3~7.7mm，前后方向上为 1.0~7.3mm，头脚方向上为 4.1~15.2mm。在所有的算法中，除了左右方向上的最大误差较大之外，头脚方向上的最大误差是最大的，并且对应于影像集之间的最大运动方向。

这项研究注意到两个有意义的结果。第一个是三种 B 样条算法的误差分布差别很大。虽然其中两种算法的 3D 矢量误差小于 2mm 的点约有 75% 被配准，但是第三种 B 样条方法的配准误差小于 2mm 的点不足 50%。此外，准确性降低的算法的 3D 误差超过 15mm，而其他算法的最大误差均小于 8mm。作者指出，具有最大误差的 B 样条算法使用单分辨率结点间距，而另外两种 B 样条算法使用多分辨率方法计算结点间距。这个结果强调了算法运行过程中可以产生显著的差异，并且某种算法已报道的运行结果不能应用于同种类型算法的再一次运行。

第二个有趣的结果是结合每个点强度变化一起评估算法。例如，在所有算法中当评估每个点的总体误差时，会发现某一个标记点的平均误差较大而标准偏差相对较小，这表明大多数算法都未能准确地配准该点。值得注意的是，这个标记点位于强度相对较低的区域，紧邻强度较高的区域，该区域在吸气和呼气之间强度变化较大，但没有大量的形变。对所有算法的评估也显示，随着标记点运动幅度的增加，平均误差略有增加；然而，运动的幅度并不能直接预测误差的大小。

3.3.2　多中心临床数据研究

在 Brock 和形变配准准确性联盟(2010)进行的研究中，使用匿名的临床数据集，包括 1 例肺癌患者的 4D CT 扫描的吸气和呼气时相重建影像、1 例肝癌患者的 4D CT 扫描的吸气和呼气时相重建影像以及呼气相 MR 影像、1 例前列腺癌患者的重复 MR 影像，包括充盈和排空直肠的情形。肺部影像(分辨率为 0.98mm × 0.98mm × 2.5mm)包含肺、肿瘤和已勾画的外轮廓，将其提供给 22 名研究参与者，在左肺和右肺分别标记出 17 个支气管分叉。在心脏和主动脉中分别标记出 2 个钙化点。结果发现，基于气管分叉，肺部在头脚方向的运动范围为 0~15mm，钙化点的运动范围为 0~5mm。

在每 1 例临床患者的呼气相肝脏影像(CT 分辨率 0.98mm × 0.98mm × 2.5mm、MR 分辨率 1.7mm × 1.7mm × 7.0mm)上勾画出肝脏、肾脏、肠管、十二指肠、食管和肿瘤。在吸气相 CT 和 MR 影像中，也对外轮廓和肝脏进行了勾画。在 CT 扫描之前注射静脉造影剂，从而能够识别肝脏内的肿瘤和血管。在肝脏中标识出 25 个血管分叉，在左肾中标识出 5 个血管分叉，在右肾中标识出 6 个血管分叉。肝脏在头脚方向上的运动范围为 7.5~15mm，肾脏在头脚方向上的运动范围为 2.5~12.5mm。在 4D CT 呼气相重建影像和呼气时相 MR 影像中共标记出 7 对肝脏的血管分叉。

重复的前列腺 MR 影像(分辨率为 0.70mm × 0.70mm × 2mm)包含已勾画轮廓的前列腺、直肠和膀胱。此外，在每幅影像上确定了三个植入金标(1mm × 5mm)。由于直肠充盈变化导致了前后方向上发生明显的形变。

将影像集和相应的轮廓发送给每家参与机构，但不发送每幅影像中标识出的基准点的信息。参与者被指导着分别对呼气相与吸气相的肝脏 CT 影像、吸气相与呼气相的肺部 CT 影像、前列腺的 MR1 与 MR2 影像、肝脏 MR 影像与其呼气相的 CT 影像进行形变配准。然后参与者将他们所使用的算法、后续处理时间以及由此产生的形变矢量场的汇总信息发回给研究者。然后，对每个标识点的已知位移与每个参与者的形变矢量场的结果进行比较。

22 名参与者回传了肺部 4D CT 的数据，17 名回传了肝脏 4D CT 的数据,3 名回传了肝脏 MR 与 CT 配准的数据,3 名回传了前列腺的 MR-MR 配准数据。肺部 4D CT 的研究显示,所有算法在每个方向上的平均绝对误差都小于 2.5mm。22 种算法中的 20 个在每个方向上的标准偏差都小于 2.5mm。9 种算法在每个方向上的最大误差小于 5.0mm,17 种在每个方向上的最大误差小于 7.5mm,最大误差为 1.2cm。

在肝脏 4D CT 配准中,17 种算法中的 7 种在各个方向上的平均绝对误差都小于 2.5mm,其中 8 种算法的平均绝对误差小于 5.0mm。12 种算法在各个方向上的绝对标准偏差小于 2.5mm。所有算法在至少一个方向上的最大误差大于 5.0mm,而且其中 3 种算法在头脚方向上的最大误差超过 1cm。总体而言,这些算法在肾脏配准方面做得更好,因为对肾脏而言,大多数算法在每个方向上的平均绝对误差都小于 2.5mm(右肾 11 例,左肾 16 例),任意方向的最大误差为 5.6mm。

只有三名参与者进行了 MR 影像的配准。肝脏 MR 与 CT 影像配准在各个方向的平均绝对误差范围为 1.1~5.0mm。所有算法的绝对标准偏差都小于 2.5mm,最大误差小于 7.0mm。对于前列腺,平均绝对误差范围为 0.4~6.2mm,标准偏差范围为 0.3~3.4mm,最大误差范围为 5.0~8.7mm。

尽管该研究仅限于四个数据集,但仍然可以观察到几个有意义的结果。首先,所有的算法在肺部都具有合理的准确度(绝对误差小于 2.5mm),这是非常有前景的。但是,应该注意最大误差的潜在影响,在验证算法时应该小心谨慎,以确保没有大量错误配准的局部区域。总的来说,由于并不是所有算法的绝对误差都小于 2.5mm,因而把用于肺部配准的算法应用于肝脏时配准的准确性可能会下降。在临床实践中尤其值得注意,这意味着将算法从一个临床部位应用到另一个部位时需要额外的测试以确保结果的准确性。极少数算法报告了多模态影像和 MR 与 MR 配准的结果。这表明随着多模态影像在放射肿瘤学临床实践中应用越来越普及,急需开发新的算法。此外,与上述物理模体研究类似,算法执行过程会对配准结果产生影响。在进行肝脏 4D CT 配准时有 3 种方法使用了 Demons 算法,配准精度范围为 2.3~4.8mm。对于使用 TPS 的算法,这种变化甚至更为极端,其中肝脏 4D CT 配准的精度范围为 2.1~7.8mm。

3.4　误差测量中的不确定性

在测量形变配准的误差时,无论是在点的选择、感兴趣结构的勾画还是数学模体的创建中,都始终存在固有的不确定性。一些作者通过重复识别对标记点的不确定性进行了评估。识别肺中血管分叉和支气管树以及肝脏中血管分叉的不确定性要小于影像的体素大小(Coselmon 等 2004;Brock 等 2005)。除了轮廓和识别点的不确定性之外,还存在其他几个不确定性,其中两个要在这里强调一下:点的数量和分布的影响以及影像层厚的影响。

3.4.1　采样点的影响

Castillo 等人最近发表的一篇文章(2009)报道了用于评估形变配准算法的点数的影响。开发了一个接口,以从 4D CT 数据中简化和管理超过 1 000 个相应的肺部标志性特征。本研究获取了 5 例患者吸气和呼气相的 4D CT 重建影像,然后对影像进行裁剪以包括胸腔并下采样至 1.16mm × 1.16mm(从 0.97mm × 0.97mm)的分辨率,层厚为 2.5mm。

APRIL 是一个内部开发的基于 MATLAB® 的软件接口,可用于帮助在影像集之间手动选择特征对。为了提高效率和选择大量的标记点,该软件采用归一化互相关在第二幅影像上自动进行定位。选定标记点之后,就会生成一个具有所有标记点和位移量的笛卡尔和球面坐标的汇总文件。

在 5 个 4D CT 影像集上确定了标记对。每个影像集的标记对的总数量为 1 166~1 561 不等,并且这些标记点在每个患者的左右肺之间均匀分布。患者的平均位移范围为 4.01~9.42mm,每位患者的最大位移范围为 12.65~24.78mm,显示这些患者表现出了典型的呼吸运动幅度。通过除了让初级读取器重新选择对应点之外,还让次级读取器识别第二幅影像上对应的点,来识别随机选择点的亚集,用以评估选择的重复性。初级读取器的重复平均选择误差范围为 0.61~1.11mm,而次级读取器为 0.74~1.14mm,显示出点对应性的高保真度。

为了评估大型标记点集的效用,作者使用光流形变影像配准(deformable image registration,DIR)算法和基于标记的 DIR 进行影像配准。通过这些评估和数值模拟,作者证明了:DIR 空间误差估计的统计学不确定性与标记点对数量的平方根成反比,并且与 DIR 特定空间误差的标准偏差成正比。他们建议使用大量验证标记(超过 1 000 个)来全面评估肺部的空间准确性。在其结论中,作者认为大量的标记点不能用于日常的质量保证,但可能在临床验收中发挥作用。

3.4.2　体素大小和影像方位的影响

配准误差向量在 3.2.2 节中定义为 $T(X_i)-Y_i$,需要在体素大小、基准点定位误差(fiducial localization error,FLE)(Fitzpatrick 和 West 2001)以及经过配准方法校正的运动幅度中进行解释。体素尺寸将连续空间离散化误差量化为离散影像空间的离散化误差。FLE 是通过观察者或算法定位点的误差,其中点可以是植入的基准标记或自然的标记点。

可以做一些简单的观察。

● 当存在平移时,平移方向上的体素大小需要小于该方向上的典型运动尺度。否则,TRE 将完全归因于 FLE,并且在配准的准确性方面是没有意义的。

● 在放射治疗中,体素的大小通常是各向异性的,使得 FLE 和离散化误差在 z 方向(即层厚)大于 x 和 y 方向(即平面内分辨率)。如果运动涉及围绕 x 轴或 y 轴的旋转,则 FLE 和来自 z 方向的离散化误差将被投影到 y 方向和 x 方向上。

● 对于 MR 影像的配准,必须考虑采集的角度。MR 影像的成像平面可以以任何角度拍摄到,以给出器官的最佳解剖视图。如果以不同的采集角度获取影像,那么在标记点的识别和准确性评估中会存在额外的不确定性。

● 当影像中存在局部形变且不能用刚性配准解决的子区域时,如果标识点位于这些区域内,则 TRE 只能在这些区域中公平地评估形变配准方法(即局部形变的准确性必须由局部形变区域中确定的标记点来评估)。

由于 MR 影像在放射治疗中应用越来越普遍,因此刻意评估倾斜的影响是有意义的。假设没有 FLE 和完美的刚性配准,下面的假设实验演示了 TRE 的组件如何依赖于体素大小、旋转和影像平面的倾斜角度。为了简单起见,这里不考虑 FLE;也就是说,假设标记的确切几何中心是已知的(尽管可以在正态分布下将其建模为随机变量)。

考虑一组影像,其成像平面与垂直于成像平台的轴呈角度 α,如图 3.3 所示。此外,考虑从 y 到 z 透视图的 2D 问题,其中像素大小用 d_y 和 d_z 表示,如图 3.4a 所示。假设没有 FLE,考虑像素内的一个点,并把它在连续空间中的坐标表示为 $x \in \Re^2$。由于只能用离散影像空间检测其位置,所以作为每幅 DICOM 影像成像标准,像素内的任意点都将具有坐标 $\bar{x} \in \overline{\Re}^2$,其中 $\overline{\Re}^2$ 是离散影像空间,并且 x 位于像素的中心。

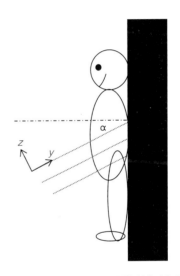

图 3.3　在角度 α 处获得的 MR 影像的倾斜采集示意图

如果点位于像素的四个角落之一,则 x 和 $\bar{x}$ 之间的误差最大。四个可能的位置用 x_i 表示,$i=1,\cdots 4$,相同的离散坐标为 $\bar{x}$,$\bar{x}=x_i+e_i$。

图 3.4b 中,e_i 是通过向量 a 和 b 定义的离散误差向量,

$$e_1=-a+b,\quad e_2=-a-b,\quad e_3=a-b,\quad e_4=a+b$$

图 3.4c 中,$\angle ox_4n=\alpha$ 由平行线组成。由于 $\angle \bar{x}on+\angle x_4on=90°$,$\alpha+\angle x_4on=90°$,所以 $\angle \bar{x}on=\alpha$。因此,矢量 a 和 b 可以定义为

$$a=\begin{bmatrix}\dfrac{dy}{2}\cos\alpha\\[2mm]\dfrac{dy}{2}\sin\alpha\end{bmatrix},\quad b=\begin{bmatrix}\dfrac{dz}{2}\sin\alpha\\[2mm]-\dfrac{dz}{2}\cos\alpha\end{bmatrix}$$

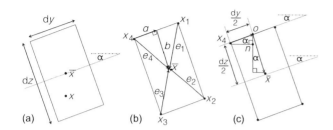

图 3.4（a）对 2D 模拟实验的评估主要集中在以角度 α 采集的数据的 y-z 平面上。（b）通过矢量 a 和 b 定义的离散误差矢量。（c）计算作为角度函数的误差向量

因此，离散误差矢量取决于体素大小和斜角，$e_i = e_i(dy, dz, \alpha)$。

考虑到该点是旋转和平移的，那么 x_i 的变换坐标是 $X_i \in \Re^2$，$i = 1, \cdots, 4$，

$$X_i = Rx_i + T，$$

公式中 T 是平移矢量，$R = R(\theta)$ 是取决于旋转角度 θ 的旋转矩阵。

考虑能够在倾斜角度 β 和像素尺寸 dY 和 dZ 的变换点处获取次级影像。对于每个 X_i，次级影像的起始位置可以是不同的，可以位于任何像素内。当 X_i 位于像素的一个角落时，离散误差是最大的。因此，对于每个 X_i，其在次级影像上的离散坐标可以表示为 $\overline{X}_{ij} \in \Re^2$，

$$\overline{X}_{ij} = X_i + E_j，$$

其中 $j = 1, \cdots, 4$。与之前类似，离散误差矢量 $E_j = E_j(dY, dZ, \beta)$ 其取决于像素大小和斜角，

$$E_1 = -A + B, \quad E_2 = -A - B, \quad E_3 = A - B, \quad E_4 = A + B，$$

其中

$$A = \begin{bmatrix} \dfrac{dY}{2}\cos\beta \\ \dfrac{dY}{2}\sin\beta \end{bmatrix}, \quad B = \begin{bmatrix} \dfrac{dZ}{2}\sin\beta \\ -\dfrac{dZ}{2}\cos\beta \end{bmatrix}$$

在这个模拟实验中，R 和 T 是已知的，所以刚性配准方法是完美的，配准通过 $R\overline{x} + T$ 将离散坐标 $\overline{x}$ 从第一幅影像映射到第二幅影像。然后，映射点与第二幅影像中的离散坐标之间的配准误差矢量是

$$R\overline{x} + T - \overline{X}_{ij} = R(x_i + e_i) + T - X_i - E_j$$
$$= Rx_i + Re_i + T - Rx_i - T - E_j$$
$$= Re_i - E_j$$

这表明通过 $e_i = e_i(dy, dz, \alpha)$ 和 $E_j = E_j(dY, dZ, \beta)$

配准误差矢量依赖于体素大小和两幅影像的倾斜角度。此外，无论配准是否完美，配准误差矢量都依赖于旋转，$R = R(\theta)$，它可以将较大的离散误差 dz 从 z 方向投影到 y 方向上。

3.5 文献实例

为了就放射治疗应用软件形变配准的执行和准确性方面提供一些前瞻性观点，下文将就评估头颈部、肺、肝脏和前列腺形变配准的准确性方面的文献进行重点介绍。下表总结了最近发表的关于每个部位形变配准的文献，并注重介绍了所使用的 DIR 算法、执行的准确性评估和结果。有关每项研究的细节，请参阅具体文章。

3.5.1 头部和颈部

表 3.1 中所有的文献都是评估 CT-CT 或 CT-室内成像包括 CBCT 和 MVCT 配准的研究。所使用的算法包括线性弹性、TPS、B 样条、Demons 算法以及各种基于强度的自由形式算法。许多文献着重强调了一种算法在头颈部区域应用中的初步评估或调查研究。因此，对算法进行评估的研究数量通常是有限的。8 项研究报告了 5 例患者或模体或更少研究对象的配准结果。只有 6 位研究者评估了 5 例以上研究对象的配准结果，最大的病例数是 12 个。鉴于头颈部区域运动和形变的复杂性，尚需要进一步的研究来评估这项技术。

大多数评估使用轮廓或 ROI 重叠（即 DSC、体积重叠指数、交叉和重叠指数）的形式，这为轮廓传播目的和大体器官或 ROI 对齐提供了验证方法；然而，它没有将形变配准的准确性与结构的内部体积关联起来。大多数研究均报道了 DSC、交集、并集或 0.77~0.95 的重叠指数以及亚 mm 至 1~2mm 的表面或轮廓差异。

几项研究评估了使用 TRE 的准确性。Ireland，Nithiananthan 和 Malsch 主要识别了与骨解剖学结构相对应的点。Vasquez Osorio 使用结构之间的界面，例如腮腺与下颌骨和茎突连线的中点识别了与软组织相关的标记点。识别的这些标记点有助于

表 3.1 头颈部 DIR 的准确性评估

作者及年份	正则化,相似性度量,数据,成像模式	准确性评估	
Al-Mayah 等 2010a	• 线性弹性 / 有限元法,轮廓匹配 • 4 例患者 CT 和 CBCT 配准	DSC,AVG ± SD: GTV 0.86 ± 0.08 左侧腮腺 0.84 ± 0.11 右侧腮腺 0.89 ± 0.04	ΔCOM,AVG ± SD: GTV 2.3mm ± 1.0mm 左侧腮腺 2.5mm ± 0.8mm 右侧腮腺 2.0mm ± 0.9mm
Chao 等 2010	• TPS,尺度不变特征变换 • 1 个数字模体,CT 和 CT 配准 • 4 例患者,CT 和 CBCT 配准(n=1~3)	Δ 模体 GTV 轮廓: AVG(最大):1.3(3.0)mm	Δ 患者 GTV 轮廓: AVG 范围:1.3~2.7mm 最大范围 3.3~5.8mm 患者 GTV 体积交集 / 并集:范围 89.8%~94.1%
Faggiano 等 2011	• B 样条,MI • 10 例患者,CT 和 MVCT 配准	DSC,AVG(范围): 腮腺 0.773(0.678~0.846)	
Hou 等 2011	• Demons 算法 • 12 例患者,CT 和 CBCT(n=5~7)	TRE(9 个标记点),AVG ± SD: 2.6mm ± 0.6mm	VOI,AVG ± SD:76.2% ± 4.6%
Ireland 等 2007	• 拟弹性法,SSD • 5 例患者,CT 和 CT 配准(n=2)	RMS 误差(5 个标记点),AVG ± SD:治疗位置 2.8mm ± 0.8mm 诊断位置 3.2 ± 1.2mm	
Lu,Olivera 等 2006b	• 自由形式,变分法 • 5 例患者,CT 和 MVCT 配准(n=20~40)	NCC,AVG 范围:0.80~0.90[a]	
Malsch 等 2006	• TPS,NCC • 2 例,患者 CT 和 CT 配准	Δ(78,79 个标记点),|AVG(最 大)|: LR 0.7,0.6(2.1,2.0)mm AP 0.9,1.1(2.1,2.9)mm SI 1.2,0.8(3.2,3.0)mm	
Nithiananthan 等 2009	• Demons 算法 • 1 例尸体,CBCT 和 CBCT 配准 • 10 名患者,CBCT 和 CBCT 配准	尸体 NCC:0.991 尸体 TRE(7 个标记点),AVG ± SD(范 围):0.8mm ± 0.3(0.4~ 2.0)mm	患者 NCC: 范围 0.986~0.995 患者 TRE(8 个标记点,AVG ± SD (范围):1.6mm ± 0.8(0.4~4.4)mm
Olteanu 等 2012	• 专有的自由格式,基于强度的算法 • 12 例患者,CT 和 CT 配准	Jaccard 指数,AVG(范围): GTV 0.4(0~0.7) CTV 0.6(0.3~0.8) 腮腺 0.7(0.6~0.8)	重叠指数,AVG(范围): GTV 0.8(0~1.0) CTV 0.8(0.6~1.0) 腮腺 0.8(0.7~0.9)
Paquin 等 2009	• B 样条 / 多尺度,标记强度混合 • 1 个数字模体,CT 和 CBCT 配准	MI:0.89	
Vasquez Osorio 等 2008,2009	• TPS,表面匹配 • 10 例患者,CT 和 CT 配准(2008 年) • TPS,表面匹配 • 2 例患者,CT 和 CT 配准(2009 年)	Δ 曲 面 顶 点 法,AVG ± SD: 0.6mm ± 0.5mm Δ(12 个 标 记 点),AVG ± SD: 1.5mm ± 0.8mm	Δ 逆变换后的曲面顶点,AVG ± SD:1.5mm ± 0.7mm

续表

作者及年份	正则化,相似性度量,数据,成像模式	准确性评估	
Wang 等 2005b,2008	• Demons 算法 • 1 个数字模体,CT 和 CT 配准(2005年) • Demons 算法 • 8 例患者,CT 和至 CT 配准(n=11~14)(2008 年)	Δ 位 移,AVG ± SD:0.2mm ± 0.6mm VOI,AVG ± SD: 左侧腮腺 99.4% ± 0.7% 右侧腮腺 98.7% ± 0.6% CTV 97.1% ± 1.5%	Δ|AVG| 表面距离,AVG ± SD: 左侧腮腺 0.0mm ± 0.0mm 右侧腮腺 0.1mm ± 0.1mm CTV 0.4mm ± 0.2mm
Zhang 等 2007	• 自由形式,SSD • 7 例患者,CT 和 CT 配准(n=3~6)	DSC,范围 [a]: 左侧腮腺 0.70~0.86 右侧腮腺 0.71~0.84	轮廓距离转换,AVG ± SD: 左侧腮腺 1.1mm ± 2.2mm 右侧腮腺 0.5mm ± 1.9mm

注:AP,前后方向;AVG,平均;CBCT,锥形束 CT;CC,相关系数;COM,质心;CT,计算机断层扫描;CTV,临床靶区;DSC,相似系数;GTV,大体肿瘤靶区;LR,左右方向;MI,互信息;MR,磁共振;MSD,均方差;MVCT,兆伏 CT;NCC,归一化互相关;RMS,均方根;SD,标准偏差;SI,头脚方向;SSD,平方差之和;TPS,薄板样条;TRE,目标配准误差;VOI,体积重叠指数。

[a] 根据图表估算的值。

评估主要形变,如颈部弯曲的准确性;然而,他们的研究并不能满足评估软组织内部体积(即整个腮腺体积的容积映射)对齐准确性的需要,软组织的形变完全不同于骨性结构。这显然是一个具有挑战性的任务,因为头颈部的结构没有像肺部中的血管和支气管分叉那样显著的标志。然而,还是必须继续研究评估头颈部区域配准准确性的方法,因为形变配准正逐步应用于自适应放疗和剂量叠加,由于所评估的病例、体素大小存在差异,以及影像集之间存在形变,对已报道的配准准确性进行对比研究较为困难。本文提到的研究中,大多数研究者报道的平均 TRE 大约为 1.5~3.2mm,标准偏差大约为 1mm。此外,识别的标记点数量通常较少,特别是在范围较大的头颈部区域,形变复杂多样,其形变场非常狭小。

3.5.2 肺

许多研究者已经针对肺部的形变配准进行了大量的工作(表 3.2)。绝大多数研究根据肺部支气管和血管分叉采用基于标记点的度量指标来评估 DIR 的准确性。此外,由于易于识别标记点,这些评估大多数都是在临床数据上进行的。所面临的挑战是要确保整个胸腔的配准的准确性得以评估,包括可能位于配准区域的肋骨和周围正常组织(例如,几种算法分割出肺部但仅关注其内部体积)。值得注意的是,许多这类研究的局限性是仅仅聚焦肺组织的配准。由于肺部可能在头脚方向上移动 1~2cm,所以肺和胸壁界面处形变的复杂性对许多 DIR 算法提出了挑战;然而,在呼吸过程中肋骨在此方向上的运动幅度通常很小。这显然是需要研究调查的一个重要领域。已开发的影像配准算法包括 Demons 算法、B 样条算法、线性弹性算法、超弹性算法、TPS 算法、光流算法、自由形式算法、流体流动算法、弹性体和黏性流体流动算法。

平均精度范围从亚 mm 到 2~3mm,大多数研究人员能够对其配准算法进行优化,以使每个方向的精度小于 2mm。可以对几项研究已发表的度量指标进行比较评价。例如,Sohn 等人(2008 年)在数字模体(准确度为 1.1mm ± 1.2mm)和临床数据中使用内部标记(1.6mm ± 1.0mm)评估了基于 B 样条的配准算法,结果表明数字模体能够密切预测临床效果。本研究中采用独立的 DIR 算法构建了数字模体,并对其进行呼气和吸气时相 CT 影像的配准。然后对吸气时相的影像进行形变以创建具有已知形变图的合成呼气时相的影像。在实施这项技术时,不使用准确性尚待测试的 DIR 算法至关重要。在该研究中,作者使用自由形式的 DIR 来生成合成影像,并对 B 样条算法进行验证。

表 3.2　肺部 DIR 的准确性评估

作者年份	正则化, 相似性度量, 数据, 成像模式	准确性评估	
Bender 等 2012	• Demons 算法 • 4 例患者, 呼气 / 吸气时相 4D CT 配准	TRE (300 个标记), AVG ± SD: LR 0.4mm ± 0.4mm AP 0.5mm ± 0.5mm SI 0.9mm ± 0.7mm	
Bai 和 Brady, 2009	• B 样条算法, MSD • 1 个胸部模体, 4D -PET	GTV 位置估计误差, AVG: LR 0.17% AP 0.2% SI 0.65%	GTV 直径估计误差, AVG: LR 5.7% AP 6.1% SI 13.0%
Brock 等 2005, Al-Mayah 等 2008, 2009, 2010b, 2011	• 线性弹性 / 有限元法, 轮廓匹配 • 5 例志愿者, MR 和 MR 配准 (2005)	Δ (6~14 个标记), |AVG| ± SD: LR 2.3mm ± 1.4mm AP 3.6mm ± 1.7mm SI 1.9mm ± 1.4mm	
	• 线性弹性 / 有限元法, 轮廓匹配 • 14 例患者, 呼气 / 吸气时相 4D CT 配准 (2011 年)	Δ (~48 个标记), |AVG| ± SD: LR 0.9mm ± 0.8mm AP 1.3mm ± 1.1mm SI 1.9mm ± 1.6mm 3D 2.8mm ± 1.7mm	
	• 超弹性 / 有限元法, 轮廓匹配 • 1 例患者, 呼气 / 吸气时相 4D CT 配准 (2008)	Δ (90 个肺部标记), AVG: LR −0.7mm AP 0.0mm SI 0.9 (SD 2.1) mm	Δ (90 个 GTV 标记), AVG: LR −1.4mm AP −0.6mm SI −0.8 (SD 1.7) mm
	• 超弹性 / 有限元法, 轮廓匹配 • 16 例患者, 呼气 / 吸气时相 4D CT 配准 (2009 年)	Δ (53~113 个标记), |AVG| ± SD: LR 1.0mm ± 0.7mm AP 1.2mm ± 1.0mm SI 1.7mm ± 1.4mm	Δ (GTV 标记, 7 例患者), |AVG| ± SD: LR 1.0mm ± 0.6mm AP 0.9mm ± 0.7mm
	• 超弹性 / 有限元法, 轮廓匹配 • 10 例患者, 呼气 / 吸气时相 4D CT 配准 (2010 年)	Δ (~40 个标记), |AVG| 范围 (SD 范围): LR 0.5~1.3 (0.4~1.1) mm AP 0.7~2.0 (0.5~1.8) mm SI 0.9~2.3 (0.7~2.9) mm 3D 1.6~3.8 (0.8~2.9) mm	SI 1.4mm ± 1.0mm
Chao, Li 等 2008	• 窄带 B- 样条算法, MI • 4 个数字模体, 4D CT 配准 • 4 例患者, 呼气 / 吸气时相 4D CT 配准	模体轮廓 Δ, AVG (最 大): 1.0 (1.5) mm	双向轮廓映射, AVG: 模体 1.8mm 患者 <3mm
Coselmon 等 2004	• TPS, MI • 11 例患者, CT 和 CT 配准	Δ (6 个标记), AVG ± SD: LR 0mm ± 1.7mm AP −0.5mm ± 3.1mm SI 0.4mm ± 3.6mm	

续表

作者年份	正则化,相似性度量,数据,成像模式	准确性评估	
Du 等 2012	• B 样条算法,体积差的平方和 • 9 例患者呼气 / 吸气时相 4D CT 配准 • 3 只动物,呼气 / 吸气时相 4D CT 配准	TRE(100~140 个标记): AVG 范围:0.7~3.7mm SD 范围:0.4~1.9mm 8/9 患者的第 90 百分位数 <5mm	
Eom 等 2010	• 超弹性 / 有限元法 • 4 例患者,4D CT 配准(所有时相)	Δ(39~48 个标记): AVG 范围:2.0~4.5mm SD 范围:1.0~3.3mm	
Gu 等 2010	• Demons 算法 • 5 例患者,呼气 / 吸气时相 4D CT 配准	Δ(1 166~1 561 个标记): AVG 范围:1.5~1.8mm SD 范围:1.5~2.0mm	
Guerrero 等 2004, Castillo 等 2010	• 光流算法 • 2 个数字模体,CT 和 CT 配准(2004) • 光流算法 • 10 例患者,4D CT(呼气时相)(2010)	RMS 误差,AVG 范围: LR 0.01~0.04mm AP 0.01~0.02mm SI 0.04~0.20mm Δ(总共 342~1 561 个标记), AVG ± SD: LR 0.4mm ± 0.7mm AP 0.5mm ± 0.7mm SI 0.7mm ± 1.3mm 3D 1.3mm ± 1.4mm	
Heath 等 2007	• 自由形式 / 线性弹性,CC • 5 例患者,呼气 / 吸气时相 4D CT 配准	Δ(20~30 个标记),AVG ± SD: 1.6 ± 0.6mm ΔGTV COM,AVG ± SD: 2.0mm ± 0.4mm	NCC,AVG:0.995 表面 DTA,AVG ± SD: 1.8 ± 0.4mm
Kaus 等 2007	• TPS,弹性体或 Wendland 功能,表面匹配 • n=5,MR 和 MR 影像配准	ΔRt 肺(6~14 个标记), AVG ± SD: LR 0.5mm ± 2.7mm AP −1.1mm ± 5.2mm SI −2.1mm ± 3.8mm	ΔLt 肺(6~14 个标记), AVG ± SD: LR 1.1mm ± 2.5mm AP −2.1mm ± 3.2mm SI −1.3mm ± 2.8mm
Li 等 2008a	• TPS,强度和支气管匹配 • 5 例患者,呼气 / 吸气时相 4D CT 配准 • 1 只动物,CT 和 CT 影像配准	Δ 患者数据(标记),AVG:0.4mm	Δ 动物数据(13 个基准点),AVG(最大):1.9(3.7)mm
Li 等 2008b	• 流体流动加非线性 / 有限元法,SSD • 5 例患者,呼气 / 吸气时相 4D CT 配准	Δ(16~39 个标记点),|AVG| 范围(SD 范围): LR 0.8~1.5(0.6~0.9)mm AP 1.3~3.5(1.1~1.9)mm SI 1.1~3.7(0.7~2.3)mm 3D 2.9~4.4(1.2~2.1)mm	

作者年份	正则化,相似性度量,数据,成像模式	准确性评估	
Liu 等 2012	• 自由形式,变分法 • 1 个数字模体,CT 和 CT 影像配准(n=5)	|AVG|(第 95 百分位数): LR 0.5(2.2)mm AP 0.8(2.6)mm SI 3.6(7.6)mm 3D 3.8(2.0)mm	
Lu 等 2006a,b	• 自由形式,变分法 • 1 个模体,CT 和 CT 影像配准(2006a) • 6 例患者,4D CT(所有时相)(2006 年) • 自由形式,变分法 • 2 例患者,CT 和 MVCT 配准(n=20~40)(2006b)	轮廓匹配指标测量,范围: 模体数据 0.84~0.98 患者数据 0.83~0.98 NCC,范围:0.88~0.93[a]	
McClelland 等 2006,2011	• B 样条算法,SSD • 6 例患者,CT 和 CT 影像配准(2006) • B 样条算法,MI • 6 例患者,4D CT(所有时相)(2011)	TRE,AVG ± SD(最大): 1.3mm ± 0.7(6.2)mm TRE,AVG(第 99 百分位数):1.0(3.2)mm	
Pekar 等 2006	• 弹性体,SSD • 1 例患者,CT 和 PET 配准	CC:0.964	
Pevsner 等 2006	• 黏性流体流动,SSD • 6 例患者,呼气 / 吸气时相 4D CT 配准	Δ(共 41 个标记点),AVG(90% 置信区间):2.9(7.3)mm	AVG GTV 表面 Δ,AVG(范围):2.6(1.1~5.1)mm
Rietzel 和 Chen2006	• B 样条算法,SSD • 5 例患者,4D CT(所有时相)	Δ(5 个标记),|AVG| ± SD: LR 0.8mm ± 0.8mm AP 1.1mm ± 1.0mm SI 0.9mm ± 1.5mm 3D 2.1mm ± 1.5mm	
Sarrut 等 2006,Boldea 等 2008	• Demons 算法,SSD • 4 例患者,CT 和 CT 配准(2006) • Demons 算法,SSD • 5 例患者,4D CT(所有时相)(2008)	Δ(14~25 个标记),AVG ± SD(最大):2.7mm ± 1.1(15)mm TRE(60 个解剖标志):AVG 范围:1.9~2.9mm SD 范围:1.2~2.2mm	具有负雅可比矩阵的体素,AVG 范围:0.3%~2.4%
Schreibmann 和 Xing 2006	• B 样条算法,NCC • 3 例患者,呼气 / 吸气时相 4D CT 配准	差值影像,最大值:最初的差值 875HU 残差 250HU(0.01%>20HU)	

续表

作者年份	正则化,相似性度量,数据,成像模式	准确性评估	
Shekhar 等 2007	• B 样条算法,MSD • 5 例患者,呼气 / 吸气时相 4D CT 配准	表面 RMS 误差,范围: 肺 1.2~2.6mm GTV1.8~4.5mm Hausdorff 距离,范围:肺 14.0~26.3mm GTV3.9~18.5mm	ΔCOM,范围: 肺 0.1~1.1mm GTV0.2~4.1mm 交集 / 并集体积比,范围: 肺 0.94~0.99 GTV0.56~0.91
Shusharina 和 Sharp 2012	• B 样条和径向基函数,点匹配 • 5 例患者,呼气 / 吸气时相 4D CT 配准	Δ(~300 个标记点),AVG:3.6mm	
Stancanello 等 2005	• B 样条算法,MI • 7 例患者,CT 和 CT 配准	Δ 目标 COM,范围: LR −3.7~2.7mm AP −0.8~4.7mm SI 0.2~4.5mm 3D 2.1~4.9mm	靶区体积重叠,范围:80%~95%
Staring 等 2007	• B 样条算法,MI • 5 例患者,CT 和 CT 配准	肺 DSC,AVG ± SD: 0.97mm ± 0.02mm	
Sohn 等 2008	• B 样条,CC 或 MI 特征算法 • 1 个数字模体,4D CT 影像配准 • 4 例患者,呼气 / 吸气时相 4D CT 配准	Δ 数字模体,AVG ± SD:1.1mm ± 1.2mm	Δ 患者数据(11~15 个标记点,AVG ± SD(最大): LR −0.3mm ± 0.8mm AP 0.0mm ± 0.9mm SI 0.1mm ± 1.5mm 3D 1.6mm ± 1.0(4.6)mm
Vandemeulebroucke 等 2011,2012	• B 样条算法,MSD • 6 例患者,4D CT(所有时相)(2011) • B 样条,MSD • 16 位患者,呼气 / 吸气时相 4D CT 配准(2012)	TRE(100 个标记点 / 相位),AVG ± SD:1.4mm ± 1.5mm TRE(100~300 个标记),AVG ± SD:肺 1.8mm ± 1.5mm 胸壁 2.6mm ± 2.5mm 膈肌 1.7mm ± 1.6mm	DSC,AVG ± SD: 骨骼 92.3% ± 2.3% 气管 / 支气管 81.1% ± 4.2%
Wang 等 2008	• Demons 算法 • 9 例患者,4D CT(所有时相)	VOI,AVG ± SD:肺 99.3% ± 0.7% GTV 98.3% ± 1.1%	
Werner 等 2009	• 线性弹性 / 有限元法,轮廓匹配 • 12 例患者,呼气 / 吸气时相 4D CT 配准	Δ(~45 个标记),AVG ± SD(最大): LR 0.0mm ± 1.7mm AP −0.1mm ± 2.2mm SI −0.6mm ± 2.7mm 3D 3.3mm ± 2.1mm	
Wijesooriya 等 2008	• 微分同胚 • 13 例患者,4D CT(所有时相)	ΔGTV COM,AVG ± SD:0.5mm ± 1.5mm GTV 容积分数,AVG ± SD:0.2 ± 0.1	GTV 表面一致性,AVG ± SD:0.0mm ± 1.1mm

续表

作者年份	正则化,相似性度量,数据,成像模式	准确性评估	
Wolthaus 等 2008	• 光流算法 • 1 例患者,4D CT(所有时相)	Δ(40 个标记),|AVG| ± SD: LR 0.1mm ± 0.5mm AP −0.1mm ± 0.5mm SI −0.3mm ± 0.7mm	
Wu 等 2008	• B 样条或 Demons 算法,MSD • 4 例患者,呼气 / 吸气时相 4D CT 配准	Δ(17~56 个标记 / 肺),|AVG|: B 样条算法 2.8mm Demons 算法 2.7mm	Δ(22~63 个标记点 / 肋骨),|AVG|: B 样条算法 1.8mm Demons 算法 1.7mm
Yang 等 2008	• 光流算法,MSD • 1 个数字模体,CT 和 CT 影像配准 • 4 例患者,呼气 / 吸气时相 4D CT 配准	Δ 数字模体,AVG ± SD:0.9mm ± 0.7mm	Δ 患者数据(标记),范围: AVG0.96~1.48mm SD0.47~1.34mm 最大 2.78~5.87mm
Yim 等 2010	• Demons 算法,SSD • 8 例患者,CT 和 CT 影像配准	Δ(27 个标记点),AVG ± SD(最大):2.8mm ± 1.5(5.4)mm	DSC,AVG ± SD:90.1% ± 3.7%
Yin 等 2010	• B 样条,Demons 或水平集算法 • 10 例患者,CT 和 CT 配准	TRE,AVG: B 样条算法 1.9mm Demons 算法 1.1mm 水平设置 0.7mm	具有负雅可比矩阵的体素: B 样条算法 0.26% Demons 算法 37.9% 水平集 24.7%
Yin 等 2009,2011	• B 样条,体积差平方和算法 • 6 例患者,CT 和 CT 配准(2009) B 样条,体积差平方和,标记匹配算法 • 6 例患者,呼气 / 吸气时相 4D CT 配准(2011 年)	Δ(120~210 个标记点),AVG ± SD: 标记间距≤20mm 0.6mm ± 0.0mm 标记间距≥60mm 1.9mm ± 0.4mm Δ(100~240 个标记点):AVG 范围:0.71~1.69mm 标准偏差范围:0.39~1.45	
Xie 等 2009	• TPS,比例不变特征转换 • 1 个数字模体,4D CT • 3 例患者,4D CT(所有时相)	Δ 模体(15 个特征点),AVG ± SD:0.5mm ± 0.2mm	Δ 患者(1 例患者 3 个标记点),AVG ± SD:2.3mm ± 1.6mm Δ1 例患者隔膜,AVG ± SD:3.3mm ± 1.9mm GTV 1 例患者 DSC:91.3%
Zhong 等 2010,2012	• B 样条或 Demons 算法 • 1 个数字模体,4D CT(2010) • Demons 算法(± 线性弹性 / 有限元法),特征匹配 • 1 个数字模体,4D CT(2012)	ΔB 样条,AVG: 全部 CT1.5mm 肺 0.5mm ΔAVG(max): Demons 算法 1.7(12.0)mm 有限元的 Demons 算法 1.1(4.0)mm	ΔDemons 算法,AVG: 全部 CT1.3mm 肺 0.8mm

注:AP,前后方向;AVG,平均;CBCT,锥形束 CT;CC,相关系数;COM,质心;CT,计算机断层扫描;CTV,临床靶区;DSC,相似系数;GTV,大体肿瘤靶区;LR,左右方向;Lt,左侧;MI,互信息;MR,磁共振;MSD,均方差;MVCT,兆伏 CT;NCC,归一化互相关;RMS,均方根;Rt,右侧;SD,标准偏差;SI,头脚方向;SSD,平方差之和;TPS,薄板样条;TRE,目标配准误差;VOI,体积重叠指数。

a 根据图表估算的值。

3.5.3 肝脏

肝脏的 DIR 评估主要包括使用血管分叉作为标记点的定量评估（表 3.3）。DIR 技术包括 TPS、线性弹性、B 样条、自由形式、黏性流体和 Demons 算法。值得注意的是，在整个研究中，基于 TRE 配准的准确度是以不同的格式报道的，包括每个方向的平均绝对误差、每个方向的平均（带符号）误差和标准偏差，以及平均矢量幅度误差和标准偏差。在报道平均（带符号）误差和标准偏差时，平均值表示配准中是否存在偏差（即未删除的潜在刚性误差）。这个数字应该非常接近零。标准偏差表示数据的离散程度。平均绝对误差表示与典型标记点相关的期望误差，标准偏差表示该值附近的离散程度。因此，对于一个性能良好的算法而言，每个方向上的平均（带符号）误差值越小越好，其标准偏差接近 2mm。一个性能良好的算法在每个方向上的绝对平均值应为 1~2mm 且其标准偏差小于 1mm，这样才能保证算法在整个解剖结构中的鲁棒性。然而矢量幅度简化了准确性的报道，并且限制了读者根据方向评估准确性分布的能力。它本质上是一个绝对值，所以平均值是期望误差，标准偏差表示该期望误差在所识别的标记点中的一致性。

报道的算法中每个方向上的平均绝对误差其精度约为 1.5mm，标准偏差约为 1~1.5mm。报道每个方向上的平均（带符号）误差的算法中，平均值通常小于 1mm，标准偏差为 2.2~5.3mm。报道矢量幅度的算法中，平均矢量幅度误差为 1.6~4.2mm。此外，几项研究评估了肝脏表面或肝脏和肿瘤质心（COM）的一致性。COM 通常较小（0.5~1.5mm），这是因为它对精度的局部变化较不敏感，平均表面一致性为 2~5mm。

表 3.3　肝脏 DIR 的准确性评估

作者年份	正则化、相似性度量、数据和成像模式	准确性评估	
Brock 等 2003	• TPS, MI • 6 例患者, CT 和 CT 配准	Δ（6~18 个标记点），|AVG| ± SD： LR 1.3mm ± 1.0mm AP 1.5mm ± 1.2mm SI 1.5mm ± 1.4mm	
Brock 等 2005, 2006； Voroney 等 2006	• 线性弹性 / 有限元法，轮廓匹配 • 5 名志愿者，MR 和 MR 影像配准（2005） • 线性弹性 / 有限元法，轮廓匹配 • 5 例患者，CT 和 MR 影像配准（2006a） • 线性弹性 / 有限元法，轮廓匹配 • 17 例患者，CT 和 MR 影像配准（2006b）	Δ（7~10 个标记点），|AVG| ± SD： LR 1.2mm ± 0.7mm AP 1.7mm ± 1.4mm SI 1.4mm ± 1.0mm Δ（4~5 个标记点），AVG ± SD（范围）：4.2mm ± 1.4（4.0~4.4）mm Δ（5 个标记点），AVG ± SD：4.2mm ± 1.7mm	
Kaus 等 2007	• TPS, 弹性体或 Wendland 功能，表面匹配 • 5 名志愿者，MR 和 MR 影像配准 • 5 例患者，CT 和 MR 影像配准	ΔMR 数据（7~10 个标记点），AVG ± SD： LR −0.7mm ± 2.2mm AP −0.7mm ± 3.5mm SI −0.8mm ± 2.5mm	ΔCT/MR 数据（7~10 个标记点）， AVG ± SD： LR −0.6mm ± 5.3mm AP −0.9mm ± 3.4mm SI 0.3mm ± 4.4mm
Lee 等 2011	B 样条算法，血管 / 表面梯度 • 5 例患者，US 和 CT 影像配准	距离测量，AVG ± SD： 血管中心线 1.9 ± 0.3mm 器官表面 1.7 ± 0.4mm FRE（血管），AVG ± SD： 2.4mm ± 1.1mm	ΔGTV COM，AVG（范围）：2.8（0.5~4.5）mm GTV 重叠测量，AVG（范围）：92（86~100）%

续表

作者年份	正则化、相似性度量、数据和成像模式	准确性评估	
Liu 等 2012	<ul><li>自由形式,变分法</li><li>1 个数字模体,CT 和 CT 配准(n=5)</li><li>1 个腹部模体,CT 和 CT 配准</li><li>7 例患者,呼气 / 吸气时相 4D CT 配准</li></ul>	数字模体,AVG(第 95 百分位数): LR 1.0(2.4)mm AP 0.8(2.1)mm SI 3.3(7.5)mm 3D 3.7(1.8)mm Δ 腹 部 模 型(5 个 基 准点),AVG ± SD:3.6mm ± 2.8mm	Δ 患者数据(共 21 个标记),AVG ± SD: LR 0.6mm ± 0.4mm AP 1.2mm ± 2.0mm SI 1.0mm ± 1.2mm
Piper 等 2012	黏性流体和弹性,MI<ul><li>25 例患者,CT 和 CT 配准(n=16)</li></ul>	Δ(~19 个表面标记),AVG ± SD(第 99 百分位数):LR 0.9mm ± 1.1(5.9)mm AP 0.8mm ± 1.2(4.8)mm SI 1.1mm ± 2.9(19.0)mm 3D 3.7mm	
Rohlfing 等 2004	<ul><li>B 样条算法,MI</li><li>4 名志愿者,MR 和 MR 影像配准</li></ul>	Δ 表面 / 中心线,AVG 范围: 肝 2.5~5.1mm 下腔静脉 1.7~2.3mm 肝静脉 2.2~4.3mm	
Shekhar 等 2007	<ul><li>B 样条算法,MSD</li><li>4 例患者,呼气 / 吸气时相 4D CT 配准</li></ul>	表面 RMS 误差,范围: 肝 2.5~3.4mm GTV2.7~3.6mm Hausdorff 距离,范围:肝脏 6.6~13.7mm GTV6.1~9.1mm	ΔCOM,范围: 肝 0.5~2.9mm GTV1.2~3.8mm 交集 / 并集的体积比,范围: 肝脏 0.91~0.95 GTV0.67~0.82
Stancanello 等 2005	<ul><li>B 样条算法,MI</li><li>7 例患者,CT 和 CT 配准</li></ul>	Δ 目标 COM,范围: LR −0.4~5.5mm AP −2.8~3.9mm SI 2.5~4.9mm 3D 2.5~7.4mm	目标体积重叠,范围:77%~93%
VasquezOsorio 等 2012	<ul><li>TPS,血管中心线匹配</li><li>7 例患者,MR 和 CT 配准</li></ul>	Δ(10~15 个血管标记点),AVG(范围): 1.6(1.3~1.9)mm	Δ(4~6 个其他标记点),AVG(范围):1.5(1.1~2.3)mm
Xie 等 2011	<ul><li>TPS,尺度不变特征转换</li><li>6 例患者,呼气 / 吸气时相 4D CT 配准</li></ul>	Δ(50 个标记点),范围: AVG 1.1~1.8mm SD 0.9~1.6mm 3DAVG 2.1~2.8mm	肝脏轮廓,范围: |AVG| 2.1~3.1mm |SD| 1.3~2.1mm | 最大 | 8.3~16.8mm GTV DSC (n=1):93.6%
Zhang 等 2012	<ul><li>B 样条或 Demons 算法,MSD</li><li>3 例患者,4D CT(所有时相)</li></ul>	Δ(3 个基准点), 最大范围: B 样条算法 3~6mm Demons 算法 3~7mm	

注:AP,前后方向;AVG,平均;CBCT,锥形束 CT;CC,相关系数;COM,质心;CT,计算机断层扫描;CTV,临床靶区;DSC,相似系数;GTV,大体肿瘤靶区;LR,左右方向;Lt,左侧;MI,互信息;MR,磁共振;MSD,均方差;MVCT,兆伏 CT;NCC,归一化互相关;RMS,均方根;Rt,右侧;SD,标准差;SI,头脚方向;SSD,平方差之和;TPS,薄板样条;TRE,目标配准误差;VOI,体积重叠指数。

3.5.4 前列腺

大量的研究评估了前列腺影像配准中算法的准确性(表 3.4),包括多种 DIR 算法:线性弹性算法、B 样条算法、Demons 算法、黏性流体流动算法、TPS 算法、自由形变算法、光流和弹性体算法。由于 MR 成像常常应用于前列腺癌诊断中,因而有几项研究评估了 MR 影像配准的准确性;然而,仅有一项研究评估了 MR 和 CT 之间的多模态影像配准。

使用体积重叠测量指标,即 DSC、表面距离和目标配准误差 TRE(通常是植入的基准点)评估 DIR 准确性。此外,还有几位研究人员使用数字模体来评估配准的准确性。ROI 重叠测量指标(即重叠比率、DSC 和体积交集)范围为 0.77~0.95,这可能是由勾画前列腺轮廓时的不确定性产生的。

总体而言,前列腺配准的准确性在 1~2mm 之间。已有 16 篇文章报道了基于标记点的定量准确度测量,其准确度在矢量大小上从亚 mm 至 3.5mm 不等。在比较所有研究中不同影像配准算法的结果时,需要注意的是体素大小、形变复杂度、影像噪声 / 失真、识别的标记点数量和评估的患者数量都会对配准结果产生影响。

有 7 篇文章使用数字模体和患者临床数据就配准准确性进行了评估。允许在两种评估技术之间进行比较以评估如何将模体结果转化为临床结果。在 Chao 等人的研究中,就直肠而言,数字模体结果明显好于临床结果,模体的平均轮廓偏差小于 1.3mm,临床数据偏差为 2.0~8.0mm。Chen 和 Schreibmann 的研究中,模体数据和临床数据结果更接近。Wang 等人的研究结果允许将基于模体点的准确度和相

表 3.4   前列腺的 DIR 准确性评估

作者年份	正则化,相似性度量, 数据,成像模式	准确性评估	
Alterovitz 等 2006	• 线性弹性 / 有限元法(2D),轮廓匹配 • 10 例患者,MR 和 MR 影像配准	DSC,AVG ± SD: 气囊探针($n=5$)97.5 ± 0.7 刚性探针($n=5$)98.1 ± 0.4	Δ 解剖 / 表面标记,AVG ± SD: 气囊探针($n=5$)2.0mm ± 0.2mm 刚性探针($n=5$)1.0mm ± 0.5mm
Bharatha 等 2001	• 线性弹性 / 有限元法,表面匹配 • 10 位患者,MR 和 MR 影像配准	DSC,AVG(95%CI): 总前列腺 0.94(0.89,0.99) 中心区 0.86(0.77,0.95) 外周区 0.76(0.62,0.91)	Δ(2 个标记点),AVG ± SD(最大): 第 1 个点 1.0mm ± 0.6(2.3)mm 第 2 个点 0.7mm ± 0.4(1.6)mm
Chao 等 2008	窄带 B 样条算法,NCC • 1 个数字模体,CT 和 CT 配准 • 5 例患者,CT 和 CBCT 配准	Δ 轮廓:直肠模体,AVG<1.3mm 患者前列腺,AVG 范围:2.0~2.5mm 患者直肠,AVG 范围:2.0~8.0mm	
Chen 等 2010	• 以 Demons 算法为基础 • 1 个数字模体,CT 和 CT 配准 • 15 例患者,CT 和 CBCT 配准	体积相似性测量: 前列腺 87.4%~94.5% 基准标记 91.0%~95.0% 精囊 87.6%~92.9% Δ(3~4 个基准点),AVG 范围:0.11~0.23mm	Δ 前列腺表面: AVG 范围:0.9~1.9mm SD 范围:0.8~1.6mm 模体 RMS 误差:0.26mm
Foskey 等 2005	• 黏性流体流动算法,SSD • 5 例患者,CT 和 CT 配准($n=13$)	ΔCOM:AVG 范围:2.1~3.7mm SD 范围:1.3~2.2mm	DSC:AVG 范围:0.78~0.84 SD 范围:0.6~0.8
Godley 等 2009	• Demons 算法 • 5 例患者,CT 和 CT 配准($n=8$)	DSC,AVG: 前列腺 77.6 直肠 93.2 膀胱 98.1	

续表

作者年份	正则化,相似性度量,数据,成像模式	准确性评估	
Hensel 等 2007; Brock 等 2008	• 线性弹性 / 有限元法,轮廓匹配 • 19 例患者,MR 和 MR 配准(2007 年) • 线性弹性 / 有限元法,轮廓匹配 • 21 例患者,MR 和 MR 影像配准(2008)	(3 个基准点),AVG ± SD(最大): LR 0.1mm ± 0.9mm AP 0.3mm ± 1.6mm SI −0.3mm ± 1.6mm 3D 2.2mm ± 0.9(4.2)mm Δ(3 个基准点),AVG ± SD(|AVG|): LR 0.3mm ± 0.6(0.8)mm AP −0.4mm ± 1.3(1.3)mm SI −0.2mm ± 1.1(1.1)mm	Δ 表面,AVG ± SD LR 0.0mm ± 0.6mm AP 0.1mm ± 0.7mm SI −0.5mm ± 0.7mm 3D 1.5mm ± 0.6mm
Karnik 等 2010	• TPS 或 B 样条算法,表面匹配或 MI • 16 例患者,US 和 US 配准	TRE(2~6 个标记),AVG ± SD: TPS 2.1mm ± 0.8mm B 样条 1.5mm ± 0.8mm	
Kaus 等 2007	• TPS,弹性体或 Wendland 功能,表面匹配 • 10 位患者,MR 和 MR 影像配准	Δ(3 个基准点),AVG ± SD: LR 0.1mm ± 1.6mm AP −0.4mm ± 2.3mm SI −0.5mm ± 2.5mm	
Lian 等 2004	• TPS,表面匹配 • 4 个模体,2D/2D 射线照片配准 • 3 例患者,CT 和 MR 影像配准	模体数据 Δ(10~15 个标记点): AVG 范围:0.5~0.6mm SD 范围:0.4~0.5mm 最大范围:1.0~1.1mm	患者数据,AVG ± SD:ΔCOM 0.56 ± 0.09mm 符合指数 93.1% ± 5.0%
Lu 等 2004,2006b	• 自由形式,变分法 • 1 个盆骨模体,CT 和 CT 配准(n=5)(2004 年) • 3 例患者,CT 和 CT 配准(n=15~18)(2004 年) • 2 例患者,CT 和 MVCT 配准(n=20~40)(2006 年)	模体数据,Δ(320 个基准点): 全部 <1mm NCC,AVG 范围:0.91~0.92[a]	患者数据,AVG 范围: MI 1.25~1.6 CC 0.98~0.99
Malsch 等 2006	• TPS,NCC • 1 例患者,CT 和 CT 配准	Δ(67 个标记点),|AVG(max)|: LR 0.7(1.9)mm AP 0.8(2.2)mm SI 1.2(3.1)mm	
Paquin 等 2009	• B 样条 / 多尺度,标记 - 强度混合 • 1 个前列腺数字模体,CT 和 CBCT 配准 • 1 个直肠 / 骨盆数字模体,CT 和模拟 CBCT 配准(n=50)	直肠模体平均绝对差值测量之和: AVG 0.025 7 中位数 0.025 1 最大 0.041 5	前列腺模体,MI:0.81
Pekar 等 2006	• 弹性体,SSD • 1 例患者,CT 和 CT 配准	CC,范围:0.975~0.982	Δ 标记:AVG 范围:3.6~3.8mm

续表

作者年份	正则化,相似性度量, 数据,成像模式	准确性评估	
Rodriguez-Vila 等 2010	● 光流法 ● 4 例患者,CT 和 CT 配准	最大表面误差:4~9mm	
Schaly 等 2005	● TPS,轮廓匹配 ● 10 例 患 者,CT 和 CT 配 准 （$n=4\sim7$）	TRE,AVG ± SD:3.0mm ± 1.9mm	
Schreibmann 和 Xing 2005	● 窄带 B 样条算法,NCC ● 1 个数字模体,MR 和 MR 影 像配准 ● 2 例患者,MR 和 CT 配准	目测标记:全部 <2mm	
Vasquez Osorio 等 2009	● TPS,表面匹配 ● 2 例患者,CT 和 CT 配准	Δ(3 个基准点,3 个特征),范围: 前列腺 1.3~3.0mm 精囊 2.0~3.7mm	
Venugopal 等 2005	● TPS,点匹配 ● 1 例患者,MR 和 MR 影像配 准（$n=2$）	体积交集: 前列腺 AVG 97% 前列腺内结节范围 63%~93%	
Wang 等 2005a,b; 2008	● Demons 算法 ● 1 个骨盆模体,CT 和 CT 配准 （2005a） ● 1 个数字模体,CT 和 CT 配准 （2005a） ● Demons 算法 ● 1 个骨盆模体,CT 和 CT 配准 （2005b） ● 1 个数字模体,CT 和 CT 配准 （2005b） ● 1 例 患 者,CT 和 CT 配 准 （2005b）	Δ 位移,AVG ± SD: 骨盆模体 0.8 ± 0.5mm 数字模体 0.5mm ± 1.5mm Δ 数字模体(控制点), |AVG| ± SD(最大): LR 0.2mm ± 0.6(5.0)mm AP 0.3mm ± 1.1(14.0)mm SI 0.3mm ± 1.2(13.0)mm 3D 0.5mm ± 1.5(N/A)mm	Δ 盆 腔 模 体(23 个 基 准 点), AVG ± SD (最大):0.8mm ± 0.5(2.7)mm CC: 数字模体 0.991 骨盆模体 0.816 患者数据 0.944
Yang 等 2009	● 光流算法 ● 3 例患者,CT 和 MVCT 配准	Δ(3 个 基 准 点),|AVG| ± SD: 2.5mm ± 1.2mm	DSC,AVG: 前列腺 0.92 膀胱 0.95 直肠 0.81
Zhong 等 2010	● B 样条或 Demons 算法 ● 1 个数字模体,CT 和 CT 配准	Δ 标记,AVG: B 样条算法 1.6mm Demons 算法 2.0mm	
Zhou 等 2010	● 超二次曲面 / 有限元法,表面 匹配 ● 5 例患者,CT 和 CBCT 配准 （$n=1\sim2$）	Δ 标记点,范围: AVG 0.4~2.2mm RMS 误差 0.5~2.4mm	重叠比,范围: 85.2%~95.0%

注:AP,前后方向;AVG,平均;CBCT,锥形束 CT;CC,相关系数;COM,质心;CT,计算机断层扫描;CTV,临床靶区;DSC,相似系数;GTV,大体肿瘤靶区;LR,左右方向;Lt,左侧;MI,互信息;MR,磁共振;MSD,均方差;MVCT,兆伏 CT;NCC,归一化互相关;RMS,均方根;Rt,右侧;SD,标准差;SI,头脚方向;SSD,平方差之和;TPS,薄板样条;TRE,目标配准误差;VOI,体积重叠指数。

a 根据图表估算的值。

应的强度相似性度量指标［相关系数（CC）］与患者
数据进行比较。此处,将基于点的测量准确度小于
1mm 的测量指标转换为 0.8~0.9 的 CC 测量指标,配
准后再将模体的 CC 测量指标转换成 0.944。需要
注意的是要确保模体数据具有临床数据的复杂性
和噪声分布。临床数据可能具有更多的纹理,这将
为基于强度的配准提供更多的信息,并且在用于准
确性评估的 CC 计算中提供更多的变化(例如,即使
由于在整个模体中缺乏变化而导致配准有误,均匀
模体 CC 测量指标也可能很高)。

3.6　小结

　　总之,影像配准的验证及其在轮廓传播和体积
分析中的使用是具有挑战性的。不同于放射治疗
中的其他应用,如通过对光子与患者的物理相互作
用建模进行剂量计算,影像配准算法依赖的模型通
常没有物理学基础(即使用样条函数来模拟呼吸运
动)。这额外增加了算法验证的复杂性,因为问题的
简化(即模体的使用)通常可以显著地改变问题以
及正在测试的内容。然而,形变配准算法的准确而
全面的验证在算法开发和将其应用于放射治疗之
前是至关重要的。因为所有的模型都有相关的不
确定性,所以开发方法来了解这些不确定性及其对
配准临床使用的影响也很重要。当这些算法用于
自动分割时,可以通过修改所得到的轮廓来解决结
果中的不确定性。然而,当在剂量累积和自适应放
射治疗中使用形变配准时,不鼓励进行手动调整,
而且手动调整常常也是不可能实现的。算法中的
不确定性也常常隐藏在所提供的简单的可视化验
证技术中。因此,医学物理师在临床使用这些算法
之前,确保对其进行验证是至关重要的。多种评估
方法,包括模体和临床数据都可以确保对算法的理
解以及对其性能的评估。

参考文献

Al-Mayah, A., J. Moseley and K. K. Brock (2008). "Contact surface and material nonlinearity modeling of human lungs." *Phys Med Biol* 53(1): 305–317.

Al-Mayah, A., J. Moseley, S. Hunter, M. Velec, L. Chau, S. Breen and K. Brock (2010a). "Biomechanical-based image registration for head and neck radiation treatment." *Phys Med Biol* 55(21): 6491–6500.

Al-Mayah, A., J. Moseley, M. Velec and K. Brock (2011). "Toward efficient biomechanical-based deformable image registration of lungs for image-guided radiotherapy." *Phys Med Biol* 56(15): 4701–4713.

Al-Mayah, A., J. Moseley, M. Velec and K. K. Brock (2009). "Sliding characteristic and material compressibility of human lung: parametric study and verification." *Med Phys* 36(10): 4625–4633.

Al-Mayah, A., J. Moseley, M. Velec, S. Hunter and K. Brock (2010b). "Deformable image registration of heterogeneous human lung incorporating the bronchial tree." *Med Phys* 37(9): 4560–4571.

Alterovitz, R., K. Goldberg, J. Pouliot, I. C. Hsu, Y. Kim, S. M. Noworolski and J. Kurhanewicz (2006). "Registration of MR prostate images with biomechanical modeling and nonlinear parameter estimation." *Med Phys* 33(2): 446–454.

Bai, W. and M. Brady (2009). "Regularized B-spline deformable registration for respiratory motion correction in PET images." *Phys Med Biol* 54(9): 2719–2736.

Bender, E. T., N. Hardcastle and W. A. Tome (2012). "On the dosimetric effect and reduction of inverse consistency and transitivity errors in deformable image registration for dose accumulation." *Med Phys* 39(1): 272–280.

Bharatha, A., M. Hirose, N. Hata, S. K. Warfield, M. Ferrant, K. H. Zou, E. Suarez-Santana et al. (2001). "Evaluation of three-dimensional finite element-based deformable registration of pre- and intraoperative prostate imaging." *Med Phys* 28(12): 2551–2560.

Boldea, V., G. C. Sharp, S. B. Jiang and D. Sarrut (2008). "4D-CT lung motion estimation with deformable registration: Quantification of motion nonlinearity and hysteresis." *Med Phys* 35(3): 1008–1018.

Brock, K. K., L. A. Dawson, M. B. Sharpe, D. J. Moseley and D. A. Jaffray (2006). "Feasibility of a novel deformable image registration technique to facilitate classification, targeting, and monitoring of tumor and normal tissue." *Int J Radiat Oncol Biol Phys* 64(4): 1245–1254.

Brock, K. K. and C. Deformable Registration Accuracy (2010). "Results of a multiinstitution deformable registration accuracy study (MIDRAS)." *Int J Radiat Oncol Biol Phys* 76(2): 583–596.

Brock, K. K., A. M. Nichol, C. Menard, J. L. Moseley, P. R. Warde, C. N. Catton and D. A. Jaffray (2008). "Accuracy and sensitivity of finite element model-based deformable registration of the prostate." *Med Phys* 35(9): 4019–4025.

Brock, K. K., M. B. Sharpe, L. A. Dawson, S. M. Kim and D. A. Jaffray (2005). "Accuracy of finite element model-based multiorgan deformable image registration." *Med Phys* 32(6): 1647–1659.

Brock, K. M., J. M. Balter, L. A. Dawson, M. L. Kessler and C. R. Meyer (2003). "Automated generation of a four-dimensional model of the liver using warping and mutual information." *Med Phys* 30(6): 1128–1133.

Castillo, R., E. Castillo, R. Guerra, V. E. Johnson, T. McPhail, A. K.

Garg and T. Guerrero (2009). "A framework for evaluation of deformable image registration spatial accuracy using large landmark point sets." *Phys Med Biol* 54(7): 1849–1870.

Castillo, R., E. Castillo, J. Martinez and T. Guerrero (2010). "Ventilation from four-dimensional computed tomography: Density versus Jacobian methods." *Phys Med Biol* 55(16): 4661–4685.

Chao, M., T. Li, E. Schreibmann, A. Koong and L. Xing (2008). "Automated contour mapping with a regional deformable model." *Int J Radiat Oncol Biol Phys* 70(2): 599–608.

Chao, M., Y. Xie, E. G. Moros, Q. T. Le and L. Xing (2010). "Image-based modeling of tumor shrinkage in head and neck radiation therapy." *Med Phys* 37(5): 2351–2358.

Chao, M., Y. Xie and L. Xing (2008). "Auto-propagation of contours for adaptive prostate radiation therapy." *Phys Med Biol* 53(17): 4533–4542.

Chen, T., S. Kim, S. Goyal, S. Jabbour, J. Zhou, G. Rajagopal, B. Haffty and N. Yue (2010). "Object-constrained meshless deformable algorithm for high speed 3D nonrigid registration between CT and CBCT." *Med Phys* 37(1): 197–210.

Coselmon, M. M., J. M. Balter, D. L. McShan and M. L. Kessler (2004). "Mutual information based CT registration of the lung at exhale and inhale breathing states using thin-plate splines." *Med Phys* 31(11): 2942–2948.

Du, K., J. E. Bayouth, K. Cao, G. E. Christensen, K. Ding and J. M. Reinhardt (2012). "Reproducibility of registration-based measures of lung tissue expansion." *Med Phys* 39(3): 1595–1608.

Eom, J., X. G. Xu, S. De and C. Shi (2010). "Predictive modeling of lung motion over the entire respiratory cycle using measured pressure-volume data, 4DCT images, and finite-element analysis." *Med Phys* 37(8): 4389–4400.

Faggiano, E., C. Fiorino, E. Scalco, S. Broggi, M. Cattaneo, E. Maggiulli, I. Dell'Oca, N. Di Muzio, R. Calandrino and G. Rizzo (2011). "An automatic contour propagation method to follow parotid gland deformation during head-and-neck cancer tomotherapy." *Phys Med Biol* 56(3): 775–791.

Fitzpatrick, J. M. and J. B. West (2001). "The distribution of target registration error in rigid-body point-based registration." 20(9): 917–927.

Fitzpatrick, J. M., J. B. West and C. R. Maurer, Jr. (1998). "Predicting error in rigid-body point-based registration." *IEEE Trans Med Imaging* 17(5): 694–702.

Foskey, M., B. Davis, L. Goyal, S. Chang, E. Chaney, N. Strehl, S. Tomei, J. Rosenman and S. Joshi (2005). "Large deformation three-dimensional image registration in image-guided radiation therapy." *Phys Med Biol* 50(24): 5869–5892.

Godley, A., E. Ahunbay, C. Peng and X. A. Li (2009). "Automated registration of large deformations for adaptive radiation therapy of prostate cancer." *Med Phys* 36(4): 1433–1441.

Gu, X., H. Pan, Y. Liang, R. Castillo, D. Yang, D. Choi, E. Castillo, A. Majumdar, T. Guerrero and S. B. Jiang (2010). "Implementation and evaluation of various demons deformable image registration algorithms on a GPU." *Phys Med Biol* 55(1): 207–219.

Guerrero, T., G. Zhang, T. C. Huang and K. P. Lin (2004). "Intrathoracic tumour motion estimation from CT imaging using the 3D optical flow method." *Phys Med Biol* 49(17):

4147–4161.

Heath, E., D. L. Collins, P. J. Keall, L. Dong and J. Seuntjens (2007). "Quantification of accuracy of the automated non-linear image matching and anatomical labeling (ANIMAL) nonlinear registration algorithm for 4D CT images of lung." *Med Phys* 34(11): 4409–4421.

Hensel, J. M., C. Menard, P. W. Chung, M. F. Milosevic, A. Kirilova, J. L. Moseley, M. A. Haider and K. K. Brock (2007). "Development of multiorgan finite element-based prostate deformation model enabling registration of endorectal coil magnetic resonance imaging for radiotherapy planning." *Int J Radiat Oncol Biol Phys* 68(5): 1522–1528.

Hou, J., M. Guerrero, W. Chen and W. D. D'Souza (2011). "Deformable planning CT to cone-beam CT image registration in head-and-neck cancer." *Med Phys* 38(4): 2088–2094.

Ireland, R. H., K. E. Dyker, D. C. Barber, S. M. Wood, M. B. Hanney, W. B. Tindale, N. Woodhouse, N. Hoggard, J. Conway and M. H. Robinson (2007). "Nonrigid image registration for head and neck cancer radiotherapy treatment planning with PET/CT." *Int J Radiat Oncol Biol Phys* 68(3): 952–957.

Karnik, V. V., A. Fenster, J. Bax, D. W. Cool, L. Gardi, I. Gyacskov, C. Romagnoli and A. D. Ward (2010). "Assessment of image registration accuracy in three-dimensional transrectal ultrasound guided prostate biopsy." *Med Phys* 37(2): 802–813.

Kashani, R., M. Hub, J. M. Balter, M. L. Kessler, L. Dong, L. Zhang, L. Xing et al. (2008). "Objective assessment of deformable image registration in radiotherapy: a multiinstitution study." *Med Phys* 35(12): 5944–5953.

Kashani, R., M. Hub, M. L. Kessler and J. M. Balter (2007). "Technical note: A physical phantom for assessment of accuracy of deformable alignment algorithms." *Med Phys* 34(7): 2785–2788.

Kaus, M. R., K. K. Brock, V. Pekar, L. A. Dawson, A. M. Nichol and D. A. Jaffray (2007). "Assessment of a model-based deformable image registration approach for radiation therapy planning." *Int J Radiat Oncol Biol Phys* 68(2): 572–580.

Kirby, N., C. Chuang and J. Pouliot (2011). "A two-dimensional deformable phantom for quantitatively verifying deformation algorithms." *Med Phys* 38(8): 4583–4586.

Lee, D., W. H. Nam, J. Y. Lee and J. B. Ra (2011). "Non-rigid registration between 3D ultrasound and CT images of the liver based on intensity and gradient information." *Phys Med Biol* 56(1): 117–137.

Li, B., G. E. Christensen, E. A. Hoffman, G. McLennan and J. M. Reinhardt (2008). "Pulmonary CT image registration and warping for tracking tissue deformation during the respiratory cycle through 3D consistent image registration." *Med Phys* 35(12): 5575–5583.

Li, P., U. Malsch and R. Bendl (2008). "Combination of intensity-based image registration with 3D simulation in radiation therapy." *Phys Med Biol* 53(17): 4621–4637.

Lian, J., L. Xing, S. Hunjan, C. Dumoulin, J. Levin, A. Lo, R. Watkins et al. (2004). "Mapping of the prostate in endorectal coil-based MRI/MRSI and CT: A deformable registration and validation study." *Med Phys* 31(11): 3087–3094.

Liu, F., Y. Hu, Q. Zhang, R. Kincaid, K. A. Goodman and G. S. Mageras (2012). "Evaluation of deformable image registration and a motion model in CT images with limited features." *Phys Med Biol* 57(9): 2539–2554.

Lu, W., M. L. Chen, G. H. Olivera, K. J. Ruchala and T. R. Mackie (2004). "Fast free-form deformable registration via calculus of variations." *Phys Med Biol* 49(14): 3067–3087.

Lu, W., G. H. Olivera, Q. Chen, M. L. Chen and K. J. Ruchala (2006a). "Automatic re-contouring in 4D radiotherapy." *Phys Med Biol* 51(5): 1077–1099.

Lu, W., G. H. Olivera, Q. Chen, K. J. Ruchala, J. Haimerl, S. L. Meeks, K. M. Langen and P. A. Kupelian (2006b). "Deformable registration of the planning image (kVCT) and the daily images (MVCT) for adaptive radiation therapy." *Phys Med Biol* 51(17): 4357–4374.

Malsch, U., C. Thieke, P. E. Huber and R. Bendl (2006). "An enhanced block matching algorithm for fast elastic registration in adaptive radiotherapy." *Phys Med Biol* 51(19): 4789–4806.

McClelland, J. R., J. M. Blackall, S. Tarte, A. C. Chandler, S. Hughes, S. Ahmad, D. B. Landau and D. J. Hawkes (2006). "A continuous 4D motion model from multiple respiratory cycles for use in lung radiotherapy." *Med Phys* 33(9): 3348–3358.

McClelland, J. R., S. Hughes, M. Modat, A. Qureshi, S. Ahmad, D. B. Landau, S. Ourselin and D. J. Hawkes (2011). "Inter-fraction variations in respiratory motion models." *Phys Med Biol* 56(1): 251–272.

Nithiananthan, S., K. K. Brock, M. J. Daly, H. Chan, J. C. Irish and J. H. Siewerdsen (2009). "Demons deformable registration for CBCT-guided procedures in the head and neck: Convergence and accuracy." *Med Phys* 36(10): 4755–4764.

Olteanu, L. A., I. Madani, W. De Neve, T. Vercauteren and W. De Gersem (2012). "Evaluation of deformable image coregistration in adaptive dose painting by numbers for head-and-neck cancer." *Int J Radiat Oncol Biol Phys* 83(2): 696–703.

Paquin, D., D. Levy and L. Xing (2009). "Multiscale registration of planning CT and daily cone beam CT images for adaptive radiation therapy." *Med Phys* 36(1): 4–11.

Pekar, V., E. Gladilin and K. Rohr (2006). "An adaptive irregular grid approach for 3D deformable image registration." *Phys Med Biol* 51(2): 361–377.

Pevsner, A., B. Davis, S. Joshi, A. Hertanto, J. Mechalakos, E. Yorke, K. Rosenzweig et al. (2006). "Evaluation of an automated deformable image matching method for quantifying lung motion in respiration-correlated CT images." *Med Phys* 33(2): 369–376.

Piper, J., Y. Ikeda, Y. Fujisawa, Y. Ohno, T. Yoshikawa, A. O'Neil and I. Poole (2012). "Objective evaluation of the correction by non-rigid registration of abdominal organ motion in low-dose 4D dynamic contrast-enhanced CT." *Phys Med Biol* 57(6): 1701–1715.

Rietzel, E. and G. T. Chen (2006). "Deformable registration of 4D computed tomography data." *Med Phys* 33(11): 4423–4430.

Rodriguez-Vila, B., F. Gaya, F. Garcia-Vicente and E. J. Gomez (2010). "Three-dimensional quantitative evaluation method of nonrigid registration algorithms for adaptive radiotherapy." *Med Phys* 37(3): 1137–1145.

Rohlfing, T., C. R. Maurer, Jr., W. G. O'Dell and J. Zhong (2004). "Modeling liver motion and deformation during the respiratory cycle using intensity-based nonrigid registration of

gated MR images." *Med Phys* 31(3): 427–432.

Sarrut, D., V. Boldea, S. Miguet and C. Ginestet (2006). "Simulation of four-dimensional CT images from deformable registration between inhale and exhale breath-hold CT scans." *Med Phys* 33(3): 605–617.

Schaly, B., G. S. Bauman, J. J. Battista and J. Van Dyk (2005). "Validation of contour-driven thin-plate splines for tracking fraction-to-fraction changes in anatomy and radiation therapy dose mapping." *Phys Med Biol* 50(3): 459–475.

Schreibmann, E. and L. Xing (2005). "Narrow band deformable registration of prostate magnetic resonance imaging, magnetic resonance spectroscopic imaging, and computed tomography studies." *Int J Radiat Oncol Biol Phys* 62(2): 595–605.

Schreibmann, E. and L. Xing (2006). "Image registration with auto-mapped control volumes." *Med Phys* 33(4): 1165–1179.

Serban, M., E. Heath, G. Stroian, D. L. Collins and J. Seuntjens (2008). "A deformable phantom for 4D radiotherapy verification: Design and image registration evaluation." *Med Phys* 35(3): 1094–1102.

Shekhar, R., P. Lei, C. R. Castro-Pareja, W. L. Plishker and W. D. D'Souza (2007). "Automatic segmentation of phase-correlated CT scans through nonrigid image registration using geometrically regularized free-form deformation." *Med Phys* 34(7): 3054–3066.

Shusharina, N. and G. Sharp (2012). "Analytic regularization for landmark-based image registration." *Phys Med Biol* 57(6): 1477–1498.

Sohn, M., M. Birkner, Y. Chi, J. Wang, J. Di, B. Berger and M. Alber (2008). "Model-independent, multimodality deformable image registration by local matching of anatomical features and minimization of elastic energy." *Med Phys* 35(3): 866–878.

Stancanello, J., E. Berna, C. Cavedon, P. Francescon, D. Loeckx, P. Cerveri, G. Ferrigno and G. Baselli (2005). "Preliminary study on the use of nonrigid registration for thoraco-abdominal radiosurgery." *Med Phys* 32(12): 3777–3785.

Staring, M., S. Klein and J. P. Pluim (2007). "Nonrigid registration with tissue-dependent filtering of the deformation field." *Phys Med Biol* 52(23): 6879–6892.

Vandemeulebroucke, J., O. Bernard, S. Rit, J. Kybic, P. Clarysse and D. Sarrut (2012). "Automated segmentation of a motion mask to preserve sliding motion in deformable registration of thoracic CT." *Med Phys* 39(2): 1006–1015.

Vandemeulebroucke, J., S. Rit, J. Kybic, P. Clarysse and D. Sarrut (2011). "Spatiotemporal motion estimation for respiratory-correlated imaging of the lungs." *Med Phys* 38(1): 166–178.

Vasquez Osorio, E. M., M. S. Hoogeman, A. Al-Mamgani, D. N. Teguh, P. C. Levendag and B. J. Heijmen (2008). "Local anatomic changes in parotid and submandibular glands during radiotherapy for oropharynx cancer and correlation with dose, studied in detail with nonrigid registration." *Int J Radiat Oncol Biol Phys* 70(3): 875–882.

Vasquez Osorio, E. M., M. S. Hoogeman, L. Bondar, P. C. Levendag and B. J. Heijmen (2009). "A novel flexible framework with automatic feature correspondence optimization for nonrigid registration in radiotherapy." *Med Phys* 36(7): 2848–2859.

Vasquez Osorio, E. M., M. S. Hoogeman, A. Mendez Romero, P. Wielopolski, A. Zolnay and B. J. Heijmen (2012).

"Accurate CTMR vessel-guided nonrigid registration of largely deformed livers." *Med Phys 39*(5): 2463–2477.

Venugopal, N., B. McCurdy, A. Hnatov and A. Dubey (2005). "A feasibility study to investigate the use of thin-plate splines to account for prostate deformation." *Phys Med Biol 50*(12): 2871–2885.

Voroney, J. P., K. K. Brock, C. Eccles, M. Haider and L. A. Dawson (2006). "Prospective comparison of computed tomography and magnetic resonance imaging for liver cancer delineation using deformable image registration." *Int J Radiat Oncol Biol Phys 66*(3): 780–791.

Wang, H., L. Dong, M. F. Lii, A. L. Lee, R. de Crevoisier, R. Mohan, J. D. Cox, D. A. Kuban and R. Cheung (2005). "Implementation and validation of a three-dimensional deformable registration algorithm for targeted prostate cancer radiotherapy." *Int J Radiat Oncol Biol Phys 61*(3): 725–735.

Wang, H., L. Dong, J. O'Daniel, R. Mohan, A. S. Garden, K. K. Ang, D. A. Kuban, M. Bonnen, J. Y. Chang and R. Cheung (2005). "Validation of an accelerated 'demons' algorithm for deformable image registration in radiation therapy." *Phys Med Biol 50*(12): 2887–2905.

Wang, H., A. S. Garden, L. Zhang, X. Wei, A. Ahamad, D. A. Kuban, R. Komaki et al. (2008). "Performance evaluation of automatic anatomy segmentation algorithm on repeat or four-dimensional computed tomography images using deformable image registration method." *Int J Radiat Oncol Biol Phys 72*(1): 210–219.

Werner, R., J. Ehrhardt, R. Schmidt and H. Handels (2009). "Patient-specific finite element modeling of respiratory lung motion using 4D CT image data." *Med Phys 36*(5): 1500–1511.

Wijesooriya, K., E. Weiss, V. Dill, L. Dong, R. Mohan, S. Joshi and P. J. Keall (2008). "Quantifying the accuracy of automated structure segmentation in 4D CT images using a deformable image registration algorithm." *Med Phys 35*(4): 1251–1260.

Wolthaus, J. W., J. J. Sonke, M. van Herk and E. M. Damen (2008). "Reconstruction of a time-averaged midposition CT scan for radiotherapy planning of lung cancer patients using deformable registration." *Med Phys 35*(9): 3998–4011.

Wu, Z., E. Rietzel, V. Boldea, D. Sarrut and G. C. Sharp (2008). "Evaluation of deformable registration of patient lung 4DCT with subanatomical region segmentations." *Med Phys 35*(2): 775–781.

Xie, Y., M. Chao and L. Xing (2009). "Tissue feature-based and segmented deformable image registration for improved modeling of shear movement of lungs." *Int J Radiat Oncol Biol Phys 74*(4): 1256–1265.

Xie, Y., M. Chao and G. Xiong (2011). "Deformable image regis-

tration of liver with consideration of lung sliding motion." *Med Phys 38*(10): 5351–5361.

Yang, D., S. R. Chaudhari, S. M. Goddu, D. Pratt, D. Khullar, J. O. Deasy and I. El Naqa (2009). "Deformable registration of abdominal kilovoltage treatment planning CT and tomotherapy daily megavoltage CT for treatment adaptation." *Med Phys 36*(2): 329–338.

Yang, D., W. Lu, D. A. Low, J. O. Deasy, A. J. Hope and I. El Naqa (2008). "4D-CT motion estimation using deformable image registration and 5D respiratory motion modeling." *Med Phys 35*(10): 4577–4590.

Yim, Y., H. Hong and Y. G. Shin (2010). "Deformable lung registration between exhale and inhale CT scans using active cells in a combined gradient force approach." *Med Phys 37*(8): 4307–4317.

Yin, L. S., L. Tang, G. Hamarneh, B. Gill, A. Celler, S. Shcherbinin, T. F. Fua et al. (2010). "Complexity and accuracy of image registration methods in SPECT-guided radiation therapy." *Phys Med Biol 55*(1): 237–246.

Yin, Y., E. A. Hoffman, K. Ding, J. M. Reinhardt and C. L. Lin (2011). "A cubic B-spline-based hybrid registration of lung CT images for a dynamic airway geometric model with large deformation." *Phys Med Biol 56*(1): 203–218.

Yin, Y., E. A. Hoffman and C. L. Lin (2009). "Mass preserving nonrigid registration of CT lung images using cubic B-spline." *Med Phys 36*(9): 4213–4222.

Zhang, T., Y. Chi, E. Meldolesi and D. Yan (2007). "Automatic delineation of on-line head-and-neck computed tomography images: Toward on-line adaptive radiotherapy." *Int J Radiat Oncol Biol Phys 68*(2): 522–530.

Zhang, Y., D. Boye, C. Tanner, A. J. Lomax and A. Knopf (2012). "Respiratory liver motion estimation and its effect on scanned proton beam therapy." *Phys Med Biol 57*(7): 1779–1795.

Zhong, H., J. Kim and I. J. Chetty (2010). "Analysis of deformable image registration accuracy using computational modeling." *Med Phys 37*(3): 970–979.

Zhong, H., J. Kim, H. Li, T. Nurushev, B. Movsas and I. J. Chetty (2012). "A finite element method to correct deformable image registration errors in low-contrast regions." *Phys Med Biol 57*(11): 3499–3515.

Zhou, J., S. Kim, S. Jabbour, S. Goyal, B. Haffty, T. Chen, L. Levinson, D. Metaxas and N. J. Yue (2010). "A 3D global-to-local deformable mesh model based registration and anatomy-constrained segmentation method for image guided prostate radiotherapy." *Med Phys 37*(3): 1298–1308.

配　　准

第4章

相似性度量

4.1 引言

正如前几章所强调的,影像配准的目标是找到使给定两幅影像对齐的几何变换(刚性或非刚性)。当两幅影像被认为是"配准"时,这表明,与影像之间的初始关系相比,它们是最匹配的或最相似的。考虑到这个概念,相似性度量可以说是配准问题中最关键的元素。度量定义了配准过程的目标是什么,并测量了一幅影像与经过几何变换的另一幅影像的匹配程度。本章的目的是描述在影像配准过程中使用的一些基本的相似性度量方法。

在医学影像和计算机视觉领域已经提出了大量的影像相似性度量方法。一般来说它们可以分为两类:基于特征的度量和基于强度的度量。基于特征的度量利用两幅影像中的对应点(也称为标记点或"基准标记")或对应面,可以手动地或自动地从两幅影像中提取这些特征。基于特征的相似性度量的优点包括解剖的独立性、涉及点的数量有限而引起的快速计算,以及一些算法在特征点处的准确匹配。然而,基于特征的方法对特征提取算法的准确性很灵敏,并且经常需要用户交互。相比之下,基于强度的度量只使用两幅影像的强度,而不需要手动地分割或勾画相应的点或结构。这类方法使用每幅影像中的全部或大部分数据,因此对于由噪

声或影像强度的随机波动引起的任何误差可以起到平均作用。基于强度的相似性度量的缺点是计算可能耗时。

"通用"的影像相似性度量并不存在,但针对特定应用场合有一组适当的度量方法。度量的选择应取决于待配准对象的类型以及对齐结果的预期精度。一些度量适用于较低精度、较大范围的配准区域,而其他的度量可以为细微或细节结构的配准提供较高的精度,但通常需要以接近最优值方式进行初始化。在一些案例中,使用特定的度量来获得变换的初始近似值,然后切换到另一个更敏感的度量以期在最终结果中获得更好的精度,这样做可能很有利。

影像相似性度量的选择还取决于待配准影像的模态。尽管计算机断层扫描(computed tomography,CT)是放射治疗计划中用于计算剂量分布的最常见模态,但是越来越多的诊所正在使用磁共振(magnetic resonance,MR)成像或正电子发射断层扫描成像,来更好地勾画肿瘤靶区与更集中地进行放射治疗。此外,使用室内CT、kVCBCT、MVCBCT 和 MVCT 成像的室内容积成像的发展,为执行自适应放射治疗提供了所需的成像数据。不同成像模态的信息融合,对每种应用都需要恰当的相似性度量。

在放射治疗中相似性度量的应用包括影像配准与融合的代价函数的定义、在被发布到临床之前不同配准算法的性能评估,以及在放射治疗之前患

者的日常摆位的验证。相似性度量本身主要基于局部影像对应关系。对于基于模型的影像配准(弹性、黏性流体和生物力学模型),相似性度量经常与其他能量函数协同使用,其根据人体某些物理特性(即软组织和骨骼)约束影像形变,以期达到更合理的配准结果,这将在后面章节中描述。

在下面的部分,术语相似性、距离或视差度量可互换使用。相似性度量与距离和视差度量是相对的。在配准过程中,当相似性被最大化时,距离和视差函数通常被最小化。

4.2　基于强度的度量

目前已经研究了各种基于强度的度量并用于医学影像(Hill 和 Hawkes 1994;Penney 等 1998;Holden 等 2000;Skerl 等 2006;Wu 等 2009)。最流行的度量包括强度差的平方和、相关系数和互信息(mutual information,MI)。基于强度差的度量在计算上有吸引力,但是它们需要两个目标的强度值在相同范围内;相关系数要求两个影像的强度通过线性变换关联,而当需要配准的影像来自不同模态时,互信息是选择的度量。在医学影像中还使用了很多其他的相似性度量,包括模式强度、梯度相关和梯度差。在不同应用中,对这些相似性度量的评价已经公开发表(Penney 等 1998;Skerl 等 2006;Wu 等 2009)。

4.2.1　强度差异

这里将影像 A 作为参照的固定影像,影像 B 作为经过变换之后与影像 A 匹配的浮动影像。$A(\vec{x})$ 和 $B(\vec{x})$ 分别是影像 A 和 B 中在空间坐标 $\vec{x}$ 位置处的强度值。影像 A、B 可以是 2D(二维)影像或是 3D(三维)影像。符号 T 用于表示配准变换,例如,$T(B(\vec{x}))$ 代表影像 B 中位置 $\vec{x}$ 处经过变换 T 后的强度值。

最简单的像素相似性度量是基于两幅影像之间对应点的影像强度之差。最常用的度量是均方差 MSD(A,B),它在配准过程中被最小化((Friston 等 1995;Hajnal 等 1995;Woods 1998;Wolberg 和 Zokai 2000;Wijesooriya 等 2008):

$$MSD(A,B) = \frac{1}{N} \sum_{\vec{x}} \left[A(\vec{x}) - T(B(\vec{x})) \right]^2$$

$$(4.1)$$

其中 N 是对上述计算有贡献的、两幅影像中重叠区域的像素数量。这些度量被归一化,因此它们不会受到数值 N 的影响。均方差度量做了隐含的假设,即当两幅影像对齐时,它们仅仅因高斯噪声而不同。因此,它们永远不能用于多模态配准。

MSD(均方差度量)对影像 A 和 B 之间具有很大的强度差的少量像素是非常灵敏的,例如,当对比材料用于其中的一次扫描。可以使用平均绝对离差 MAD(A,B) 而不是均方差 MSD 来降低这种"异常"像素的影响。MAD 定义如下:

$$MAD(A,B) = \frac{1}{N} \sum_{\vec{x}} |A(\vec{x}) - T(B(\vec{x}))|$$

4.2.2　基于相关的方法

互相关是用于信号和影像处理中相似性度量的基本统计准则,它常用于模板匹配、模式识别与影像配准。对于两幅数字影像 A 和 B,互相关 C 定义为:

$$C = \sum_{\vec{x}} A(\vec{x}) T(B(\vec{x}))$$

$$(4.2)$$

影像 B 可以是重叠区域或小特征模板。

互相关度量的缺点是对影像 A 和 B 的幅度变化灵敏。例如,使 A 的所有强度值加倍会导致 C 的值加倍。此外,C 的范围取决于重叠区域的大小或模板 B 的大小。克服这个困难的常用方法是通过相关系数(CC)去度量或者归一化互相关(Gonzalez 和 Woods 1992),它定义为:

$$CC = \frac{\sum_{\vec{x}} (A(\vec{x}) - \bar{A})(T(B(\vec{x})) - \bar{B})}{\sqrt{\sum_{\vec{x}} (A(\vec{x}) - \bar{A})^2 \sum_{\vec{x}} (T(B(\vec{x})) - \bar{B})^2}}$$

$$(4.3)$$

其中 $\bar{A}$ 是重叠区域中影像 A 的平均像素值,$\bar{B}$ 是重叠区域中影像 B 的平均像素值。

相关系数法假定影像中强度值之间是线性关系,因此,它可以处理影像对比度和亮度的差异。基于相关系数的配准可以通过平移很好地将影像对齐(Moseley 和 Munro 1994;Penney 等 1998;Clippe

等 2003),但是它在空间域中用于旋转和缩放影像时有一定的难度。幸好可以在频域中执行相关计算,且这种特殊性质将影像旋转转换为频域中角坐标的简单平移(Kassam 和 Wood 1996),因此可以解决旋转检测问题。相关系数的广义版本也用于处理更复杂的几何变形,比如仿射变换(Berthilsson 1998)、由透视投影引起的形变,以及由透镜缺陷引起的影像失真(Simper 1996)。

基于相关方法的主要缺点是由于影像的自相似性原因导致的相似性度量最大值的平坦性问题,可以通过影像预处理来锐化最大值(Pratt 1974)。一些作者采用了基于边缘的相关方法(van Herk 和 Kooy 1994;Penney 等 1998;Sawada 等 2005;Wu 等 2009),它对两幅影像之间的强度差不太灵敏。这些方法计算从影像中提取的边缘的相关性,而不是原始影像上的相关性。

通常,相关系数不适合于多模态影像配准,因为无法推测灰度值的全局线性变换函数。然而一些研究已经表明,相关系数可以应用于影像的子区域,其中线性关系的假设在小邻域中是有效的,使得多模态影像的刚性和形变配准成为可能(Weese 等 1999)。

4.2.3　信息论度量

信息论是建立在概率论和统计学基础上的,最重要的信息量是熵和 MI(互信息),熵是随机变量中的信息,而互信息是两个随机变量之间的共同信息量。

4.2.3.1　熵度量

在信号处理和影像处理中最常用的度量信息是 Shannon-Wiener 熵度量,在 20 世纪 40 年代,它最初是作为通信理论的一部分而发展起来的(Shannon 1948)。熵可以衡量一组符号提供的平均信息。随机变量的熵定义为

$$H = -\sum_i p_i \log p_i \qquad (4.4)$$

其中 p_i 是变量的第 i 个符号的概率。在成像应用中,符号是出现在感兴趣的影像中的强度值。

在信息论中,熵是概率函数 p_i 的离散随机变量 X 的随机性、不确定性、可变性或者复杂性的度量。一个变量越随机,它的熵值越大。熵总是正的,

即 $H \geqslant 0$,因为对于所有的 i,$0 \leqslant p_i \leqslant 1$。如果所有符号具有相等的发生概率,熵具有最大值;如果变量是确定性的,即一个符号出现的概率是 1,其他出现的概率都是 0,则熵具有为零的最小值。数据中趋于均衡符号概率的任何变化(即使直方图更加均匀)都会增加熵值。模糊数据可以减少噪声,使直方图更加锐化,导致熵值降低。

4.2.3.2　联合熵

给定一对影像 A 和 B,这对离散随机变量的联合熵 $H(A,B)$ 定义为:

$$H(A,B) = -\sum_a \sum_b p_{AB}(a,b) \log p_{AB}(a,b)$$

$$(4.5)$$

其中 $p_{AB}(a,b)$ 是同时出现影像值对(影像 A 中的值 a 和影像 B 中的值 b)的联合概率。计算概率分布的元素数量,可以由两个影像中强度值的范围或强度"区间"(bins)减少的数量来确定。例如,MR 和 CT 影像通常用 12 位来存储强度值,这在联合直方图中给出具有 4 096 × 4 096 个元素的非常稀疏的概率分布。原始强度值可以被重新缩放或选择,以生成数量较少的区间。在实践中,经常使用 32 到 256 个区间。在上面的等式中,a 和 b 表示原始影像强度或被选的强度区间。减少的区间数量可以直接改善联合分布的估计,然而它也降低了强度的灵敏度,例如,由相似强度值表示的不同特征能够被分组到相同的区间中。改进联合概率分布估计的深入工作包括 Parzen 窗密度估计(Wells 等 1996;Tevenaz 和 Unser 1998)和离散直方图估计(Studholme 等 1999)。

联合熵度量了组合影像中可用的信息量,联合熵的一些特性总结如下:

- 和其他熵一样,$H(A,B) \geqslant 0$
- 如果 A 和 B 在统计上是独立的,则联合熵是每幅影像的熵之和。
- 影像越相似(即越不独立),与单个熵的总和相比,联合熵越低。
- 同时考虑两个系统,它们的联合熵不可能比每个系统熵值的总和更大。

$$H(A,B) \leqslant H(A) + H(B)$$

- 反之,联合熵总是至少等于原系统的熵;增加一个新的系统永远不能减少可用的不确定性。

$$H(A,B) \geqslant H(A)$$

利用从影像 A 和 B 计算得到的联合概率分布能够对联合熵的概念可视化,实例如图 4.1 所示。注意:在图 4.1a 中,对齐影像的联合直方图存在线性关系;然而,在错位时直方图变得分散。图 4.1b 和 4.1c 还表明,未对准会导致直方图的离散或模糊,从而增加了联合熵。对于图 4.1 中联合概率分布,表 4.1 显示了联合熵。

表 4.1　针对图 4.1 中的联合概率分布计算的联合熵

	对齐	2 像素平移	4 像素平移
CT-CT	3.885	5.876	6.332
MR-MR	6.579	8.029	8.559
CT-MR	7.572	7.996	8.071

在影像配准过程中联合熵被最小化,如图 4.1 和表 4.1 所示,在两幅感兴趣影像的边缘熵不变的

情况下,当两幅影像对齐时联合熵最小。但是,当联合熵用于影像配准时有两个缺点。其一,由于在影像配准过程中浮动影像 B 的边缘熵可能不是常数,配准过程中涉及的影像变换和插值将改变边缘熵和联合概率分布。假定影像 A 的边缘熵 $H(A)$ 是固定的,联合熵 $H(A,B)$ 和边缘熵 $H(B)$ 会变化是因为变换估计和影像重叠是变化的。因此,最小化联合熵可能不是最优对准的解决方案。联合熵的第二个缺点是,通过最小化联合熵,可以选择变换估计,该变换估计仅仅可以找到包含最少信息的影像重叠,而不是像期望的或理想的那样可以找到包含最多对应信息的影像重叠。在这种情况下,变换可能会产生少量的概率直方图元素,它们将使边缘熵 $H(B)$ 最小化。因此,可以认为配准是试图找到使直方图"锐度"最大化的变换,从而使联合熵最小化。我们希望将联合熵 $H(A,B)$ 值的变化与从两幅影像重叠区域得到的边缘熵 $H(A)$ 与 $H(B)$ 联系起来。

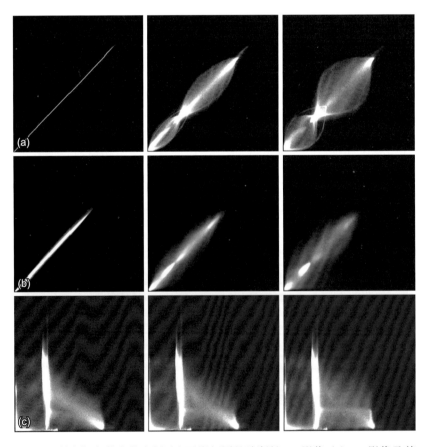

图 4.1　联合概率分布的实例:(a)两张相同的诊断性 CT 影像;(b) MR 影像及其高斯平滑影像;(c) CT(水平轴)和 MR(垂直轴)影像。左:影像对齐。中:影像有 2 像素横向平移错位。右:影像有 4 像素平移错位

4.2.3.3 互信息

针对联合熵方法面临的重叠问题,其解决方案是使用两幅影像之间的 MI(互信息)或相对熵。MI 最初由 Shannon(1948)作为"信息传输速率"引入,它是由比利时的 Leuven(Collignon 等 1995;Maes 等 1997)与美国麻省理工学院的研究人员(Viola 1995;Wells 等 1996)为实现多模态医学影像配准分别同时提出的。

当使用 Kullback-Leibler 度量(Vajda 1989)描述时,互信息 $I(A,B)$ 定义为:

$$I(A,B) = \sum \sum p_{AB}(a,b) \log \frac{p_{AB}(a,b)}{p_A(a)p_B(b)}$$

(4.6)

互信息与边缘熵和联合熵通过如下公式关联

$$I(A,B) = H(A) + H(B) - H(A,B)$$

维恩图为可视化这些熵之间的关系提供了实用的方法,如图 4.2 所示。这里每个圆圈的大小表示特定熵的值,重叠区域代表 MI(互信息),可以定性地认为 MI 是衡量一幅影像如何解释另一幅影像的度量。在影像配准中 MI 被最大化,并且寻找具有低联合熵与高边缘熵的解决方案。

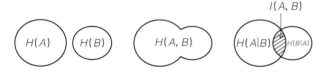

图 4.2 熵和互信息的集合论表示

为了更好地理解图 4.2,更多地考虑概率是有用的。条件概率 $p(a|b)$ 是 A 在 B 给定 b 值的条件下取值 a 的概率。给定 B 的前提下,A 的条件熵定义为

$$H(A|B) = -\sum_a \sum_b p_{AB}(a,b) \log p_{A|B}(a|b)$$

以 B 为条件的 A 的条件熵,是指以 B 的值为条件的 A 的平均熵,它在 B 的所有可能值上取平均。联合熵与条件熵的关系为

$$H(A,B) = H(B) + H(A|B)$$

这表明一旦 B 已知,A 的值与 B 的值的总不确定性等于 B 的不确定性加上关于 A 的(平均)不确定性。类似的,

$$H(A,B) = H(B) + H(B|A)$$

先前使用条件熵的表示 MI(互信息)的表达式可以重写为

$$I(A,B) = H(A) - H(A|B) = H(B) - H(B|A)$$

这种关系如图 4.2 所示。因此,关于其中一幅影像的熵而言,MI 的最大化涉及条件熵最小化。

表 4.2 互信息(MI)的属性

非负性	$I(A,B) \geq 0$
独立性	$I(A,B) = 0 \Leftrightarrow p_{AB}(a,b) = p_A(a) \cdot p_B(b)$
不变性	$I(A,T(A)) = I(A,A)$,T 是一对一的映射
对称性	$I(A,B) = I(B,A)$
自信息	$I(A,A) = H(A)$
有界性	$I(A,B) \leq \min(H(A),H(B))$
	$\leq (H(A),H(B))/2$
	$\leq \max(H(A),H(B))$
	$\leq H(A<B)$
	$\leq H(A) + H(B)$
数据处理不等式	$I(A,B) \geq I(A,T(B))$,T 是处理操作

表 4.2 给出了 MI(互信息)的一些性质,表中最后一个性质,数据处理不等式,指出如果一个随机变量 B 告诉我们关于另一个随机变量 A 的信息,则关于 A 的更多信息不能通过在 B 上执行额外随机或确定的处理操作来提取。也就是说,A 与 B 之间的 MI(互信息)大于或等于 A 与 B 的任何函数之间的互信息。

4.2.3.4 归一化互信息

MI(互信息)并不能完全地解决 4.2.3.2 节中描述的重叠问题,特别地,在影像中强度非常低的区域(尤其是患者周围的噪声),重叠区域的变化可以对 MI 产生不成比例的影响。为了解决这个问题,已经提出了可替代性的归一化联合熵。

迄今为止,文献中已经提出三个归一化方案来解决这个问题。Maes 等人(1997)在他论文中的讨论部分提出了两个归一化的 MI(互信息):

$$\tilde{I}_1(A,B) = \frac{2I(A,B)}{H(A) + H(B)}$$

(4.7)

$$\tilde{I}_2(A,B) = H(A,B) - I(A,B)$$

(4.8)

Studholme 等人(1999)提出了另一种归一化方法,旨在克服互信息对影像重叠变化的灵敏性。关

于重叠部分的联合熵,这个度量涉及归一化 MI(互信息)。

$$\tilde{I}_3(A,B) = \frac{H(A)+H(B)}{H(A,B)} \quad (4.9)$$

在重叠部分显著变化的多模态配准方面,归一化 MI 的第三版本比标准 MI 鲁棒性更好(Studholme 等 1999)。然而,另一项研究表明,当两幅影像具有几乎相同的视场时,对于序列 MR 配准,MI 的性能与归一化 MI 的性能是等效的(Holden 等 2000)。

可以证明,方程 4.7 和 4.9 中归一化 MI 的不同版本是密切相关的:

$$\tilde{I}_3(A,B) = \frac{H(A)+H(B)}{H(A,B)} = \frac{I(A,B)}{H(A,B)} + 1 = \frac{1}{\tilde{I}_1(A,B)-2}$$

4.2.3.5　互信息的其他变化

在理论上两幅影像的互信息不考虑空间信息。有时为了取得更好的结果,将空间信息纳入到配准过程是有益的。以空间位置等额外变量为条件的两个随机变量的互信息可以确定为:

$$I(A,B|C) = H(A|C)+H(B|C)-H(A,B|C)$$

以第三个随机变量为条件,可能会增加或减少互信息,但对于离散的、联合分布的随机变量 A,B 和 C 而言,总是存在如下关系:

$$I(A,B|C) \geq 0$$

可以通过不同的方式将空间信息引入到 MI 中,如标贴、局部强度和局部结构。在 2009 年医学影像计算和计算机辅助干预国际会议的教程中可以找到这些应用的综述(Wells 等 2009)。

4.2.4　概率框架

假设两幅配准影像中的强度值是概率相关的,则寻找从一幅影像到另一幅影像的最优变换问题,可以转换为参数估计问题。在这个框架中,表达配准的适当相似性度量可以用似然函数表示,该似然函数作为空间变换的函数与影像强度值相关联。随后,可以在变换空间上最大化似然函数来估计最优变换参数。

给定影像 A、B 和模型参数 θ,最大似然估计表示为:

$$\arg\max_{\theta} p(A=\{a_1,\cdots,a_n\}|\theta) = \arg\max_{\theta} \prod_{i=1}^{n} p(a_i|\theta)$$

其中 $p(A)$ 是 A 的概率密度函数。通常,最大似然法有很好的收敛性,实现起来相对简单,且随着样本量的增加而渐近无偏和有效。

使用对数似然函数来减少乘法的负担往往更为方便:

$$\log L(A|\theta) = \sum_{i=1}^{n} \log p(a_i|\theta)$$

影像配准的最大似然方法可以在许多文献中找到(Viola 和 Wells 1997;Roche 等 2000;Olsen 2002;Zhu 和 Cochoff 2002;Munbodh 等 2009;Wells 等 2009;Chen 等 2011;Risholm 等 2011)。Roche 等人(2000 年)从通用最大似然出发,推导出与不同具体建模假设相对应的相似性度量,并恢复出一些众所周知的基于强度的度量(相关系数、相关比和互信息),而 Viola 和 Wells(1997)也证明:在特定条件下,影像的条件对数似然是影像的条件熵的倍数。将关于影像强度的概率密度函数的信息合并到相似性度量中,为基于强度的影像配准开发出更强的方法。

4.3　基于特征的度量

基于强度的方法通过相关度量来比较影像中的强度模式,一旦分割完成,则基于特征的配准算法使用影像特征的稀疏表示来加速算法。特征可以是标记点、轮廓或表面。基于特征的方法建立了影像中多点之间的对应关系。如果知晓这种对应关系,则可以确定两幅影像之间的转换。

在放射治疗应用中,轮廓和表面大部分用有序的点来表示。针对两幅影像之间的变换 T,整体影像相似度 S 可以表示为在 N 个不同标记点处的个体相似性测量 $S(\cdot)$ 的总和:

$$S(T) = \sum_{i=1}^{N} S(A(\vec{x}_i), B(T(\vec{x}_i))) \quad (4.10)$$

相似性度量 $S(\cdot)$ 可以采用多种形式,如绝对距离、平方距离、加权距离,他们也被称为视差度量,因为它们都与空间距离相关。

4.3.1　基于标记的度量

基于标记的相似性度量需要识别待配准两幅

影像中对应的二维或三维点。有时称对应点为同源标记点,以强调它们在不同的影像中应该表示相同的特征。假设我们有两组个数为 N 的选定点,影像 A 中的为 $X = \{\vec{x}_i\}$,影像 B 中的为 $Y = \{\vec{y}_i\}$,其中 $i = 1, 2, \cdots, N$,$\vec{x}_i$ 和 $\vec{y}_i$ 分别是影像 A 和 B 中第 i 个点的空间位置。这两个点集之间的相似性度量可以表示为每个点对的平方距离之和:

$$SM = \sum_{i=1}^{N} \| \vec{x}_i - \vec{y}_i \|^2 \qquad (4.11)$$

针对具有仿射变换关系的两幅影像的配准过程,基于标记点的相似性度量可用于最小化的代价函数中。假定对影像 B 及对应的标记点集合 Y 应用变换 T,代价函数通常可表示为以下形式之一:

$$D(T) = \sum_{i=1}^{N} \| \vec{x}_i - T(\vec{y}_i) \|^2 \qquad (4.12)$$

$$D(T) = \frac{1}{N} \sum_{i=1}^{N} \| \vec{x}_i - T(\vec{y}_i) \|^2 \qquad (4.13)$$

在理想情况下,配准之后,$\vec{x} = T(\vec{y})$。为该表达式寻找变换 T 的任务,在数学上称为 Procrustes 正交问题(Hill 和 Batchelor 2001)。

基于标记的相似性度量也可以用于对齐的评估度量。为了建立对齐的"基准",可以在测试体模(刚性或形变)中定制不透射线标记(Wang 等 2005;Brock 等 2008;Serban 等 2008)。也可从数学模型(Lu 等 2004;Wang 等 2005)或临床影像中(Brock 等 2005;Castillo 等 2009)选择特征点作为基准。这些点称之为"基准标记"。然后通过比较配准结果

$Y = \{T(\vec{y}_i)\}$ 与对应的"基准" $X = \{\vec{x}_i\}$ 来评估配准技术的性能。最常用的量化性能指标是平均绝对距离:

$$D = \frac{1}{N} \sum_{i} \| \vec{x}_i - \vec{y}_i \| \qquad (4.14)$$

除了距离之外,空间误差的标准偏差也可以用于对每种影像配准技术的评估。

在另一项应用中,基于标记点的相似性度量可以为放射治疗中患者的摆位过程提供帮助(West 等 1997;Shirato 等 2004;Kashani et al.2008;Nelson 等 2008)。在放射治疗之前,使用诸如公式 4.14 所示的相似性度量,通过比较每日射野影像上的标记位置与治疗前数字重建 X 射线照片来验证摆位。这些标记可以在影像中自动检测或手动识别。图 4.3 展示了在放射治疗中基于标记点行每日肿瘤对准的实例。

4.3.2　基于轮廓 / 表面的度量

解剖结构的轮廓和表面可以用于医学影像配准。与标记相比,轮廓通常表示为有序点,表面通常表示为一组轮廓或表面网格,以此来表征几何特征。因此,表面仍然可以认为是一个点集。类似于上述技术,求解基于轮廓或表面配准问题就是搜索使两个点集 X 和 Y 之间的某些视差度量最小化的变换。视差度量通常是一个距离。公式 4.12 表示的距离已成功用于两幅 X 射线图片的基于曲线的配准(Balter 等 1992;Cai 等 1998)。

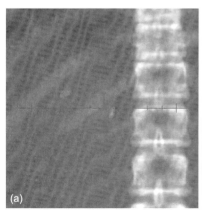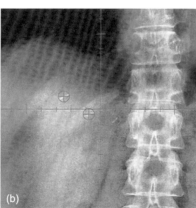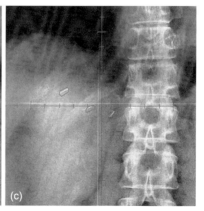

图 4.3(见文末彩插)　基准点作为每日放射治疗中肝肿瘤对准的标记。(a)根据带有基准点轮廓的计划 CT 获取的参考数字重建影像。(b)手动标记基准点的每日射野影像。(c)依据采用平方距离之和确定的基准点对齐肿瘤

用于基于轮廓或表面影像配准的视差度量通常是一个轮廓或表面上的点与另一个轮廓或表面上的相应点之间的加权平均距离。假设影像 A 的表面上的特征点集为 X，影像 B 的表面上的点集为 $Y=\{\vec{y_i}, i=1,2,\cdots,N\}$，距离通常定义为：

$$D(X,T(Y)) = \sum_{i=1}^{N} w_i d^2(X,T(\vec{y_i}))$$

$$= \sum_{i=1}^{N} w_i \|\vec{x_i'}-T(\vec{y_i})\|^2$$

(4.15)

其中

$$\vec{x_i'} = C(X,\mathrm{T}(\vec{y_i}))$$

是表面 X 上的点，它与点 $T(\vec{y_i})$ 对应。C 可以称为"对应"函数，w_i 是与点 $\vec{y_i}$ 相关的权重。注意：公式 4.15 类似于基于标记点的度量公式 4.12。然而对于基于轮廓或表面的方法，X 中点的总数可能与 Y 中点的数目不相同，且两个点集 X 和 Y 可能不是同源的。Y 中 $\vec{y_i}$ 的对应点将由 X 的对应函数确定，并且可能不是 X 中的任何一点。对应函数的一个实例是最近点算子，另一个实例是投影函数，它将 Y 中的点 $\vec{y_i}$ 投影在 X 表面上。投影具有灵活性，以保持表面上各点间的关系。投影垂直于表面，点间对应信息的可用性是基于点的配准与基于表面的配准之间的主要区别。缺乏点间的准确对应信息使得基于表面的配准算法只能立足于迭代搜索。对于迭代搜索过程中的特定变换 T，公式 4.15 仅仅提供了近似的点间对应信息。

针对医疗问题的第一个基于表面的配准称为"头和帽子"（"head and hat"）算法（Pelizzari 等 1989）。在这个算法中，静态表面称为"头"，它可以表示为 CT 或 MR 盘片的堆栈、非连接的点集、描述网格的连接点集、或用某些参数描述的表面，如 B 样条曲面。移动表面指的是"帽子"，它主要表示为不连接的三维点的列表。在配准过程中，对于"帽子"表面上的每个点，在"头"上都有一个对应的最近点。所用的接近程度的度量是均方距离。通过对"头"表面到刚性"帽子"表面迭代变换来确定配准变换，直到找到"头"上最合适的"帽子"为止。使用距离变换对"头"的影像进行预处理，可以改进这个算法（Pelizzari 等 1989；Jacobs 等 1999；Lee 等 2005），最常用的表面是皮肤和器官的边界。

Besl 和 McKay（1992）提出了通用、表示独立的基于形状匹配的迭代最近点（iterative closest point, ICP）算法，形状匹配过程可用于各种几何图元，包括点集、线段集、三角形集（刻面）以及隐式参数化的曲线和曲面。指定一个形状为"数据"形状，指定另一个形状为"模型"形状。对于基于表面的配准而言，形状就是表面。首先，数据形状被分解成一个点集（如果它不是点集形式）。然后，将数据形状配准到模型形状，即通过迭代搜索最近的模型点到数据点的距离，它使得式 4.12 表示的视差度量最小化并将得到的变换应用于数据点。该算法在医学影像中得到了广泛的应用（Li 等 2006；Clements 等 2008），经过增强后还用来解决非刚性影像配准（Declerck 等 1997；Chui 和 Rangarajan 2003）。

4.4 小结

本章描述了医学成像中使用的基本相似性度量。当局部准确性很重要且影像分割已经完成时，通常使用基于特征的相似性度量。因为它们独立于成像的模态，通常可以用于单模态和多模态影像。基于特征方法的局限性在于它高度依赖于特征提取的准确性。基于强度的方法是有吸引力的，因为它们不需要从影像中检测几何特征，例如点、轮廓或表面。互信息（MI）和归一化互信息是用于多模态影像配准的、最流行的影像相似性度量，而它们也可用于单模态影像配准。互相关与强度差的平方和通常用于单模态影像配准。

相似性度量仅仅是两幅影像同源关系的近似值，理解这一点很重要。因为它仅仅是一个近似值，一个最大化相似性度量的成功配准可能不代表同源函数的最佳映射。通常基于应用自身以及应用所需的准确性来选择相似性度量。有时，两个或多个相似性度量可以同时地或顺序地用于单个影像配准过程，以实现对同源关系更好的近似。最近的研究表明，基于强度和特征的相似性度量的混合方法也可以用来提高全局准确性和局部准确性（Russako 等 2004；Gan 等 2008；Wells 等 2009）。

参考文献

Balter, J. M., Pelizzari C.A. et al. (1992). "Correlation of projection radiographs in radiation therapy using open curve segments and points." *Med. Phys.* 19(2): 329–334.

Berthilsson, R. (1998). Affine correlation. Proceedings of the International Conference on Pattern Recognition ICPR'98, Brisbane, Australia, 1458–1460.

Besl, P. J. and McKay, H. D. (1992). "A method for registration of 3-D shapes." *14*(2): 239–256.

Brock, K. K., Nichol, A. M. et al. (2008). "Accuracy and sensitivity of finite element model-based deformable registration of the prostate." *Med. Phys.* 35(9): 4019–4025.

Brock, K. K., Sharpe, M. B. et al. (2005). "Accuracy of finite element model-based multi-organ deformable image registration." *Med. Phys.* 32(6): 1647–1659.

Cai, J., J. Chu, C. H. et al. (1998). "A simple algorithm for planar image registration in radiation therapy." *Med. Phys.* 25(6): 824–829.

Castillo, R., Castillo, E. et al. (2009). "A framework for evaluation of deformable image registration spatial accuracy using large landmark point sets." *Phys. Med. Biol.* 54(7): 1849–1870.

Chen, S., Guo, Q. et al. (2011). "A maximum likelihood approach to joint image registration and fusion." *IEEE Trans. Med. Imaging* 20(5): 1363–1371.

Chui, H. and Rangarajan, A. (2003). "A new point matching algorithm for non-rigid registration." *Comput. Vis. Image Understand.* 89(2–3): 114–141.

Clements, L. W., Chapman, W. C. et al. (2008). "Robust surface registration using salient anatomical features for image-guided liver surgery: Algorithm and validation." *Med. Phys.* 35(6): 2528–2540.

Clippe, S., Sarrut, D. et al. (2003). "Patient setup error measurement using 3D intensity-based image registration techniques." *Int. J. Radiat. Oncol. Biol. Phys.* 56(1): 259–265.

Collignon, A., Maes, F. et al. (1995). Automated multi-modality image registration based on information theory, in *Information Processing in Medical Imaging*, Y. Bizais, C. Barillot, and R. Di Paola, eds., Kluwer Academic, Dordrecht, The Netherlands, 263–274.

Declerck, J., Feldmar, J. et al. (1997). "Automatic registration and alignment on a template of cardiac stress and rest reoriented SPECT images." *IEEE Trans. Med. Imag.* 16(6): 727–737.

Friston, K. J., Ashburner, J. et al. (1995). "Spatial registration and normalization of images. *Human Brain Map.,* 3: 165–189.

Gan, R., Chung, A. C. S., Liao, S. (2008). "Maximum distance-gradient for robust image registration." *Med. Image Anal.* 12: 452–468.

Gonzalez, R. C. and Woods, R. E. (1992). *Digital Image Processing*, Addison Wesley.

Hajnal, J. V., Saeed, N. et al. (1995). "A registration and interpolation procedure for subvoxel matching of serially acquired MR images." *J. Comput. Assist. Tomogr.,* 19(2), 289–296.

Hill, D. L. G. and Batchelor, P. (2001). Ragistration methodology:

Concepts and algorithms, in *Medical Image Registration*, J. V. Hajnal, D. L. G. Hill, D. J. Hawkes eds., CRC Press, Boca Raton, FL, 39–70.

Hill, D. L. G. and Hawkes, D. J. (1994). "Voxel similarity measures for automated image registration." *Proc. SPIE-Visualization Biomed. Computing 2359*: 205–216.

Holden, M., Hill, D. L. G. et al. (2000). "Voxel similarity measures for 3D serial MR image registration." *IEEE Trans. Med. Imaging* 19: 94–102.

Jacobs, M. A., Windham, J. P. et al. (1999). "Registration and warping of magnetic resonance images to histological sections." *Med. Phys.* 26(8): 1568–1578.

Kashani, R., Hub, M. et al. (2008). "Objective assessment of deformable image registration in radiotherapy: A multi-institution study." *Med. Phys.* 35(12): 5944–5953.

Kassam, A. and Wood, M. L. (1996). "Fourier registration of three-dimensional brain MR images: Exploiting the axis of rotation." *J. Magn. Reson. Imaging 6*: 894–902.

Lee, C. W.-C., Tublin, M. E. et al. (2005). "Registration of MR and CT images of the liver: Comparison of voxel similarity and surface based registration algorithms." *Comput. Methods Prog. Biomed. 78*(2): 101–114.

Li, S., Liu, D. et al. (2006). "Real-time 3D-surface-guided head refixation useful for fractionated stereotactic radiotherapy." *Med. Phys.* 33(2): 492–503.

Lu, W., Chen, M.-L. et al. (2004). "Fast free-form deformable registration via calculus of variations." *Phys. Med. Biol.* 49(14): 3067–3087.

Maes, F., Collignon, A. et al. (1997). "Multimodality image registration by maximization of mutual information." *IEEE Trans. Med. Imaging 16*: 187–198.

Moseley, J. and Munro, P. (1994). "A semiautomatic method for registration of portal images." *Med. Phys.* 21(4): 551–558.

Munbodh, R., Tagare, H. D. et al. (2009). "2D-3D registration for prostate radiation therapy based on a statistic model of transmission images." *Med. Phys.* 36(10): 4555–4568.

Nelson, C., Balter, P. et al. (2008). "A technique for reducing patient setup uncertainties by aligning and verifying daily positioning of a moving tumor using implanted fiducials." *Med. Phys.* 9(4): 110–122.

Olsen, C. F. (2002). "Maximum-likelihood image matching." Pattern analysis and machine intelligence. *IEEE Trans.* 24(6): 853–857.

Pelizzari, C., Chen, G. et al. (1989). "Accurate three-dimensional registration of CT, PET, and/or MR images of the brain." *J. Comp. Assisted Tomogr. 13*(1): 20–26.

Penney, G. P., Weese, J. et al. (1998). "A comparison of similarity measures for use in 2-D-3-D medical image registration." *IEEE Trans. Med. Imaging 17*(4): 586–595.

Pratt, W. K. (1974). "Correlation techniques of image registration." *IEEE Trans. Aerospace Electron. Syst. 10*: 353–358.

Risholm P., Fedorov, A. et al. (2011). "Probabilistic non-rigid registration of prostate images: Modeling and quantifying uncertainty." *IEEE Int. Symposium Biomed. Imaging* 553–556.

Roche, A., Malandain, G., Ayache, N. "Unifying maximum likelihood approaches in medical image registration." *Int. J. Imaging Syst. Technol. Spec. Issue 3D Imaging, 11*: 71–80.

Russakoff, D. B., Rohlfing, T. et al. (2004). "Intensity-based 2D-3D spine image registration incorporating a single fiducial marker." *Acad. Radiol. 12*: 37–50.

Sawada, A., Yoda, K. et al. (2005). "Patient positioning method based on binary image correlation between two edge images for proton-beam radiation therapy." *Med. Phys. 32*(10): 3106–3111.

Serban, M., Heath, E. et al. (2008). "A deformable phantom for 4D radiotherapy verification: Design and image registration evaluation." *Med. Phys. 35*(3): 1094–1102.

Shannon, C. E. (1948). "The mathematical theory of communication." *Bell Syst. Tech. J. 27*: 379–423, 623–656.

Shirato, H., Oita, M. et al. (2004). "Three-dimensional conformal setup (3D-CSU) of patients using the coordinates system provided by three internal fiducial markers and two orthogonal diagnostic X-ray systems in the treatment room." *Int. J. Radiat. Oncol. Biol. Phys. 60*(2): 607–612.

Simper, A. (1996). Correcting general band-to-band misregistrations, in *Proceedings of the IEEE International Conference on Image Processing ICIP'96*, Lausanne, Switzerland, 597–600.

Skerl, D., Tomazevic, D. et al. (2006). "Evaluation of similarity measures for reconstruction-based registration in image-guided radiotherapy and surgery." *Int. J. Radiat. Oncol. Biol. Phys. 65*(3): 943–953.

Studholme, C., Hill, D. L. G. et al. (1999). "An overlap invariant entropy measure of 3D medical image alignment." *Pattern Recognit. 32*: 71–86.

Thevenaz, P. and Unser, M. (1998). An efficient mutual information optimizer for multiresolution image registration, in *Proceedings of the IEEE International Conference on Image Processing*, Chicago, Illinois, 833–837.

Vajda, I. (1989). *Theory of Statistical Inference and Information*, Kluwer, Dordrecht, The Netherlands.

van Herk, M. and Kooy, H. M. (1994). "Automated three-dimensional correlation of CT-CT, CT-MRI and CT-SPECT using chamfer matching." *Med. Phys. 16*: 443–448.

Viola, P. (1995). Alignment by maximization of mutual information, Massachusetts Institute of Technology, Ph.D. thesis.

Viola, P. and Wells, W. M. (1997). "Alignment by Maximization of Mutual Information", *Int. J. Computer Vision 24*(2): 137–154.

Wang, H., Dong, L. et al. (2005). "Validation of an accelerated 'demons' algorithm for deformable image registration in radiation therapy." *Phys. Med. Biol. 50*(2): 2887–2905.

Weese, J., Roesch, P. et al. (1999). Gray-value based registration of CT and MR images by maximation of local correlation, in MICCAI'99, C. Taylor and A. Colchester, eds., Lecture Notes in Computer Science, 656–663.

Wells, W. M. I., Voila, P. et al. (1996). "Multi-modal volume registration by maximization of mutual information." *Med. Image Anal. 1*: 35–51.

Wells, W. M., Maes, F., Pluim, J. (2009). Tutorial at MICCAI 2009: Information theoretic similarity measures for image registration and segmentation.

West, J., Fitzpatrick, J. et al. (1997). "Comparison and evaluation of retrospective intermodality brain image registration techniques." *J. Comp. Assisted Tomogr. 21*(4): 554–568.

Wijesooriya, K., Weiss, E. et al. (2008). "Quantifying the accuracy of automated structure segmentation in 4D CT images using a deformable image registration algorithm." *Med. Phys. 35*(4): 1251–1260.

Wolberg, G. and Zokai, A. (2000). Image registration for perspective deformation recovery, in *SPIE Conference on Automatic Target Recognition X*, Orlando, Florida, USA, 12.

Woods, R. P., Grafton, S. T. et al. (1998). "Automated image registration: 1. General methods and intrasubject, intramodality validation." *J. Comp. Assisted Tomogr. 22*(1): 139–152.

Wu, J., Kim, M. et al. (2009). "Evaluation of similarity measures for use in the intensity-based rigid 2D-3D registration for patient positioning in radiotherapy." *Med. Phys. 36*(12): 5391–5403.

Zhu, Y. M. and Cochoff, S. M. (2002). "Likelihood maximization approach to image registration." *IEEE Trans. Med. Imag. 11*(12): 1417–1426.

第 5 章

参数影像配准

5.1 引言

对于许多涉及大脑的配准任务,尽管刚性与仿射影像配准是足够的,但是不足以解决与颅外解剖有关的配准问题。例如对于腹部和胸部的软组织器官,由于呼吸,心脏跳动和重力等因素,经常导致形状和大小的变化,这些器官或器官系统影像的配准需要非刚性影像配准。

与刚性和仿射影像配准一样,非刚性影像配准问题也被设定为两个影像之间的影像相似性度量(即代价函数)的最大化或最小化问题,不同之处在于变换模型,它必须包含更多的自由度来捕捉和描述底层解剖结构的非刚性形变。而刚性和仿射配准的变换模型是线性的,非刚性变换模型是非线性的,从物理意义上讲,在非刚性配准过程中,源影像的每幅影像样本都经历了唯一的变换。

已有很多方法阐述非线性变换模型(Maintz与 Viergever 1998;Rueckert 2001;Crum 等 2004;Goshtasby 2005;Zagorchev 与 Goshtasby 2006;Holden 2008)。许多学者受物理上的启发,试图根据流动流体模型或黏弹性材料形变的成熟模型对解剖形变建模。在下面章节中,会详细地介绍这些所谓的非参数变换模型。本章的主题是参数变换模型,它通常被一组基函数描述。在参数非刚性医学影像配准中,基函数是一个样条。尽管许多样条的起源可以追溯到一些物理结构,但是它们与人体解剖学形变方式的相关性仍然很弱。在非刚性影像配准中,这些模型更多地用于提供数学框架,在影像位置子集上,进行插值或逼近非刚性影像配准的可行解,影像位置子集通常是指整个影像空间上的控制点或标记。

控制点是参数影像配准的必要元素,在待配准的一对影像中,它经常对应于容易区分的解剖标记。例如,当配准腹部影像时,肝穹窿可以作为标记。手动识别实际上是选择标记的一种方法。一些半自动的与全自动的方法也已经被提出。这里的重点不是标记选择中涉及的具体步骤,而是在识别出标记之后的坐标变换过程。

假设存在一组对应的标记,参数配准过程可以被视为:①将已知的位移应用到源影像中的标记,使得它们的移动位置对应于它们在目标影像中的已知位置;②进行必要的插值来确定源影像中在所有剩余的(非标记)位置的位移,以获得完整的位移场,它是非刚性影像配准期望的解决方案。在数学上,令 p_i 和 $q_i(i=1,2,\cdots,N)$ 分别表示源影像和目标影像中 N 个对应标记的三维坐标。参数配准确定了一个坐标变换,使得在 p_i 位置,位移矢量为 $d_i=q_i-p_i$,对于 $i=1,2,\cdots,N$。在所有的其他位置,

位移是 N 个标记位移的插值结果。

可以通过标记或控制点的空间排列对参数影像配准进行分类,反之,确定了适合该问题的插值函数或样条类型。当解剖标记组成控制点时,不出意外,它们对影像空间进行非均匀采样。适用于这种方案的两种常见的参数化变换模型是基于薄板样条(thin-plate spline,TPS)和弹性体样条(elastic body spline,EBS)。基于 B 样条的第三种常用参数变换模型,它不依赖于解剖标记,而使用在影像空间内自动放置的控制点网格。下面详细地描述基于 TPS、EBS 和 B 样条参数配准方法的数学基础。

为了让读者了解到这些算法的相对优点,将在相同的测试影像上比较这些方法的性能(准确度和速度)。所有的测试影像都是三维的,因此这里包含的所有配准实例都属于三维影像。出于同样的原因,在假设三维影像的非刚性配准情况下,讨论了各种参数影像配准方法背后的数学基础。

5.2　薄板样条

TPS(thin-plate spline)变换隶属于基于径向基函数(radial basis functions,RBFs)的变换族,RBFs 是全局支持的、感兴趣点与空间中任意三维点之间距离的径向对称函数。在影像配准的背景下,感兴趣的点是控制点,RBFs 以这些控制点为中心。移位的 RBFs 的线性求和结果为非刚性影像配准提供了必要的坐标变换。在最一般的形式中,基于 RBFs 的变换表示为:

$$t(p) = ap + b + \sum_{i=1}^{N} c_i R(p - p_i) \qquad (5.1)$$

它描述了从源影像中的点 p 到目标影像中的变换位置 $t(p)$ 的空间映射。等式第一部分,涉及系数 a 和 b,是仿射变换部分,它有助于恢复源影像与目标影像之间出现的任何全局失配。第二部分,用权重 c_i 对 RBFs 加权求和,描述了非仿射部分,它有助于恢复局部的非刚性配准失配。

RBFs 可以采用从高斯到多元二次(multiquadrics)再到逆多元二次的多种形式,且在影像配准中每种形式的应用都有报道(Goshtasby 2005;Holden 2008)。由于其优良的性能,TPS 在影像配准方面比其他基于 RBFs 的变换更为成功,因此是本

章的重点。TPS 最初与描述金属薄片受到负载影响时的弯曲程度有关,它用于飞机和船只的建造。在数学上,用于 TPS 的 RBFs 是由平方拉普拉斯算子推导出来的,$\nabla^4 u(p) = c\delta(0,0,0)$,其中 $u(p)$ 是点 p 的位移,c 是常数。在三维中给定为 $R_{TPS}(r) = r$,其中 $r = (p - p_i)$(Holden 2008)。对应于二维中的 RBF,是熟知的对数函数 $R_{TPS}(r) = r^2 \log r$。

TPS 变换代表三个独立的三维超曲面,三维中的每一维都有一个(独立的超曲面)。对于源影像中的给定点,每个超曲面都生成插值的 x、y 或 z 的位置(在目标影像中)。在二维中更容易理解 TPS 插值的物理解释,这将在书中论述,三维扩展部分则留给读者去完成。在二维情况下,可以将 TPS 插值表面看作是一个平面,因控制点位置权重改变而波动。权重可以是正数也可以是负数,正的权重会引起表面的下沉,而负的权重会引起它的上升。每个权重引起的偏移是圆对称的,并且延伸到无穷大,即 TPS 是对称且具有全局支持特性。事实上,绝大多数 RBFs 是这样的,远离负载位置的偏移渐近地接近于零(无位移)。此外,负载之间相互平衡,在表面上看不到净平移或旋转,这是指稳定性标准。

当展开公式 5.1 时,会产生带有 (3N+12) 个未知数、3N 线性方程的方程组,这些未知数是仿射和非仿射系数。对于全定方程组而言,需要额外的 12 个等式。这些等式来自于稳定性标准,在该标准中所有载荷的之和以及一阶矩之和必须为零(Goshtasby 2005)。因此,获得 TPS 的解,意味着解如下方程组:

$$\begin{pmatrix} K & P \\ P^T & 0 \end{pmatrix} \begin{pmatrix} C \\ A \end{pmatrix} = \begin{pmatrix} Q \\ 0 \end{pmatrix}$$

其中 A 是 4×3 的仿射系数矩阵,C 是 $3N \times 3$ 的非仿射系数矩阵,K 的元素为 $K_{ij} = R_{TPS}(p_i - p_j)$,$P$ 和 Q 分别是包含源影像和目标影像中已知标记的矢量,采用标准技术求解这个方程组就可以得到 TPS 系数。

TPS 的性能及大多数其他参数配准方法的性能,受控制点的数量、控制点的分布,以及被识别控制点的精度影响。关于 TPS 和其他参数影像配准算法的控制点选择效果,将在本章的后面进行论述。由于 TPS 是插值的,也就是说,求解结果被限定为通过已识别的标记,在标记识别中的任何位置误差都会降低配准结果的质量。近似 TPS 放宽了这个约束(即求解结果不需要通过标记),因此当

标记识别存在某些不确定性时更为适合（Rohr 等 2001）。可选策略只有是使用标记邻域的影像相似性度量，来改进已识别标记的对应关系（Meyer 等 1997）。

5.3 弹性体样条

与 TPS 一样，通过在控制点插值一组已知的位移，EBS 算法可以实现非刚性影像配准。不同的是，在插值函数中，尽管 EBS 是一个三维样条，但是它是通过求解 Navier 偏微分方程（partial differential equations，PDEs）得到的。EBS 由 Davis 等人首次提出并用于非刚性影像配准开发（1997），读者可以参考他们的原始文献以了解更多细节。

Navier 偏微分方程（PDEs）描述了均匀的、各向同性的材料制成的弹性体，响应其上施加的力而产生的形变。人体组织的弹性特性，为使用 Navier 偏微分方程建模形变提供了物理基础，但从总体上讲，当 EBS 应用于组织类型与人体特性混杂的人体影像上时，体现为一种近似。然而，对于小的形变而言，这种近似是可以接受的。应该指出，Navier 偏微分方程不是用来将人体组织模型化为各向同性的、均质的弹性体，而是假定组织像弹性体一样变形，在影像空间的给定位置传播已知的位移，这应该与 TPS 中的薄金属片形变形成对比。EBS 来源于对单一力产生响应的 Navier 偏微分方程的解，在控制点位置表示为先验位移，它提供了在整个空间中传播位移的手段。完整的非刚性影像配准的解决方案是在控制点位置求解所有力（即已知位移）的 EBS 的加权和。

给出 Navier 偏微分方程为：

$$\mu \nabla u(p) + (\mu + \lambda) \nabla [\nabla \cdot u(p)] = f(p)$$

其中 $u(p)$ 是施加力时从原始位置开始的一个点的位移，∇^2 和 ∇ 分别表示拉普拉斯算子和梯度算子，μ 和 λ 分别是与材料的弹性性质相关的拉梅系数，$f(p)$ 是施加到弹性体的力。

简单的力场在控制点位置应具有非零点力，且在这些位置上幅度与已知位移成比例，而在所有其他的位置，力都是零。这样的力场将导致 Navier 偏微分方程的解有奇点。Davis 等人（1997）建议使用形如 $f(p) = cr(p)^{2k+1}$ 的力场，其中 c 是常数，k 是整数，$r(p)$ 是到距控制点的径向距离。所产生的力场是平滑的和径向对称的，并且在远离控制点时力的幅度逐渐变化。研究者们考虑了 k 的两个值（0 和 −1），使得当 $k=0$ 时的力场为 $cr(p)$，$k=-1$ 时的力场为 $cr(p)^{-1}$。对于两个力场，Navier 偏微分方程的解有相同的一般形式，给出略有变化如下：

$$u(p) = cR_{EBS}(p)$$

其中，当 $f(p) = cr(p)$ 时，$R_{EBS}(p) = [\alpha r(p)^2 I - 3pp^T](p)$；当 $f(p) = cr(p)^{-1}$ 时，$R_{EBS}(p) = [\beta r(p) I - pp^T/r(p)]$。

在这个解中，$\alpha = 12(1-v) - 1$，$\beta = 8(1-v) - 1$，其中 $v = \lambda / [2(\lambda + \mu)]$ 是泊松比。此外，I 是一个 3×3 的单位矩阵，而 pp^T 是一个外积。

EBS 本身很像 TPS，是由 Navier 偏微分方程解法产生的 RBFs 转换版本的线性组合，或者

$$t(p) = ap + b + \sum_{i=1}^{N} c_i R_{EBS}(p - p_i) \tag{5.2}$$

其中，与先前一样，$(ap+b)$ 是 EBS 的仿射部分，其余部分是非仿射部分。如等式 5.1 中所示，等式 5.2 描述了从源影像体素到目标影像中对应位置的变换。

当展开时，公式 5.2 引出带有 $(3N+12)$ 个未知数的 $3N$ 个方程，这些未知数是力和仿射变换系数。正如在 TPS 的情况下，额外的 12 个方程来自稳定条件，以确保弹性体没有净旋转，且无限远处的净位移（即充分远离控制点）仅用仿射系数来描述。通过求解下面的方程组来找到 $(3N+12)$ 个 EBS 系数，该方程组与 TPS 有类似的形式：

$$\begin{pmatrix} K & P \\ P^T & 0 \end{pmatrix} \begin{pmatrix} C \\ A \end{pmatrix} = \begin{pmatrix} Q \\ 0 \end{pmatrix}$$

其中 A 是 4×3 的仿射系数矩阵，C 是 $3N \times 3$ 的力系数矩阵，K 的元素为 $K_{ij} = R_{EBS}(p_i - p_j)$，$P$ 和 Q 分别是包含源影像和目标影像中已知标志的矢量。

5.4 B-样条

在非刚性配准问题中，B 样条可以作为定义底层非刚性坐标变换的自由形变（free-form deformation，FFD）的基函数（Rueckert 等 1999）。FFD 的点不是清晰对齐的标记，但是它定义了 B 样条描述的形变区域，而 B 样条施加在由自动选择控

制点所组成的均匀网格上。所需的形变是通过调整底层网格控制点的三维坐标来实现的。

　　与 TPS 和 EBS 不同，对应标记的识别不是该算法的先决条件。该算法的另外一个明确特征是它提供了局部而不是全局的支持。TPS 和 EBS 算法中的 RBFs 具有无限的支持，因此，移动一个控制点影响整个影像中的位移场。相比而言，该算法中的控制点具有局部支持特性，这意味着移动控制点仅在局部影响位移场。此外，控制点网格越密集，控制点支持的区域越小。正如实验结果所示，在恢复局部形变上，B 样条算法得益于这种性质。

　　B 样条算法也将网络形变划分为仿射变换和非仿射变换：

$$T(x,y,z) = T_{\text{affine}}(x,y,z) + T_{\text{nonrigid}}(x,y,z)$$

　　仿射变换模拟全局运动，并在整个影像空间中固定。非刚性变换模拟代表局部组织压缩或扩张的局部形变。该算法开始于明确的仿射配准步骤，该步骤确定了 $T_{\text{affine}}(x,y,z)$ 的 12 个参数，它们代表了平移、旋转、缩放和剪切组合效果，接下来确定 FFD 系数。

　　用于非刚性变换的 FFD 建模，开始于在影像上放置均匀的控制点网格。令 $\phi_{i,j,k}$ 定义网格间距为 $\delta_x(t) \times \delta_y(t) \times \delta_z(t)$，大小为 $n_i \times n_j \times n_k$ 的控制点网格，则 FFD 是一维三次 B 样条的张量积，如下所示：

$$T_{\text{nonrigid}}(x,y,z) = \sum_{l=-1}^{2} \sum_{m=-1}^{2} \sum_{n=-1}^{2} B_l(u) B_m(v) B_n(w) \phi_{i+l,j+m,k+n}$$

其中 $i=[x/\delta_x(t)], j=[y/\delta_y(t)], k=[z/\delta_z(t)]$，$u=x/\delta_x(t)-i, v=y/\delta_y(t)-j, w=z/\delta_z(t)-k$，且

$$B_{-1}(r) = (1-r)^3/6$$
$$B_0(r) = (3r^3 - 6s^2 + 4)/6$$
$$B_1(r) = (-3r^3 + 3r^2 + 3r + 1)/6$$
$$B_2(r) = r^3/6$$

其中 r 是 u, v 或 w。

　　控制点网格直接影响影像配准的准确性。假设控制点可以在三维空间的三个方向中的任意一个方向上移动，该算法提供三倍（控制点数）的自由度。B 样条算法很好地适用于层次化配准 (Lester 和 Arridge 1999)，其中控制点网格的密度随着算法进展而增加。在一些实现方法中，包括这里提到的，影像的分辨率也是变化的。这引出了由粗至精地

模拟局部形变，通过增加自由度来增加一致性。给定大小为 $n_i \times n_j \times n_k$ 的初始控制点网格，网格间距为 $\delta_x \times \delta_y \times \delta_z$，常用的方法是使网格尺寸加倍（例如，$2n_i \times 2n_j \times 2n_k$），当越过分辨率级别时，网格间隔减半（例如，$\delta_x/2 \times \delta_y/2 \times \delta_z/2$）。这里对 $256 \times 256 \times 256$ 影像进行实验时，使用了两级网格分辨率。

　　由于不需要已知位移的对应控制点，FFD 算法不会得出封闭形式的解，像 TPS 和 EBS 求解线性方程组那样。相反，必须使用最大化或最小化代价函数的优化算法。Rueckert 等人 (1999) 使用归一化互信息作为影像相似性度量，用于他们的示范配准应用，它涉及强化前与强化后的乳腺磁共振影像。正如前面章节提到的那样，互信息及其变型的归一化互信息，被广泛认为是目前已知的单模态和多模态影像配准中最可靠与最准确的影像相似性度量 (Pluim 等 2003)。然而，FFD 方法并不限制影像相似性度量的选择，而互相关和均方差等可以替代的度量同样可以使用，只要它们适用于考虑到的影像对的配准。

　　算法中最小化的代价函数的一般形式是：

$$C_{\text{similarity}}(\text{SI}, \text{TI}, T(x,y,z)) + \lambda C_{\text{smooth}}(T(x,y,z))$$

其中 $C_{\text{similarity}}(\cdot)$ 定义为使其最小化来改进目标影像 (TI) 与受最新坐标变换约束的源影像 (SI) 之间的配准；第二项 $C_{\text{smooth}}(T(x,y,z))$ 是正则项，它保持了控制点网格的平滑性并产生了 FFD；λ 控制这两项的平衡。尽管可能有其他的形式，Rueckert 等人 (1999) 根据表示三维物体弯曲能量的 FFD 的二阶导数定义了正则项，因此最小化该项意味着阻止 FFD 的过度形变。在数学上，

$$C_{\text{smooth}}(T(x,y,z)) = \frac{1}{V} \int_0^X \int_0^Y \int_0^Z \left[\left(\frac{\partial^2 T}{\partial x^2}\right)^2 + \left(\frac{\partial^2 T}{\partial y^2}\right)^2 + \right.$$
$$\left(\frac{\partial^2 T}{\partial z^2}\right)^2 + \left(\frac{\partial^2 T}{\partial xy}\right)^2 + \left(\frac{\partial^2 T}{\partial yz}\right)^2 +$$
$$\left. \left(\frac{\partial^2 T}{\partial zx}\right)^2 \right] dxdydz$$

其中 V 是影像空间的体积。

　　基于 B 样条的 FFD 本质上是光滑的，但是在高分辨率下，影像衍生的力可能导致不切实际的形变，例如由相邻控制点交叉产生的网格折叠。正则项惩罚这种生理上难以实现的形变。经验发现 λ 为 0.05，对于大多数应用而言，可以为这两部分提供正确的平衡。其他形式的正则化是可能的，著名的例

子包括 FFD 的雅可比矩阵（Jacobian of FFD），它惩罚局部体积的过度扩张和压缩（Rohlfng 等 2003）、检查前向和后向形变场之间的一致性（Christensen 和 Johnson 2001），以及使用明确禁止网格折叠的几何约束（Shekhar 等 2007）。

通过迭代最小化代价函数得到 B 样条算法的解，直到代价函数的变化降低到预设的阈值。配准过程需要分两步进行：仿射配准与非刚性配准。在第一步中，通过最小化上述的代价函数，来搜索 12 个仿射变换参数值，尽管没有 FFD 正则化分量。在第二步中，通过最小化相同的代价函数，搜索与自由度相对应的非刚性变换系数，其中包括正则化分量。要优化的参数数目是 $3N$，其中 N 是控制点（或网格点）的数目，在最高的网格分辨率下，这个数字可以达到数千。几乎任何能够处理大量搜索参数的标准最小化算法都可以使用（Press 等 2007）。Rueckert 等人（1999）在他们的实现过程中使用了梯度下降算法，该算法的应用意味着计算梯度矢量，它由代价函数的关于全部 $3N$ 个搜索参数的偏导数组成，并以它为基础更新控制点的位置。与以前一样，这个过程持续进行，直到代价函数的变化小于当前控制点网格和影像分辨率的阈值。随着代价函数值的变化阈值不断降低，这个循环针对所有分辨率不断重复，当最小化收敛到精细的分辨率级别时该算法终止。

5.5　经验评价

参数影像配准算法的理论基础提供了解决配准问题的不同方法。但是利用适当的相似性度量，对于特定的问题，可以直接比较每个算法的速度和准确度。为此，设计了一个评估方案来尝试这些配准方法的具体实例，这些结果让我们了解在真实的配准场合下如何比较这些算法。

为了对结果进行经验评估，选择了五个 CT 影像之间的非刚性腹部影像配准的病例。为了构建配准对，将已知的形变场用于实际 CT 影像，后者基于先前腹部 CT 之间配准案例得到典型配准结果的组合。因此，虽然形变的影像是通过人工方式生成的，但所施加的形变场是基于实际生理的现实形变。利用这五对影像，采用上述三种不同算法试图恢复

形变。前两种方法是 TPS 和 EBS，第三种方法是对互信息优化的 B 样条方法。Ibanez 等人（2005）实现了这些算法的全面测试，算法由开源软件包 ITK（Insight Segmentation and Registration Toolkit，ITK）提供，而 ITK 是提供丰富影像分析算法的开源系统。此外，ITK 3.20 版用于 3GB 主内存、3GHz CPU 的双核 Intel Xeon 计算机。

TPS 实现和 EBS 实现是基于所提供的配准示例中的现有示例。每个实现接受一组非均匀间隔的标记，它们在两幅影像中相匹配，并返回由这些标记构建的形变场。在这两种情况下，从目标影像空间中选择随机点，并在形变场中查找它们的位移矢量。换句话说，标记从基准（ground-truth）形变场导出，为每种方法提供一组准确的匹配点来恢复形变场的剩余部分。为了评估执行时间和准确性，标记的数量按 2 的整数次幂变化，并需要产生形变场的时间，目标配准误差定义为导出形变场与给定形变场的内标记之间距离差的平均值，以及被追踪两幅影像之间的均方差。在增加标记数量的时候，保留了以前导出的标记，并在此之上增加新的标记。例如，在有八个标记的实例中，使用了来自于四个标记实例中相同的四个标记，再加上四对新的标记。

针对相同问题，互信息的实现方法可以使用 ITK 对 B 样条算法进行构造。首先进行仿射配准，然后进行非刚性配准。由仿射配准产生的变换结果被用于基于 B 样条形变配准的主体变换，并使用梯度下降优化方法得到一个解决方案。这种实现方法平衡了多分辨率、基于网格的形变，使用粗糙网格（$5 \times 5 \times 5$）与显著的二次抽样影像来校正粗糙形变，并使用精细网格（$20 \times 20 \times 20$）和细微的二次抽样影像来校正精细形变。

五对影像中两对的最终结果如图 5.1 所示。在第一行中显示了原始和形变的冠状切片影像及其差异，揭示了这两个实例之间的明显非刚性错位。最后两行显示了使用不同技术配准后的、相同切片的差异影像。TPS 和 EBS 都有 512 个原始点作为锚点（即控制点），所以影像的很多部分对齐地很好；但是锚点之间的一些特征没有精确的插值，一些遗留特征在差异影像依然可见。图 5.2 和图 5.3 定性地显示了在相同两种情况下控制点数量变化（8、32、128 和 512）的效果。

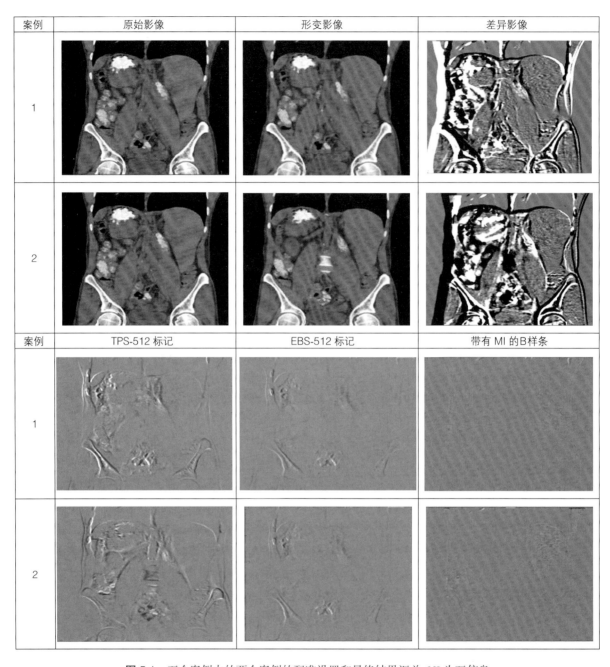

图 5.1 五个案例中的两个案例的配准设置和最终结果汇总,MI 为互信息

图 5.4 到图 5.6 显示了每种算法的平均性能,综合考虑目标配准误差均值、均方差均值以及所有五种情况下平均配准时间。TPS 和 EBS 在控制点数量相似情况下表现相当,随着标记数量的增加,配准质量不断提高。其他配准品质是以更多的计算量和更慢的配准时间为代价,对于 EBS 来说,至少在控制点数量增加时,它的这些特性超过 B 样条方法。与 TPS 相比较,当标记更多时,EBS 显示出更好的影像相似性,这可能归结于 EBS 的优越插值能力,一旦控制点足够接近,就可以更好地建模组织形变。基于互信息的 B 样条算法在影像集上也表现良好,提供了与 TPS 或 EBS 相比拟的准确度,它具有数百个标记并需要相似的配准时间。该算法使用固定的自动选择标记方案,因此它的质量和执行时间(约 1 小时)没有变化。相对而言,TPS 和 EBS 的执行时间与控制点数目成比例关系,从几分

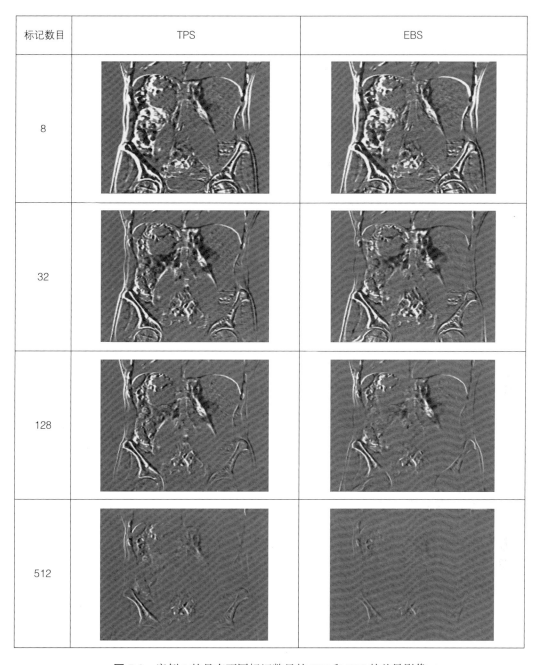

标记数目	TPS	EBS
8		
32		
128		
512		

图 5.2 案例 1 的具有不同标记数目的 TPS 和 EBS 的差异影像

钟到约一小时或更长。事实上,B 样条算法与 TPS 或 EBS 之间的主要差异在于如下事实:不需要标记来实现与前者一样的高质量配准。

5.6 小结

执行非刚性影像配准的插值点对应关系是参数影像配准的本质。插值函数是基函数,其特征因决定于特定方法而有着显著的差别。在 TPS 和 EBS 中,它们共享许多共同特征,无限支持的基函数是径向对称的。虽然这个特征在稀疏且非均匀分布的点对应关系下有助于非刚性配准,当一个标记被移动时,无限支持会导致解与位移场的变化。标记的识别是这些方法必要的第一步。由于解剖标记的数量是有限的,且交互或半自动地完成识别非

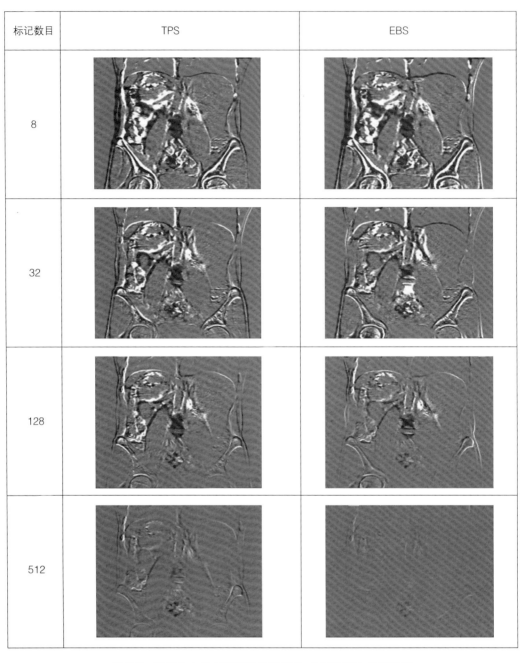

标记数目	TPS	EBS
8		
32		
128		
512		

图 5.3 案例 2 中具有不同数量标记的 TPS 和 EBS 差异影像

常费力,这些方法通常在少量控制点(在大多数情况下少于 100 个)条件下执行。不管控制点数量如何都能够保证有解,但是配准质量通常与数量相关,并且在控制点附近质量较高,远离控制点则质量降低。在这些方法中物理距离是相似性度量并被最小化,这些方法的很大优点是在大多数实际情况下,它们在计算上是有效的且得到封闭的解。

基于 B 样条的方法代表了另一类参数影像配准。这种方法也是基于控制点,但是控制点是自动识别的,是覆盖在影像上的均匀栅格的一部分,并且不需要与清晰的解剖特征相对应。在每个轴的四个相邻控制点上定义的三次 B 样条提供局部控制。该方法需要影像的相似性度量,并受正则化的约束,它以迭代形式进行配准过程。在该过程中使用选择的影像相似性度量,来改善自动选择的控制

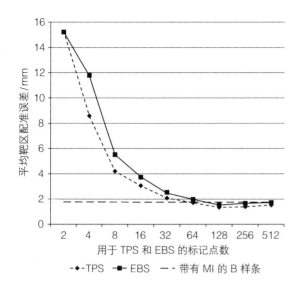

图 5.4　每种方法的平均目标配准误差，5 个案例取平均

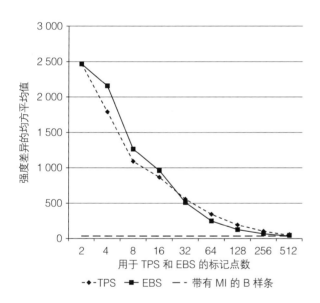

图 5.5　每种方法的平均均方差，5 个案例取平均

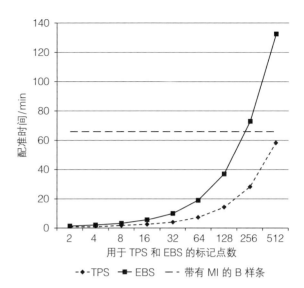

图 5.6　每种方法的配准时间，5 个案例取平均

点对的对应关系。当每个控制点的对应关系被优化时，该算法在概念上收敛，并且最终的解是使用 B 样条对这些对应关系插值而形成的位移场。这种方法的优点在于它避免了标记选择需求，但这是以迭代、基于搜索的典范为代价的，伴随着计算成本高和执行时间冗长。已经提出了高速执行和算法增强来降低运行时间。总体而言，参数影像配准在概念上是直接的，计算效率相对较高，并且是目前最成功和广泛使用的非刚性影像配准方法。

参考文献

Christensen, G. E. and H. J. Johnson 2001. Consistent image registration. *IEEE Trans Med Imaging* 20(7): 568–582.

Crum, W. R., T. Hartkens, and D. L. Hill 2004. Non-rigid image registration: Theory and practice. *Br J Radiol* 77(Spec No 2): S140–S153.

Davis, M. H., A. Khotanzad, D. P. Flamig, and S. E. Harms 1997. A physics-based coordinate transformation for 3-D image matching. *IEEE Trans Med Imaging* 16(3): 317–328.

Goshtasby, A. A. 2005. *2-D and 3-D Image Registration for Medical, Remote Sensing, and Industrial Applications*. Hoboken: Wiley-Interscience.

Holden, M. 2008. A review of geometric transformations for nonrigid body registration. *IEEE Trans Med Imaging* 27(1): 111–128.

Ibanez, L., W. Schroeder, L. Ng, and J. Cates 2005. *The ITK Software Guide*. Clifton Park, NY: Kitware, Inc.

Lester, H. and S. R. Arridge 1999. A survey of hierarchical non-linear medical image registration. *Pattern Recognit* 32(1): 129–149.

Maintz, J. B. and M. A. Viergever 1998. A survey of medical image registration. *Med Image Anal* 2(1): 1–36.

Meyer, C. R., J. L. Boes, B. Kim et al. 1997. Demonstration of accuracy and clinical versatility of mutual information for automatic multimodality image fusion using affine and thin-plate spline warped geometric deformations. *Med Image Anal* 1(3): 195–206.

Pluim, J. P., J. B. Maintz, and M. A. Viergever 2003. Mutual-information-based registration of medical images: a survey. *IEEE Trans Med Imaging* 22(8): 986–1004.

Press, W. H., S. A. Teukolsky, W. T. Vetterling, and B. P. Flannery. 2007. *Numerical Recipes in C++: The Art of Scientific*

Computing. Cambridge, UK: Cambridge University Press.

Rohlfing, T., C. R. Maurer Jr, D. A. Bluemke, and M. A. Jacobs 2003. Volume-preserving nonrigid registration of MR breast images using free-form deformation with an incompressibility constraint. *IEEE Trans Med Imaging* 22(6): 730–741.

Rohr, K., H. S. Stiehl, R. Sprengel, T. M. Buzug, J. Weese, and M. H. Kuhn 2001. Landmark-based elastic registration using approximating thin-plate splines. *IEEE Trans Med Imaging* 20(6): 526–534.

Rueckert, D. 2001. Nonrigid registration: Concepts, algorithms, and applications. In *Medical Image Registration*, eds. J. V. Hajnal, D. L. G. Hill, and D. J. Hawkes, 281–301. Boca Raton: CRC Press.

Rueckert, D., L. I. Sonoda, C. Hayes, D. L. Hill, M. O. Leach, and D. J. Hawkes 1999. Nonrigid registration using free-form deformations: application to breast MR images. *IEEE Trans Med Imaging* 18(8): 712–721.

Shekhar, R., P. Lei, C. R. Castro-Pareja, W. L. Plishker, and W. D. D'Souza 2007. Automatic segmentation of phase-correlated CT scans through nonrigid image registration using geometrically regularized free-form deformation. *Med Phys* 34(7): 3054–3066.

Zagorchev, L. and A. Goshtasby 2006. A comparative study of transformation functions for nonrigid image registration. *IEEE Trans Image Process* 15(3): 529–538.

第 6 章

面向影像引导放射治疗的基于实际生物力学建模

6.1 引言

软组织是非均匀的和各向异性的材料,最有可能经历很大形变。它们的复杂结构,几何形状和材料特性使寻找封闭形式的解变得"几乎不可能获得"(Holzapfel 2004),从而加剧了对计算机建模的需求(Humphrey 2003)。计算生物力学模型有潜力来克服这些挑战,同时表明了理解不同负载条件下软组织行为的需求。临床上,除了学术和工业上的贡献之外,生物力学模型可以改进诊断、治疗、计划和干预措施(Holzapfel 2004)。

生物力学模型是基于物理学的模型,它综合了软组织机械特性,以及几何形状和边界条件。包含的材料特性提供一种独特的方法,以更实际地表明所考虑器官的解剖特征和组织变化。生物力学模型已经应用于影像引导手术和放射治疗的形变影像配准。

基于生物力学的影像配准包括许多技术,即弹簧-质点,有限差分,边界元素和有限元模型(finite element modeling,FEM)。在弹簧-质点技术中,解剖部位被建模为末端附带质点的一组弹簧,它们可以被解释为一组粒子,弹簧性质可以是线性的(Hookean)或非线性的。这种解剖表示方法是快速

处理的模型,这归结于它的简单性,但是以牺牲准确性为代价(Maciel 等 2003)。在组织间建模实际的形变图缺乏准确性,主要与材料性质的不切实际描述有关,其中假设材料的参数,例如弹性模量,是用于描述物体而不是材料本身(Van Gelder 1998)。此外,该方法不能用于建模软组织和薄结构的非均质特性。使用边界元模型、有限差分模型和有限元模型的区域连续表示,可以实现更符合实际的软组织建模。由于边界元模型只需要表面网格,它是降低网格生成复杂性的有效方法。然而,它不能对非均质材料进行建模,除非该区域被划分成小块区域。与有限差分相似,需要考虑用正方形网格来建模该区域。因为需要精细的正方形网格模型来包围复杂几何形状的器官,所以局限性是显而易见的。相反,在生物力学建模中使用的最流行的建模技术是FEM,他具有提供软组织实际模型的潜力,同时能够给出组织的较大形变、反应、变异和放射治疗引起的并发症。本章将集中在软组织的 FEM。

6.2 有限元模型的元素

6.2.1 几何结构

现实的生物力学模型需要精确的解剖几何结

构,使用分割方法对患者的准确解剖结构进行建模,可以构建患者的特异性有限元模型(FEM),这种分割方法可以是手动和/或自动的。手动分割是非常耗时的过程,它需要解剖学方面的专业知识。许多自动分割方法被提出来,包括阈值法、基于区域的方法、基于边缘的技术、形变轮廓模型、模糊连通性和形态学影像处理,研究工作正在展开以改进自动分割方法(Barber和Hose 2005)。本书已经为影像分割安排了详细的章节。

6.2.2　生物力学材料特性

根据模拟中涉及的参数,应用生物力学材料属性模拟软组织的主要方法可以划分为三类。在材料特性不受时间影响的情况下,应力-应变关系可以是线性弹性或非线性弹性的。线性弹性材料特性由胡克定律表示,其中使用两个材料常数,即弹性模量(杨氏模量)和压缩性参数(泊松比)。Roy(1880)指出胡克定律"不能很好地"表征软组织,是因为观察到了非线性行为。因此,利用不同的应变能函数来应用非线性弹性材料特性。然而,如果对软组织施加非常低的应变,则当组织建模为线性弹性材料时不会产生明显的差异(Chabanas 等 2004)。此外,

由于软组织含水量较大,其行为是流体状和固体状材料的组合形式(Humphrey 2003),这与术语"黏性(流体状)-弹性(类固体)材料"相吻合,来描述与时间相关的特性。

6.2.2.1　线性弹性模型

在移除载荷(即力或应力或位移)之后,弹性材料恢复到其原始状态。在线性弹性模型中,用两个参数来表征材料:弹性模量(E)和泊松比(ν)。弹性模量表示为应力-应变曲线的斜率,泊松比是由垂直方向上应变引起的横向应变的比率,如图6.1a~6.1c 所示。当平行于表面施加载荷时,会产生剪切应力,引起由角变形表示的形状变化(图6.1d)。剪切应力(τ)与角变形($\Delta l/l$)之比是剪切模量(G)。在其他载荷条件下,与上述剪切载荷引起的形状变化不同,在体积上施加了相同的三轴压力会引起体积变化(图6.1e)。负载(p)与体积变化($\Delta V/V$)之比为体积模量(K)。公式6.1说明了G,K,E和ν之间的关系:

$$G = \frac{E}{2(1+\nu)}$$
$$K = \frac{E}{3(1-2\nu)}$$
$$(6.1)$$

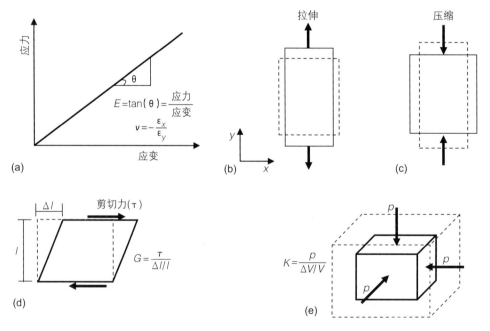

图 6.1　(a)弹性材料在(b)拉伸和(c)压缩载荷下的应力-应变曲线,其中曲线的正切表示弹性模量,横向和纵向应变的负比是泊松比,由剪切引起的(d)角变形,以及(e)在三轴载荷下的体积变形

在弹性材料中,应力和应变之间关系由广义胡克定律描述:

$$\sigma_{ij} = C_{ijkl}\varepsilon_{kl'} \tag{6.2}$$

其中 σ 和 ε 分别是应力和应变。C_{ijkl} 有多种称谓,包括弹性模量、弹性常数和刚度系数等,这个矩阵有 81 个常量,然而,作为应力与应变张量对称性的结果,没有包括该常数数目的材料。因此,各向异性材料有 36 个常数。在各向同性材料中,只需要两个材料常数,即弹性模量(E)和泊松比(ν),而常数数目减少到只有 12 个系数,三维各向同性材料矩阵如下所示:

$$C_{ij} = \frac{E}{(1+\nu)(1-2\nu)}$$

$$\begin{bmatrix} 1-\nu & \nu & \nu & 0 & 0 & 0 \\ \nu & 1-\nu & \nu & 0 & 0 & 0 \\ \nu & \nu & 1-\nu & 0 & 0 & 0 \\ 0 & 0 & 0 & \frac{(1-2\nu)}{2} & 0 & 0 \\ 0 & 0 & 0 & 0 & \frac{(1-2\nu)}{2} & 0 \\ 0 & 0 & 0 & 0 & 0 & \frac{(1-2\nu)}{2} \end{bmatrix}$$

$$\tag{6.3}$$

6.2.2.2　超弹性模型(1839 年以格林命名的格林弹性模型)

橡胶材料的实验研究表明,非线性的弹性应力 - 应变关系需要偏离线性弹性行为的分析方法。软组织具有与橡胶材料类似的特征(Fung 1993)。因此使用术语"类橡胶材料"来描述软组织,这种非线性弹性行为称为超弹性(图 6.2)。

超弹性材料可以定义为具有应变 - 能量函数(W)的弹性材料,该函数是指由形变引起的储存在材料中的能量。这与柯西弹性材料不同[命名为柯西(1789—1857 年),他在 1822 年确定了各向同性线性弹性材料的应力 - 应变关系],后者具有不可逆结构,因此应力不能从标量势函数(应变 - 能量函数)中得到。

基于应变 - 能量密度和材料拉伸之间的关系,能够表征各向同性超弹性材料的力学行为,而用三个不变量(I_1,I_2 和 I_3)来表征这种材料拉伸。它们被称为不变量,在任何坐标系下它们都是相同的:

$$I_1 = \lambda_1^2 + \lambda_2^2 + \lambda_3^2$$
$$I_2 = \lambda_1^2\lambda_2^2 + \lambda_2^2\lambda_3^2 + \lambda_3^2\lambda_1^2 \tag{6.4}$$
$$I_3 = \lambda_1^2\lambda_2^2\lambda_3^2$$

其中 λ_1,λ_2 和 λ_3 是主要的拉伸。对于不可压缩材料(泊松比 = 0.5),I_3 为 1。

文献中有很多可用的超弹性模型,每个模型的效率是以它的令人满意的描述能力为基础,即用最小数量的材料参数描述特定负载下的材料行为能力。换句话说,如果所提出模型结果符合材料的实验数据,则在此负载条件下,该模型被用于材料建模被认为是有效的。关于这些模型的综述见 Boyce 和 Arruda(2000),Marckmann 和 Verron(2006)以及 Martins 等人(2006)的文献。基于这些综述,这里提供了关于生物力学建模的常用模型的简要论述。

Mooney-Rivlin 模型已经广泛用于建模弹性体材料(Boyce 和 Arruda 2000)。这与其很高准确性有关,以及与他的历史有关,是捕获类橡胶材料非线性弹性行为的第一个模型(Martins 等 2006),适用于 200% 至 250% 的中等应变范围的建模问题:

$$W = C_{10}(I_1 - 3) + C_{01}(I_2 - 3) \tag{6.5}$$

Rivlin 提出了这个模型的扩展,他开发了多项式级数形式的广义应变 - 能量 Brain Detection 模型:

$$W = \sum_{i,j=0}^{\infty} C_{ij}(I_1 - 3)^i (I_2 - 3)^j \tag{6.6}$$

其中 C_{ij} 是材料参数。

只考虑 Rivlin 模型的第一项,可以推导出 neoHookean 模型:

$$W = C_{10}(I_1 - 3) \tag{6.7}$$

这个模型被推荐用于建模小应变(150%),是因为在不同载荷条件下它预测材料行为的能力以及其简单性(Marckmann 和 Verron 2006)。

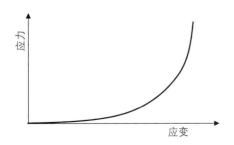

图 6.2　超弹性材料的典型非线性应力 - 应变关系

高阶项 I_1 或 I_2 可以用于解释较宽范围的形变，Yeoh 增加了 I_1 的阶数，已经证明它能够准确地捕捉到大形变。Yeoh 模型为

$$W_{Yeoh} = C_{10}(I_1-3) + C_{20}(I_1-3)^2 + C_{30}(I_1-3)^3 \tag{6.8}$$

与使用拉伸不变的其他模型不同，Ogden（1984）使用主拉伸来导出应变 - 能量函数。该模型已被广泛用于大应变问题：

$$W_O = \sum_{i=1}^{n} \frac{\mu_i}{\alpha_i}(\lambda_1^{\alpha_i} + \lambda_2^{\alpha_i} + \lambda_3^{\alpha_i} - 3) \tag{6.9}$$

其中 μ_i 和 α_i 是表示材料参数的实数，而 n 是正整数。

6.2.2.3　黏弹性模型

黏弹性是材料的与时间相关的机械性能。当时间被当作计算响应的参数时，可以将其分为不同材料对施加负载或形变的响应。

在 $t=0$ 时应变（ε）突然从零增加到 ε_0 值且此后保持不变，如果材料突然变形，则产生的应力随着时间而减小。监测这种应力模式需要维持恒定应变历程，以揭示出不同的阶段。在 $t=0$ 时刻施加一个瞬间增加的应力，然后应力逐渐地、非恒定地下降，且可能不会达到零。这就是所谓的松弛，如图6.3a 所示，使用位移控制机，两个样品受到两个级别的单轴拉伸载荷。

当材料受到的应力突然增加且应力随时间保持恒定时，则应变瞬间增加且随着时间继续应变，如图 6.3b 所示。这就是所谓的蠕变。使用负载控制与测试机，两个样品加载了两个不同的应变级别。

软组织的与时间相关的第三个特性是滞后现象，如图 6.3c 所示。当软组织受到循环载荷时会出现这种情况，其中加载路径中的应力 - 应变不同于卸载路径中的应力 - 应变，这与加载周期中的能量耗散有关。

黏弹性模型可以划分为线性、准线性和非线性。非线性黏弹性的概述由 Wineman（2009）提供。为了简单起见，这里仅解释线性黏弹性。

在线性黏弹性模型中，材料划分为两部分：弹性和黏性，如名称所示那样。弹性部分通常用线性弹簧建模，而黏性部分用阻尼器建模。最常使用的线性黏弹性模型是 Maxwell、Kelvin-Voigt 和标准线性实体模型。材料的黏弹性性质，模型的蠕变和松弛函数的概况如表 6.1 所示。

6.2.3　载荷和边界条件

用于模型的边界条件对模型的准确性起重要的作用。事实上已经指出，边界条件和载荷比材料性质更重要（Carter 等 2005），这是生物力学模型中的重要特征，因为软组织的材料性质总是存在不确定性，正如 Miller 等人（2010）论述的那样。同样，Tanner 等人（2006）发现，除了泊松比之外，边界条件对乳房生物力学模型的准确性起着重要的作用。

在生物力学模型上应用载荷有着不同的方法，包括力、压力或位移。由于测量施加的力比较困难，在器官表面上施加位移来发现场位移分布更可取（Wittek 等 2007）。

用于放射治疗的软组织生物力学建模，可以是单器官模型或多器官模型。在多器官研究中，器官被建模为附属器官或滑动器官（attached or sliding organs）。尽管某些区域在解剖学上彼此连接，但是大多数器官彼此相对滑动，滑动是功能正常的重要特征，例如肺部的情况（D'Angelo 等 2004；Loring 等 2005；Widmaier 等 2006）。建模带有滑动特点的

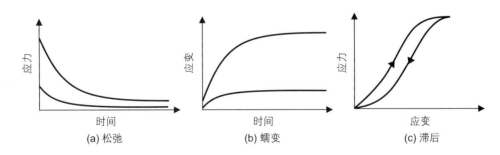

图 6.3　（a）两个恒定应变级别下的黏弹性材料的应力 - 时间行为，（b）两个恒定应力级别下的黏弹性材料的应变 - 时间行为，以及（c）循环载荷下黏弹性材料的应力 - 应变滞后曲线

表 6.1 线性黏弹性模型

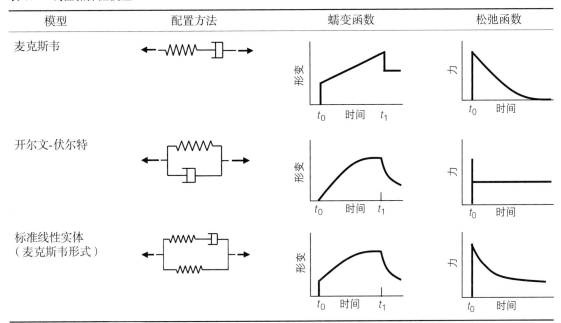

模型	配置方法	蠕变函数	松弛函数
麦克斯韦			
开尔文-伏尔特			
标准线性实体 （麦克斯韦形式）			

肺部呼吸运动表明显著改善了配准的准确性（Al-Mayah 等 2008）。在大脑建模情况下，也有类似的观察报道，即大脑在颅腔内移动需要颅骨和大脑之间的空隙（Wittek 和 Omori 2003；Hu 等 2007）。

6.3 应用

基于生物力学的形变影像配准已经用于不同的解剖部位，包括肺部、肝脏、乳房和前列腺。使用内部开发的算法 MORFEUS（Brock 等 2005）来开发和分析基于生物力学形变影像配准的示意过程，在如图 6.4 中得到说明。以肺模型为例阐明了许多生物力学建模问题，包括滑动接触和由包含支气管树和肿瘤引起的异质性（Al-Mayah 等 2009b）。尽管解剖部位的形变可以由肿瘤收缩、排便、气体、膀胱充盈和体重减轻等引起，但是本例采用呼吸运动。建模过程从获取吸气和呼气影像开始。使用分割的肺部、支气管树、肿瘤和身体构建表面网格。肺部和外部身体在吸气和呼气时的位置差异，可以使用表面投影来找到。体积网格应用于所有区域，除了支气管树以外，它被建模为由壳体单元构成的一组空心管。允许肺在胸腔内滑动。

这里将概述人体肺部、肝脏、乳房和前列腺的生物力学的研究，包括材料特性和 FEM。

6.3.1 肺

Mead 等人（1970）开创了肺的生物力学，他们将肺建模为一组弹簧，为肺部固体力学中的许多研究项目铺平了道路（Fung 1974；Fung 等 1978；Lee 1978；Liu 和 Lee 1978；Vawter 等 1979；De Wilde 等 1981；Maksym 和 Bates 1997；Denny 和 Schroter 2006）。

不同的研究调查了肺的机械性能，发现肺的泊松比和剪切模量具有与年龄相关的特性，它们随着年龄的增加而增加（Lai-Fook 和 Hyatt 2000）。Zeng 等人（1987）通过实验研究了人肺的应力 - 应变关系，发现了非线性应力 - 应变关系，其中刚度随着施加载荷的增加而增加。Lai-Fook 和 Hyatt（2000）报道了类似的发现，其中剪切模量随着施加负载的增加而增加。

肺的第一个 FEM 研究了人类和狗在自重条件下的肺（Matthews 和 West 1972），建模了肺的近似几何表示。尽管人肺与狗肺的材料特性不同（Zeng 等 1987），但是将狗肺的材料特性应用到了人和狗的模型。Sundaram 和 Feng（1977）使用相同的材料特性，开发了包括肺部和心脏的人的半胸三维 FEM。

在肺的有限元研究中发现机械性能有很大变化，泊松比的范围从 0.2 到 0.499，很清楚地证

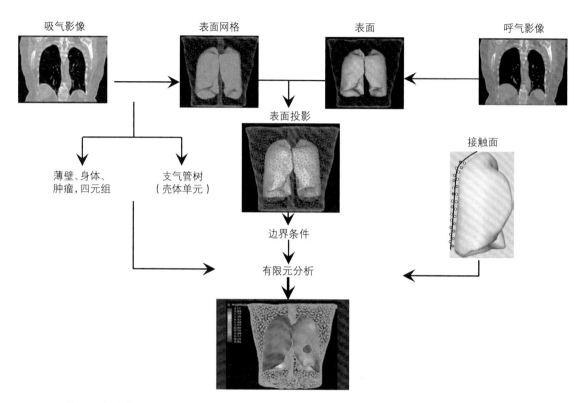

吸气影像　　　　表面网格　　　　表面　　　　呼气影像

表面投影

薄壁、身体、
肿瘤，四元组　　　支气管树
　　　　　　　　（壳体单元）

接触面

边界条件

有限元分析

图 6.4　模型开发从获取呼气时相和吸气时相的 CT 影像开始。创建三维表面网格并用于吸气和呼气表面的投影以寻找边界条件。除支气管树以外，所有其他部分的吸入表面网格都被四聚体化，留下支气管树作为壳体结构。在肺部应用接触面后，进行有限元分析找出形变图（来源于 Al-Mayah, A. et al., *Medical Physics*, 37(9), 4560-4571, 2010. 已获授权。）

明了这一点（Matthews 和 West 1972；Sundaram 和 Feng 1977；Zhang 等 2004；Brock 等 2005；Villard 等 2005；Al-Mayah 等 2009）。弹性模量的范围从 0.25kPa（Matthews 和 West 1972）、0.73kPa（De Wilde 等 1981）、0.82kPa（Villard 等 2005）、4.0kPa（Zhang 等 2004）到 5.0kPa（Brock 等 2005），可以观察到相似的变化。

　　参数研究结果已经调研出泊松比和弹性模量的影响。泊松比（0.25~0.45）和弹性模量（0.1~10kPa）对模型输出的最小效应已有报道（Werner 等 2009）。Villard 等人（2005）发现，增加泊松比将导致肺表面和周围身体节点之间的位移差增加。因此，通过允许肺相对于胸腔滑动，Al-Mayah 等人（2009）发现在 0.35~0.499 之间改变泊松比的影响很小。然而，这种影响在没有滑动模型中更明显。

　　利用 Zeng 等人的实验数据（1987），Al-Mayah 等人（2008）通过应用超弹性材料性质，将头脚方向上的配准误差从线弹性模型中的 0.68cm 降低到 0.33cm。通过建模肺和胸腔之间的滑动，进而将配准误差降低到 0.09cm。这主要归因于肺周围的胸部隔膜：一个覆盖肺部，另一个附着于胸廓。这种解剖特征使滑动模型成为模拟肺呼吸运动的现实技术（Zhang 等 2004；Al-Mayah 等 2008；Werner 等 2009）。此外，每个肺中填充两层胸膜间隙的胸膜液薄层起到润滑作用，使在胸腔内滑动更容易。使用摩擦系数 0.0、0.1 和 0.2 研究胸膜润滑的影响，Al-Mayah 等人（2009）发现无摩擦表面是准确的假设，尽管该模型对摩擦系数不是很敏感。

6.3.2　肝脏

　　肝脏被描述为"正常和标准化呼吸中最易活动的器官"（Suramo 等 1984）。肝脏的大多数生物力学研究集中于它的机械性能。根据 Yeh 等人（2002）的报道，肝脏和肿瘤的弹性模量是依赖于应变的，对于 5% 和 15% 的预载荷，弹性模量值在 0.64~2.0kPa 之间。肿瘤行为与正常组织相似，但高于正常组织，对于 5% 和 15% 的预载荷，弹性模量分别为 3.0kPa 和 12kPa。另外,肝脏纤维改变了它的硬度。当乙型肝炎患者的肝脏纤维化程度从 2 增加到 4 时,肝脏的硬度从 7.2kPa 增加到 18.2kPa(Marcellin 等 2009)。尽管 Carter 等人(2001)报道应力 - 应变关系是非线性的,但是计算弹性模量的平均值为 270kPa。较低的值已经在文献中报道,其值约为 6.0kPa(Lim 等 2009;Muller 等 2009)。对于长期线性弹性模量和瞬时线性弹性模量而言,Nava 等人报道了较高的值,分别为 20kPa 和 60kPa(2008 年)。这种巨大差异归因于在分析中引入了肝包膜(Nava 等 2008)。

Ahn 等人(2008)使用逆有限元法研究人的肝癌细胞的材料特性,已经表征组织的超弹性模型,其中 neo-Hookean 模型与 Mooney-Rivlin 模型中的参数 C_{10} 和的 C_{01} 分别为 0.91Pa 和 0.33Pa。还计算了癌细胞的弹性模量,其报道值为 7.44kPa。此外,研究了人肝脏的黏弹性,标准线性黏弹性性质 E_1、E_2 和 η 的值分别为 1.16kPa ± 0.28kPa,1.97kPa ± 0.30kPa 和 7.3Pa ± 2.3Pa(Asbach 等 2008)。Nava 等人报道了拟线性黏弹性性质,它使用了活体测量方法。

在肝癌患者的放射治疗中,基于有限元的形变影像配准在用于综合多模态影像方面被证明是有效的(Brock 等 2006)。根据预处理 CT、磁共振成像、治疗 CBCT 以及 5 例肝癌患者的复查 CT 执行形变影像配准。引用了多器官有限元计划(MORFEUS),该计划能够为治疗目的提供准确的靶区几何和空间信息。Archip 等人(2007)使用 FEM 进行肝脏形变影像配准,它针对射频肿瘤切除使用了计划 MRI 和术中 CT 影像。以肝脏边缘解剖标记为基础,使用 B 样条、Demons 和 FEM 方法,平均配准误差分别为 2.35mm、3.04mm 和 1.64mm。通过配准每日的 kV-CBCT 影像和计划 CT 影像,Brock 等人(2008b)评估了在肝脏的形变影像配准中在线肿瘤定位的准确性。研究表明,尽管对于某些患者可能不需要用到形变影像配准,但是它改善了 33% 的患者靶区定位。

6.3.3 乳房

在生物力学材料性能方面,Samani 等人(2007)在小变形条件下使用弹性成像技术,测量了正常的和病理的乳房组织的弹性模量,这些组织包括脂肪、纤维腺瘤,以及不同类型的良性和恶性乳房肿瘤。结果发现,脂肪和纤维腺瘤组织有相似的弹性模量,分别为 3.25kPa ± 0.91kPa 和 3.24kPa ± 0.61kPa。对于病理组织,这个值增加 3~6 倍。Sinkus 等人(2005)使用磁共振弹性成像技术,表征了不同乳房组织的黏弹性特性,包括癌和周围乳房组织。对剪切模量和剪切黏度进行测量,癌组织和周围组织的剪切模量分别为 2.9kPa ± 0.3kPa 和 0.87kPa ± 0.15kPa,而癌组织和周围组织的剪切黏度值报道为 2.4Pa ± 1.7Pa 和 0.55Pa ± 0.12Pa。使用磁共振弹性成像的乳房组织活体机械性能的综述见 Van Houton 等人发表的文献(2003)。

乳房的有限元法已经得到广泛地研究,以解决不同的相关问题,如模拟乳房 X 射线乳腺摄影压缩(mammographic compression)(Samani 等 2001)、引导活检针(Azar 等 2002)、预测乳房在自身重量下的形状(Samani 和 Plewes 2002;Del Palomar 等 2008)、评估和改进其他不同的配准技术(Schnabel 等 2003)、重力和压迫建模(Rajagopal 等 2008)以及发现乳房密度分布(Yaffe 等 2009),包括乳房有限元在内的生物力学建模的综述见 Rajagopal 等人(2009)发表的文献。

Tanner 等人(2006)使用 20% 乳房预压缩和后压缩的 MRI 影像,研究了线性和非线性材料特性的影响,以及边界条件对模型准确性的作用。根据报道,边界条件和泊松比对模型准确性的影响大于其他的材料特性。

FEM 可用于单模态和多模态的影像配准。乳房的单模态影像配准主要集中在 X 射线乳腺摄影(x-ray mammogram)上,其中头尾位(craniocaudal,CC)和中侧斜位(mediolateral oblique,MLO)影像用于配准(Zhang 等 2007)。多模态影像配准研究包括:磁共振或 X 射线乳房摄影成像(Ruiter 等 2004)和 MRI/ 正电子发射断层摄影成像(Krol 等 2006)。

6.3.4 前列腺

自从 Parker 等人(1990)从事了开创性的研究之后,前列腺的生物力学特性研究受到了关注,Parker 等人指出被切除的正常人前列腺的弹性模量的范围为 1kPa~6kPa。弹性模量的不同值发现于具有良性前列腺增生的人体前列腺中,其值范围为

0.95kPa~7.0kPa。测量横向应变的难度使得泊松比被假定为 0.495，在应力 - 应变图中能够观察到非线性和滞后现象，因此在图中邻近原点的部分考虑弹性模量的测量值。Parker 等人（1993）清楚地证明了材料的非线性特性，他们给出了初始弹性模量为 2.15kPa±0.81kPa，通过考虑 0~10% 之间的较高应变水平，给出的较高值为 17.3kPa±18.0kPa。然而，Krouskop 等人（1998）指出，在不同应变范围和加载频率下，发现材料性能存在一些差异，从而前列腺组织可以被建模为弹性材料。

根据报道，正常的早期前列腺、晚期前列腺、良性前列腺增生和癌变的前列腺的弹性模量值分别为 55kPa±14kPa，38kPa±8kPa 和 96kPa±19kPa（Krouskop 等 1998），其中前列腺测试在频率为 0.1Hz 压缩条件下完成。正常和癌变的人体前列腺的体外研究表明，松弛试验结果和黏弹性 Kelvin-Voigt 模型之间有良好的相关性（R^2=0.97），在 150Hz 条件下，正常和癌变的前列腺的复合弹性模量的平均值分别为 15.9kPa±5.kPa 和 40.4kPa±15.7kPa（Zhang 等 2008）。

FEM 已经用于不同的应用场合，例如，前列腺材料特性估计（Alterovitz 等 2006）、其他形变影像配准评估（Zhang 等 2007）以及轮廓变化和模型参数对影像配准的影响评价等（Brock 等 2008a）。在大多数情况下，位移边界条件直接应用于前列腺，然而在其他研究中，前列腺的形变是在接触表面建模（Boubaker 等 2009）或无接触表面建模（Hensel 等 2007）时，对周围组织间接施加位移的结果。

针对前列腺放射治疗，许多研究项目使用了基于 FEM 的配准。Yan 等人（1999）使用每日 CT 影像实现配准，来计算形变前列腺中的累积剂量分布。同样，Wu 等人（2006）在每次放射治疗时进行刚性配准和摆位校正后，在治疗和计划 CT 之间使用 FEM 影像配准。如果累积剂量与处方剂量明显不同，则可以补偿一次或每周补偿一次，而事实证明，每周补偿一次更有效。

在近距离放射治疗中，Bharatha 等人（2001）使用三维 FEM 对术前和术中的前列腺影像进行影像配准。使用患者处于仰卧位并带有直肠内探针的术前影像和患者处于膀胱截石位并带有直肠闭孔器的术中影像。在该案例中，位置变化和直肠填充

是形变的主要来源。先进行质心对准，然后进行形变配准，其中使用了线性材料属性。分别采用刚性和形变配准时，总腺体的 Dice 相似性指数从 0.81 增加到 0.94。

6.4 小结

本章专注于 FEM 技术，介绍了形变影像配准的生物力学建模原理，讨论了生物力学材料性质、几何形状和边界条件。尽管超弹性和黏弹性最适合用来描述软组织特性，但与线性特性相比，它们的建模应用受到了限制。生物力学研究已经在不同解剖区域展开，包括肺、肝、乳房和前列腺，并对这些部位的生物力学材料属性进行了评述。针对每个部位提出了 FEM 及其形变影像配准的具体应用。最近已经开发出更详细的肺部模型，它给出了包括支气管树的肺部形变影像配准效果。

参考文献

Ahn, B., Kim, Y., and Kim, J. 2008. Biomechanical characterization with inverse FE model parameter estimation: Macro and micro applications, in *International Conference on Control, Automation and Systems*, IEEE, Piscataway, NJ, 1769–1772.

Al-Mayah, A., Moseley, J., and Brock, K.K. 2008. Contact surface and material nonlinearity modeling of human lungs. *Physics in Medicine and Biology* 53: 305–317.

Al-Mayah, A., Moseley, J., Velec, M., and Brock, K.K. 2009a. Sliding characteristic and material compressibility of human lung: Parametric and verification. *Medical Physics, 36*: 4625–4633.

Al-Mayah, A., Moseley, J., Velec, M., and Brock, K. 2009b. Effect of heterogeneous material of the lung of deformable image registration. *Proceedings of SPIE, 7261*: 1–8.

Alterovitz, R., Goldberg, K., Pouliot, J. et al. 2006. Registration of MR prostate images with biomechanical modeling and nonlinear parameter estimation. *Medical Physics, 33*: 446–454.

Archip, N., Tatli, S., Morrison, P., Jolesz, F., Warfield, S.K., and Silverman, S. 2007. Non-rigid registration of pre-procedural MR images with intra-procedural unenhanced CT images for improved targeting of tumors during liver radiofrequency ablations. *Medical Image Computing and Computer Assisted Intervention, 10*(Part 2): 969–977.

Asbach, P., Klatt, D., Hamhaber, U., Braun, J. et al. 2008. Assessment of liver viscoelasticity using multifrequency MR elastography. *Magnetic Resonance in Medicine, 60*: 373–379.

Azar, F. S., Metaxas, D.N., and Schnall, M.D. 2002. Methods for modeling and predicting mechanical deformations of the breast under external perturbations. *Medical Image Analysis* 6: 1–27.

Barber, D.C. and Hose, D.R. 2005. Automatic segmentation of medical images using image registration: Diagnostic and simulation applications. *Journal of Medical Engineering and Technology, 29*: 53–63.

Bharatha, A., Hirose, M., Hata, N. et al. 2001. Evaluation of three-dimensional finite element-based deformable registration of pre- and intraoperative prostate imaging. *Medical Physics, 28*: 2551–2560.

Boubaker, M.B., Haboussi, M, Ganghoffer, J., and Aletti, P. 2009. Finite element simulation of interactions between pelvic organs: Predictive model of the prostate motion in the context of radiotherapy. *Journal of Biomechanics, 42*: 1862–1868.

Boyce, M.C. and Arruda, E.M. 2000. Constitutive models of rubber elasticity: A review. *Rubber Chemistry and Technology, 73*: 504–523.

Brock, K.K., Nichol, A.M, Ménard, C. et al. 2008a. Accuracy and sensitivity of finite element model-based deformable registration of the prostate. *Medical Physics, 35*: 4019–4025.

Brock, K.K., Hawkins, M., Eccles, C. et al. 2008b. Improving image-guided target localization through deformable registration. *Acta Oncologica, 47*: 1279–1285.

Brock, K.K., Sharpe, M.B., Dawson, L.A., Kim, S.M., and Jaffray D.A. 2005. Accuracy of finite element model-based multi-organ deformable image registration. *Medical Physics 32*: 1647–1659.

Brock, K.K., Dawson, L.A., Sharpe, M.B., Moseley, D.J., and Jaffray, D.A. 2006. Feasibility of a novel deformable image registration technique to facilitate classification, targeting, and monitoring of tumor and normal tissue. *International Journal of Radiation Oncology Biology Physics, 64*: 1245–1254.

Carter, F.J., Frank, T.G., Davies, P.J., McLean, D., and Cuschieri, A. 2001. Measurement and modelling of the compliance of human and porcine organs. *Medical Image Analysis, 5*: 231–236.

Carter, T.J., Sermesant, M., Cash, D.M., Barratt, D.C., Tanner, C., and Hawkes, D.J. 2005. Application of soft tissue modelling to image-guided surgery. *Medical Engineering and Physics, 27*: 893–909.

Chabanas, M., Payan, Y., Marécaux, C., Swider, P., and Boutault, F. 2004. Comparison of linear and non-linear soft tissue models with post-operative CT scan in maxillofacial surgery. *Medical Simulation, Lecture Notes in Computer Science, 3078*: 19–27.

D'Angelo, E., Loring, S.H., Gioia, M.E., Pecchiari, M., and Moscheni, C. 2004. Friction and lubrication of pleural tissues. *Respiratory Physiology and Neurobiology, 142*: 55–68.

De Wilde, R., Clement, J., Hellemans, J.M. et al. 1981. Model of elasticity of the human lung. *Journal of Applied Physiology, 51*: 254–261.

Del Palomar, A.P., Calvo, B., Herrero, J., Lopez, J., and Doblare, M. 2008. A finite element model to accurately predict real deformations of the breast. *Medical Engineering and Physics, 30*: 1089–1097.

Denny, E. and Schroter, R.C. 2006. A model of non-uniform lung parenchyma distortion. *Journal of Biomechanics, 39*: 652–663.

Fung, Y.C. 1974. A theory of elasticity of the lung. *Journal of Applied Mechanics, 41*: 8–14.

Fung, Y.C. 1993. *Biomechanics; Mechanical Properties of Living Tissues*, Springer, Berlin.

Fung, Y.C., Tong, P., and Patitucci, P. 1978. Stress and strain in the lung. *Journal of the Engineering Mechanics Division, 104*: 201–223.

Hensel, J.M., Ménard, C., and Chung, P.W.M. 2007. The development of a multi-organ finite element based prostate deformation model enabling the registration of endorectal coil magnetic resonance images (ERC-MRI) for radiotherapy planning. *International Journal of Radiation Oncology Biology Physics, 68*: 1522–1528.

Holzapfel, G.A. 2004. Computational biomechanics of soft biological tissue, in *Encyclopedia of Computational Mechanics. Solids and Structures Vol. 2*, Wiley, Chichester, 605–635, Chapter 18.

Hu, J., Jin, X., Lee, J.B. et al. 2007. Intraoperative brain shift prediction using a 3D inhomogeneous patient-specific finite element model. *Journal of Neurosurgery, 106*: 164–169.

Humphrey, J.D. 2003. Continuum biomechanics of soft biological tissues. *Proceedings of the Royal Society of London Series A, 459*: 3–46.

Krol, A., Unlu, M.Z., and Baum, K.G. 2006. MRI/PET nonrigid breast-image registration using skin fiducial markers. *Physica Medica, 21*: 39–43.

Krouskop, T.A., Wheeler, T.M., Kallel, F., Garra, B.S., and Hall, T. 1998. Elastic moduli of breast and prostate tissues under compression. *Ultrason Imaging, 20*: 260–274.

Lai-Fook, S.J. and Hyatt R.E. 2000. Effect of age on elastic moduli of human lungs. *Journal of Applied Physiology, 89*: 163–168.

Lee, G.C. 1978. Solid mechanics of lungs. *Journal of the Engineering Mechanics Division, 104*: 177–199.

Lim, Y.J. Deo, D., Singh, T.P., Jones, D.B., and De, S. 2009. In situ measurement and modeling of biomechanical response of human cadaveric soft tissues for physics-based surgical simulation. *Surgical Endoscopy, 23*: 1298–1307.

Liu, J.T. and Lee, G.C. 1978. Static finite deformation analysis of the lung. *Journal of the Engineering Mechanics Division, 104*: 225–239.

Loring, S.E., Brown, R.E., Gouldstone, A., and Butler, J.P. 2005. Lubrication regimes in mesothelial sliding. *Journal of Biomechanics, 38*: 2390–2396.

Maciel, A., Boulic, R., and Thalmann, D. et al. 2003. Deformable tissue parameterized by properties of real biological tissue, in *International Symposium on Surgery Simulation and Soft Tissue Modeling*, 74–87.

Maksym, G.N. and Bates, J.H. 1997. A distributed nonlinear model of lung elasticity. *Journal of Applied Physiology, 82*: 32–41.

Marcellin, P., Zoil, M., Bedossa, P. et al. 2009. Non-invasive assessment of liver fibrosis by stiffness measurement in patients with chronic hepatitis B. *Liver International, 29*: 242–247.

Marckmann, G. and Verron, E. 2006. Comparison of hyperelastic models for rubber-like materials. *Rubber Chemistry and Technology, 79*: 835–858.

Martins, P.A.L.S., Natal Jorge, R.M., and Ferreira A.J.M. 2006. A comparative study of several material models for prediction of hyperelastic properties: Application to silicone-rubber and soft tissues. *Strain, 42*: 135–147.

Matthews, F.L. and West, J.B. 1972. Finite element displacement analysis of a lung. *Journal of Biomechanics, 5*: 591–600.

Mead, J., Takishima, T., and Leith, D. 1970. Stress distribution in lungs: A model of pulmonary elasticity. *Journal of Applied Physiology, 28*: 596–608.

Miller, K., Wittek, A., Joldes, G. et al. 2010. Modelling brain deformations for computer-integrated neurosurgery. *International Journal for Numerical Methods in Biomedical Engineering, 26*: 117–138.

Muller, M., Gennisson, J.L., Deffieux, T., Tanter, M., and Fink, M. 2009. Quantitative viscoelasticity mapping of human liver using supersonic shear imaging: Preliminary in vivo feasibility study. *Ultrasound in Medicine and Biology, 35*: 219–229.

Nava, A., Mazza, E., Furrer, M. et al. 2008. In vivo mechanical characterization of human liver. *Medical Image Analysis, 12*: 203–216.

Ogden, R.W. 1984. *Non-linear Elastic Deformations*, Dover Publications, Inc., New York.

Parker, K.J., Huang, S.R., Musulin, R.A., and Lerner, R.M. 1990. Tissue response to mechanical vibrations for sonoelasticity imaging. *Ultrasound in Medicine and Biology, 16*: 241–246.

Parker, K.J., Huang, S.R., Lerner, R.M., Lee Jr., F., Rubens, D., and Roach, D. 1993. Elastic and ultrasonic properties of the prostate. *Proceedings of the IEEE Ultrasound Symposium, 2*: 1035–1038.

Rajagopal, V., Lee, A., Chung, J. et al. 2008. Creating individual-specific biomechanical models of the breast for medical image analysis. *Academic Radiology, 15*: 1425–1436.

Rajagopal, V., Nielsen, P.M.F., and Nash, M. P. 2009. Modeling breast biomechanics for multi-modal image analysis—Successes and challenges. *Wiley Interdisciplinary Reviews: Systems Biology and Medicine, 2*(3): 293–304.

Roy, C.S. 1880. The elastic properties of the arterial wall. *Philosophical Transactions of the Royal Society of London Series B, 99*: 1–31.

Ruiter, N.V., Stotzka, R., Muller, T.O., and Gemmeke, H. 2004. Model-based registration of X-ray mammograms and MR images of the female breast. *IEEE Nuclear Science Symposium Conference Record, 5*: 3290–3294.

Samani, A., Bishop, J., and Plewes, D.B. 2001. Biomechanical 3-D finite element modeling of the human breast using MRI data. *IEEE Transactions on Medical Imaging 20*: 271–279.

Samani, A. and Plewes, D.B. 2002. Finite element model of MRI image updating for breast surgery, in *OCITS Workshop: Computational and Numerical Modeling for Image-Guided Therapy and Surgery*, Toronto, Canada.

Samani, A., Zubovits, J., and Plewes, D.B. 2007. Elastic moduli of normal and pathological human breast tissues: An inversion-technique-based investigation of 169 samples. *Physics in Medicine and Biology, 52*: 1565–1576.

Schnabel, J.A., Tanner, C., Castellano-Smith, A.D. et al. 2003. Validation of nonrigid image registration using finite-element methods: Application to breast MR images. *IEEE Transactions on Medical Imaging, 22*: 238–247.

Sinkus, R., Tanter, M., Xydeas, T., Catheline, S., Bercoff, J., and Fink. M. 2005. Viscoelastic shear properties of in vivo breast lesions measured by MR elastography. *Magnetic Resonance Imaging, 23*: 159–165.

Sundaram, S.H. and Feng, C.C. 1977. Finite element analysis of the human thorax. *Journal of Biomechanics, 10*: 505–516.

Suramo, I., Paivansalo, M., and Myllyla, V. 1984. Cranio-caudal movements of the liver, pancreas and kidneys in respiration. *Acta Radiologica: Diagnosis, 25*: 129–131.

Tanner, C., Schnabel, J.A., Hill, D.L.G., Hawkes, D.J., Leach M.O., and Hose, D.R. 2006. Factors influencing the accuracy of bio-mechanical breast models. *Medical Physics, 33*: 1758–1769.

Van Gelder, A. 1998. Approximate simulation of elastic membranes by triangulated spring meshes. *Journal of Graphics Tools, 3*: 21–41.

Van Houten, E.E., Doyley, M.M., Kennedy, F.E. et al. 2003. Initial in vivo experience with steady-state subzone-based MR elastography of the human breast. *Journal of Magnetic Resonance Imaging, 17*: 72–85.

Vawter, D.L., Fung, Y.C., and West, J.B. 1979. Constitutive equation of lung tissue elasticity. *Journal of Biomechanical Engineering, 101*: 38–45.

Villard, P., Beuve, M., Shariat, B., Baudet, V., and Jaillet, F. 2005. Simulation of lung behaviour with finite elements: Influence of bio-mechanical parameters, in *Proceedings of the Third International Conference on Medical Information Visualisation—BioMedical Visualisation*, MediVi, V2005, IEEE Computer Society, London, 9–14.

Werner, R., Ehrhardt, J., Schmidt, R., and Handels, H. 2009. Patient-specific finite element modeling of respiratory lung motion using 4D CT image data. *Medical Physics, 36*: 1500–1511.

Widmaier, E.P., Raff, H., and Strang, K. T. 2006. *Vander's Human Physiology: The Mechanisms of Human Body Function*, 10th edn., McGraw-Hill, New York.

Wineman, A. 2009. Nonlinear viscoelastic solids: A review. *Mathematics and Mechanics of Solids 14*: 300–366.

Wittek, A. Miller, K., Kikinis, R., and Warfiel S.K. 2007. Patient-specific model of brain deformation: Application to medical image registration. *Journal of Biomechanics, 40*: 919–929.

Wittek, A. and Omori, K. 2003. Parametric study of effects of brain-skull boundary conditions and brain material properties on responses of simplified finite element brain model under angular acceleration in sagittal plane. *JSME International Journal 46*: 1388–1398.

Wu, Q., Liang, J. and Yan, D. 2006. Application of dose compensation in image-guided radiotherapy of prostate cancer. *Physics in Medicine and Biology, 51*: 1405–1419.

Yaffe, M., Boone, J. Packard, N. et al. 2009. The myth of the 50-50 breast. *Medical Physics, 36*: 5437–5443.

Yan, D., Jaffray, D.A., and Wang, J.W. 1999. A model to accumulate fractionated dose in a deforming organ. *International Journal of Radiation Oncology Biology Physics, 44*: 665–675.

Yeh, W.C., Li, P.C., Jeng, Y.M. et al. 2002. Elastic modulus measurements of human liver and correlation with pathology. *Ultrasound in Medicine and Biology, 28*: 467–474.

Zeng, Y.J., Yager, D., and Fung, Y.C. 1987. Measurement of the mechanical properties of the human lung tissue. *Journal of Biomechanical Engineering, 109*: 169–174.

Zhang, T., Orton, N.P., Mackie, T.R., and Paliwal, B.R. 2004. Technical note: A novel boundary condition using contact elements for finite element based deformable image registration. *Medical Physics 31*: 2412–2415.

Zhang, M., Nigwekar, P., Castaneda, B. et al. 2008. Quantitative characterization of viscoelastic properties of human prostate correlated with histology. *Ultrasound in Medicine and Biology, 34*: 1033–1042.

Zhang Y., Qiu, Y., Goldgof, D.B., Sarkar, S., and Li, L. 2007. 3D finite element modeling of nonrigid breast deformation for feature registration in X-ray and MR images source, in *IEEE Workshop on Applications of Computer Vision*, p. 6.

第 7 章

非参数的 Demons 算法、扩散以及黏性流体方法

7.1 Demons 方法与变化

7.1.1 Demons 算法原理

形变影像配准(Deformable Image Registration, DIR)中最著名的方法大概就是由 Thirion(1996, 1998)最初提出的 Demons 方法。影像 I_1 与影像 I_2 之间的 DIR 可以看作是对能量函数的最小化,即影像相似性与形变正则化之间的折中。Demons 算法对相似性与正则化进行了连续又独立的优化操作。整个算法是一个由两个步骤组成的迭代过程。第一步的目的是在每一个体素上定义一个主动力,该力指向影像梯度的反方向,且力的大小与影像之间的灰度差成正比。第二步是对所得的向量场进行高斯平滑。这两个步骤的过程迭代至收敛。

在这里定义 $u(x)$ 作为位于 x 处的点的位移,定义 $\varphi(x)=x+u(x)$ 为相关的变换。在 Demons 方法中,影像之间的相异性(D)是用差的平方和(SSD)来衡量的,在重叠的影像区域 Ω 上,D 的计算公式是

$D_{SSD}(I_1, I_2, \Phi) = \sum_{x \in \Omega} (I_1(x) - I_2(\Phi(x)))^2$。最小化通常是通过最速梯度下降进行的,并且必须计算 SSD 的局部梯度(即每个点的梯度)。

Pennec 等人(1999)提出了一种表述:∇D_{SSD} 允许在每次迭代过程中使用一个附加参数 α 来限制局部位移,如式 7.1 所示。其中,$u(x)$ 表示在点 x 上的位移,$\nabla I_1(x)$ 表示影像 I_1 在点 x 上的梯度。该准则被证明是 SSD 二阶梯度下降的近似(Pennec 等 1999;Cashier 和 Ayache 2004)。对微小位移来说,如在每次迭代过程中的情况一样,根据影像 I_1 或变换后的影像 I_2(通过逆变换)的梯度来表达 ∇D_{SSD} 是等价的。然而,使用 ∇I_1 更加方便且快速,因为在每次迭代中不需要计算 ∇I_2(Lu 等 2004)。

$$\nabla D_{SSD}(\mathbf{x}, \mathbf{u})$$

$$= \frac{I_1(\mathbf{x}) - I_2(\mathbf{x}+\mathbf{u}(\mathbf{x}))}{\| \nabla I_1(\mathbf{x}) \|^2 + \alpha^2 (I_1(\mathbf{x}) - I_2(\mathbf{x}+\mathbf{u}(\mathbf{x})))^2} \nabla I_1(\mathbf{x})$$

$$(7.1)$$

在最初提出的算法(Thirion, 1998)中,高斯卷积被用作正则化滤波器:对于在位置 $\mathbf{x}$ 处给定的一个体素,局部迭代更新方案由 Cashier 和 Ayache(2004)提出并用式 7.2 表示。它将三维高斯滤波器应用于

矢量场的三个分量中,从而产生更平滑的场:

$$\mathbf{u}_{i+1}(\mathbf{x}) = G_\sigma\left(\nabla D_{SSD}(\mathbf{x}, \mathbf{u}_i) \circ \mathbf{u}_i(\mathbf{x})\right) \quad (7.2)$$

$$G_\sigma(\mathbf{x}) = \frac{1}{\sqrt{2\pi}\,\sigma}\, e^{-\frac{x^2}{2\sigma^2}} \quad (7.3)$$

其中,$\mathbf{u}_i$ 表示第 i 个迭代中的位移场,$G_\sigma(\cdot)$ 表示方差 $\sigma>0$ 时的高斯核(σ 值越大导致向量场越平滑)。是复合算子。高斯算子具有各向同性和可分离性的优点,因此它可以独立地应用于各个维度,例如,使用 Deriche(1993)提出的快速递归滤波器。通过与麦克斯韦理论类比,Thirion(1998)将高斯滤波器与均质材料中的热扩散联系起来。Bro-Nielsen 和 Gramkow(1996)表明,这种高斯滤波可以看作用于黏性流体建模的线性弹性滤波器的逼近过程。

Vercauteren(2008)指出,在很多实现过程中,包括目前流行的 ITK 框架(http://www.itk.org)中的实现过程,式 7.2 中的复合算子被加法来替代,$\mathbf{u}_{i+1}(\mathbf{x}) = G_\sigma(\mathbf{u}_i(\mathbf{x}) + \nabla D_{SSD}(\mathbf{x}, \mathbf{u}_i))$。这种方案可以看作组合方案的粗略一阶近似,并且可能导致缓慢收敛。但是,使用完整的组合规则需要额外的形变步骤,用于将当前的场 $\mathbf{u}_i$ 和更新的场结合起来。

在式 7.1 中,每次迭代的位移被限制为 $1/(2\alpha)$,但每次迭代开始于以前结果,并能够导致很大的估计位移。在实际中,通常 α 被设置为 1.0(体素),高斯正则化算子 G 的标准偏差通常设置为 $\sigma=1.0$(Sarrut 等 2006a),且这些参数值并不是决定性的。迭代过程中的停止准则很难定义。最大迭代次数取决于应用,对于大规模形变可以达到 1 000 次迭代。可以定义其他的停止准则,例如当位移场不进化到超过给定的阈值时迭代停止,但是对每个应用应该分别检验。

7.1.1.1　实际考虑问题

在实际中,预处理方法将用于原始影像 I_1 和 I_2。由于计算时间与所考虑的体素数量成正比,这些影像通常被裁剪,以丢弃不相关的体素部分(例如围绕患者的空气),或者处理过程被限制在掩模辨识的、应该执行运动估计的区域。此外,虽然对该过程没有明确的要求,但是对于较大尺寸的各向同性体素,影像经常被向下采样,新影像的尺寸为计算时间与精度之间的折中。体素尺寸达到 $(2 \times 2 \times 2)\,\mathrm{mm}^3$ 的并不少见。此外,多分辨率的最小化策略可以用于估计过程,它利用较小体素尺寸来逐步细化。这

可以提供更短的执行时间、提高鲁棒性,并产生较平滑的形变矢量场。需要指出的是,式 7.1 中的 Demons 准则包括对在非网格区域[即 $I_2(\mathbf{x}+\mathbf{u}(\mathbf{x}))$]影像强度的评估,因此需要插值运算。线性插值通常被认为是速度和精度之间的良好折中,而在某些情况下快速最近邻插值可能足够。三次 B 样条插值会使算法变慢,但会获得更高的精度。

7.1.1.2　实现与图形处理器单元加速

DIR 方法的实现是一个重要的步骤。根据报道,同一方法的不同实现会导致完全不同的结果和性能。多个机构的研究结果(Brock and Deformable Registration Accuracy Consortium 2010)强调评估各种 DIR 算法,且包括同一方法的多种实现。重要与著名的开源实现资源是 Insight Toolkit ITK(http://www.itk.org),其中已对多种 DIR 进行分组。这类开源库在科学领域已经体现出重要性,因为它使研究人员很容易分享自己的主张,并与其他方法进行比较。DIR 仍然是计算密集的过程,在通过合适硬件来减少计算时间方面已经做出很多努力。特别地,图形处理器(GPU)是用于图形渲染的专用处理器,在某些影像处理计算中已经被证明非常有效。一些团队(Sharp 等 2007;Noe 等 2008;Gu 等 2010)提出了 DIR 算法的 GPU 版本,与单核执行的 CPU 实现相比,速度提升 20~70 倍。根据影像尺寸、迭代次数,或更一般地,所考虑的实际应用,它可以在几分钟内甚至几秒钟内完成整个配准过程。

7.1.2　Demons 算法的变种

7.1.2.1　胸部 CT 影像特性

Demons 算法中使用的形变力与 SSD 相似性度量密切相关,它将方法限制在同一模态的影像上。然而,即使对于单模态影像,强度守恒假设并不总是有效。尤其对于胸部的 CT 影像而言,当配准吸气时的影像与呼气时的影像时,该假设只对肺外体积元素全局有效。该假设在肺内是失效的,因为大量的吸入气体减小了肺部密度并有效地改变了亨氏单位(Hounsfield Unit)(即 CT 值)。密度减小分布在整个肺容积内(Milic-Emili 等 1996),尽管在肺的下半部分比在上半部分更重要(Monfraix 等 2005)。事实上,

区域特异的胸肺顺应性随着肺尖到肺的距离增加。

多位作者试图考虑这个现象。Sarrut 等人（2006a）提出了一种简单的"先验"肺密度修正法，它根据另一幅影像中的肺密度来调节当前影像中的肺密度，以使它们具有可比性。Castillo 等人（2009a）介绍了用于肺部组织配准的可压缩组合的局部 - 全局方法（Compressible Combined Local Global method，CCLG），可以在光流框架下解释介质的可压缩性。同样，尽管三次 B 样条适用于参数化配准，Yin 等人（2009）仍然提出了一个相似的崭新准则，它使用组织容积差平方和（Sum of Squared Tissue Volume Difference，SSTVD）来考虑肺部扩张或收缩的影响。其他的多模态相似性度量，如互信息或相关比等，也可以这样使用。

7.1.2.2　对称力的 Demons 算法

最初 Demons 算法使用单幅影像的梯度信息计算每次迭代的力场。Wang 等人（2005c）提出通过引入与式 7.1 中相对称的力场 $\mathbf{u}^s$ 来添加一个"对称力"，但是使用运动影像 I_2 的梯度，而不是参考影像的 I_1 的梯度（式 7.4）。

$$\nabla D_{\mathrm{SSD}}^{\mathrm{sym}}(\mathbf{x},\mathbf{u}^s)$$
$$=-\frac{I_2(\mathbf{x})-I_1(\mathbf{x}+\mathbf{u}^s(\mathbf{x}))}{\|\nabla I_2(\mathbf{x})\|^2+\alpha^2\,(I_2(\mathbf{x})-I_1(x+\mathbf{u}^s(\mathbf{x})))^2}\nabla I_2(\mathbf{x})$$
$$(7.4)$$

两个力场 $\mathbf{u}$ 和 $\mathbf{u}^s$ 在单个场中合并。该方法要求主动项 $\mathbf{u}^s$ 在每次迭代中得到更新，但算法的收敛速度较快，需要的总迭代次数较少。在出现很大形变条件下，在改进匹配性能的同时，速度提升了40%。在 ITK 框架中有可用的开源实现。

7.1.2.3　逆一致性 Demons 算法

Yang 等人（2008）提出了另一种改进方法，它增强了 Demons 方法的逆一致性。在该版本的方法中，两幅影像向着彼此对称形变，直到两个形变影像达到匹配为止。这个原理被称为"一致"，因为它隐含地保证了逆形变场的存在。它的计算时间通常高于传统的 Demons 算法，但是低于对称力的 Demons 算法，同时收敛速度和精度似乎有所提高。

7.1.2.4　微分同胚 Demons 算法

Vercauteren 等人（2008）对 Demons 算法进行了扩展，将形变约束为微分同胚，微分同胚是一对一的、光滑的、有可逆导数的连续映射。这种形变保持了拓扑结构，并保证影像的连通区域保持连通（Christensen 和 Johnson 2001）。这种方法在精确性方面给出与原始方法类似结果，但具有更平滑的变换。同样，在 ITK 框架下的开源实现是可用的（Dru 和 Vercauteren 2009；Zhao 和 Johnson 2009 为了与掩码结合使用）。有关 Demons 方法的更多细节，可以参考 Vercauteren 等人的文献（2007）。

7.2　类扩散方法

如前所述，DIR 可以被认为是空间变换 $\varphi(\mathbf{x})=\mathbf{x}+\mathbf{u}(\mathbf{x})$ 的搜索方法，它使给定准则或两项组成的能量最小化，这两项分别为：当前变换已知时两幅影像之间定量差异的相异性度量，以及用于惩罚难以与潜在物理形变相对应的空间变换正则项。该最小化如式 7.5 与式 7.6 所示，其中 $D(\varphi)$ 是相异性函数，$R(\varphi)$ 是正则化函数，H 是容许变换函数的区间。

$$\hat{\varphi}=\arg\min_{\varphi\in H}F(I_1,I_2,\varphi) \qquad (7.5)$$
$$F(I_1,I_2,\varphi)=D(I_1,I_2,\varphi)+R(\varphi) \qquad (7.6)$$

D 对应于（相反的）相似性度量，该度量对给定当前 φ 值时两幅影像匹配程度进行量化。著名的度量方法已经在第 4 章进行了论述。通常来说，R 被定义为 φ 的空间变化的度量。当形变从一个体素到另一个体素变化过大时，或者表现出不希望的性质时，就会被惩罚。

为了求解最小化问题，可以使用欧拉 - 拉格朗日微分方程。这类似于找到函数 φ，其中 F 的梯度为零（即 $\nabla F=0$）。通常，这个问题不能直接求解，但是可以使用迭代的梯度下降策略。给定一个初始估计值 φ_0，在第 i 次迭代中，按照梯度函数 $\varphi_{i+1}=\varphi_i-\varepsilon\,\nabla F(I_1,I_2,\varphi_i)=\varphi_i-\varepsilon(\nabla D(I_1,I_2,\varphi_i)+\nabla R(\varphi_i))$ 来更新变换 φ_i，其中参数 ε 用来控制下降速度。主要步骤之一是为 ∇R 和 ∇D 获得计算上容易处理的表达式。

R 通常用于惩罚非平滑的变换，一般包括形变场 φ 的一阶和 / 或二阶导数（Cashier 和 Ayache 2004；Hermosillo-Valadez 2002），它聚集在体素的整个范围内，因此梯度 ∇R 包含 φ 的局部导数。

7.2.1　线性弹性正则化

严格来说,相同的两步迭代方法(交替力场估计和正则化)不是 Demons 算法的变种,但它可以与相同类型的 D 函数(D_{SSD})和其他类型的正则化一同使用,进而得到类扩散方法。因此,鉴于高斯滤波在位移场的每个坐标上独立运行,线性弹性滤波可以用来代替高斯滤波,从而达到"交叉效应"。当物体形变时会出现这种效应,例如水平方向上的形变导致垂直方向的拉伸。在本方案中使用这种线性弹性滤波器时,应使用式 7.7 所示的更新方案来代替式 7.2:

$$\mathbf{u}_{i+1}(\mathbf{x}) = \mathbf{u}_i(\mathbf{x}) + \varepsilon(\gamma \nabla D_{SSD}(\mathbf{x}, \mathbf{u}_i) + (1-\gamma)\nabla R_{LE}(\mathbf{x}, \mathbf{u}_i)) \tag{7.7}$$

$$\nabla R_{LE}(\mathbf{x}, \mathbf{u}) = (\lambda + \mu)\nabla(\nabla \mathbf{u}(\mathbf{x})) + \mu \Delta \mathbf{u}(\mathbf{x}) \tag{7.8}$$

$R_{LE}(\cdot)$ 表示线性弹性正则化算子,γ 表示影像的相似性与正则化的折中,$\varepsilon > 0$ 表示梯度下降步长。较大 γ 值使影像相似度的权重增加,而较小的 γ 值使正则化的权重增加($\gamma \in [0:1]$)。较大 ε 值可以减少收敛所需的迭代次数,但是增加了陷入局部最小值的可能性。线性弹性正则化的梯度如式 7.8 所示,其中 λ 和 μ 是拉梅系数(μ 有时被称为"剪切模量"),∇A 是 A 的梯度(一阶导数矩阵),$\nabla.A$ 或 $divA$ 是 A 的散度(梯度的迹),ΔA 是 A 的拉普拉斯算子(所有非混合偏导数之和)。λ 和 μ 参数可以用杨氏模量 E 和泊松比 v 来表示:

$$\lambda = \frac{vE}{(1+v)(1-2v)}, \quad \mu = \frac{E}{2(1+v)} \tag{7.9}$$

Chefd'Hotel 等人(2001)提出使用单个的参数 $\xi\left(\frac{1}{2} < \xi \leq 1\right)$,以及 $\nabla R_{LE}(x, u) = (1-\xi)\nabla(\nabla \cdot u(x)) + \xi \Delta u(x)$ 来表示拉普拉斯算子与散度的梯度之间的折中。较低的 ξ 值与因纵向延伸引起的横向收缩有关。

实际上,线性弹性正则化模型的微分算子可以用一阶泰勒表达式来近似(Hermosillo 等 2002),因此可以通过有限差分来计算。附录 7.A 中清楚地列出了所得的算子。

7.2.2　各向异性与适应性扩散

Alvarez 等人(2000)与 Nagel 和 Enkelmann(1986)提出在光流方法中使用各向异性平滑来保持运动不连续性。影像中的高梯度区域被认为对当前形变不连续性更敏感,因此不太平滑。这是通过式 7.10 和 7.11(对于三维影像)给出的算子来实现的,其中 div 是散度,I_x, I_y 和 I_z 是 I 的梯度分量。对应的有限差分算子(Alvarez 等 2000;Hermosillo 等 2002)在附录 7.A 中给出。

$$\nabla R_{NE}(\mathbf{x}, \mathbf{u}) = \begin{pmatrix} \text{div}(T_l^\gamma \nabla \mathbf{u}_{i,1}) \\ \text{div}(T_l^\gamma \nabla \mathbf{u}_{i,2}) \\ \text{div}(T_l^\gamma \nabla \mathbf{u}_{i,3}) \end{pmatrix} \tag{7.10}$$

$$T_l^\gamma = \frac{1}{2(I_x^2+I_y^2+I_z^2)+3\gamma} \begin{pmatrix} I_y^2+I_z^2+\gamma & -I_xI_y & -I_xI_z \\ -I_xI_y & I_x^2+I_z^2+\gamma & -I_yI_z \\ -I_xI_z & -I_yI_z & I_x^2+I_y^2+\gamma \end{pmatrix} \tag{7.11}$$

其中参数 γ 起到阈值的作用:在均匀的区域,当影像梯度较低时,$|\nabla I|^2 \ll \gamma$,此时滤波器起各向同性滤波器的作用;而在高梯度的区域,梯度方向上的形变场正则化程度较低。

遵循相同的原理,Cahill 等人(2009)提出了影像驱动的局部自适应曲率正则项,它能够适应 Demons 算法。Schmidt-Richberg 等人(2009)引入各向异性正则项,它允许沿预先计算分割滑动。该正则项设计为允许物体边界(由分割定义边界)切线方向上的形变不连续性,同时保持法线方向上的平滑,因此可以避免形变场中的间隙。更多的正则化滤波器可以用来代替 Demons 算法中提到的原始高斯滤波器,其概述可以在 Cachier 与 Ayache(2004)的文献中找到。

7.3　黏性流体建模

DIR 的主要问题之一是定义可容许变换的合适模型集,使之可以表示所需的生理形变。我们先前提到的形变场可以是基于连续介质力学模型的约束,尤其是考虑形变材料是线弹性时更是如此(Bajscy 和 Kovacic 1989)。严格地来说,推导的公式只对微小形变有效。将材料看作流体的方法,有可能避开这个限制(Christensen 等 1994;Bro-Nielsen 和 Gramkow 1996)。在该方法中,变换本身不是正则化的,但是它被限制为平滑的"演化"。黏性流体

DIR 在速度场而不是形变场上使用线性弹性约束。因此,用于黏性流体模型的正则化函数 R 的偏微分方程与线性弹性模型相似,但作用于速度场 $\mathbf{v}$(见式 7.14),其中 R_{LE} 是形变的弹性能量,E 是 Green-St. Venant 应变张量(式 7.13):

$$R_{LE}(\mathbf{u}) = \frac{1}{\lambda}(trE)^2 + \mu trE^2 \qquad (7.12)$$

$$E = \frac{1}{2}(\nabla\mathbf{u} + \nabla\mathbf{u}^T) \qquad (7.13)$$

$$\nabla R_{fluid}(\mathbf{u}) = \nabla R_{LE}(\mathbf{v}) = (\lambda+\mu)\nabla(\nabla\mathbf{v}(\mathbf{x})) + \mu\Delta\mathbf{v}(\mathbf{x}) \qquad (7.14)$$

使用时间导数的有限差分,我们可以得到如下规则,它用于在 i 时刻(迭代)从速度场更新形变场:$\mathbf{u}_{i+1}(\mathbf{x}) = \mathbf{u}_i(\mathbf{x}) + \nabla\varphi_i(\mathbf{x})\mathbf{v}_i(\mathbf{x})$。为了求解偏微分方程,Bro-Nielsen 和 Gramkow(1996)使用有限差分方法在时间上进行了欧拉积分,并推导出比过去方法(Christensen 等 1994)更快的卷积滤波器。Demons 方法已被证明是这种黏性流体建模的近似。

7.4 放射治疗中的应用

在与放射治疗有关的很多应用中,DIR 都有潜在的用处,我们将列举使用非参数方法的一些实例。应该注意到,非参数方法仅代表本领域中提出的所有不同 DIR 类型算法的一部分。特别地,我们不去论述参数化方法,例如流行的基于 B 样条方法,以及依赖标记点或分割的基于特征的或混合的方法。

在放射治疗中 DIR 算法的主要兴趣点之一与患者解剖结构和摆位中的局部变化有关。这种变化会带来剂量的不确定性,可能导致肿瘤部分剂量不足和 / 或健康组织的剂量过量。由于这种器官运动和一些其他原因,实施剂量可能与预测剂量不相同。为了减少这些不确定性,已经开发了自适应放疗方法(Adaptive Radiation Therapy,ART)(Yan 等 1997,2005;Langen 和 Jones 2001)。ART 依赖于在治疗过程中频繁获得的信息,以便对维持实施剂量的治疗计划进行疗中调整。降低不确定性可以减小边缘区域,从而增加安全剂量的可能性,并有望改善治疗结果。然而,确定 ART 策略是一个复杂而耗时的过程。DIR 可用于自动(或自动)地对影像

到影像的变化进行量化,并代表着影像引导 ART 的关键使能工具。

7.4.1 前列腺实例

Wang 等人(2005b)使用对称 Demons 方法对不同日期获取的两幅 CT 影像进行前列腺运动配准,以便于进行精度约为 1mm 的剂量追踪。Lu 等人(2004)提出了非参数 DIR 方法,并将其应用于前列腺癌患者的每日 CT 影像。他们还使用了 SSD 准则作为相异性度量以及基于弗罗贝尼乌斯范数的正则化方案,形成了与拉普拉斯算子对应的更新方案(可以被看为与当 $\xi=1$ 时线性弹性算子 R_{LE} 有关的且没有交叉效应成员的算子)。值得注意的是,有些研究表明,放射治疗过程中前列腺和精囊的形变相对于器官运动较小(Deurloo 等 2005;Kupelian 等 2005)。因此,一些作者认为,即使某些情况下可能发生显著的形变(Kupelian 等 2005),"局部"(在用户定义的感兴趣的区域上)刚性配准也是足够的(Smitsmans 等 2004)。

7.4.2 肺部实例

虽然前面的实例大多处理交互运动,但是许多研究也将 DIR 应用于处理内部运动。特别地,考虑呼吸引起运动情况的胸部 CT 影像配准已经得到广泛的研究。大多数作者(Fan 等 2001;Li 等 2003;Weruaga 等 2003;Guerrero 等 2004;Kaus 等 2004;Lu 等 2004)使用 SSD 作为相异性度量且忽略呼吸引起的肺部密度变化或提出特定的方法(Sarrut 等 2006a;Yin 等 2009)。Sundaram 和 Gee(2005)在二维磁共振成像(Magnetic Resonance Imaging,MRI)切片上使用了归一化互相关方法。Coselmon 等人(2004)利用了肺部影像的互信息。Weruaga 等人(2003)计算了由互相关和 SSD 组成的相似性度量。Keall 等人(2005)使用基于强度的黏性流体方法(Christensen 和 Johnson 2001;Christensen 等 2001)来映射四维数据集中的参考 CT 影像(最大吸气相)与任何其他影像之间的变换。由此产生的形变矢量场可以将一幅影像上定义的轮廓自动迁移到其他相位影像上(总共八幅影像),从而可以绘制四维轮廓。前文论述的 Lu 等人的方法(2004)也应

用到了胸部影像。Castillo 等人(2009a)用胸部影像测试了他们的可压缩光流法。Guerrero 等人(2005)论述了用于量化区域肺通气的方法,以开发用于治疗计划与优化的功能影像。基于扩散的 DIR 方法(Guerrero 等 2004)用于获取体素的对应关系,根据对应体素之间的 HU 值变化来计算吸气引起的局部容积变化。相反,Sarrut 等人(2006a)通过考虑空气体积变化来生成中间体素密度,用于根据两幅呼气 - 吸气、呼吸 - 屏气的 CT 影像来仿真四维影像。

7.4.3　其他实例

当形变发生时(由于呼吸、手臂位置的改变等),即便使用 PET-CT 装置,功能性 PET 影像与 CT 配准也是困难的,从而导致不正确的病灶体积估计(Nehmeh 2002)。Shekhar 等人(2005)使用带有归一化互信息的基于弹性强度的方法,将全身功能性 PET 与解剖 CT 进行配准,以区分活体肿瘤和良性肿块。在这种情况下,变换由多个局部刚体变换的组合推出。另一个实例处理了患者之间的 DIR,主要用于制作自动器官分割的解剖学图谱。Li 等人(2003)使用来自 Christensen 和 Johnson(2001)的方法,建立了来自患者胸部影像的人体肺部标准图集。Bondiau 等人(2005)使用流体方法将脑部 MRI 与另一个分割的 MRI 配准,从而自动地勾画大脑结构。

7.5　肺癌放射治疗计划中 DIR 的详细实例

本节的目标是论述与肺癌治疗相关的、特定放射治疗应用中 DIR 方法的使用。

肺癌:肺癌是全球男性和女性因癌症死亡的最常见原因(Mathers 和 Loncar 2006),是继男性前列腺癌和女性乳腺癌后发病率第二高的癌症。在吸烟相关的主要死因中,肺癌近期已经超过了心脏病,据悉每年约有 130 万人死亡(2007 年)。考虑到所有的阶段,5 年患者生存率仍然很低,欧洲患者约占 8%,美国患者约占 14%。小细胞肺癌(small cell lung cancer,SCLC)和非小细胞肺癌(nonsmall cell lung cancer,NSCLC)之间存在区别,后者代表了大约 80% 的肺癌,早期的存活率较高。事实上只要存在可能性,对少于 25% 的病例,外科手术是首选的主要治疗方式。在其余的病例或辅助手术中,可以使用化学疗法和放射疗法。

胸部 CT 影像的 DIR:在放射治疗中,胸部 CT 影像的 DIR 已被广泛用于各种任务(Kessler 2006;Sarrut 等 2006b),包括自动轮廓扩充(Keall 等 2005;Rietzel 等 2005a;Boldea 等 2006;Lu 等 2006)、四维治疗计划(Keall 2004),剂量形变(Zhang 等 2004)、针对肺与肝的剂量分布组合(Brock 等 2003;Rietzel 等 2005)、呼吸 - 保持 CT 扫描中残余运动的量化(Sarrut 等 2005)、四维剂量估计(Guerrero 等 2005)、动态通气成像(Guerrero 等 2006)、中间位置参考计划影像的构造(Wolthaus 等 2008)、运动非线性与迟滞的量化(Boldea 等 2008)、呼吸运动建模(McClelland 等 2006)、蒙特卡罗仿真(Keall 等 2004;Paganetti 2004;Wang 等 2005a)和运动补偿锥形束重建(Rit 等 2009)。

实例范围:本例涉及立体定向体部放射治疗(stereotactic body radiation therapy,SBRT)中的 Demons 方法。目标是让临床医生能够根据每位患者特定的肿瘤运动,来定义个性化的肿瘤边界(图 7.1)。根据运动调整肿瘤边界是一项艰巨的任务,它超出了本节的范围。这里我们只论述首要任务,目的是在四维 CT 影像内"定量地"评估运动。DIR 旨在尽可能自动化,然而专家仍然需要仔细核实。下面讨论的过程也被用来评估横膈压缩的效用(Bouilhol 等 2012)。

7.5.1　第一步:胸部的四维 CT 影像

一些研究(如 Chen 等 2004)表明呼吸运动影响 CT 影像的质量:当干扰发生在器官运动和扫描仪运动之间时可以观察到人为因素。这种人为因素有悖于肿瘤位置、形状和体积的可靠识别。为了解决这个问题,一些研究组已经提出了获得与呼吸相关的四维 CT 扫描的方法(Low 等 2003;Vedam 等 2003;Keall 2004;Nehmeh 等 2004;Pan 等 2004;Rietzel 等 2005b)。这里不做详细说明,四维 CT 采集过程实质上包括在整个呼吸周期中获取 CT 数据(图 7.2)。四维重构依赖于与呼吸相关替代信号的同时采集,并将采集到的数据分类为连续的呼吸帧。得到的

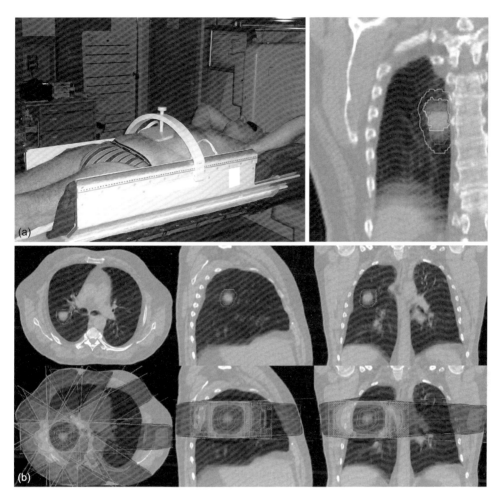

图 7.1（见文末彩插）（a 左）用立体定向放射治疗系统和腹部压迫以减少运动幅度的肺癌治疗实例。（a 右）显示代表肿瘤运动轮廓结构的冠状面切片（呼气、吸气位置和 ITV）。（b）从治疗计划系统获得的 12 个区域计划的剂量分配

四维影像由 8~10 个序列三维 CT 影像组成，它们代表着呼吸周期的不同阶段。这里我们考虑胸部的四维 CT 影像，目标是在数据集内定量地、自动地估计运动（图 7.2）。

7.5.2　第二步：影像预处理

滑动问题：可以使用 DIR 来估计四维 CT 数据集的每个帧相对于参考帧的运动。在呼吸运动的情况下，肺沿着胸壁"滑动"导致形变场的不连续性。如上所述，DIR 方法通常包括有利于空间平滑解的正则化机制，这使得恢复此种不连续形变场困难（Wu 等 2008；Schmidt-Richberg 等 2009；Delmon 等 2013）。需要注意，针对其他器官（例如肝脏）也可以观察到类似的滑动。

DIR 中的滑动问题已经在很多途径上得到解决，包括专门设计的正则化方案（Ruan 等 2008；Chun 等 2009）、依赖于组织的滤波（Wolthaus 等 2008）、有限元建模（Al-Mayah 等 2009；Werner 等 2009b）和基于表面的方法（Berg 等 2007；Klinder 等 2008）。另一类方法包括在假定运动相似的不同解剖区域上进行 DIR（Rietzel 和 Chen 2006；Siebenthal 等 2007；Wu 等 2008；Werner 等 2009a；Vandemeulebroucke 等 2012）。因此它需要事先分割输入的影像。作为实例，我们在这里论述一个实用的方法（Vandemeulebroucke 等 2012），用于自动地将胸部划分为同源的、呼吸引导运动的区域。主要目的是获得一个精确的界面，在该界面上发生强烈的滑动运动并且有助于随后的形变配准。

运动掩码提取：根据 Rietzel 和 Chen（2006）提

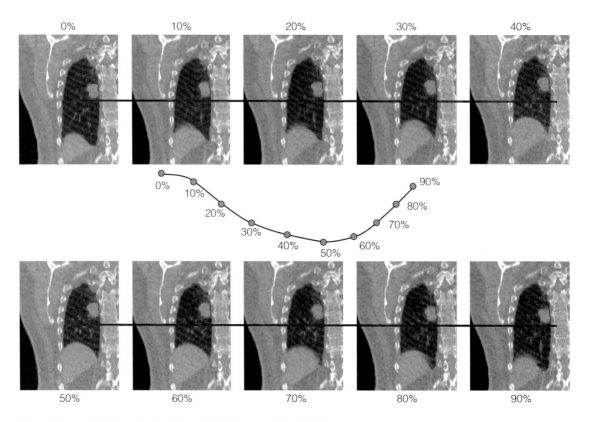

图 7.2(见文末彩插)　组成四维 CT 影像的 10 个时相(来源于 *Cancer Radiothérapie*, 15(2), Ayadi, M., Bouilhol, G., Imbert, L., Ginestet, C., and Sarrut, D., Scan acquisition parameter optimization for the treatment of moving tumors in radiotherapy, 115-122, Copyright 2010, 已得到 Elsevier 的授权。)

出的划分准则,我们可以将胸部划分为移动区域和较少移动区域。需要注意,这种划分依赖于几何学和生理学的考虑,而不是器官的边界。该方法的核心是基于 Osher 和 Sethian(1988)提出的水平集框架,它允许在分割过程中引入几何正则化。水平集的演变过程受偏微分方程(PDE)的控制,其中出现两项:第一项对应于传播力,有利于演变轮廓的扩大或缩小;另一项对应于局部表面平滑力。根据明显的解剖特征定义运动掩码。这些特征作为二元速度图被纳入算法中,它定义影像中的两个区域:在一个区域中轮廓可以自由演化,在另一个区域中轮廓被限制在当前位置。

通过连续阈值、区域生长和数学形态学提取特征,可以从输入影像中获得速度图。三个区域被分割出来:患者身体外部轮廓,骨骼解剖结构和肺部(图 7.3)。对于后者,肺部区域按照 Hu 等人(2001)和 Rikxoort 等人(2009)论述的方法进行分割。简而言之,肺和气管是利用带有阈值的区域增长来识别的,它通过最大化所考虑区域之间的可分离性来自

动获得阈值(Otsu 1979)。采用可控爆炸区域生长法提取气管和大气道(Mori 等 1996)并从结果中移除。

将一个初始的球面自动地放置在患者体内的上腹部,然后使用水平集方法来渐进地"膨胀"球面轮廓以填充胸腔,它的演变是由先前提取的速度图来导引。所获得的分割结果涵盖了患者的腹部,直到前面的患者与空气的临界面、肺和纵隔。最终的掩码如图 7.4 所示。

7.5.3　第三步:DIR

在这种情况下,四维数据集的 DIR 表现为从参考帧到其余帧的一系列连续三维配准。需要注意的是,直接的四维方法也被提出(Ledesma-Carbayo 等 2005; Castillo 等 2010; Vandemeulebroucke 等 2011),它具有允许形变场时间正则化的优点。Demons 方法(见第 7.1.1 节)可以用于每对影像之间,它们是在配准之前使用运动掩码修改的输入影像。

图 7.5 描绘了呼气帧和吸气的初始胸部 CT 影

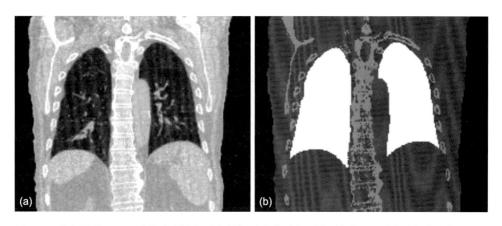

图 7.3 胸部的输入 CT 影像实例(a) 对应的提取特征(b):肺部(白色),骨骼解剖(浅灰色) 和患者身体(深灰色)

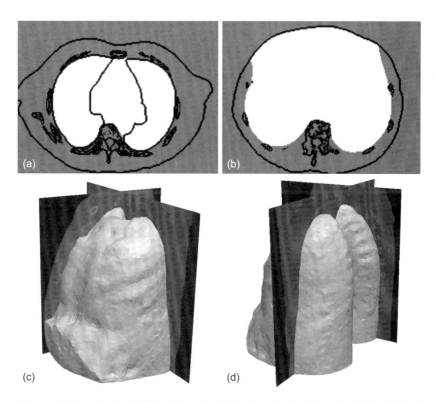

图 7.4 掩码的两个轴向视图:第一个(a) 取自肺的中部与第二个(b) 取自影像的最下面的平面。(c) 和 (d):运动掩码的三维表面渲染的前视图和后视图[来源于 Vandemeulebroucke,J. et al.,*Medical Physics*,*39*(2),1006-1015,2012. 已得到美国医学物理学家协会(American Association of Physicists in Medicine) 的授权。]

像的两个切片,肺的形变场叠加在 CT 影像(呼气帧) 上。使用 Demons 方法以及吸气末和呼气末状态之间的运动掩码来计算形变。医学物理师使用它来为患者设计个性化的治疗范围。通过在影像上移动鼠标指针,操作者可以立即得到肺部任意点的三维位移。形变场还用于自动地获取每个时相的轮廓或推导出各向异性的靶区边缘来。矢量场仅在肺部区域显示。

图 7.6 通过叠放两幅影像来显示呼气和吸气影像之间的差异。这种叠放操作将两幅影像合并为

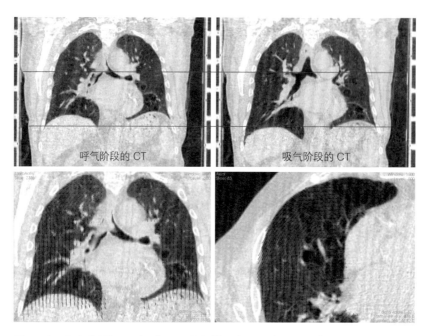

图7.5（见文末彩插） 上方：待配准的初始呼气和吸气CT影像，红线有助于比较两个冠状面切片。下方：与形变场叠加的冠状面和轴向面切片，矢量场只显示在肺部区域

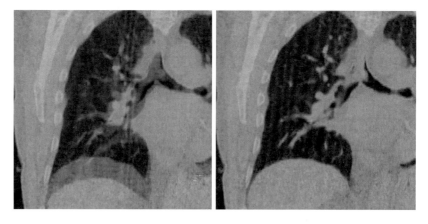

图7.6（见文末彩插） 配准前后的绿色 - 紫色差异

CT值（HU）差异的函数：如果没有差异，则显示初始的灰度级；如果第一幅影像的CT值较大，则颜色趋于绿色；如果第一幅影像的CT值较低，则颜色趋于紫色。左侧是配准之前的差异，右侧是配准后的差异，但是已经利用了三次B样条插值得到的形变场对吸气影像进行了变换。

7.5.4 第四步：验证

一旦计算出形变场，最后一步要验证结果。DIR的验证被认为是具有挑战性的任务，因为目前没有用于评估DIR方法结果的标准方法。通过检查形变场的一致性（Jannin等2002a,b；Boldea等2005）或使用体模数据（Wang等2005c），可以用合成的模拟数据进行验证。对于真实的影像，常用方法要求专家在所有待配准影像中手动定义同源标记点，并比较专家定义的位置与DIR获得的位置（Sarrut等2007；Brock and Deformable Registration Accuracy Consortium 2010）。选择标记点是一项繁琐的工作，为了帮助此类任务中的专家，已经提出专用图形工具（Murphy 等 2008；Castillo 等 2009b）。这些半自动方法帮助观察者定位和识别每幅影像中的相应解剖特征。

前面提到的方法不允许在临床常规中以单个患者为基础进行验证。在实际中，每当 DIR 应用于新的解剖部位或不同影像模态等时，都应该在先导性试验研究中得到彻底的验证。随后，对于每位需要处理的额外患者，都应对 DIR 结果进行部分验证，以降低错误配准的风险。医学物理师可以使用合适的图形用户界面可视化地检查形变场，从而检查最关键区域的 DIR 结果。

使用找到的形变场将四维数据集向参考影像变换而获得的运动补偿影像是验证结果的快速且简单的方法。除了影像中的采集噪声，运动补偿序列的动态可视化应该仍然出现，这是成功配准的必要条件。然而，这个过程并不能保证配准的质量，因为尽管形变场不符合生理上容许的形变，但补偿的影像在视觉上可能是可以接受的。

7.6　小结

非参数 DIR 已在放射治疗领域得到广泛应用。将这些方法引入临床常规应该慎重。应该为手头的应用导出定制设计算法，并针对每种情况分别进行彻底的验证。DIR 是放射治疗的基本影像分析工具，并在不久的将来可能被纳入到所有治疗计划系统。

附录 7. A 线性弹性算子有限差分法

对于三维形变场，式 7.8 给出的线性弹性正则化，可以发展为如下公式：

$$\nabla R_{LE}(\mathbf{x},\mathbf{u})=(\lambda+\mu)\begin{pmatrix}\dfrac{\partial^2 u_1}{\partial x_1^2}+\dfrac{\partial^2 u_2}{\partial x_1\partial x_2}+\dfrac{\partial^2 u_3}{\partial x_1\partial x_3}\\[2mm]\dfrac{\partial^2 u_1}{\partial x_2\partial x_1}+\dfrac{\partial^2 u_2}{\partial x_2^2}+\dfrac{\partial^2 u_3}{\partial x_2\partial x_3}\\[2mm]\dfrac{\partial^2 u_1}{\partial x_3\partial x_1}+\dfrac{\partial^2 u_2}{\partial x_3\partial x_2}+\dfrac{\partial^2 u_3}{\partial x_3^2}\end{pmatrix}+\mu\begin{pmatrix}\dfrac{\partial^2 u_1}{\partial x_1^2}+\dfrac{\partial^2 u_1}{\partial x_2^2}+\dfrac{\partial^2 u_1}{\partial x_3^3}\\[2mm]\dfrac{\partial^2 u_2}{\partial x_1^2}+\dfrac{\partial^2 u_2}{\partial x_2^2}+\dfrac{\partial^2 u_2}{\partial x_3^3}\\[2mm]\dfrac{\partial^2 u_3}{\partial x_1^2}+\dfrac{\partial^2 u_3}{\partial x_2^2}+\dfrac{\partial^2 u_3}{\partial x_3^2}\end{pmatrix} \tag{7.A.1}$$

这就产生了式 7.A.2 给出的内核，它必须应用于三个形变场分量 $\mathbf{u}=\{u_1,u_2,u_3\}$（Hermosillo 等 2002）：

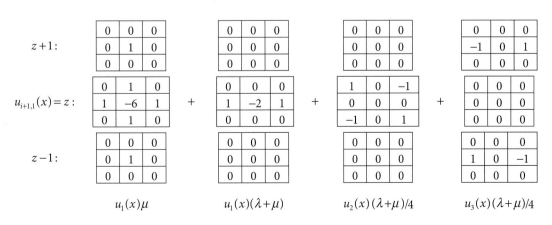

$$\tag{7.A.2}$$

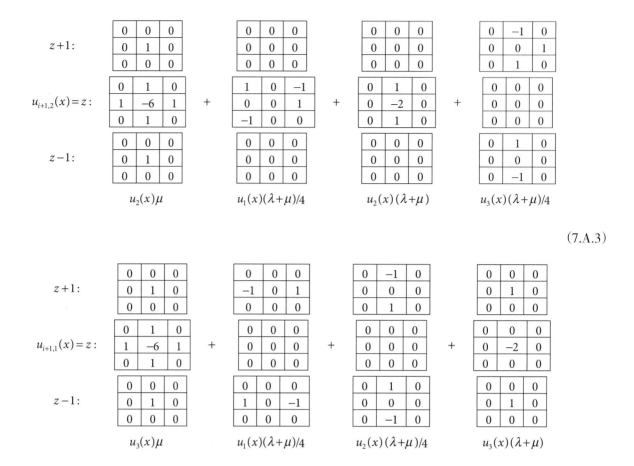

$$(7.A.3)$$

$$(7.A.4)$$

参考文献

Al-Mayah, A., Moseley, J., Velec, M., and Brock, K. K. (2009). Sliding characteristic and material compressibility of human lung: Parametric study and verification. *Medical Physics, 36*(10), 4625–4633.

Alvarez, L., Weickert, J., and Sánchez, J. (2000). Reliable estimation of dense optical flow fields with large displacements. *International Journal of Computer Vision, 39*(1), 41–56.

Ayadi, M., Bouilhol, G., Imbert, L., Ginestet, C., and Sarrut, D. (2010). Scan acquisition parameter optimization for the treatment of moving tumors in radiotherapy. *Cancer Radiothérapie, 15*(2), 115–122.

Bajscy, R. and Kovacic, S. (1989). Multiresolution elastic matching. *Computer Vision, Graphics, and Image Processing, 46*, 1–21.

Berg, J. von, Barschdorf, H., Blaffert, T., Kabus, S., and Lorenz, C. (2007). Surface based cardiac and respiratory motion extraction for pulmonary structures from multi-phase CT. *Proceedings of the SPIE, Medical Imaging 2007: Physiology, Function, and Structure from Medical Images,* eds. A. Manduca and X. P. Hu, 6511, 65110Y.

Boldea, V., Sarrut, D., and Carrie, C. (2005). Comparison of 3D dense deformable registration methods for breath-hold reproducibil-ity study in radiotherapy. *SPIE Medical Imaging: Visualization, Image-Guided Procedures, and Display, 5747,* 222–230.

Boldea, V., Sharp, G., Jiang, S., Choi, N., Ginestet, C., Carrie, C., and Sarrut, D. (2006). Implementation and evaluation of automatic contour propagation in 4DCT of lung. *Medical Physics, 33*(6). In 48th American Association of Physicists in Medicine (AAPM) Annual Meeting, Orlando, FL, USA, 2019–2020.

Boldea, V., Sharp, G., Jiang, S. B., and Sarrut, D. (2008). 4D-CT lung motion estimation with deformable registration: Quantification of motion nonlinearity and hysteresis. *Medical Physics, 35*(3), 1008–1018.

Bondiau, P., Malandain, G., Chanalet, S., Marcy, P., Habrand, J., Fauchon, F., Paquis, P., Courdi, A. et al. (2005). Atlas-based automatic segmentation of MR images: Validation study on the brainstem in radiotherapy context. *International Journal of Radiation Oncology Biology Physics, 61*(1), 289–298.

Bouilhol, G., Ayadi, M., Rit, S., Thengumpallil, S., Schaerer, J., Vandemeulebroucke, J., Claude, L., and Sarrut, D. (2012). Is abdominal compression useful in lung stereotactic body radiation therapy? A 4DCT and dosimetric lobe-dependent study. Physica Medica (http://www.ncbi.nlm.nih.gov/pubmed/22617761).

Bro-Nielsen, M. and Gramkow, C. (1996). Fast fluid registration of medical images, in SPIE Visualization in Biomedical Computing, eds. Hone, K. and Kikinis, R., 1996, 1131,

267–276.

Brock, K. K. and Consortium, D. R. A. (2010). Results of a multi-institution deformable registration accuracy study (MIDRAS). *International Journal of Radiation Oncology Biology Physics, 76*(2), 583–596.

Brock, K., McShan, D., Ten Haken, R., Hollister, S., Dawson, L., and Balter, J. (2003). Inclusion of organ deformation in dose calculations. *Medical Physics, 30*(3), 290–295.

Cachier, P. and Ayache, N. (2004). Isotropic energies, filters and splines for vectorial regularization. *Journal of Mathematical Imaging and Vision, 20*(3), 251–265.

Cahill, N. D., Noble, J. A., and Hawkes, D. J. (2009). A Demons algorithm for image registration with locally adaptive regularization, in Medical Image Computing and Computer-Assisted Intervention, eds. G.-Z. Yang, et al., Lecture Notes in Computer Science, Vol. 5761, Springer, Heidelberg, 2009, 574–581.

Castillo, E., Castillo, R., Zhang, Y., and Guerrero, T. (2009a). Compressible image registration for thoracic computed tomography images. *Journal of Medical and Biological Engineering, 29*(5), 222–233.

Castillo, R., Castillo, E., Guerra, R., Johnson, V. E., McPhail, T., Garg, A. K., Guerrero, T. et al. (2009b). A framework for evaluation of deformable image registration spatial accuracy using large landmark point sets. *Physics in Medicine and Biology, 54*(7), 1849–1870.

Castillo, E., Castillo, R., Martinez, J., Shenoy, M., and Guerrero, T. (2010). Four-dimensional deformable image registration using trajectory modeling. *Physics in Medicine and Biology, 55*(1), 305–327.

Chefd'Hotel, C., Hermosillo, G., and Faugeras, O. (2001). A variational approach to multi-modal image matching, in *Proceedings of the IEEE Workshop on Variational and Level Set Methods,* IEEE Computer Society, Washington, DC, 21–28.

Chen, G., Kung, J., and Beaudette, K. (2004). Artifacts in computed tomography scanning of moving objects. *Seminars in Radiation Oncology, 14*(1), 19–26.

Christensen, G., Carlson, B., Chao, K., Yin, P., Grigsby, P., Nguyen, K., Dempsey, J. et al. (2001). Image-based dose planning of intracavitary brachytherapy: Registration of serial-imaging studies using deformable anatomic templates. *International Journal of Radiation Oncology Biology Physics, 51*(1), 227–243.

Christensen, G. and Johnson, H. (2001). Consistent image registration. *IEEE Transactions on Medical Imaging, 20*(7), 568–582.

Christensen, G. E., Rabbitt, R. D., and Miller, M. I. (1994). 3D brain mapping using a deformable neuroanatomy. *Physics in Medicine and Biology, 39*(3), 609–618.

Chun, S. Y., Fessler, J. A., and Kessler., M. L. (2009). A simple penalty that encourages local invertibility and considers sliding effects for respiratory motion. *Proceedings of the SPIE, Medical Imaging 2009: Image Processing, 7259,* 72592U.

Coselmon, M., Balter, J., McShan, D., and Kessler, M. (2004). Mutual information based CT registration of the lung at exhale and inhale breathing states using thin-plate splines. *Medical Physics, 31*(11), 2942–2948.

Delmon, V., Rit, S., Pinho, R., and Sarrut, D. (2013). Registration of sliding objects using direction dependent B-splines decomposition. *Physics in Medicine and Biology, 58*(5), 1303–1314.

Deriche, R. (1993). *Recursively Implementing the Gaussian and Its Derivatives.* Tech. Rep. 1893. Available from: http://www.inria.fr/rrrt/rr-1893.html.

Deurloo, K., Steenbakkers, R., Zijp, L., Bois J.A., de Nowak, P., Rasch, C., and van Herk, M. (2005). Quantification of shape variation of prostate and seminal vesicles during external beam radiotherapy. *International Journal of Radiation Oncology Biology Physics, 61*(1), 228–238.

Dru, F. and Vercauteren, T. (2009). An ITK implementation of the symmetric log-domain diffeomorphic Demons algorithm. *MIDAS Journal,* 1–10.

Fan, L., Chen, C., Reinhardt, J., and Ho man, E. (2001). Evaluation and application of 3D lung warping and registration model using HRCT images, in SPIE Medical Imaging, Vol. 4321, San Diego, CA, 2001, 234–243.

Gu, X., Pan, H., Liang, Y., Castillo, R., Yang, D., Choi, D., Castillo, E., Majumdar, A., Guerrero, T., and Jiang, S. B. (2010). Implementation and evaluation of various demons deformable image registration algorithms on a GPU. *Physics in Medicine and Biology, 55*(1), 207–219.

Guerrero, T., Sanders, K., Castillo, E., Zhang, Y., Bidaut, L., Pan, T., and Komaki, R. (2006). Dynamic ventilation imaging from four-dimensional computed tomography. *Physics in Medicine and Biology, 51*(4), 777–791.

Guerrero, T., Sanders, K., Noyola-Martinez, J., Castillo, E., Zhang, Y., Tapia, R., Guerra, R., Borghero, Y., and Komaki, R. (2005). Quantification of regional ventilation from treatment planning CT. *International Journal of Radiation Oncology Biology Physics, 62*(3), 630–634.

Guerrero, T., Zhang, G., Huang, T.-C., and Lin, K.-P. (2004). Intrathoracic tumour motion estimation from CT imaging using the 3D optical flow method. *Physics in Medicine and Biology 49*(17), 4147–4161.

Hermosillo, G., Chefd'hotel, C., and Faugeras, O. (2002). Variational methods for multimodal image matching. *International Journal of Computer Vision, 50*(3), 329–343.

Hermosillo-Valadez, G. (2002). Variational methods for multimodal image matching. Doctoral dissertation. Universite de Nice-Sophia Antipolis.

Hu, S., Ho man, E., and Reinhardt, J. (2001). Automatic lung segmentation for accurate quantitation of volumetric X-ray CT images. *IEEE Transactions on Medical Imaging, 20*(6), 490–498.

Jannin, P., Fitzpatrick, M., Hawkes, D., Pennec, X., Shahidi, R., and Vannier, M. (2002a). Editorial: validation of medical image processing in image-guided therapy. *IEEE Transactions on Medical Imaging, 21*(11), 1445–1449.

Jannin, P., Fitzpatrick, J., Hawkes, D., Pennec, X., Shahidi, R., and Vannier, M.W. (2002b). Validation of medical image processing in image-guided therapy. *IEEE Trans. Med. Imaging, 21*(12), 1445–1449.

Kaus, M., Netsch, T., Kabus, S., Pekar, V., McNutt, T., and Fischer, B. (2004). Estimation of organ motion from 4D CT for 4D radiation therapy planning of lung cancer. In *Medical Image Computing and Computer-Assisted Intervention, Lecture*

Notes in Computer Science, Vol. 3217, Springer-Verlag, Berlin, 1017–1024.

Keall, P. (2004). 4-Dimensional computed tomography imaging and treatment planning. *Seminars in Radiation Oncology, 14*(1), 81–90.

Keall, P., Joshi, S., Vedam, S., Siebers, J., Kini, V., and Mohan, R. (2005). Four-dimensional radiotherapy planning for DMLC-based respiratory motion tracking. *Medical Physics, 32*(4), 942–951.

Keall, P., Siebers, J., Joshi, S., and Mohan, R. (2004). Monte Carlo as a four-dimensional radiotherapy treatment-planning tool to account for respiratory motion. *Physics in Medicine and Biology, 49*(16), 3639–3648.

Kessler, M. L. (2006). Image registration and data fusion in radiation therapy. *British Journal of Radiology, 79*(Special No. 1), S99–S108.

Klinder, T., Lorenz, C., and Ostermann, J. (2008). Respiratory motion modeling and estimation, in First International Workshop on Pulmonary Image Analysis, eds. M. Brown, et al., New York, 2008, 53–62.

Kupelian, P., Willoughby, T., Meeks, S., Forbes, A., Wagner, T., Maach, M., and Langen, K. (2005). Intraprostatic fiducials for localization of the prostate gland: Monitoring inter-marker distances during radiation therapy to test for marker stability. *International Journal of Radiation Oncology Biology Physics, 62*(5), 1291–1296.

Langen, K. and Jones, D. (2001). Organ motion and its management. *International Journal of Radiation Oncology Biology Physics, 50*(1), 265–278.

Ledesma-Carbayo, M. J., Kybic, J., Desco, M., Santos, A., Sihling, M., Hunziker, P., and Unser, M. (2005). Spatio-temporal nonrigid registration for ultrasound cardiac motion estimation. *IEEE Transactions on Medical Imaging, 24*(9), 1113–1126.

Li, B., Christensen, G., Ho man, E., McLennan, G., and Reinhardt, J. (2003). Establishing a normative atlas of the human lung: Intersubject warping and registration of volumetric CT images. *Academic Radiology, 10*(3), 255–265.

Low, D. A., Nystrom, M., Kalinin, E., Parikh, P., Dempsey, J. F., Bradley, J. D., Mutic, S. et al. (2003). A method for the reconstruction of four-dimensional synchronized CT scans acquired during free breathing. *Medical Physics, 30*(6), 1254–1263.

Lu, W., Chen, M.-L., Olivera, G. H., Ruchala, K. J., and Mackie, T. R. (2004). Fast free-form deformable registration via calculus of variations. *Physics in Medicine and Biology, 49*(14), 3067–3087.

Lu, W., Olivera, G. H., Chen, Q., Chen, M.-L., and Ruchala, K. J. (2006). Automatic re-contouring in 4D radiotherapy. *Physics in Medicine and Biology, 51*(5), 1077–1099.

Mathers, C. D. and Loncar, D. (2006). Projections of global mortality and burden of disease from 2002 to 2030. *PLoS Med, 3*(11), e442.

McClelland, J. R., Blackall, J. M., Tarte, S., Chandler, A. C., Hughes, S., Ahmad, S., Landau, D. B., and Hawkes, D. J. (2006). A continuous 4D motion model from multiple respiratory cycles for use in lung radiotherapy. *Medical Physics, 33*(9), 3348–3358.

Milic-Emili, J., Henderson, J., Dolovich, M., Trop, D., and Kaneko, K. (1966). Regional distribution of inspired gas in the lung. *Journal of Applied Physiology, 21*(3), 749–759.

Monfraix, S., Bayat, S., Porra, L., Berruyer, G., Nemoz, C., Thomlinson, W., Suortti, P., and Sovijrvi, A. (2005). Quantitative measurement of regional lung gas volume by synchrotron radiation computed tomography. *Physics in Medicine and Biology, 50*, 1–11.

Mori, K., Hasegawa, J., Toriwaki, J., Anno, H., and Katada, K. (1996). Recognition of bronchus in three-dimensional X-ray CT images with application to virtualized bronchoscopy system. *Proceedings of the International Conference on Pattern Recognition, 3*, 528532.

Murphy, K., Ginneken, B. van, Pluim, J. P. W., Klein, S., and Staring, M. (2008). Semi-automatic reference standard construction for quantitative evaluation of lung CT registration. *Medical Image Computing and Computer-Assisted Intervention International Conference, 11*(Part 2), 1006–1013.

Nagel, H.-H. and Enkelmann, W. (1986). An investigation of smoothness constraints for the estimation of displacement vector fields from image sequences. *IEEE Transactions on Pattern Analysis and Machine Intelligence, 8*(5), 565–593.

Nehmeh, S., Erdi, Y., Ling, C., Rosenzweig, K., Squire, O., Braban, L., Ford, E. et al. (2002). Effect of respiratory gating on reducing lung motion artifacts in PET imaging of lung cancer. *Medical Physics, 29*(3), 366–371.

Nehmeh, S., Erdi, Y., Pan, T., Pevsner, A., Rosenzweig, K., Yorke, E., Mageras, G. et al. (2004). Four-dimensional (4D) PET/CT imaging of the thorax. *Medical Physics, 31*(12), 3179–3186.

Noe, K. O., Tanderup, K., Lindegaard, J. C., Grau, C., and Sorensen, T. S. (2008). GPU accelerated viscous-fluid deformable registration for radiotherapy. *Studies in Health Technology and Informatics, 132*, 327–332.

Osher, S. and Sethian, J. (1988). Fronts propagating with curvature dependent speed: Algorithms based on Hamilton-Jacobi formulations. *Journal of Computational Physics, 79*, 12–49.

Otsu, N. (1979). A threshold selection method from gray-level histograms. *IEEE Transactions on Systems, Man and Cybernetics, 9*(1), 62–66.

Paganetti, H. (2004). Four-dimensional Monte Carlo simulation of time-dependent geometries. *Physics in Medicine and Biology, 49*(6), N75–97.

Pan, T., Lee, T., Rietzel, E., and Chen, G. (2004). 4D-CT imaging of a volume influenced by respiratory motion on multi-slice CT. *Medical Physics, 31*(2), 333–340.

Pennec, X., Cachier, P., and Ayache, N. (1999). Understanding the Demon's algorithm: 3D non rigid registration by gradient descent, in Medical Image Computing and Computer-Assisted Intervention, eds. Taylor, C. and Colschester, A., Lecture Notes in Computer Science, Vol. 1679, Springer-Verlag, Cambridge, UK, 1999, 597–605.

Rietzel, E. and Chen, G. T. Y. (2006). Deformable registration of 4D computed tomography data. *Medical Physics, 33*(11), 4423–4430.

Rietzel, E., Chen, G., Choi, N., and Willet, C. (2005a). Four-dimensional image-based treatment planning: Target volume segmentation and dose calculation in the presence of respiratory motion. *International Journal of Radiation Oncology Biology Physics, 61*(5), 1535–1550.

Rietzel, E., Pan, T., and Chen, G. T. Y. (2005b). Four-dimensional computed tomography: Image formation and clinical protocol. *Medical Physics, 32*(4), 874–889.

Rikxoort, E. van, Hoop, B. de, Viergever, M., Prokop, M., and van Ginneken, B. (2009). Automatic lung segmentation from thoracic computed tomography scans using a hybrid approach with error detection. *Medical Physics, 36*(7), 2934–2947.

Rit, S., Sarrut, D., and Desbat, L. (2009). Comparison of analytic and algebraic methods for motion-compensated cone-beam CT reconstruction of the thorax. *IEEE Transactions on Medical Imaging, 28*, 1513–1525.

Ruan, D., Fessler, J. A., Balter, J. M., Berbeco, R. I., Nishioka, S., and Shirato, H. (2008). Inference of hysteretic respiratory tumor motion from external surrogates: A state augmentation approach. *Physics in Medicine and Biology, 53*(11), 2923–2936.

Sarrut, D., Boldea, V., Ayadi, M., Badel, J., Ginestet, C., Clippe, S., and Carrie, C. (2005). Nonrigid registration method to assess reproducibility of breath-holding with ABC in lung cancer. *International Journal of Radiation Oncology Biology Physics, 61*(2), 594–607.

Sarrut, D., Boldea, V., Miguet, S., and Ginestet, C. (2006a). Simulation of 4D CT images from deformable registration between inhale and exhale breath-hold CT scans. *Medical Physics, 33*(3), 605–617.

Sarrut, D., Boldea, V., Miguet, S., and Ginestet, C. (2006b). Simulation of four-dimensional CT images from deformable registration between inhale and exhale breath-hold CT scans. *Medical Physics, 33*(3), 605–617.

Sarrut, D., Delhay, B., Villard, P., Boldea, V., Beuve, M., and Clarysse, P. (2007). A comparison framework for breathing motion estimation methods from 4D imaging. *IEEE Transactions on Medical Imaging, 26*(12), 1636–1648.

Schmidt-Richberg, A., Ehrhardt, J., Werner, R., and Handels, H. (2009). Slipping objects in image registration: Improved motion field estimation with direction-dependent regularization. In *Medical Image Computing and Computer-Assisted Intervention*, eds. Yang, G.-Z. et al., Lecture Notes in Computer Science, Vol. 5761, Springer, Heidelberg, 755–762.

Sharp, G. C., Kandasamy, N., Singh, H., and Folkert, M. (2007). GPU-based streaming architectures for fast cone-beam CT image reconstruction and demons deformable registration. *Physics in Medicine and Biology, 52*(19), 5771–5783.

Shekhar, R., Walimbe, V., Raja, S., Zagrodsky, V., Kanvinde, M., Wu, G., and Bybel, B. (2005). Automated 3-dimensional elastic registration of whole-body PET and CT from separate or combined scanners. *Journal of Nuclear Medicine, 46*(9), 1488–1496.

Siebenthal, M. von, Székely, G., Gamper, U., Boesiger, P., Lomax, A., and Cattin, P. (2007). 4D MR imaging of respiratory organ motion and its variability. *Physics in Medicine and Biology, 52*(6), 1547–1564.

Smitsmans, M. H. P., Wolthaus, J. W. H., Artignan, X., Bois, J. de, Ja ray, D. A., Lebesque, J. V., and van Herk, M. (2004). Automatic localization of the prostate for on-line or off-line image-guided radiotherapy. *International Journal of*

Radiation Oncology Biology Physics, 60*(2), 623–635.

Sundaram, T. A. and Gee, J. C. (2005). Towards a model of lung biomechanics: Pulmonary kinematics via registration of serial lung images. *Medical Image Analysis, 9*(6), 524–537.

Thirion, J. (1996). Non-rigid matching using demons, in IEEE Computer Vision and Pattern Recognition, San Francisco, CA.

Thirion, J. (1998). Image matching as a diffusion process: An analogy with Maxwell's demons. *Medical Image Analysis, 2*(3), 243–260.

Vandemeulebroucke, J., Bernard, O., Kybic, J., Clarysse, P., and Sarrut, D. (2012). Automated segmentation of a motion mask to preserve sliding motion in deformable registration of thoracic CT. *Medical Physics, 39*(2), 1006–1015.

Vandemeulebroucke, J., Rit, S., Kybic, J., Clarysse, P., and Sarrut, D. (2011). Spatiotemporal motion estimation for respiratory-correlated imaging of the lungs. *Medical Physics, 38*(1), 166–178.

Vedam, S. S., Keall, P. J., Kini, V. R., Mostafavi, H., Shukla, H. P., and Mohan, R. (2003). Acquiring a four-dimensional computed tomography dataset using an external respiratory signal. *Physics in Medicine and Biology, 48*(1), 45–62.

Vercauteren, T. (2008). Image registration and mosaicing for dynamic in vivo fibered confocal microscopy. Doctoral dissertation. Ecole des Mines de Paris/INRIA Sophia-Antipolis.

Vercauteren, T., Pennec, X., Malis, E., Perchant, A., and Ayache, N. (2007). Insight into efficient image registration techniques and the demons algorithm. *Information Processing in Medical Imaging, 20*, 495–506.

Vercauteren, T., Pennec, X., Perchant, A., and Ayache, N. (2009). Diffeomorphic demons: Efficient non-parametric image registration. *Neuroimage, 45*(1 Suppl), S61–S72.

Wang, B., Goldstein, M., Xu, X., and Sahoo, N. (2005a). Adjoint Monte Carlo method for prostate external photon beam treatment planning: An application to 3D patient anatomy. *Physics in Medicine and Biology, 50*(5), 923–935.

Wang, H., Dong, L., Lii, M., Lee, A., de Crevoisier, R., Mohan, R., Cox, J., Kuban, D., and Cheung, R. (2005b). Implementation and validation of a three-dimensional deformable registration algorithm for targeted prostate cancer radiotherapy. *International Journal of Radiation Oncology Biology Physics, 61*(3), 725–735.

Wang, H., Dong, L., O'Daniel, J., Mohan, R., Garden, A., Ang, K., Kuban, D., Bonnen, M., Chang, J., and Cheung, R. (2005c). Validation of an accelerated "Demons" algorithm for deformable image registration in radiation therapy. *Physics in Medicine and Biology, 50*(12), 2887–2905.

Werner, R., Ehrhardt, J., Schmidt-Richberg, A., and Handels, H. (2009a). Validation and comparison of a biophysical modeling approach and nonlinear registration for estimation of lung motion fields in thoracic 4D CT data. *Proceedings of SPIE-The International Society for Optical Engineering*. Vol. 7259.

Werner, R., Ehrhardt, J., Schmidt, R., and Handels, H. (2009b). Patient-specific finite element modeling of respiratory lung motion using 4D CT image data. *Medical Physics, 36*(5), 1500–1511.

Weruaga, L., Morales, J., Nunez, L., and Verdu, R. (2003). Estimating volumetric motion in thorax with parametric matching constraints. *IEEE Transactions on Medical Imaging, 22*(6), 766–772.

Wolthaus, J. W. H., Sonke, J. J., Herk, M. van, and Damen, E. M.

F. (2008). Reconstruction of a time-averaged midposition CT scan for radiotherapy planning of lung cancer patients using deformable registration. *Medical Physics, 35*(9), 3998–4011.

Wu, Z., Rietzel, E., Boldea, V., Sarrut, D., and Sharp, G. C. (2008). Evaluation of deformable registration of patient lung 4DCT with subanatomical region segmentations. *Medical Physics, 35*(2), 775–781.

Yan, D., Vicini, F., Wong, J., and Martinez, A. (1997). Adaptive radiation therapy. *Physics in Medicine and Biology, 42*(1), 12–32.

Yan, D., Lockman, D., Martinez, A., Wong, J., Brabbins, D., Vicini, F., Liang, J., and L., K. (2005). Computed tomography guided management of interfractional patient variation. *Seminars in Radiation Oncology, 15*(3), 168–179.

Yang, D., Li, H., Low, D. A., Deasy, J. O., and Naqa, I. E. (2008). A fast inverse consistent deformable image registration method based on symmetric optical flow computation. *Physics in Medicine and Biology, 53*(21), 6143–6165.

Yin, Y., Ho man, E. A., and Lin, C.-L. (2009). Mass preserving nonrigid registration of CT lung images using cubic B-spline. *Medical Physics, 36*(9), 4213–4222.

Zhang, T., Jeraj, R., Keller, H., Lu, W., Olivera, G., McNutt, T., Mackie, T., and Paliwal, B. (2004). Treatment plan optimization incorporating respiratory motion. *Medical Physics, 31*(6), 1576–1586.

Zhao, Y. and Johnson, H. (2009). Diffeomorphic Demons registration with mask filter. *MIDAS Journal*. Available from: http://hdl.handle.net/10380/3105.

第8章

影像配准优化

8.1 放射治疗中影像配准的作用

影像配准用于确定两个影像数据集之间的空间关系。通过相同(即单模态)或不同(即多模态)成像模态获取的影像可以用于:①确定在不同时间上的两个成像数据集之间的空间变换;②组合来自不同时间或模态的两个不同影像数据集的信息。在放射治疗中,影像配准用于治疗计划、治疗评估和患者病灶位置验证。在治疗计划中,影像配准用于对齐多个影像数据集(包括单模态和多模态),以帮助医师勾画解剖结构和计划靶区。在治疗评估中,多模成像(例如 CT 和 CBCT)可用于根据预期剂量(即治疗计划)和实施剂量(即治疗实施)来评估剂量实施。在患者病灶位置验证中,影像配准用于验证治疗之前或治疗期间的患者病灶定位。刚性配准涉及单个全局位移矢量和/或应用于整个影像数据集的旋转变换。它用于治疗计划、治疗评估和患者病灶位置验证。形变配准涉及用于影像数据集的局部变换,在这种情况下,患者可能经历了物理上的改变,从而使刚性配准存在解剖的不足。它用于治疗计划和治疗评估。无论是刚性的还是形变的,影像配准是将不同成像数据集组合到公共坐标系的过程,在两个数据集的体素(即像素)之间存在着映射关系。该过程包括一个固定的或参考的数据集(即影像)和一个移动的或目标数据集,目标与参考数据集对齐。(应该注意,在文献中有时会发现使用源和目标集等术语,其中源表示运动的影像,目标表示固定的或参考的影像,我们将不使用这些术语)。刚性配准涉及单个位移矢量,它由三个正交平移和三个角度旋转组成,全局地应用于目标影像,以便对目标影像中的每个体素应用相同的变换。形变配准涉及将目标影像与参考影像对齐,由此为每个体素分配一个位移矢量;对相邻体素而言,该位移矢量可以是不同的,从而可以改变形状和体积。

8.2 影像配准

如图 8.1 所示,影像配准基于以下四个部分:相似性度量、转换模型、正则化和优化。

8.2.1 相似性度量

相似性度量计算两幅影像之间的对应关系。影像相似性被定义为参考影像和目标影像强度分布的数学或统计测量,它们提供了两幅影像之间相似性的定量表示。相似性度量以代数方式并入标量的代价函数,然后用于评估配准的良好程度。代

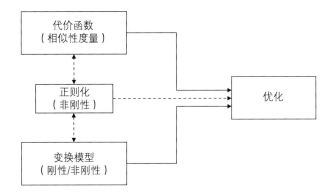

图 8.1　影像配准。影像配准的组成框图。实线表示所需的输入 / 输出，而虚线表示依赖于配准问题的可选输入 / 输出

价函数用于确定目标影像和参考影像之间的转换。代价函数的值（函数输入为目标影像和参考影像）用于指导配准。通常配准过程是迭代的，且用户定义的代价函数阈值可以作为该过程的终止点。

在第 4 章详细讨论的相似性度量，在这里被分为三大类。

（1）基于特征的度量，包括点、曲线和曲面。结合特征更可能产生一个解剖学上有效的配准，且成像的基本解剖学内容和生理的限制相一致。利用基于特征度量的配准面临的挑战是，在特征选择中确保最少的用户干预，并确保配准结果的鲁棒性（即特征选择中的微小偏差不会导致配准中的较大偏差）

（2）基于强度的度量。该度量使用分配给每个体素的强度。来自相同模态（即单模态）的成像过程将对同一解剖结构内的相关体素生成相似的强度值。不同模态（即多模态）的成像过程将对同一解剖结构内的体素生成不同的强度值，因为各自的强度代表不同的生理信息。只要两个成像数据集共享着公共解剖信息，基于强度的配准可以用于单模态和多模态的影像配准。该解剖信息在每个数据集中可以有着不同的体素强度，但是基于不同的解剖结构表现，应该具有相似的强度分布。由于全自动配准通常包括基于强度的度量，所以减少人为干预。基于强度的度量面临的挑战是确保足够的准确性，因为一般而言，没有生理驱动的制约因素来监督配准过程。

（3）混合度量。这类度量组合了基于特征的度量和基于强度的度量。使用混合模型的配准不能完全自动完成，但可以用于配准精度比计算效率更重要的场合。

8.2.2　变换模型

变换或映射目标影像以匹配参考影像时需要变换模型（即如何移动或形变影像内容，以提高两幅影像之间的相似性）。对于刚性配准，转换模型最多由六个参数组成：三个平移和三个旋转，它们被全局地应用于目标影像中的体素。在形变影像配准的局部变换中，每个体素都可以使用与其相邻体素不同的位移矢量进行移动。变换模型可用于将位移矢量与每个成像体素或原始影像体素的子集相关联，以提高计算效率和 / 或配准的鲁棒性。形变配准中的变换模型的实例包括：①B 样条（Bookstein 1991；Xie 和 Farin 2004），它涉及选择体素的子集（即节点）来计算配准，并使用插值来计算相邻体素的位移；②密集场模型，它在配准过程中计算目标影像中每个体素的位移。

8.2.3　正则化

由于刚性配准中的变换模型采用全局参数，因此目标影像的刚性保持不变。但是在形变影像配准中，这种刚性丧失。因此，这导致形变配准的特有问题：基于相似性度量的计算而产生良好配准的变换参数可能不具有物理意义（Crum 等 2004）。这个问题的常见实例是通过撕裂或折叠来改变形变场拓扑以实现配准；然而，这些动作可能产生增强两幅影像之间相似性（即较低代价函数值）的变换参数，尽管所得到的变换在生理上不是有效的。因此，仅依靠代价函数可能不足以判断变换参数是否良好。正则化可以用来确保生成的变换参数在生理上是有效的。"正则项"允许计算不适应或病态配准问题的解。影像配准的不适定性导致变换模型参数计算过程的不稳定性，这是高度非凸代价函数的结果。正则项旨在限制允许的变换，并产生生理上有意义的解。

可以将影像配准视为变换或映射，因此在映射 $f:T \to R$ 中，使目标影像（T）与参考影像（R）相似。优化中的能量或代价函数有两个部分：相似性度量和正则化。作为驱动配准或映射 f 的相似性度量，描述了源和目标影像的对应关系，确保影像 $f(T)$ 与 R "相似"或相当。正则化分量决定变换函数，并且

需要约束形变场,使其具有物理意义;因此剪切和折叠变换不被用于在参考和目标成像中拓扑不变的解剖结构。目标是找到最佳的形变场 u 来最小化能量函数 $E(u)$:

$$E(u) = E_{sim}(u) + \lambda E_{reg}(u)$$
$$u = \arg \min E(u) \tag{8.1}$$

其中 λ 是权衡相似性和正则化项的加权因子。在此特定的公式中,较小的相似性项值表示更好的匹配。对于特定的相似性度量,例如互相关,其中较大的值表示更好的匹配,式 8.1 中的相似性项可以用相似性度量的负值来表示。这个方程可以在贝叶斯框架内来解释;相似度量项类似于表示源影像和目标影像匹配概率的似然项。基于先验生理知识,正则化项用于限制 u 值。理解式 8.1 的另一种方法是,将相似性项视为一种驱动力,它将目标影像与参考影像之间的对应关系最大化,并将正则化项作为惩罚函数来约束变换。在实践中,为了近似的等价的 E_{sim} 值,通常优先选择小形变而不是大形变。

另外,像光流模型(Horn 和 Schunck 1981)中的情况那样,可以通过迭代地平滑形变场 u 来实现正则化。平滑确保相邻体素位移场变化的最小化(即形变场上的梯度被最小化):

$$E_{reg}(u) = \| \nabla u \|^2 \tag{8.2}$$

使用物理模型也可以实现正则化。线性弹性正则化(Bajcsy 和 Kovačič 1989;Christensen 和 Johnson 2001)假定形变由弹性理论中的 Navier 方程来决定,它可写为:

$$E_{reg}(u) = \mu \nabla^2 u + (\lambda + \mu) \nabla (\nabla u) \tag{8.3}$$

其中 ∇^2 是拉普拉斯算子,∇ 是梯度算子,∇u 是 u 的发散度,λ 和 u 是 Lamé 参数(即表征材料的线性弹性)。弹性正则化假设小的形变。为了处理大的形变,可以考虑黏性流体正则化(Bookstein 1991;Bro-Nielsen 和 Gramkow 1996;Freeborough 和 Fox 1998)。黏性流体正则化约束了与黏性流体流动类似的形变。它可以表示如下:

$$\mu \nabla^2 v + (\lambda + \mu) \nabla (\nabla v)$$
$$v \frac{\partial u}{\partial t} + v \nabla u \tag{8.4}$$

其中 v 是形变的速度。由于黏性流体正则化允许大的形变,因此必须检查形变区域以消除折叠。其他的正则化包括双调和(Bookstein 1991)和膜模型(Terzopoulos 1986)。正则化技术在第 6 章和第 7 章中进行了详细的描述。

8.2.4　优化

在构造代价函数并选择适合于影像配准问题的变换模型(可能需要正则化)之后,最后一步是获得产生最佳或最优配准的变换参数。在数学上,这个问题可以表述如下:给定代价函数 f 和未知的变换参数,找到使代价函数最大化(或最小化)的最佳参数集合。通常,选择是最大化还是最小化代价函数是不重要的,因为最大化 f 等价于最小化 $-f$。除了最简单的测试案例,一般不能解析地计算配准问题,因此要使用计算方法。根据精度、计算效率和鲁棒性选择优化策略,旨在确定用于最大化或最小化代价函数的变换模型参数。终止条件通常与计算方法结合使用,因为在实践中,极值并不是精确已知的且需要估计。由于终止条件的经验性质,简单优化方法可以产生相似但不一定是最佳的参数,与更复杂的方法相比,受临床实施中配准精度的实际限制,通常它在放射治疗应用中更受青睐。

在放射治疗中,三种刚性影像配准可用于患者病灶定位:基准标记配准、基于容积成像的配准和基于特征的(即曲线)配准。将在 8.5 节深入讨论的形变配准,也会出现并影响患者位置。但是,单靠病床移动是无法纠正的。在目前的临床实践中,形变配准被用来估计靶区和正常/关键结构的剂量分布的相应效果。在基准标记配准的情况下,代价函数是标记之间的欧几里得距离,其通常标记数目大于等于 3 个,但仍然比影像中的特征数量少得多。在三维中,变换集由三个独立的(在最简单情况下是正交的)平移和三个独立的旋转组成。对于存在精确解的情况,可以用高斯消去法确定三个平移和三个角度旋转。在不存在精确解的情况下(即由于基准标记偏移或 T 和 R 之间缺乏一对一的相互关联,可能无法将标记以零残差从 T 对齐到 R),诸如奇异值分解的计算方法可用来获得它的解。由于不完美的基准标记位置或标记偏移,高斯消去法不是最优的选择。相反,给定对应的点集,可以在最小二乘法意义下计算变换参数。从技术上讲,这相当于正交 Procrustes 最优拟合问题,可利用奇异值分解法或通用优化技术来求解(Schonemann 1966;Umeyama 1991)。

8.3 刚性影像配准优化策略综述

许多配准算法的解可用现有的优化策略推导出来,例如正交 Procrustes,下降单纯形法,(最陡)梯度下降法,共轭梯度法,拟牛顿法和最小二乘法。Press 等人(1992)对各种各样优化方法给出了很好的综述。在这里,我们将对放射治疗刚性配准中常用的一些优化方法进行综述。

8.3.1 正交 Procrustes 算法

Schonemann(1966)给出了正交 Procrustes 问题的解析解,且后来用于影像配准。在影像配准语言中,该算法可以描述如下。

给定两个坐标集 A 和 B,找到正交变换矩阵 T,使残差矩阵 $E=AT-B$ [即轨迹(EE')]的平方和最小。

(1) 分别找出 A 和 B 的质心 A_c 和 B_c。

(2) 确定两个坐标系中心 $A'=A-A_c$ 和 $B'=B-B_c$。这一步定义了两个坐标系之间的平移量(B_c-A_c)。

(3) 计算 $L=A''B'$ 的奇异值分解。

(4) 变换和均方根(RMS)误差由下式给出:

$$T=U'V, \quad E=B'-A'T \quad (8.5)$$

该算法速度快并返回匹配坐标对之间的 RMS(均方根)距离。确定在三维空间中的六个独立的欧拉变换参数,至少需要六个独立的方程,因此必须表示出至少三个基准标记对。

或者不使用刚性配准中的特征或点,像上述 Procrustes 算法那样,而是使用整个体积或适当定义的感兴趣区域(ROI)也可以进行刚性配准。在这种情况下,代价函数可以是互相关函数(通常 T 和 R 来自于相同的成像模态)或互信息(对于这种情况,成像模态可能不同)。这里,ROI 中的所有体素都被用来确定变换参数,并且配准问题可以涉及 $10^5 \sim 10^7$ 个体素。由于只需要有限的用户输入,这种方法在放射治疗中越来越受欢迎。

8.3.2 下降单纯形法

下降单纯形法,或者 Nelder 和 Mead 法(1965),是常用的非线性优化技术,它相对容易实现,且不

需要计算代价函数的梯度。单纯形被定义为 N 维参数空间中有 $N+1$ 个顶点的特殊多面体。该算法从启发式地选择顶点的单纯形初始化开始。然后使用反射、膨胀或收缩步骤迭代地使单纯形变形,以使其顶点向代价函数的最小值移动。当在单纯形顶点处评估的最低和最高函数值之间的分数差值小于给定阈值时,声明收敛。

与其他许多基于梯度的非线性优化方法相比,下降单纯形法通常需要更多的迭代。然而在实践中,这种方法与其他方法可比拟甚至更好,因为它不需要计算梯度,而通常梯度的计算消耗很大(Maes 等 1999)。

8.3.3 梯度下降法

梯度下降法或最陡下降法是将梯度信息融入优化过程的最直接的方法。对于参数空间中的给定点,优化器在负梯度方向上前进一步,就会导致代价函数值的局部最快下降。对于实数 N 元函数 $f(x)$,优化从点 x_0 开始。迭代次数由需求决定,且迭代从 x_k 向 x_{k+1} 方向移动,它沿着 x_k 向局部下降梯度 $-\nabla f(x_k)$ 的方向最小化,由下式给出:

$$x_{k+1}=x_k-\alpha_k \nabla f(x_k) \quad (8.6)$$

其中 α_k 是沿搜索线将 $f(x)$ 最小化的步长。

梯度下降法通常不是有效的搜索算法。即使当目标函数是二次的,沿着梯度的线搜索方向不一定指向最佳值。由于连续的步骤彼此垂直,所以需要许多小步骤才能达到具有狭长谷的函数的最佳值。

8.3.4 共轭梯度法

共轭梯度法试图通过沿着多个共轭方向而不是梯度方向进行处理来克服梯度下降法的相关问题。如果沿着共轭方向执行函数的连续线最小化,则不需要重做这些方向中的任何方向。因此,优化方法二次收敛到最小值。

作为迭代方法,共轭梯度法将搜索方向 d_0 初始化为点 x_0 处的梯度矢量 g_0。在第 k 个迭代中,从点 x_k 开始在方向 d_k 上执行线最小化且指向点 x_{k+1}。此后,基于当前方向和梯度信息构造新的方向 d_{k+1},即

$$d_{k+1} = g_{k+1} + \gamma_k d_k \qquad (8.7)$$

其中 g_{k+1} 是点 x_{k+1} 位置计算的梯度。目前已经提出了许多 γ_k 的更新方案，其中两个最著名的公式是 Fletcher 和 Reeves(1964)(FR)方案：

$$\gamma_k = \frac{g_{k+1}^T g_{k+1}}{g_k^T g_k} \qquad (8.8a)$$

以及 Polak-Ribiere(PR)计划(Polak 1971)：

$$\gamma_k = \frac{(g_{k+1}-g_k)^T g_{k+1}}{g_k^T g_k} \qquad (8.8b)$$

对于二次目标函数，这两个公式是等价的。对于非二次函数，可以启发式地确定公式选择方法。

8.3.5　拟牛顿法

拟牛顿法基于牛顿法确定函数的驻点，即梯度为零的点。在牛顿法中，N 元函数 $f(x)$ 在点 (x_k+p) 的函数值可以用泰勒级数逼近：

$$f(x_k+\Delta x) \approx f(x_k) + \nabla f(x_k)^T \Delta x + \frac{1}{2}\Delta x^T B \Delta x \qquad (8.9)$$

其中 $\nabla f(x_k)$ 是 $f(x)$ 在 x_k 处的梯度，B 是 Hessian 矩阵，T 是矩阵转置算子。Hessian 矩阵 B 是函数 $f(x)$ 的二阶偏导数矩阵。因此，牛顿法需要准确地计算二阶导数，这会导致极大的计算量。该方程是函数 $f(x)$ 的二次模型，通过计算 $f(x_k+\Delta x)$ 关于 Δx 的梯度并将梯度设置为零，可以精确计算其最小值。因此，$f(x)$ 是最小值的准确位置 x^* 由下式给出：

$$x^* = x_k - B^{-1}\nabla f(x_k) \qquad (8.10)$$

在拟牛顿法中，每次迭代中使用最小值 x^* 作为搜索方向。参数矢量更新为：

$$x_{k+1} = x_k - \alpha_k B_k^{-1}\nabla f(x_k) \qquad (8.11)$$

其中步长 α_k 的选择需要满足 Wolfe 条件(Nocedal 和 Wright 1999)。像在牛顿法中，不用计算真正的 Hessian，而是在每次迭代时更新 Hessian 矩阵 B_k 或者逆矩阵 $H_k=B_k^{-1}$ 的近似值。最初，B_0 被设置为单位矩阵。然后在每次迭代中，使用点位移矢量 $\Delta x_k = x_{k+1}-x_k$ 和梯度差值 $y_k = \nabla f(x_{k+1}) - \nabla f(x_k)$ 来更新 B_k 和 H_k。Davidon-Fletcher-Powell(DFP)和 Broyden-Fletcher-Goldfarb-Shanno(BFGS)提出了两种流行的更新策略(Nocedal 和 Wright 1999)。DFP 公式为

$$B_{k+1} = \left(I - \frac{y_k \Delta x_k^T}{y_k^T \Delta x_k}\right)B_k\left(I - \frac{\Delta x_k y_k^T}{y_k^T \Delta x_k}\right) + \frac{y_k y_k^T}{y_k^T \Delta x_k} \qquad (8.12)$$

$$H_{k+1} = H_k + \frac{\Delta x_k \Delta x_k^T}{y_k^T \Delta x_k} - \frac{H_k y_k y_k^T H_k^T}{y_k^T H_k y_k} \qquad (8.13)$$

BFGS 公式为

$$B_{k+1} = B_k + \frac{y_k y_k^T}{y_k^T \Delta x_k} - \frac{B_k \Delta x_k (B_k \Delta x_k)^T}{\Delta x_k^T B_k \Delta x_k} \qquad (8.14)$$

$$H_{k+1} = \left(I - \frac{y_k \Delta x_k^T}{y_k^T \Delta x_k}\right)H_k\left(I - \frac{y_k \Delta x_k^T}{y_k^T \Delta x_k}\right) + \frac{\Delta x_k \Delta x_k^T}{y_k^T \Delta x_k} \qquad (8.15)$$

因此，在拟牛顿法中，使用迭代推导方法来近似 Hessian 矩阵，这样就不会像牛顿法一样，涉及计算量大的二阶导数。对于二次函数，牛顿法和拟牛顿法都能在 N 次迭代内收敛到精确的 Hessian 矩阵 B 或其逆矩阵 H，因此总共需要 N 个梯度估计才能达到精确 $f(x)$ 的最小值。通常，牛顿法是二次代价函数的首选，因为它收敛速度更快，可以弥补计算二阶导数的额外计算时间。然而，医学成像通常涉及非二次(即三次或更高)代价函数。对于难以确定最小值且通常使用停止准则的非二次代价函数，拟牛顿法在实践中通常比牛顿法更有效，因为它不需要二阶导数。对于 Hessian 矩阵的迭代计算，可以使用 DFP 和 BFGS 方案，并且首选问题取决于应用。

拟牛顿法和共轭梯度法代表了具有一阶导数计算的两大类多维优化算法。这两类方法都需要一维直线次优化，它可以使用或不使用导数信息。与共轭梯度法(N 阶)相比，拟牛顿法需要更多的存储参数(N^2 阶)。当需要优化大量参数时，比如在形变配准过程中，可能需要考虑这个因素。在所有优化应用中，两类方法都不占主导地位，所以经验比较是决定选择哪种算法的最佳途径。

8.3.6　最小二乘法

影像配准被认为是确定最佳 N 维变换参数向量 β 的问题，使得两个影像中的 M 个对应体素值之间的平方和误差最小化。它可以表示为

$$S(\beta) = \sum_{i=1}^{M}\left[y_i - f(x_i,\beta)\right]^2 \qquad (8.16)$$

其中 y_i 和 $f(x_i,\beta)$ 分别是固定的和运动的影像中 M

个对应的体素值。注意 $f(x_i, \beta)$ 取决于变换参数向量 β。

这个问题的流行的数值求解方案是由 Levenberg 和 Marquardt 提出的（Nocedal 和 Wright 1999）。Levenberg-Marquardt 算法迭代地更新参数矢量 β，以使平方和误差最小化。迭代从初始的猜测值 β_0 开始。在每个迭代步骤中，β 被新的估计值 $\beta+\delta$ 代替。这里 δ 可以由函数 $f(x_i, \beta+\delta)$ 的一阶泰勒近似来确定：

$$f(x_i, \beta+\delta) \approx f(x_i, \beta) + J_i\delta \qquad (8.17)$$

其中 $J_i = \dfrac{\partial f(x_i+\beta)}{\partial \beta}$ 是行矢量，它表示 f 相对于 β 的梯度。

将式 8.17 代入式 8.16，结果为：

$$S(\beta+\delta) \approx \sum_{i=1}^{M} \left[y_i - f(x_i, \beta) - J_i\delta \right]^2 \quad (8.18)$$

如果我们使用矢量表示，上面的公式可以写成如下的误差或差分函数：

$$S(\beta+\delta) \approx \| y - f(\beta) - J\delta \|^2 \qquad (8.19)$$

其中 J 是 $M \times N$ 雅可比矩阵，其第 i 行等于 J_i，y 和 $f(\beta)$ 分别是第 i 个成分 y_i 和 $f(x_i, \beta)$ 的列矢量。为了使上述误差函数最小化，我们将函数的一阶导数设为零，给出下式：

$$(J^T J)\delta = J^T \left[y - f(\beta) \right] \qquad (8.20)$$

这是可以求解 δ 的线性方程组。Levenberg 提出使用这个方程的"阻尼版本"，如下式：

$$(J^T J + \lambda I)\delta = J^T \left[y - f(\beta) \right] \qquad (8.21)$$

其中 I 是单位矩阵，λ 是阻尼因子。当 λ 接近于 0 时，式 8.21 退化为逆 Hessian 矩阵法，如果 $S(\beta)$ 是二次函数，则它给我们精确的解。当 λ 足够大时，$J^T J + \lambda I$ 是对角占优的矩阵，且式 8.21 退化为梯度下降法。Levenberg 算法的缺点是，如果阻尼因子 λ 的值较大，则 $J^T J + \lambda I$ 项对解不起作用。为了解决这个问题，Marquardt 建议根据曲率对梯度的每个分量进行缩放，从而在梯度较小的方向上产生较大的运动，这避免了在较小梯度方向上的缓慢收敛。因此，Marquardt 用 $J^T J$ 的对角矩阵代替了恒等矩阵 I，从而产生了 Levenberg-Marquardt 算法：

$$\left[J^T J + \lambda \, \mathrm{diag}(J^T J) \right]\delta = J^T \left[y - f(\beta) \right] \quad (8.22)$$

与其他基于梯度的方法不同，Levenberg-Marquardt 方法在每次迭代时不需要线最小化，这显著地减少了函数评估的次数。

8.4　优化中的挑战

8.4.1　陷入局部最小值

优化策略的一个主要挑战是陷入局部最小值，即优化器收敛并基于阈值标准陷入局部最小值，但优化的参数不能反映全局最小值。例如在图 8.2 中，我们考虑待优化的参数 x。

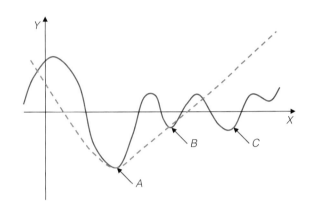

图 8.2　用一维参数空间解释局部最小值。X 轴是参数空间，Y 轴是代价函数的值；实线代表代价函数。实线上的点 B 和 C 是局部最小值，点 A 是全局最小值。优化算法的目标是找到与全局最小值对应的参数，且避免局部最小值。虚线表示理想的凸参数空间，它可以认为是原始代价函数（实线）的简化。对于理想凸优化情况，优化方法将总是收敛到全局最小值

点 A 是优化算法应该找到的理想全局最小值；然而，优化算法收敛于局部最小值（即点 B 或点 C）是很常见的。避免局部最小值的方法之一是构造另外一个凸的代价函数，如图 8.2 中的红色曲线。然而，代价函数的参数空间并不总是可以简单地表示为凸函数，特别是对于可能包含数千个参数的形变影像配准更是如此。多分辨率是另一种广泛使用的、降低陷入局部最小可能性的方法，然而并不能确保收敛到全局最小值。其他最小化陷入局部最小值的策略包括使用模拟退火优化（Press 等 1992）或用可变步长代替均匀递减步长。

8.4.2　最优转换参数评估

在准确性、鲁棒性和陷入局部最小值方面，用

于代价函数的相似性度量影响着配准的性能。已经提出很多种方法来客观地评价该性能。为了简洁起见,我们在这里提到两种特殊的方法,包括一系列用于医学成像配准评估的性能指标。Skerl 等人(2006)提出了基于五种属性的相似性度量评估方法,包括准确性、最优独特性(Distinctiveness of Optimum,DO)、捕获范围(Capture Range,CR)、最小值数量(Number of Minima,NOM)和不收敛的风险(Risk of Nonconvergence,RON)。Wu 等人(2009)提出了 Skerl 等人方法的改进方案,它使用改进的或平均捕获的范围来更好地估计鲁棒性。这些研究证实,配准相似性度量的选择取决于应用。基于相关的相似性度量(例如归一化互相关和梯度相关)倾向于较大的 CR 但较差的 DO,这表明优化过程不太可能被陷入局部最优,但是必须使用更严格的停止准则来防止早熟终止。归一化互信息(Normalized Mutual Information,NMI)是许多配准应用的度量选择,因为它在精度和鲁棒性方面都有良好的性能。然而,它的性能也取决于感兴趣区域的大小,以及使用多分辨率方案时的下采样率。当用于 NMI 计算的体素数目减少时,NMI 表现不佳。

8.5　形变影像配准

形变影像配准是医学成像中特别困难的挑战。与刚性配准相比,它的自由度幅度有多个数量级(大约有 10^7 个体素,每个体素有三个自由度)。与刚性配准不同,变换模型通常需要正则化。此外,基于配准的良好性建立适当的终止标准仍然是一个挑战。已经提出了很多种形变模型,我们在这里考虑用于医学成像的三种模型。

8.5.1　B 样条法

形变影像配准的变换模型可以用 B 样条模型来表示,其中可以调整控制点的网格对形变场进行建模。在 B 样条模型中,形变场可以用下式来描述:

$$T(x,y,z) = \sum_{l=0}^{3} \sum_{m=0}^{3} \sum_{n=0}^{3} B_l(u) B_m(v) B_n(w) \phi_{i+l,j+m,k+n}$$

$$(8.23)$$

其中 $\phi_{i,j,k}$ 是网格大小为 $n_x \times n_y \times n_z$ 且间隔均匀为 δ 的

控制点集合中的控制点;$i = [x/n_x] - 1, j = [y/n_y] - 1, k = [z/n_z] - 1, u = x/n_x - [x/n_x], v = y/n_y - [y/n_y], w = z/n_z - [z/n_z]$;$B_l$ 表示第 l 个 B 样条基函数,下面给出部分列表:

$$\begin{aligned} B_0(u) &= (1-u)^3/6 \\ B_1(u) &= (3u^3 - 6u^2 + 4)/6 \\ B_2(u) &= (-3u^3 + 3u^2 + 3u + 1)/6 \\ B_3(u) &= u^3/6 \end{aligned} \quad (8.24)$$

Rueckert 等人(1999)将基于 B 样条形变影像配准的代价函数建模为:

$$C(\phi) = C_{\text{similarity}}(S, M(T)) + \lambda C_{\text{smooth}}(T)$$

$$(8.25)$$

其中 $C_{\text{similarity}}(S, M(T))$ 和 $C_{\text{smooth}}(T)$ 分别是相对于变换 T 的相似性度量和平滑项。这里 ϕ 是需要优化的控制点集合。换句话说,求解方程 8.25 的目标是找到最优集合 ϕ 来最小化代价函数 $C(\phi)$。可以使用梯度下降策略来更新控制点 ϕ:

$$\phi(i+1) = \phi(i) + \mu \nabla C/\nabla C \quad (8.26)$$

B 样条模型的优点在于它们是局部控制的(即控制点位置的变化只影响控制点邻域的变换),这使得 B 样条计算效率更高(Rueckert 等 1999)。然而必须采取某些措施来防止形变场的折叠(Crum 等 2004)。B 样条模型的应用包括实时运动(Rohlfing 等 2004)、PET-CT 影像融合(Mattes 等 2003)、心脏建模(Frangi 等 2002;McLeish 等 2002)和胸腔建模(Rueckert 等 1999)。

8.5.2　Demons 算法

由 Thirion(1998)提出的 Demons 算法在自适应放射治疗中非常流行。Demons 算法的概念是:静态或参考影像 S 中体素充当运动或目标影像中体素移动的局部力。通过应用位移矢量 u,运动影像迭代地形变。Demons 算法有多种方案或实现,取决于以下选择:

(1) 力的位置(整幅影像或轮廓点)

(2) 变换模型(刚性,仿射,自由形式等)

(3) 插值方法(线性,样条等)

(4) 力的来源(光流,基于梯度等)

常用的 Demons 方案包括:力的位置的非零梯度点、变换模型的自由形变、线性插值方法和光流

源。形变场可以用下式迭代地估计:

$$u^{i+1} = \frac{(M^i - S)\nabla S}{(\nabla S)^2 + (M^i - S)^2} \qquad (8.27)$$

其中 u^{i+1} 是第 $i+1$ 次迭代的位移,S 是静态影像,M^i 是第 i 次迭代的运动影像,并且 ∇S 是静态影像 S 的梯度。式 8.27 中有两个力:①内部影像的基于梯度的力 ∇S 和②外力($M^i - S$)。在迭代期间内力不变,而每次迭代后外力变化。增加 $(M^i - S)^2$ 项使形变场计算更加稳定。例如,在没有加入 $(M^i - S)^2$ 项时,对于较小的 ∇S 值,解将不稳定。在下次迭代之前,位移与高斯核卷积,高斯卷积消除了噪声并且提高了几何连续性。仔细地调整高斯核的平滑参数,如标准偏差和高斯滤波器的宽度,对于获得良好的配准结果非常重要。可以将 8.27 看作光流的多尺度迭代版本的特例(Thirion 1998)。将在下一节讨论光流法。应该注意,光流不是 Demons 算法中力项的唯一选择。其他力的来源,例如二元力,也可以应用。然而光流似乎能够提供比其他力源更好的结果(Thirion 1998)。从优化的角度来看,梯度下降策略隐含地用于式 8.27,其中形变场沿着静态影像梯度更新。

式 8.27 表明 Demons 算法对多模态影像配准的效果不好,因为不同模态成像的对应体素的体素强度可能不相似。例如,在磁共振脑成像中,脑脊液(Cerebrospinal Fluid,CSF)对于 T_1- 加权影像显示为深色,但对于 T_2- 加权影像为浅色。如果直接用 Demons 算法将 MRI 影像 T_1 中的 CSF 配准到 MRI 影像 T_2 中,则式 8.27 的收敛不会发生。即使良好配准出现,迭代将继续更新,因为体素强度差异($M^i - S$)不为零。使 Demons 算法适用于多模态影像配准的一个解决方案,是找到将体素强度从一个成像模式映射到另一个成像模式的强度变换,使得 T_1 影像与 T_2 影像相似(Guimond 等 2001)且使 CT 影像与 CBCT 影像相似(Nithiananthan 等 2011)。

8.5.3 光流法

Horn 和 Schunck(1981)引入了光流来估计影像序列中的帧间运动。基本的假设是影像亮度保持不变(即对于相同的解剖对象,同一目标的体素强度在两个影像的帧内不变)。给定两个影像 $I(x,y,z,t)$ 和 $I(x+\delta x, y+\delta y, z+\delta z, t+\delta t)$,光流速度 u 可以表示为:

$$I(x,y,z,t) = I(x+\delta x, y+\delta y, z+\delta z, t+\delta t) \qquad (8.28)$$

式 8.28 可以重写为:

$$\frac{\partial I(x,y,z,t)}{\partial t} = 0 \Rightarrow \frac{\partial I}{\partial x}\frac{dx}{dt} + \frac{\partial I}{\partial y}\frac{dy}{dt} + \frac{\partial I}{\partial z}\frac{dz}{dt} + \frac{\partial I}{\partial t} = 0 \qquad (8.29)$$

式 8.29 可以简化为:

$$\nabla I u = -\frac{\partial I}{\partial t} \qquad (8.30)$$

其中,光流速度为 $u = [dx/dt, dy/dt, dz/dt]$,影像强度梯度为 $\nabla I = [\nabla I_x, \nabla I_y, \nabla I_z]$。这里 u 是物理位移矢量,t 在概念上相当于时间变量,它没有物理模拟是出于数学上的方便。式 8.30 是欠约束的,因为一个方程不足以求解 u 的三个未知分量。为了解决这个问题,提出了平滑约束方法。仔细选择平滑参数,如标准偏差和高斯滤波器的宽度,对于获得良好的配准结果非常重要。Horn 和 Schunck(1981)提出最小化光流速度 u 梯度的幅度平方作为约束条件。就相似性度量和正则化而言,可以用下式来表述:

$$E(u) = E_{\text{sim}}(u) + \lambda E_{\text{reg}}(u)$$
$$E_{\text{sim}}(u) = \left(\nabla I u + \frac{\partial I}{\partial t}\right)^2 \qquad (8.31)$$
$$E_{\text{reg}}(u) = \|\nabla u\|^2$$

E_{sim} 和 E_{reg} 分别是相似性项和正则化项,λ 是相似性和正则化项的权重因子。使用变分积分方法,基于梯度下降优化的迭代方案,可以求解式 8.31:

$$\begin{cases} u_x^{i+1} = u_x^i - \dfrac{\nabla I_x(\nabla I_x u_x^i + \nabla I_y u_y^i + \nabla I_z u_z^i + I_t)}{(\lambda + \nabla I_x^2 + \nabla I_y^2 + \nabla I_z^2)} \\[3mm] u_y^{i+1} = u_y^i - \dfrac{\nabla I_y(\nabla I_x u_x^i + \nabla I_y u_y^i + \nabla I_z u_z^i + I_t)}{(\lambda + \nabla I_x^2 + \nabla I_y^2 + \nabla I_z^2)} \\[3mm] u_z^{i+1} = u_z^i - \dfrac{\nabla I_z(\nabla I_x u_x^i + \nabla I_y u_y^i + \nabla I_z u_z^i + I_t)}{(\lambda + \nabla I_x^2 + \nabla I_y^2 + \nabla I_z^2)} \end{cases}$$
$$(8.32)$$

其中 u_x^i、u_y^i 和 u_z^i 分别是在第 i 个迭代中 x、y、z 方向上的光流,∇I_x、∇I_y 和 ∇I_z 分别是 x、y、z 方向上的影像梯度。

8.6 小结

无论是刚性的还是非刚性的影像配准,都是一个优化问题,其中目标影像到参考影像的映射,作为与代价函数相关的优化问题进行计算,该代价函数度量了两个数据集的相似性。我们提出了常用的刚性和形变配准的优化算法,并试图为影像配准中的优化任务提供通用的框架。正如在大多数的计算问题中,最大困难在于实现的细节,因此这里提供了少量代表性的参考文献,并鼓励读者在出发点处使用这些参考文献。此外应该注意,在医学影像配准中,优化方法的选择通常是由经验确定的。用户必须考虑所涉及方法的计算效率、鲁棒性和复杂性,所有这些将受配准算法和所涉及影像数据集类型的影响。

参考文献

Bajcsy, R. and Kovačič, S. 1989. Multiresolution elastic matching. *Computer Vision, Graphics, and Image Processing, 46,* 1–21.

Bookstein, F. L. 1991. Thin-plate splines and the atlas problem for biomedical images. *In:* Colchester, A. C. F. & Hawkes, D. J. (eds.) *Information Processing in Medical Imaging.* Wye: Springer-Verlag.

Bro-Nielsen, M. and Gramkow, C. 1996. Fast fluid registration of medical images. *Visualization in Biomedical Computing. Computer Science, 1131,* 267–276.

Christensen, G. E. and Johnson, H. J. 2001. Consistent image registration. *IEEE Transactions on Medical Imaging, 20,* 568–82.

Crum, W. R., Hartkens, T. and Hill, D. L. 2004. Non-rigid image registration: theory and practice. *British Journal of Radiology, 77*(Spec No 2), S140–S153.

Fletcher, R. and Reeves, C. M. 1964. Function minimization by conjugate gradients. *Computer Journal, 7,* 149–154.

Frangi, A. F., Rueckert, D., Schnabel, J. A. and Niessen, W. J. 2002. Automatic construction of multiple-object three-dimensional statistical shape models: Application to cardiac modeling. *IEEE Transactions on Medical Imaging, 21,* 1151–1166.

Freeborough, P. A. and Fox, N. C. 1998. Modeling brain deformations in Alzheimer disease by fluid registration of serial 3D MR images. *Journal of Computer Assisted Tomography, 22,* 838–843.

Guimond, A., Roche, A., Ayache, N. and Meunier, J. 2001. Three-dimensional multimodal brain warping using the demons algorithm and adaptive intensity corrections. *IEEE Transactions on Medical Imaging, 20,* 58–69.

Horn, B. and Schunck, B. G. 1981. Determining optical flow. *Artificial Intelligence, 17,* 185–203.

Maes, F., Vandermeulen, D. and Suetens, P. 1999. Comparative evaluation of multiresolution optimization strategies for multimodality image registration by maximization of mutual information. *Medical Image Analysis, 3,* 373–386.

Mattes, D., Haynor, D. R., Vesselle, H., Lewellen, T. K. and Eubank, W. 2003. PET-CT image registration in the chest using free-form deformations. *IEEE Transactions on Medical Imaging, 22,* 120–128.

Mcleish, K., Hill, D. L., Atkinson, D., Blackall, J. M. and Razavi, R. 2002. A study of the motion and deformation of the heart due to respiration. *IEEE Transactions on Medical Imaging, 21,* 1142–1150.

Nelder, J. A. and Mead, R. 1965. A simplex method for function minimization. *The Computer Journal, 7,* 308–313.

Nithiananthan, S., Schafer, S., Uneri, A., Mirota, D. J., Stayman, J. W., Zbijewski, W., Brock, K. K. et al. 2011. Demons deformable registration of CT and cone-beam CT using an iterative intensity matching approach. *Medical Physics, 38,* 1785–1798.

Nocedal, J. and Wright, S. J. 1999. *Numerical Optimization,* New York: Springer-Verlag.

Polak, E. 1971. *Computational Methods in Optimization,* New York: Academic Press.

Press, W. H., Flannery, B. P., Teukolsky, S. A. and Vetterling, W. T. 1992. *Numerical Recipes in Pascal: The Art of Scientific Computing,* New York: Cambridge University Press.

Rohlfing, T., Maurer, C. R., Jr., O'Dell, W. G. and Zhong, J. 2004. Modeling liver motion and deformation during the respiratory cycle using intensity-based nonrigid registration of gated MR images. *Medical Physics, 31,* 427–432.

Rueckert, D., Sonoda, L. I., Hayes, C., Hill, D. L., Leach, M. O. and Hawkes, D. J. 1999. Nonrigid registration using free-form deformations: application to breast MR images. *IEEE Transactions on Medical Imaging, 18,* 712–721.

Schonemann, P. H. 1966. A generalized solution of the orthogonal procrustes problem. *Psychometrika, 31,* 1–10.

Skerl, D., Likar, B. and Pernus, F. 2006. A protocol for evaluation of similarity measures for rigid registration. *IEEE Transactions on Medical Imaging, 25,* 779–791.

Terzopoulos, D. 1986. Regularization of inverse visual problems involving discontinuities. *IEEE Transactions on Pattern Analysis and Machine Intelligence, 8,* 413–424.

Thirion, J.-P. 1998. Image matching as a diffusion process: an analogy with Maxwell's demons. *Medical Image Analysis, 2,* 243–260.

Umeyama, S. 1991. Least-squares estimation of transformation parameters between two point patterns. *IEEE Transactions on Pattern Analysis and Machine Intelligence, 13,* 376–380.

Wu, J., Kim, M., Peters, J., Chung, H. and Samant, S. S. 2009. Evaluation of similarity measures for use in the intensity-based rigid 2D-3D registration for patient positioning in radiotherapy. *Medical Physics, 36,* 5391–5403.

Xie, Z. and Farin, G. E. 2004. Image registration using hierarchical B-splines. *IEEE Transactions on Visualization and Computer Graphics, 10,* 85–94.

第三部分

分　　割

第9章

基 本 分 割

影像分割是在三维影像集中定义区域的过程。在放射治疗中影像分割用来识别患者正常解剖结构、靶区，以及其他用于密度指标和基准标记的感兴趣区域。随着调强放射治疗应用的增加，对影像分割的需求越来越强，在患者模拟期间，对获取的CT扫描影像要识别所有关键结构和靶区。这种需求的增加需要更简单、更高效的手动分割工具和强大的自动分割策略。

在本章中，我们专注于基本影像分割工具。在讨论各种类型的影像分割工具之前，重要的是首先描述在计算机中储存和操作感兴趣区域的各种方式。

9.1　感兴趣区域的定义

9.1.1　影像集的定义

三维影像数据集通常被认为是构成体数据的一系列二维影像(图9.1)。X和Y分辨率是断层成像重建的特性，且一般在1mm的数量级，Z分辨率是断层成像切片的间距，且一般在2~5mm。在大部分放射治疗应用中，数据被储存为三维直线体积的体素结合。数据集中还有与它相关的坐标系，定义了体积中任意点的x，y和z坐标。通常坐标参考框架由第一个体素(第一幅影像的左上角)的x，y和z

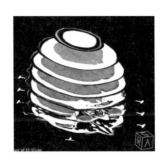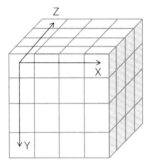

图9.1　堆叠断层影像以形成患者的三维容积表示。X和Y中的体素尺寸由影像重建分辨率确定，Z方向上的体素尺寸由断层切片间隔确定

坐标、每个方向上体素尺寸以及每个方向上体素数量来定义。这允许系统确定数据集中每个体素的坐标，并通过以下关系定位任意位置的体素

$$x = x_{start} + i^{a}\Delta x,$$
$$i = ROUND((x - x_{start})/\Delta x)$$

其中x是位置，i是体素下标，Δx是体素尺寸，x_{start}是x方向上第一个体素的位置。从下标到位置的基本转换用于支持鼠标跟踪坐标到影像下标的转换。

9.1.2　切片轮廓

感兴趣区域的最直观定义是构成三维体积的单幅影像上的轮廓。二维影像和在图片或胶片上绘图来识别区域的想法是非常直观的。此外，切片轮廓用于 DICOM-RT 结构集标准。

二维切片上的单个轮廓定义为有序顶点的集合,顶点之间的线段按照定义的顺序排列。轮廓显示是在两点之间画线(图 9.2a)。因为影像上的所有顶点共享相同的 z 坐标,所以查看显示必须在影像上或 z 坐标上来可视化它。当只存在单个封闭的轮廓时,很明显轮廓所包围的区域是感兴趣区域的一部分,而轮廓外部区域不是。但是当轮廓未封闭或者多个轮廓定义在同一影像或 z 坐标上,这就非常复杂。在这些情况下,系统必须确定轮廓内部是什么、轮廓外部是什么,以及如何处理轮廓可能重叠的区域。图 9.2b 中的实例展示了当使用逻辑"异或"来组合多个轮廓时发生的情况。当两个轮廓完全分开时,每个轮廓的内部被认为是整个结构的一部分,如染色区域所示。当两个轮廓相交时,相交区域被认为是外部。当一个轮廓包围另一个轮廓时,被包围轮廓的内部区域被认为在整个区域之外。最后,当有三个同心轮廓时,"异或"组合留下目标图案。当其他方法被用于组合结构时,人们必须确定他们明白他们使用的系统如何执行这个任务,以确定他们知道的感兴趣区域内部和外部是如何被考虑的。图 9.3 展示了感兴趣区域的各种数字表示之间的关系。

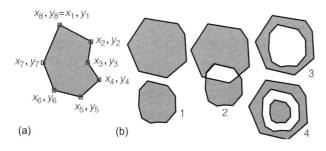

图 9.2 (a)断层影像(切片)上的闭合的单个轮廓共享相同 z 坐标。(b)当存在多个轮廓时,使用"异或"逻辑确定的区域内部和外部。1. 两个独立的轮廓。2. 轮廓重叠 - 交叉区域被认为是在区域之外("异或"为假)。3. 当一个轮廓完全包围另一个轮廓时定义一个环。4. 由三个依次完全包围的轮廓组成的同心环

9.1.3　二值掩码

二值掩码也许是感兴趣区域最原始的形式。二值掩码仅仅是体素网格,它与三维影像体积的大小和分辨率相匹配,在区域内的值为 1 且在区域外的值为 0。该掩码是在彩色显示中使用的,并通过为体素加适当的阴影来识别感兴趣区域的内部和外部。有多种方法将该信息存储在计算机中,也许最简洁的方法是为每个感兴趣区域分配独立的掩码。一些系统存储单个体素网格,并为每个体素分配标识感兴趣区域的值。但是,该模型不允许多个感兴趣区域共享相同的体素,因此无法表示感兴趣区域的重叠部分。在两个感兴趣区域的二值掩码的重叠区域,生成彩色显示是有挑战性的。一些系统具有应用染色的优先级或顺序,因此将使用最后的感兴趣区域的颜色,用做描绘重叠区域中的颜色。也可以在显示中混合感兴趣区域的颜色;然而解码可能是很困难的,这取决于重叠区域的数量和为每个区域分配的颜色。

9.1.4　多边形表面

多边形表面表示类似二维轮廓的扩展,但是它通常是从二值掩码中创建的(图 9.3)。多边形表面由三维顶点集合和多边形集合构成,后者是通过指定每个多边形的有序顶点子集、明确顶点如何连接形成多边形来定义的。通常,三角形被用作多边形,只要每个多边形的顶点集合保持在同一平面上,多边形可以包含任意数量的顶点。此外,可以通过定义多边形的顶点顺序来定义多边形的哪一侧位于感兴趣区域内,哪一侧位于感兴趣区域外。在多边形表示中,通过多边形中心的法线矢量的方向,由顶点的顺时针排序来定义。法线矢量通常指向区域的外部。此外,多边形表面是带有阴影表面的三维渲染基础。多边形表面对于二维显示也有优势。可以确定任意二维观察平面与多边形表面的相交部分,并将其显示在观察平面上(图 9.4)。这种技术解决了二维轮廓的显示问题,该轮廓如同定义的那样,必须在同一 z 坐标上查看,因为多边形网格的相交部分被看作是任意观察平面上的简单二维轮廓。

9.1.5　类型之间转换

当在感兴趣区域上工作的时候,了解什么样的表示方法正用于哪类任务是重要的。

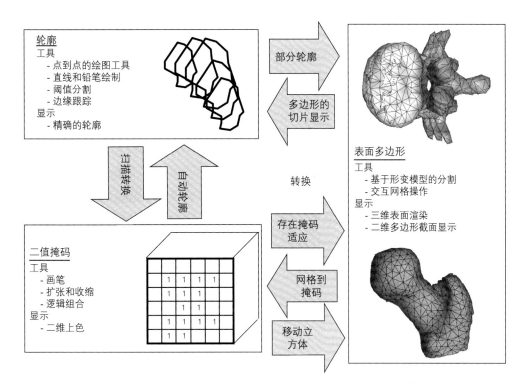

图 9.3 感兴趣区域的表示,使用和转换。操作区域的各种工具对不同的数据表示进行操作。将区域从一个表示转换到另一个表示也有很多选择。在许多情况下,这些转换并不完美,不能完全恢复原来定义的区域

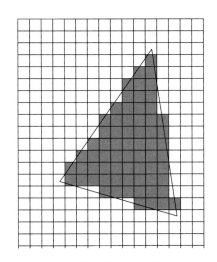

图 9.4 扫描转换是将轮廓转换为二值掩码的过程。在这种情况下,中心在轮廓(三角形)内的每个影像像素被识别为感兴趣区域(灰色)的内部

图 9.3 显示了每种类型使用的实例工具和显示方法。在很多情况下,需要从一个表示转换到另一个表示。例如,如果你用铅笔绘制一个形状,但想要查看色彩显示,则需要从切片轮廓转换为二值

掩码表示。随着每次转换,一些信息会丢失或被近似。

9.1.5.1 扫描转换

扫描转换是将单幅影像切片上的轮廓转换为二值掩码的过程(图 9.4),通过扫描像素掩码并确定每个像素是否在轮廓的内部或外部来完成。通常,体素的中心用于表示体素的位置。当存在多个重叠的轮廓时,系统必须确定像素是否在内部。如图 9.2 所示,可以使用"异或"运算,此外还有其他方法。

9.1.5.2 掩码的边缘遍历

能够从二值掩码转换回切片上的轮廓也是重要的。为了完成这项任务,可以在掩码上应用基本的自动轮廓勾画方法。这些方法沿着掩码的边缘,并使用每个边缘像素的中心坐标作为形成轮廓所需的顶点坐标。该技术产生大量的顶点,并且在某些情况下,希望在该操作之后减少顶点的数量。有很多算法可以做到这一点,它们在保持轮廓曲率的同时,减少了顶点的数量。需要注意的是,如果生

成一个轮廓(或一组轮廓),则将其转换为二值掩码。然后,将该二值掩码转换回轮廓,将不能恢复出组成原始轮廓的顶点。

9.1.5.3　移动立方体

移动立方体(Lorensen 和 Cline 1987)是将三维二值掩码转换成多边形表面网格的实际方法。该方法在掩码外围的每个体素位置主要形成一个三角形。所有这些三角形的组合形成多边形表面网格。这种方法倾向于生成远多于表示典型感兴趣区域所需的多边形。出于这个原因,大量工作致力于减少多边形的数量,同时保持对感兴趣区域的精确表示。

9.1.5.4　多边形相交

多边形表面网格可用于显示切片上的轮廓(图 9.5),它是通过绘制线段来完成的,这些线段表示为显示平面与每个多边形的相交部分。该过程是从多边形表面网格生成切片轮廓的基础。当表面网格以复杂的方式与平面相交时,必须特别注意要保持轮廓内部或外部的内容。

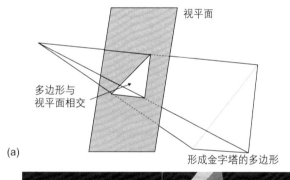

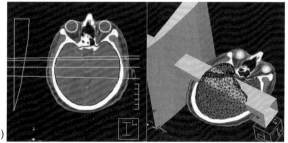

图 9.5　多边形相交的二维视图示例(a)视平面与金字塔形三维表面多边形相交的图形描述。(b)左图给出了多边形相交 CT 的二维显示,光束、鼻子和眼睛是白色的,脑是黑色的。右图显示了相同多边形的三维特性

9.2　手动轮廓勾画工具

放射治疗中使用的各种治疗计划系统中有各种可用的手动轮廓勾画工具。轮廓勾画工具的类型决定了在使用工具时将会修改轮廓的哪种表现形式。所有手动工具的基本前提是跟踪鼠标坐标或其他指针设备,并将这些运动转换为感兴趣区域的修改操作,有各种算法可以将这些运动转换为感兴趣区域。

9.2.1　鼠标及其他定点设备

在讨论如何将它们的使用转换为影像集上的感兴趣区域之前,理解鼠标或指针设备的基本操作是非常重要的。鼠标通常有一到三个按钮以及用于在计算机屏幕上确定设备位置的机制。使用鼠标的软件通过操作系统接收与鼠标状态有关的事件。鼠标事件包括“按钮按下”“按钮抬起”“按钮点击”和“按钮双击”。鼠标在运动时也会发送重复的跟踪事件。对于每个事件,鼠标按钮的状态和位置信息被发送到程序进行处理。所有轮廓勾画方法的第一步是识别鼠标按钮按下事件或开始位置,并将事件的屏幕坐标转换为正在使用的影像集的坐标。从此之后,系统重复更新鼠标位置的跟踪坐标,最后以按钮抬起的事件结束。通过各种算法将这些事件集合转化成对感兴趣区域的修改操作。

9.2.2　轮廓操作

在影像上绘制轮廓的最基本工具是简单地在每个所需顶点的位置上单击鼠标,绘制一条从先前顶点到新建顶点的线段。随着每次点击鼠标,新的顶点被添加进来。完成之后,最后一个顶点可以连接到第一个顶点以闭合轮廓。当以这种方式生成轮廓时,通常会有相当少的顶点数量。因此可以通过用鼠标抓住单个顶点并将其拖到新的位置来编辑顶点。在这种情况下,鼠标按下事件将选择现有的顶点来移动,并且鼠标的跟踪指示向哪个位置移动顶点。随着鼠标跟踪的新位置,现有的到相邻顶

点的线段要重新绘制。

铅笔绘图工具稍微复杂一些。在这种情况下，最初鼠标向下事件定义了起始点；那么，对于来自鼠标运动的每次新跟踪的更新，添加新的顶点并且在先前的顶点和新的顶点之间绘制一条线段。由于鼠标跟踪事件频繁，这导致比上面的点击方法产生更多的顶点。因此，在用铅笔工具绘图之后再编辑顶点更加困难。

其他在轮廓上进行操作的手动方法是一些工具，诸如在 Microsoft PowerPoint 或 Adobe Photoshop 等常见应用程序中的椭圆或矩形绘图工具。一般来说，这些用于基本形状的工具在放射治疗应用中使用有限，因为很少的解剖结构可以很好地用这些几何形状来表示。

因为我们正在绘制三维感兴趣区域，所以必须在该区域所在的每个影像平面上定义轮廓。可以使用几个快捷工具：简单复制到下一个切片的工具，可以将轮廓从一个切片复制到下一个切片的 z 坐标，而只需要用户进行微小的修改。而且，在位于现有轮廓之间的影像上插入轮廓的工具，也有助于提高勾画三维感兴趣区域轮廓的效率。

9.2.3 二值掩码的操作

9.2.3.1 画笔工具

在二值掩码表示上操作的主要手动工具是画笔工具。画笔工具记录鼠标按下事件，并从该位置将二值掩码中的像素值更改为该位置周围一个小区域中的像素值。区域大小和形状由用户根据笔刷的大小和形状来定义。当鼠标跟踪时，每个新事件都用于应用笔刷形状并将像素值更改为 1。因此，当你移动鼠标时，系统也在绘制该区域。为了便于使用，一些系统将基本画笔和橡皮擦组合在一起。例如，如果你正在使用画笔工具编辑现有的轮廓，使用初始鼠标按下事件来初始化画笔的功能是非常有用的。如果初始鼠标按下事件在现有区域之外，则将其设置为擦除，或者在鼠标周围的小区域中将二值掩码的值更改为零。这样，当鼠标移入现有的区域时，它会用画笔形状擦除部分结构。相反，如果初始鼠标按下事件在现有区域内，则你应该在影像中将其设置为 1，以允许你拓展原始的区

域。这种技术为用户提供了便利，因为他们不必在用画笔编辑时选择单独的工具。

9.2.3.2 扩展、收缩和逻辑组合

在放射治疗中，能够扩大、收缩或产生感兴趣区域的逻辑组合也是重要的。这些操作也在感兴趣区域的二值掩码表示上得到执行。

在对靶区进行边缘外放时，感兴趣区域的扩张和收缩（或膨胀和腐蚀）是重要的。扩张和收缩在每个方向上可以是均匀的或可变的，已有很多算法能够执行这些任务。从基本术语上讲，扩展（或收缩）内核要构造出来，以表示每个方向上的扩展距离，内核的中心置于结构的边缘。然后，无论内核中何处的值为 1，都要将 1 放置在新的感兴趣区域的二值掩码中。得到的二值掩码表示由内核中指定数量的扩展区域。图 9.6 描述了二维空间中的基本过程。相反地，以相同的方式进行收缩，然而在内核中使用零，其结果是收缩区域。需要注意的是，一个区域的先扩张、后收缩，并不会复原出初始的区域。事实上，这是平滑运算，因为扩展起到了低通滤波器的作用。

二值掩码也用于产生区域的逻辑组合。例如，为了结合两个结构（肺或肾），将形成新的结构"合并肺"，它是左肺和右肺区域的并集。为了使用二值掩码执行这种组合，该算法查看左侧和右侧肺中的每个体素位置，并且如果任一个位置具有 1 值，则将 1 放置在所得到的"合并肺"掩码中的对应体素位置，这是逻辑的"或"操作。类似地，逻辑"与"操作将获得两个区域的交集，"异或"操作将获得一个输入掩码具有 1 值的区域而另一个具有 0 值的区域。这些逻辑组合也可以利用逻辑"非"。例如，给定围绕在大体肿瘤靶区（gross tumor volume，GTV）的计划靶区（planning target volume，PTV）和定义不在 GTV 中的 PTV 的环状区域的目标，可以使用以下的逻辑操作：ring=PTV 中不属于 GTV 的部分，并且任何 PTV 二值掩码的值为 1，GTV 二值掩码的值为 0 的区域，所得到的环形掩码将被赋值为 1。

9.2.4 多边形表面操作

手工编辑多边形曲面网格变得越来越普遍。

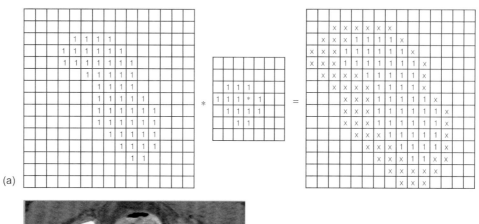

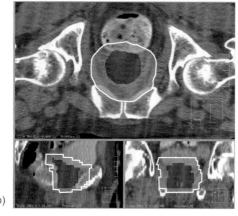

图 9.6   在二值掩码上执行的膨胀和收缩操作。(a)原始掩码与内核掩码进行卷积,并生成膨胀掩码,"x"指示感兴趣区域的新部分。(b)前列腺非均匀扩张以确定放射治疗中的目标体积的三维实例

随着断层成像的分辨率的提高,包含在典型数据集中的轴向切片数量逐渐增加,这给传统的二维绘图工具带来了额外的负担。然而,三维多边形的手动编辑,首先要求存在一个区域,因此通常这种方法仅用于编辑现有的区域(Pekar 等 2004)。

当编辑现有的曲面网格时,最初的鼠标按下事件将触发选择网格中存在的三维位置或最近的顶点。当鼠标移动时,网格中的顶点将根据三维影响区域而改变。例如,网格中的顶点可以根据它们与最初的鼠标按下事件的距离来移动。影响区域中的每个顶点能够在与鼠标运动相同方向上移动,移动的距离等于距离的影响函数乘以鼠标移动距离。如果使用高斯函数,则该动作将从网格表面拉出高斯形状。

9.3   基本的半自动分割工具

自动影像分割指的是使用计算机算法检测影像中的特征的过程,这些特征表示结构边界,并且从该信息中定义了感兴趣区域的轮廓。在医学影像处理中有多种自动分割方法,它仍然是很大的研究领域。以下部分简要介绍几种方法。

9.3.1   基于阈值的分割

基于阈值的分割可能是自动分割的最简单形式。用户指定代表结构边界的影像阈值。例如,致

密的骨骼将具有大约为 600~1 000 的较大 CT 值,而肌肉具有大约为 0~100 的 CT 值。在这种情况下,大约为 400 的 CT 值将代表影像中肌肉到骨骼的过渡阈值。算法可以在影像中搜索跨越阈值的两个像素。这通常是从通过鼠标点击确定的种子位置开始的,然后搜索跨越阈值的最近位置。从该跨越点开始,算法继续沿着特定像素行进,它们是具有跨越阈值的相邻像素。轮廓的顶点放置在跨越阈值的每个像素边界位置,并且在顶点之间绘制线段以在单幅二维影像上创建轮廓。对多个二维影像重复处理以形成完整的三维分割。图 9.7 显示了基于阈值分割的肺部和骨骼及相应的种子位置的实例。

基于阈值的方法有几个变体。例如,它可以设置为勾画一个封闭的轮廓。在这种情况下,算法将追踪沿着阈值边界的连续线段,直到达到起始种子点然后停止,从而创建单个闭合轮廓。或者,它可以用来沿着阈值寻找影像中的所有轮廓。在这种情况下,算法将在完成第一个轮廓之后继续寻找新的轮廓。

在很多情况下,简单的阈值是不足以确定组织之间边界的。影像上的亮度变化,或一侧脂肪组织与另一侧骨骼组织限定的组织,会导致基于阈值的方法不能准确地识别组织边界。其他更复杂的方法包括边界检测和基于梯度的边界跟踪。现在有几种算法可以做到这一点,但也许理解它的简单方法是考虑与原始影像完美对齐的第二个数据集,在那里我们计算用于分割的数值。图 9.8 展示了经过边缘检测和梯度处理的影像。自动分割可以在后台加工这些处理后影像的特征,以提高分割的质量。

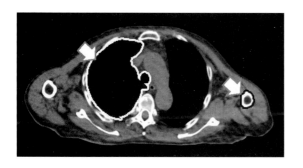

图 9.7 采用阈值技术的自动分割影像,对于 CT 阈值为 –200 的肺部(白色)和 CT 阈值为 100 的骨骼(黑色),箭头指示每个轮廓的种子位置

9.4 小结

理解在计算机中存储和处理不同类型结构的基本结构非常重要。理解这些基本原理可以在分割影像时为用户提供帮助。本章强调基本概念。影像分割是计算机科学和医学成像中一个非常大的研究领域。随着计算机速度的加快和影像质量的提高,实现患者解剖结构的全自动分割也许是可能的,但是在使用上述基本工具时,总是需要手动调整或识别非解剖区域。

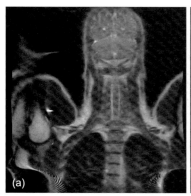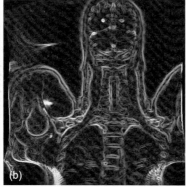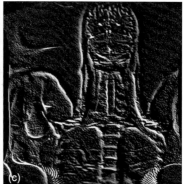

图 9.8 磁共振的影像实例:(a)边缘检测;(b)梯度滤波;(c)二者辅助的基于阈值的分割

参考文献

Lorensen, W. E., and Cline, H. E. (1987) Marching cubes: A high resolution 3D surface construction algorithm. *Computer Graphics, 21*(4).

Pekar, V., McNutt, T. R., and Kaus, M. R. (2004) Automated model-based organ delineation for radiation therapy planning in the prostate region. *International Journal of Radiation Oncology Biology Physics, 60*(3), 973–980.

第10章

用于影像分割的形变模型

10.1 基于模型的分割概述

10.1.1 引言

针对放射治疗中容积影像的解剖结构分割,本章讨论形变模型(deformable shape models,DSMs)的原理及其应用。目前很多科研实验室正在积极地研究 DSMs,新的进展也在文献中不断出现。尽管针对放射治疗应用进行了很多研究,但是向商业临床系统的转化并不多见。本章集中于已经达到临床或接近临床使用的方法,并在转化部分(10.4 节)提及其他方法。商业产品中的其他方法,特别是非刚性配准,在根本上是不同的。配准方法依赖于靶器官的轮廓,可以被认为是绘制在参考或 Atlas 影像中的器官模型。然而这个模型被嵌入到 Atlas 影像中,并由于非刚性配准过程而形变;它不能独立形变以匹配靶器官,在没有对应的 Atlas 影像情况下是没有用的。水平集与下文以及 10.2 节讨论的边界表示有某些共同特性。但是水平集将在第 14 章中讨论,故此不再赘述。

DSMs 是解剖器官或结构的显式几何表示。DSMs 的形状和大小由一组参数控制,这些参数是模型的属性且独立于影像数据。使用 DSMs 的原因如下:①可以训练 DSMs 来学习感兴趣人群的靶器官的可信形状的范围,它称为形状空间。该训练提供了分割算法仅在形状空间内搜索的优点,因此更有可能产生临床上有用的结果;②与实际的高维形状空间相比,由于模型参数数量相对较少,学习的形状空间降低了维数。这种降维运算使得计算效率显著提高,尽管理论上牺牲了形状的保真度。在实践中,这种损失主要发生在较小的空间尺度上,此时它被临床轮廓的固有噪声所掩盖;③另一个与诊断性应用相关的考虑因素,是某些 DSMs 可用于测量形状,在放射肿瘤学中有潜在应用价值,例如区分正常和异常解剖结构(Zhao 等 2008),并在纵向研究中监测形状(Gerig 等 2001a;Cevidanes 等 2007)。

使用 DSMs 进行分割的三个通用步骤是:①初始化目标影像中的起始模型;②形变起始模型以近距离估计目标对象的形状;③编辑估计的形状以获得临床上可接受的分割结果。步骤①可以是自动的或用户辅助的,而步骤②是全自动的。编辑本质上是交互式的,在自动分割背景下不经常讨论。然而,为了达到临床上可接受结果的最终目的,在实践中编辑是必要的。如果估计的形状具有难以纠正或者耗时很长的错误,则步骤①和步骤②的自动化几乎没有临床价值。特定类型的 DSMs 的数学基础极大地影响了编辑效率,因此编辑是模型选择中的重要考虑因素。

DSMs 可能在自动分割中扮演比现在更重要

的角色;但是,他们不被视为一个完备的解决方案。普遍认为,通用解决方案需要结合多种方法,包括针对每种结构量身定制的混合方案(Styner 和 Gerig 2000)。目前临床上使用的 DSMs 用于形状相对简单的器官。几何形状复杂的器官和一些其他解剖结构,对于模型来说更具挑战性。四个重要的类别是:①具有裂片或明显的凹陷或凸起的多个器官;②人与人在结构上具有随机的形状;③一个或多个目标随着时间会改变形状和/或相对位置;④间质组织(例如结缔组织、脂肪和淋巴结链)。第一类中与放射治疗有关的器官包括肺和肝。大多数肿瘤属于第二类,在放射治疗中头部和颈部结构属于第三类。包括下面讨论的中间表示(medial representations,m-reps)在内的一些 DSMs 在研究实验室中显示出对第一类(Pizer 等 2005b;Jeong 2009)和第三类结构建模的前景。

目前临床使用的两类常见的 DSMs 分别是边界表示(boundary representations,b-reps)和骨骼表示(skeletal representations,s-reps)(图 10.1)。B-reps 将器官建模为内部中空的外表面,而 s-reps 使用内部骨骼框架。M-reps 是一类具有弯曲网格(中间网格)的 s-reps,这些网格位于器官的两个相对表面的中间(Pizer 等 2005a)。在网格上的任意点,等长的成对辐条指向相反的方向,通过尖端可以推断器官的表面。与 b-reps 不同,s-reps 展现内部容积以及外部表面,因此它们是实体模型。例如,当使用模型计算来自治疗影像的实施剂量时,这个区别就很重要。特别地,实体模型提供了一种方便的手段来建立组织体素之间的对应关系,而非影像体素,从一幅治疗中影像到同一患者另一幅治疗中影像。

10.1.2　几何和影像强度模式

DSMs 可以划分为几何上已训练的或未训练的。主要的区别在于,未训练的 DSMs 的形变特性是由模型建立者赋予的,通常按照力学属性来表示。另一方面,已训练的 DSMs 需要经过训练过程来从感兴趣人群的统计样本中学习靶器官的形状空间。

对未训练的 DSMs 指定属性有许多种可能的选择。一般来说,他们是针对特定的模型和驱动的问题而被巧妙定义的。例如,模型表面可以赋予力学特性,诸如弹性和刚度等。在这种情况下,DSMs 的所谓内能代表着拉伸和弯曲起始模型表面以拟合靶器官所需的能量大小。假设起始模型的初始化良好,优化过程将抵抗拉伸以避免表面积的较大变化,避免急剧的弯曲和颠簸从而控制平滑度。这种方法的最大缺点是由力学性能和能量函数定义的形状空间与靶器官的形状空间不匹配,因此,很可能出现不可信的分割。

可统计训练的 DSMs(statistically trainable DSMs,SDSMs)可以从影像中学习靶器官的形状特性,该影像具有由一位或多位人类专家精心绘制的靶器官轮廓。训练包括在每个训练案例中将一个库存模型拟合到每组人工绘制的轮廓,并对生成的一组拟合模型进行统计分析,以产生代表靶器官可信形状范围的形状空间(Merck 等 2008)。这种方法捕捉了在相关影像数据的背景下人们对器官几何特性的理解。在分割过程中,形变被限制在由专家推断人体轮廓的形状空间内;因此,最终的分割结果是非常可信的。从贝叶斯的角度来看,如果形状空间在器官形状的概率分布形式中,即包含了平均形状、围绕平均的形状变化模式以及每种模式的方差,则控制模型形变的优化过程更有原则性(10.3 节)。

人们理解器官几何形状,是在靶器官附近以影像强度模式为背景进行的。为了模拟勾画轮廓时人类理解过程,在基于模型的分割(model based segmentation,MBS)过程中考虑强度模式是非常重要的。术语"强度模式"是通用的,指的是从影像强度值导出的任何量。

对于未训练的 DSMs,强度模式用所谓的外部能量函数表示。和内部能量一样,外部能量函数也有很多种选择,其挑战在于精巧地构造一个工作稳

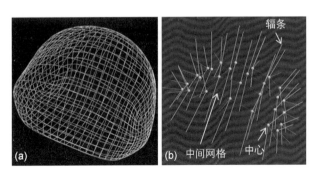

图 10.1　(a)前列腺的 B-rep(边界网格);(b)相同前列腺的 M-rep 骨骼框架

健的外部能量。外部能量可以包括如从目标影像数据计算出的边缘强度的度量。当目标对象有良好的对比度时，这是一个合理的选择。边缘强度的度量只与临近的模型表面相关；因此，它是每次增量变形之后在表面上求和并输入到目标函数。构造目标函数是为了奖励较高的求和值；因此，优化过程驱动模型表面越来越接近边缘强度高的局部影像区域。另一种形式的外部能量涉及被赋予影像特征的吸引力或排斥力，这些特征是自动计算的或用户交互定义的，如器官接触的附近结构。代表靶器官附近的理想强度模式的示例模板，可以用作隐式的能量函数。在形变期间，优化过程寻求在模型附近的目标影像数据与模板之间的良好匹配。未训练的外部能量函数的缺点在于它们过于简单化，导致无法充分表征影像数据与靶器官之间的复杂关系。

SDSMs 的强度训练包括分析用于训练的影像数据，它们处在适合训练案例的模型附近。相对于每个病例的器官（和模型），该分析产生了影像强度模式的定量描述。模式实例包括边缘强度（Pekar 等 2004）、沿着垂直于器官表面的线段的强度轮廓（Cootes 等 2001；Rao 等 2005）、强度直方图（Freedman 等 2005）、分位数函数（Broadhurst 等 2006）和特征向量（Zhan 和 Shen 2006）。分析来自于所有情况的一组模式以创建所谓"外观"，它用于表征模型内部和模型周围的影像强度。外观可以用多种形式来表示，但是与形状空间一样，理想的形式是一个概率分布，它包含平均模式、围绕平均变化的模式、以及与每种模式相关的方差（Broadhurst 等 2006）。

与传统的诊断性的 CT 成像不同，其他容积成像模式缺乏确定统一影像强度数量的行业标准。此外，MVCBCT 和 kVCBCT 系统的治疗成像强度数量和范围，对于不同组织类型，与传统 CT 成像系统匹配不好。原则上，强度数量的不一致可以通过测量强度模式来解决，这种强度模式不依赖于模态，如互信息（Wells 等 1996）。但是，这种方法尚未对临床应用进行完全的研究。目前在临床系统中，外观对于成像模式是特定的，传统的 CT 除外，对于制造商来说也是特定的，且对于相同的模式和制造商而言机器模型也可能是特定的。

形状空间是器官的内在属性，外观是关于器官影像数据的属性。它们是数学上独立的实体，可以单独使用或与 SDSMs 结合使用。当共同使用时，形变过程在形变模型与平均形状的距离之间、在外观与目标影像强度模式的匹配度之间达到平衡。在此模型背景下，"距离"可以表示为 Mahalanobis 距离的函数，Mahalanobis 距离是形状空间中所有变化模式标准偏差的数量（Pizer 等 2005a）。

10.1.3 目标影像中起始模型的初始化

无论 DSMs 是已训练的还是未训练的，起始模型应该是靶器官的典型代表，以使匹配靶器官所需的形变数目最小化，从而提高计算效率并避免收敛到远离可接受结果的局部最优点。对于未训练的 DSMs，起始模型可以用多种方式定义，但通常具有目标特征的形状。对于 SDSMs 而言，起始模型可以是来自形状空间的平均值，或者是经过交互式粗略形变的、匹配靶器官的模型。

DSMs 位于参考坐标系中，目标影像位于不同坐标系统和单位的影像空间中。第一步是将原始 DICOM 影像数据转换到标准的三维笛卡尔坐标系中，其空间单位用物理的或世界的维度（例如，mm 或 cm）指定。初始化的主要目的是计算一个转换矩阵，该矩阵携带了到达某个位置的模型、缩放比例（物理尺寸）以及已经转换为世界坐标维度影像数据中的三维姿态。原则上，该步骤的位置、比例和姿势可以是任意的。然而，在起始模型形变之前，必须将其定位、缩放和摆放以尽可能地与靶器官匹配。这一步通常被认为是初始化的一部分，但也可以被视为分割的一部分。然而，如果高效计算的初始化算法不执行该步骤，则接下来讨论的用于分割的优化方法在计算上变得昂贵，并且更有可能陷入局部最优，使形变模型远离期望的结果。

全自动初始化可以通过预处理目标影像数据来完成，即计算与目标解剖结构相关的影像特征。然后使用这些功能来定位和缩放接近目标对象的起始模型。有用的影像特征范围从简单的高对比度边缘或标记点到更复杂的特征，如低对比度结构、影像纹理和特征向量。一般而言，对于包含一个或多个以下特性的器官，全自动初始化具有挑战性：①模糊的表面区域（例如，由于较差的对比度或具有相似强度范围的紧邻组织）；②不同患者间的较大形状变化（或同一患者每天的变化）；或③不同患者间的较大内部或外部强度变化（或同一患者每天的变化）。在 CT 影像中，前列腺、膀胱和直肠可以包含一个或多个上述属性，因此目前的自动初始化方法不能在一致的基础上产生完全可接受的结果。

与计算机相比，人类专家在精确定位有用影像特征方面做得更好，特别是对于具有不利影像特征的器官。简单而快速的用户辅助方法包括在目标对象的表面或内部选择几个点。如果用户交互简单、简短且编辑工具高效，则与自动初始化相比，最终结果是临床上可接受的分割，该分割过程的人工干预较少且总时间更短。

10.1.4　初始化模型的形变

初始化之后，通过对模型产生形变来优化目标函数以实现分割。通过扰动模型参数和每次扰动之后评估目标函数，逐渐增加该模型形变。通常定义目标函数，用于优化过程寻求使函数中所有项之和最小化。根据扰动后的目标函数扰动值，优化算法寻找推动扰动模型更加靠近靶器官的方向。

未训练的 DSMs 目标函数包括上面讨论的内部和外部能量函数。SDSMs 的目标函数包含称为"几何典型性"和"几何影像匹配"的术语。几何典型性是模型的固有属性，通常是形变模型的形状空间与均值之间距离的度量。严重偏离平均值会受到更大的惩罚。几何影像匹配衡量与当前形变模型相关的外观和目标影像中强度模式的匹配程度。优化过程寻求上述两项之间的平衡。原则上，这个过程产生所需形状的非常接近的估计。在实践中，干扰因素（如虚假边缘）可能需要特别考虑，以获得可接受的近似估计。

10.1.5　几何相关对象群组

对于正常的人体解剖结构来说，同一解剖区域的器官在几何上是相关的，在此意义下，器官的位置、姿态甚至大小都可以由一个或多个临近的器官预测（Pizer 等 2005b）。这些相关性在刚性的解剖区域（例如头部和大脑）中非常显著，但也存在于柔性的区域中。例如，在男性骨盆中，直肠是紧邻前列腺后表面的管状结构，它通常沿着基顶轴线取向。此外，膀胱是椭球体的结构，该结构与前列腺的底部连接并可能重叠；它通常具有几乎垂直于基顶轴的

长轴。这些类型的相关性在为相关对象群组设计自动分割策略时是有价值的。例如，可以训练分割的第一个结构，用来预测一个或多个剩余结构的初始位置、姿态和尺度（Jeong 2009）。而且这种策略有潜力用于预测像淋巴结链等成像不良结构。然而，对于临床实践而言，有效地并且足够可靠地实施这种通用方法是困难的，可能需要若干年的不断发展。

10.1.6　分割准确性 VS. 临床可接受性

为了支持科学的有效性，研究文献中的报告经常论述比较自动分割结果与人工勾画结果的实验。已经开发了一些便携式软件工具来执行这些度量（例如 Gerig 等 2001b）。也许最常见的准确性度量是自动分割表面与人工绘制轮廓表面之间的平均距离和体积重叠（Dice 系数；Lin 1998）。准确度因器官而异，但更好的方法包括第 10.3 节讨论的方法，平均表面距离通常约为 1 至 3mm，体积重叠约为90% 或更好。从临床角度来看，这些测量是潜在性能的指标，并且由于以下原因是总体边际值：①每个临床使用者依据自己关于靶器官形状概念来判断准确性；②基于平均值和全局体积重叠的度量标准不能完全地表征准确性；③没有通用标准用于测量和报道准确性，因此，难以比较来自不同群组的结果；④没有共享的数据集，包括基准分割的影像，用于比较不同的方法；⑤准确性实验通常由熟悉方法论的研究人员，以不模仿临床应用的方式开展；⑥精确度只是与临床可接受性相关的一个指标，或许还不是最重要的。可接受性的最终度量是临床广泛采用的，而这种采用依赖于许多复杂的相关因素，包括：①用户需求和期望；②封装技术符合临床工作流程的程度；③临床鲁棒性（即通过最小限度编辑产生的临床上有效的自动分割百分比）；④快速且易于使用的初始化和编辑工具；⑤可以自动分割的结构集合；⑥患者护理的感知价值。

10.2　边界表示

10.2.1　历史根源

被称为 Snakes 的主动轮廓模型，是最早的不

可训练的 b-reps 之一,它受到了影像分析的广泛关注(Kass 等 1987)。在原始的二维形式中,它们是由样条曲线构成的封闭轮廓,并且模型参数是样条控制点。不可训练的三维 Snake(例如 Terzoupolus 等 1987)很难初始化,并且在医学应用中已经被近乎废弃。可训练的三维形式对于研究是有用的(Kelemen 等 1999),但在常规临床应用中尚未见到。

主动形状模型(Active shape models, ASMs)是第一个证明 SDSMs 在医疗成像应用中有前景的 b-reps(Cootes 等 1995)。ASMs 利用器官表面上点的分布来表示器官,可能要由一些内部或外部的点(如凹陷的中心)来补充。在构建 ASM 时,首先通过仔细地手动标记点来创建点的子集,这些点在空间上与重要形状特征相关联,这些特征可以稳定地位于来自目标人群的、训练影像集的相应位置。由该点群构成的模型被称为"点分布模型"(point distribution model, PDM),其他点可以根据标记点进行插值得到。所有训练集中的点,通过最小化对应点之间的差异来自动对齐。对齐的点的集合被统计分析,以此计算 PDM,包括每个点的平均位置和变化模式。主动外观模型(Active appearance models, AAMs)(Cootes 等 2001)不仅计算形成空间的 PDM 的平均值和变化模式,而且计算形成参考影像空间的、影像灰度级的平均值和变化模式。在给出当前参考影像与基于分割的目标影像的形变的差异之后,训练步骤学习可以产生新的分割和新的参考影像的线性关系(回归)。在分割过程中,这种线性关系得到了迭代应用。使用 AAMs 的影像分析系统已由 Imorphics(Manchester, UK)和 Optasia Medical(Cheadle)针对医疗应用进行了商业化开发,但不是专门用于放射肿瘤学。

10.2.2　基于模型的分割:飞利浦 Pinnacle³ MBS 和 核 通 Oncentra MBS

B-reps 是用于 Pinnacle³(飞利浦医疗系统, Philips Medical Systems)和 Oncentra(核通, Nucletron)的可选分割模块。两种治疗计划系统都将它们的技术称为 MBS。Pinnacle³ MBS 是基于 Pekar 等(2004)的工作,Oncentra MBS 是由 RaySearch 实验室开发的,那里被称为 RayAnatomy。RaySearch 最近推出了自己的名为 RayStation 的计划系统,它包括

作为分割平台的 RayAnatomy(也称为 MBS)。关于 RayAnatomy 的文献很少,但是这种方法明显与下文所述的 Pekar 等(2004)的方法相似。

在 Pinnacle³ MBS 中,器官被表示为由常规二维轮廓计算得到的三角形图块的表面网格(图 10.2)。为了捕捉拓扑上的急剧变化,图块的密度与局部表面的曲率成正比。模型参数是三角形图块的网格顶点和法线矢量。

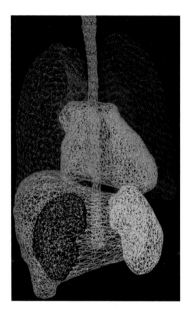

图 10.2　胸部和腹部器官的 MBS 边界网格(由 Philips Medical Systems 提供)

MBS 带有先前计算的平均网格库,包括膀胱、前列腺、直肠、股骨、股骨头、脑、脑干、脊髓、眼睛、晶状体、下颌骨、乳房、心脏、肺和肾脏。此外,为用户提供的可用工具可以来修改现有网格并创建自己的网格。MBS 器官模型可以部分地或完全地被训练。部分训练涉及利用一些训练案例来计算具有内部能量函数的平均网格(Kaus 等 2007)。这里只讨论完全训练网格(Pekar 等 2004)。

网格顶点被视为 ASM 的曲面点。ASM 点的对应属性要求所有训练网格具有相同数量的图块,且图块的顶点在对应的位置上。为了实现这一点,来自随机训练案例的网格,被刚性地和非刚性地配准到其余训练案例的轮廓上,产生了网格模型的全部训练集。使用 Procrustes 方法配准训练模型,该方法考虑了平移、旋转和缩放差异(Goodall 1991)。在

对齐的网格上进行主成分分析（PCA）以产生 PDM，它包含平均形状矢量和协方差矩阵的特征矢量给出的主要变化模式。

平均形状矢量 $\bar{v}$ 写作

$$\bar{v} = \frac{1}{L} \sum_{i=1}^{L} v_i, \qquad (10.1)$$

其中 v_i 是第 i 个训练网格 $(x_{i1}, x_{i2}, \cdots, x_{in})^T$ 的形状矢量，v_{ij} 是第 i 个训练网格上第 j 个顶点的坐标，n 是顶点数，L 是训练网格数量。

协方差矩阵 C 写作

$$C = \frac{1}{L} \sum_{i=1}^{L} (v_i - \bar{v})(v_i - \bar{v})^T. \qquad (10.2)$$

C 的特征向量总数等于 $3N$。在实践中，只有显著模态对重建靶器官的形状才是有用的。实际数量 m 由模型制造者来确定，通常处于 10 或更少的数量级上。随机靶器官的形状 S 可以近似为

$$S \approx \bar{v} + \sum_{i=1}^{m} q_i M_i, \qquad (10.3)$$

其中 q_i 是模式 M_i 的权重因子。

模型的内能 E_{int} 定义为

$$E_{\text{int}} = \sum_i \sum_{j \in N(i)} \Big[x'_i - x'_j - \\ sR\Big(\bar{x}_i - \bar{x}_j + \sum_{k=1}^{m} q_k (M_i^k - M_j^k) \Big) \Big]^2, \qquad (10.4)$$

其中 $\bar{x}_i$、$\bar{x}_j$ 是平均网格的顶点，x'_i、x'_j 是当前形变网格的顶点，$N(i)$ 是通过三角形一条边连接到第 i 个顶点的所有顶点集合，s 是平均网格和当前形变网格之间的尺度因子，R 是平均网格和当前形变网格之间的旋转矩阵。

利用基于点的配准算法为形变网格的每个实例计算尺度因子 s 和旋转矩阵 R，该配准算法使平均网格和形变网格的顶点集合之间的最小平方距离最小化。在目标函数中使用公式 10.4 可以使优化有利于平均网格和形变网格顶点之间的空间对应。这类似于概率方法，它根据形变模型在形状空间中与平均值的距离成比例地惩罚形变模型。

外部能量 E_{ext} 被定义为

$$E_{\text{ext}} = \sum_i w_i [e_{\Delta I}(\hat{x}'_i - p_i)]^2, \qquad (10.5)$$

其中 $e_{\Delta I}$ 是在 p_i 位置影像梯度方向上的单位矢量，p_i 是网格三角形 i 附近的、目标影像中的吸引点位置，

$\hat{x}'_i$ 是当前形变网格中第 i 个三角形的质心位置，w_i 是加权因子。

在 p_i 位置的吸引力一般随梯度幅度的增加而增加，但其他考虑因素也起作用，如靶器官的强度范围。此外，用户可以增加影像中弱吸引子的"强度"。在目标函数中使用公式 10.5 惩罚质心在平行于 $e_{\Delta I}$ 方向（即指向较低影像梯度）的移动，但是允许它沿着等梯度脊移动而不受惩罚，假定器官边缘与 p_i 相交。

目标函数组合了等式 10.4 和 10.5 中的各项

$$E = E_{\text{ext}} + \alpha E_{\text{int}} + \beta E_{\text{usr}} \qquad (10.6)$$

E_{usr} 是可选能量项，它与用户标记的弱吸引子相关，α 和 β 是用户可以调整的加权因子。

分割开始于在目标影像中由用户引导的起始模型的初始化。给予用户工具来平移、旋转和缩放模型以紧凑地匹配靶器官。还提供工具来微调模型的局部区域以实现定制的拟合。当自动分割开始时，以特定方式递归地扰动起始网格。通用的方法包括在每个三角形附近的影像数据中局部搜索，以找到针对器官的吸引子，并朝着自己的方向拉动三角形。对于第 i 个三角形，沿与三角形表面质心垂直的方向 n_i 上的搜索轮廓进行搜索（图 10.3）。该轮廓具有预定的长度（~2cm），且在三角形两侧的点之间具有均匀的间隔 h（~1mm）。在每个点上计算影像特征值 $F(x)$ 以此对吸引子特征 p_i 进行采样。通常，$F(x)$ 是"边界"的度量，用于将网格吸引到靶器官的边缘，已经制定了处理多个吸引子的规则。

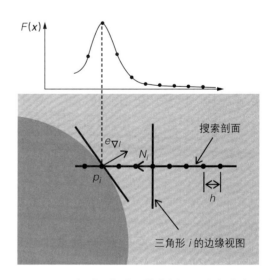

图 10.3　通过三角形 i 的质心搜索剖面。在每个点上计算影像特征函数 $F(x)$ 的值

当针对所有三角形的搜索完成时,网格在训练的形状空间内使用公式 10.3 进行了形变,以达到匹配吸引子和满足外部能量项隐式约束之间的平衡。这个过程重复进行,直到目标函数收敛为止。

　　分割结果通常需要编辑过程来纠正对虚假边缘的吸引力(如将网格拖动到所需吸引子并重新运行分割)和标记较弱的吸引子。MBS 还提供了三维形态学的形状算子,它们使表面网格的局部区域按照用户动作和选定形状算子加以形变和 / 或移位。球面和高斯算子已有描述(Pekar 等 2004)。

　　图 10.4 和图 10.5 分别显示了男性骨盆和女性乳房和胸部的结果。

10.2.3　CMS 基于 Atlas 的自动分割

　　CMS 基于 Atlas 的自动分割工作站是一个供应商中立的系统,它的核心方法是基于多幅 Atlas 影像与目标影像的形变配准。头颈部模块结合了两个基本方法的长处,通过使用可形变 Atlas 的输出来创建一个 DSMs,然后进行变形来更好地匹配影像数据,以实现下颌骨的分割(图 10.6;Han 等 2009)。通过 Atlas 配准产生的表面被转换成三角网格,并参数化以产生矢量函数形式的 b-rep

$$\vec{x_0} = [x_0(r,s), y_0(r,s), z_0(r,s)] \qquad (10.7)$$

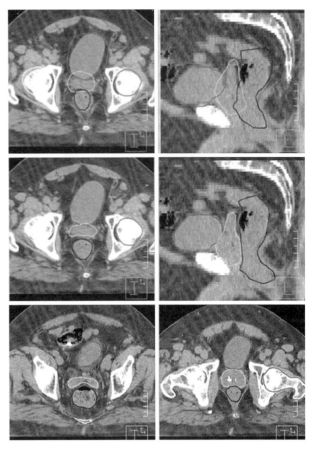

图 10.4(见文末彩插)　顶行:显示前列腺、膀胱、直肠和股骨头初始化网格的轴向和矢状切片。中间行:自动分割后的网格。底行:交互式编辑后的网格(由 Philips Medical Systems 提供)

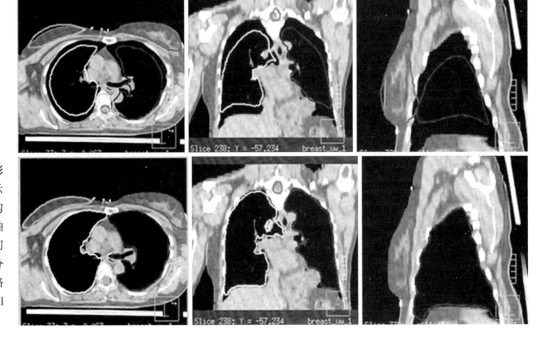

图 10.5(见文末彩插)　顶行:显示乳房和胸部结构初始化网格的轴向、矢状和冠状切片。底行:自动分割后的未编辑网格(由 Philips Medical Systems 提供)

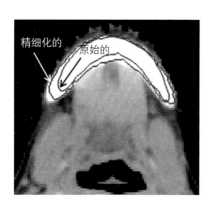

图 10.6　通过下颌骨的 13 个轴向切片,与精细化的 b-rep 分割相比,显示了来自可形变 Altas 配准的分割结果

其中 $\vec{x_0}$ 表示起始表面,x_0、y_0 与 z_0 是目标影像坐标的初始网格节点,r 与 s 是节点下标。

初始表面矢量 $\vec{x_0}(r,s)$ 受到形变场 $\vec{d}(r,s)$ 的扰动而产生新的表面 $\vec{x}(r,s)=\vec{x_0}(r,s)+\vec{d}(r,s)$。分割解决方案使用梯度下降算法找到最佳形变场 $\vec{d}_{opt}$

$$\vec{d}_{opt}=\arg\min \iint \exp(-\|\nabla J(\vec{x}(r,s))\|^2)drds+$$

$$\iint \|\nabla\vec{d}(r,s)\|^2drds. \tag{10.8}$$

在公式 10.8 中,右手边的第一项是外部能量,它在期望的下颌骨表面位置驱动着 $\vec{x}(r,s)$ 向着较高梯度方向移动。第二项是内部能量,它强化了 $\vec{d}(r,s)$ 的平滑性,它反过来又表现为最佳表面 $\vec{x}_{opt}=\vec{x_0}+\vec{d}_{opt}$ 的平滑性。

像下颌骨这样的多骨结构是包含未训练 b-rep 组合方法的优良候选解,是因为骨骼具有高对比度的边界,且简单的基于梯度的能量函数可能非常有效。然而,该想法可以扩展到更具有挑战性的软组织结构,使用带有强大形状和外观组件的训练模型(10.4.2 节)。

10.3　中间表示

10.3.1　历史根源

内侧几何根据中间和宽度描述物体。内侧骨骼结构概念在 Blum(1967)的著作中创造出来。在 Blum 的二维工作中,中轴暗含于物体边界中。除了

与计算 Blum 轴相关的许多理论问题之外,对于影像分析应用来说,非常重要的一个实际考虑因素是 Blum 的轴对边界上的微小尺寸细节非常敏感,而且对于定义很多感兴趣结构来讲,真实影像数据是非常嘈杂和不可靠的(Katz 和 Pizer 2003)。Pizer 第一个认识到,如果内侧轴和表面之间的关系是颠倒的(Nackman 和 Pizer 1985),则在影像分析中内侧概念可能是有用的。特别是 Pizer 认为,内侧骨骼意味着边界。这个见解是这里讨论的 m-reps 的起点。后来 Damon(2004)的研究表明,连续形式的 m-reps 是一类所谓的骨骼结构(s-reps),围绕着这个结构,整个几何数学领域正在不断发展(Siddiqi 和 Pizer 2008)。

10.3.2　安科锐 MultiPlan 治疗计划系统

安科锐的 MultiPlan 治疗计划系统包含由 Morphormics 开发的模块,它针对前列腺癌的治疗计划使用 m-reps 和 s-reps 来分割男性骨盆中的结构。

m-reps 或 s-reps 有两种基本的几何形式:类管和平板。类管是一种结构如直肠,大致呈管状,但具有非圆形的轴向横截面。而且横截面的尺寸(例如,高度和宽度)可以沿着结构的长度而变化。诸如肾脏或肝脏之类的平板对象是非管状的,它可以被建模为拥有两个相对的表面,在此意义上与蛤壳类似。有些对象可以用任一几何形式来表示。

连续的(Yushkevich 等 2003)和离散的或取样的(Pizer 等 2005a)m-reps 均得到了研究。在目前发展状态下,离散形式提供更强的通用性和计算效率。离散的平板 m-reps 具有弯曲的内侧片,或多或少的规则网格,其边缘与对象的波峰对齐(即连接两个相对表面的圆形过渡区)。对于某些对象,波峰不明显,模型构建者可以将薄片定位在平分对象的自然平面上。网格的节点是采样点,所谓的内侧原子(图 10.1 和图 10.7)位于每个节点上,可以通过插值计算得到众多原子的精细网格(Han 等 2007)。类管的 m-rep 拥有原子的单链,这些原子带有很多辐条(图 10.8)。对器官充分建模需要的原子数量可以通过寻找最少原子的方法确定,这些原子能够捕

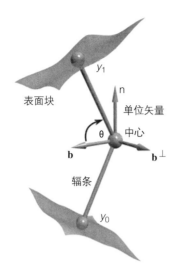

图 10.7 具有两个等长辐条 y_0 和 y_1 的内部中心原子,它们在对象相对两侧接触表面块。内部原子填充图 10.1 所示的中间网格的内部节点。边缘原子有第三个辐条,用来表示连接对象相对两侧的波峰。单位矢量 $\mathbf{b}$,$\mathbf{b}^{\perp}$ 和 $\mathbf{n}$ 定义了每个原子的坐标系

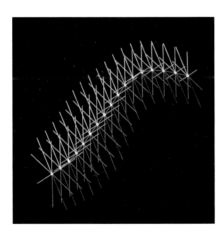

图 10.8 直肠类管 m-rep 的管状原子链,每个原子有 8 个辐条

获靶器官的全部形态变化(Styner 等 2003)。在实践中,通常几十个原子就足够,具体数量取决于器官的尺寸和形状的变化(例如对于前列腺而言,在 4×7 网格上有 28 个原子)。

位于平板网格内部节点位置的原子有一个轮毂,它有两个等长的(或者在 s-reps 情况下近似等长)、终止于相对表面的辐条。边缘或波峰原子具有扫过波峰区域的第三个辐条。整个表面被计算为在辐条末端具有顶点的、平铺的蒙皮。通过细分表面(Thall 2004)可以在精细的尺度上计算表面,或者

将平铺曲面拟合到正确内插原子的辐条尖端,以提高计算的准确性(Han 等 2007)。类管结构的原子有许多辐条,他们围绕轮毂等间隔的分布,并且对于非圆形状,允许他们具有不同的长度。额外的原子和辐条可以通过插值计算得到。

内部平板原子由八个参数描述:轮毂的坐标(三个标量),两个辐条的方向(每个辐条两个标量)以及两个辐条的共同长度。边缘原子还有额外的、用于第三个辐条的长度参数。因此,平板 m-rep 的参数总数是 $8 \times$ (# 内部原子)$+ 9 \times$ (# 边缘原子)。

原子们有各自的坐标系,即使对于多个目标,每个原子"知道"其他原子的位置和相对配置。这个先验知识允许在分割过程中进行马尔可夫(Markov)形式的原子近邻预测(Lu 等 2003)。也就是说,任何原子可以高度的统计可靠性来预测直接相邻原子的位置和配置。这种能力提高了分割效率,并且避免了不可能的相邻关系的发生。

单图形的对象需要单个中间网格,而更复杂的对象需要多个网格(Han 等 2005)。这里只讨论单图形对象。M-reps 以类似于 b-reps、但有关键差异的方式,在形状训练中拟合专业人员的勾画轮廓。在可以引出训练案例之间位置对应关系的附加条件下,通过最小化 m-rep 表面和人为勾画轮廓形成的表面之间的距离,公式化的 m-rep 模型可以得到拟合(Merck 等 2008)。附加条件包括:①限制内侧片处于同一方向的限制项,该方向在所有训练集中相对于器官而言;②规则化内侧网格项,避免出现间隔较大或节点密集聚合的区域;③形状偏差的惩罚项,该偏差是与表示典型形状的良好猜测的参考模型比较的结果(例如,来自先前案例的良好拟合结果或平均值);④迫使 m-rep 表面上的点与用户识别的标记点形成紧密空间对应关系的惩罚项,诸如前列腺底部和顶点的中心等标记点。前三个条件在训练案例之间强加了内部几何形状的对应关系,第三个条件强加了解剖特征的对应关系。

M-reps "生活"在所谓的对称空间,此空间中 PCA 不再适合于统计分析。相反,将 m-reps 集合拟合到训练轮廓的过程可以采用主测地线进行分析(PGA;Fletcher 和 Joshi 2004)。PGA 是恰当处理内侧原子运动的形式化 PCA。与 PCA 一样,PGA 产生均值 m-rep、主要变化模式和与每个模式相关

的方差。M-reps 的内在形状表现特性引起主模式与自然和直观形状变化非常匹配，如弯曲、扭曲、旋转、填充 / 排空、凹陷、突出和放大。

　　强度训练充分地利用与 m-rep 对象相关的、由中心原子性质所赋予的坐标系。该坐标系允许将理解影像数据的模型作为相对于物体表面位置的函数（图 10.9）。例如，对于前列腺，与膀胱基底和直肠前壁相邻的表面区域可以单独处理。此外，可以在多个空间尺度上（如全局和区域）学习影像外观。这对于多尺度分割方法很有用，例如，全局外

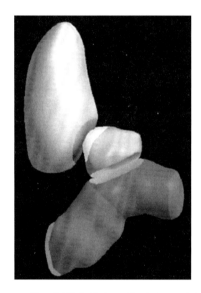

图 10.9　用于外观训练的器官区域，它是以对象相关形式定义的。前列腺、膀胱和直肠的表面区域以不同灰色阴影着色

观可以用于第一阶段，区域外观可用于对全局结果细化。

　　在统计优化框架中创建外观的挑战，是找到有效的与强度相关的度量，它可以表示为概率密度函数形式。在表明强度直方图有潜在有效性（Freedman 等 2005）的工作基础上，Broadhurst 等（2006）开发了一个模型，他称之为区域强度分位数函数（Regional intensity quantile functions，RIQFs；图 10.10）。一般方法是为器官模型定义表面贴片，将每个贴片向外挤出指定的距离（如对于某些器官约 5mm），向内挤出单独的指定距离，并且计算和反转每个区域的累积强度直方图，以产生内部和外部的外观。表面区域定义在目标关联的坐标系中。它们的形状是任意的且由模型构建器定义，通常对应于不同影像间具有稳定直方图模式的区域（图 10.9）。可以对训练影像数据进行预处理，以将体素分类到宽泛的类别中（如骨骼、软组织、脂肪和空气），从而在构建 RIQFs 时可以分开处理这些组织类别。

　　RIQFs 特征空间在强度直方图平均值和强度分布宽度（标准差）上都是线性的，这表明 PCA 分析在这个空间上是有效的。

　　对于每个内部与外部区域和组织类别，PCA 产生一个均值 RIQF、一组主要方差和一组主要 RIQFs，每个长度的矢量等于相应的主要标准偏差。选择具有显性主要方差的 RIQFs 用于生成外观。

　　在男性骨盆中，m-reps 用来对前列腺、精囊和直肠建模；膀胱、股骨头和颈部用 s-reps 建模。除了

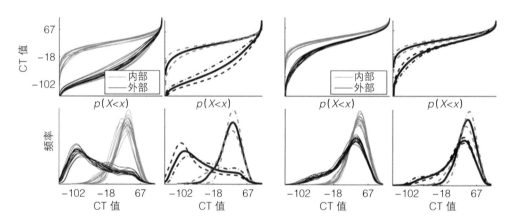

图 10.10　顶行：膀胱（左）和前列腺（右）训练内部和外部区域的 RIQFs。左侧面板显示了训练样本，右侧面板显示了学习的平均值以及沿着第一主方向的 ±2 标准差。底部：对应于各个 RIQFs 的强度直方图

前列腺,目标计划影像中模型的初始化是完全自动化的,但是对于有挑战性的病例,用户可以选择使用所谓的初始化点。对于前列腺,一些初始点被交互式地放置在器官表面上或内部(图 10.11)。这种策略使初始化和随后的分割偏向于用户的意见,因此往往产生需求最少或无需编辑的结果。

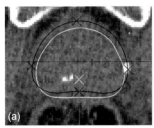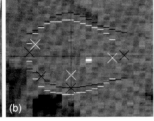

图 10.11　由两种类型初始化点[内部(白色 Xs)和表面(黑色 Xs)]产生的前列腺分割的中轴(a)和矢状(b)切片。与表面点(约 14 个)相比,需要更少的内部点(约 1 至 3 个)。当使用内部点时,前列腺形状完全由 CT 强度模式确定。表面点使形状偏向用户的意见

在基于贝叶斯(1764)理论的统计框架中,使用共轭梯度优化算法进行前列腺、精囊和直肠的分割(图 10.12)。在影像分析的背景下,类贝叶斯的方法优化了如下形式的目标函数

$$\arg\max_{\mathbf{m}\in s} p(\underline{\mathbf{m}}|\underline{\mathbf{I}}) = \arg\max_{m\in s}\left[\log p(\underline{\mathbf{I}}|\underline{\mathbf{m}}) + K\log p(\underline{\mathbf{m}})\right], \qquad (10.9)$$

其中 $\underline{\mathbf{m}}$ 是形状空间 s 中的当前形变模型,$\underline{\mathbf{I}}$ 是相对于 $\underline{\mathbf{m}}$ 的目标影像数据,$p(\underline{\mathbf{m}}|\underline{\mathbf{I}})$ 是给定 $\underline{\mathbf{I}}$ 时 $\underline{\mathbf{m}}$ 的概率,$p(\underline{\mathbf{I}}|\underline{\mathbf{m}})$ 是给定 $\underline{\mathbf{m}}$ 时 $\underline{\mathbf{I}}$ 的概率(几何影像匹配),$p(\underline{\mathbf{m}})$ 是 $\underline{\mathbf{m}}$(几何典型性)的概率,K 代表两个 $\log p$ 项之间的标准差的比值。

在实践中,通常以惩罚的形式(如保持模型表面接近用户标注的初始化点)可以将其他项引入等式 10.9 的右侧。

$\underline{\mathbf{m}}$ 的概率是从具有偏差的形状空间计算出来的,$\underline{\mathbf{m}}$ 来自于用 Mahalanobis 距离表示的平均值(Pizer 等 2005a)。几何影像匹配在主 RIQFs 上以求和形式进行计算,即主 RIQFs 系数的平方加上位于主 RIQF 空间之外的任何其他形状的惩罚。

由于形状的较宽可变性,分割膀胱不使用经过训练的形状空间。分割开始于沿着半径搜索,该半径从使用外观模型的自动初始化点延伸,用于在影像数据中寻找边界。第一遍产生估计的曲面和骨架结构,后者代替初始点并作为下一次搜索的框架。重复该过程直至达到收敛。

股骨 H/N 具有较高的对比度和较小的形变,可以使用具有几何规则的 s-rep 代替经过训练的形状空间进行分割(图 10.12)。例如,规则将股骨头的半径限制于指定的范围,并且确定颈部的停止长度。

m-rep 结构和对象关联坐标系使编辑过程简单而且高效。例如,对于膀胱,用户可以用较短轮廓片段来标注目标影像,以指示需要编辑的区域(图 10.13)。虽然用户的输入是二维的,但是在注释附近的三维区域上执行编辑过程。形状变化被限制在训练的形状空间内部或者非常靠近它,以产生可以信赖的编辑。

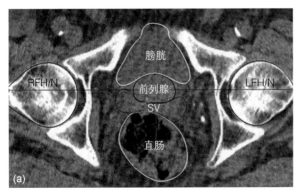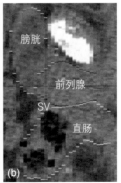

图 10.12　通过计划 CT 影像的中轴(a)和矢状(b)切片,展示未经编辑的男性骨盆结构分割。表面初始化点用于前列腺,所有其他结构是全自动的

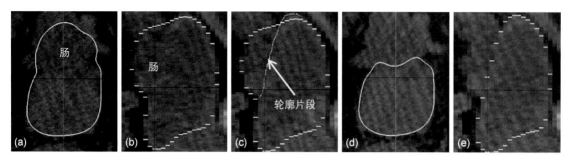

图 10.13　穿过膀胱的中轴（a）和矢状（b）切片，显示未编辑的原始分割。与膀胱接触的肠被包括在分割之中。矢状切片（c）上的局部轮廓导致三维编辑，用于去除不需要的肠（d 和 e）

10.4　转化方法

本节讨论在多个地点的临床放射肿瘤场景中开展的调研工作。M-reps 用于这些项目，但其他的SDSMs 可能有相似的功能。

10.4.1　自适应放射治疗范例

在影像引导放射治疗（image-guided radiation therapy，IGRT）和自适应放射治疗（adaptive radiation therapy，ART；Yan 等 2000）的临床实践中，CT 影像是在治疗室采集。然而，ART 的常规临床实施会受到缺乏分割器官实用方法的阻碍，这些方法是根据实施剂量计算剂量体积指标所必需的。处理该问题的有效方法是使用计划影像中的模型作为特定患者模型，通过两幅影像的刚性配准，患者模型可以在治疗 CT 影像中自动初始化。与分割计划影像相比，本质区别在于全自动初始化所有器官，以及使用数十名患者（Pizer 等 2006）中的每名患者的多幅影像（约 10~15 幅）训练得到的患者形状空间。Morphormics 开发了名为 MxARTsuite 的临床原型工作站，它使用 m-reps 和 s-reps 来实施这个策略。图10.14 显示了用常规诊断 CT 扫描获取的治疗影像的结果，图 10.15 显示了 CBCT 影像的结果。

从治疗 CT 影像计算出来的实施剂量分布，被映射到每个器官的计划 CT，它使用了如下等式给出的 m- 和 s-reps 的对应性质：

$$\text{VAL}'_{\text{Mapped}}(\mathbf{m}'(i', j', k')) = \text{VAL}(\mathbf{m}(i, j, k))$$

$$(10.10)$$

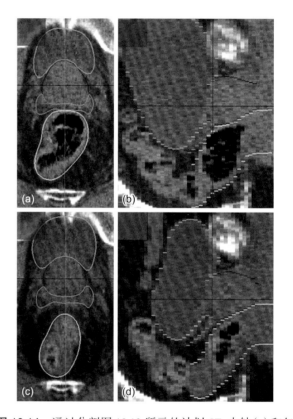

图 10.14　通过分割图 10.12 所示的计划 CT，中轴（a）和矢状（b）切片显示了患者特异性的 Atlas 器官模型。从传统螺旋扫描仪（c 和 d）获取的 CT 影像中未编辑的全自动分割结果

其中 **m** 和 **m′** 分别是治疗 CT 和计划 CT 中的前列腺模型；VAL 是治疗 CT 中的、在 **m** 的相关位置 i, j, k 的标量值；$\text{VAL}'_{\text{Mapped}}$ 是映射到 **m′** 相关位置 i', j', k' 的标量值（如剂量、标签或强度）；i, j, k 和 i', j', k' 分别是 **m** 和 **m′** 相关坐标系中的对应位置（图 10.16）。

通过从计划剂量中减去所有影像中的实施剂

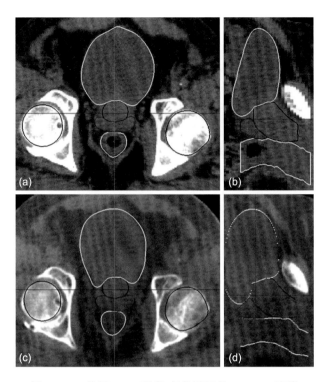

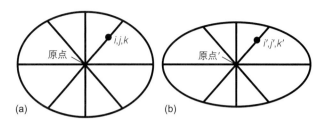

图 10.16　Atlas 和形变模型中对应点的二维描述。（a）在点 i,j,k 位置的 Atlas 模型。（b）在对应点 i',j',k' 位置的形变模型。这些点位于距轮毂原点相同的分数距离上

图 10.15　像图 10.14 那样，但使用的是 kVCBCT 影像

的多幅影像出现不一致的强度模式；以及③在器官相对强度模式中气囊会造成较强的伪影。使用特征受限的非刚性配准方式（Montagnat 和 Delingette 1997），将计划 CT 强度映射到同一患者的 CBCT 影像，这个问题可以得到克服。特别有前途的方法组合了 m-reps 的对应性质与基于黏弹性流动（VEF）非刚性配准方法的体素强度（Joshi 和 Miller 2000；Foskey 等 2005）。特别地，CBCT 影像中来自 MBS 的对应采样点作为计划 CT 与 CBCT 的 VEF 配准的约束条件。图 10.18 展示了一个实例。

量总和，可以计算误差剂量分布（图 10.17）。

CBCT 影像不适合直接计算实施剂量，主要因为没有等效于 CT 值的 CBCT 数值行业标准。其他的复杂问题包括如下：①用于成像的 X 射线管和平板接收器有不利于获取与传统 CT 系统相同质量影像的特性（如较宽的线束和较差的准直）；②平板电子产品可能随时间发生"漂移"，并导致同一患者

10.4.2　基于治疗空间基准点坐标的前列腺特异性局部微分同胚

放射治疗期间通过跟踪前列腺中植入的标记（Murphy 1998；Balter 等 2005）定位前列腺的系统具有多个优点，包括易于使用和在每次治疗中的频繁

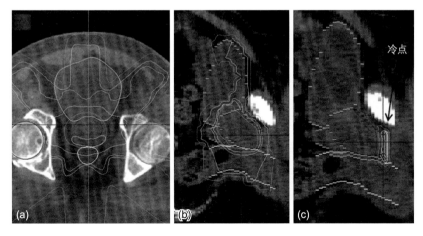

图 10.17　（a）从治疗 CBCT 影像计算得到的等剂量分布图，强度从计划 CT 映射，如图 10.18 所示。（b）仅使用 m-rep 对应关系将 CBCT 影像的等剂量分布映射到计划 CT（方程 10.10）。（c）误差剂量分布表明冷点在前列腺尖部

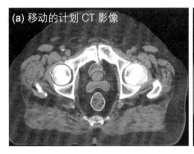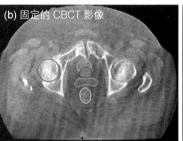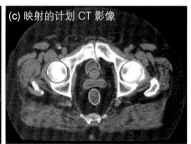

(a) 移动的计划 CT 影像　　　(b) 固定的 CBCT 影像　　　(c) 映射的计划 CT 影像

图 10.18　计划 CT 影像(a)在与治疗 CBCT 影像(b)进行的特征约束非刚性配准中用作移动影像,结果如图(c)所示

采样(如 Calypso 系统频率为 10Hz)。然而,影像数据的缺失妨碍了实施剂量的准确计算,无法进行质量保证、ART 实践以及可能的治疗参数动态调整。最近的工作表明,在治疗实施期间记录的标记位置可以作为将参考 CT 影像数据(例如计划 CT)映射到治疗空间的基础,以此估计可接受的治疗 CT 数据,用于计算前列腺和紧邻前列腺表面组织的实施剂量(Lee 等 2010)。通过在参考 CT 影像中分割前列腺可以创建患者特异性的 m-rep,并在 m-rep 坐标系中记录植入标记的位置(图 10.19)。如第 10.4.1 节中所述,将治疗空间中的标记坐标作为替代影像数据,患者特异性的 m-rep 在治疗空间中形变,也就是说,在形状空间内的形变受优化匹配过程驱动,即计划 CT 记录的种子位置和跟踪系统记录的种子坐标之间的优化匹配。起始的 m-rep 和形变的 m-rep 意味着前列腺特异性的微分同胚,它是通过公式 10.10 给出的对应关系进行的计划和治疗空间之间

的映射。通过应用逆向转换,剂量计算将映射回计划空间。

图 10.20 展示了治疗 CT 的切片,如上所述,影像数据映射源于计划 CT。该图表明,从计划 CT 映射的感兴趣区域与治疗 CT 中的周围影像数据匹配得很好,特别是对于前列腺和直肠前壁更是如此。

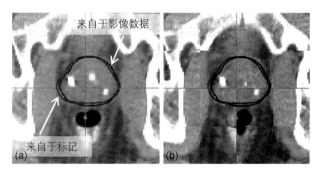

图 10.20　(a)两例前列腺分割的实际治疗 CT 影像。(b)原始 CT 的 4×4 棋盘显示和局部形变的原始 CT。前列腺轮廓来自实际 CT 影像,并在治疗开始时记录 Calypso 标记的坐标

10.5　更多信息

影像分析和计算机科学领域的许多期刊定期地发表关于分割的论文。经典形变模型的论文可以在 ter Haar Romeny(1994)的书中和会议论文集中找 到, 如 CVRMed(Ayache 1995),CVRMed-MRCAS(McInerney 和 Terzopoulos 1996a,b;Jones 和 Metaxas 1997;Troccaz 等 1997;Vehkomäki 等 1997)。统计框架内的形变方法在近期的关于医学成像信息处理(IPMI)、医学影像计算和计算机辅助干预(MICCAI)的会议论文集中进行了讨论。

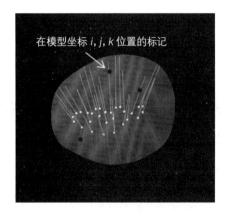

图 10.19　通过分割计划影像创建的患者特异性前列腺 Atlas 模型。标记用黑点表示。标记与跟踪系统记录的治疗坐标相匹配。在训练的形状空间内 m-rep 形变,当记录下标记位置时,产生前列腺的形状和姿态

参考文献

Ayache, N., ed. 1995. In: *Proceedings of the First International Conference on Computer Vision, Virtual Reality and Robotics in Medicine*, April 3–6, 1995, Nice, France. New York: Springer.

Balter, J. M., Wright, J.N., Newell, L.J. et al. 2005. Accuracy of a wireless localization system for radiotherapy. *International Journal of Radiation Oncology Biology Physics, 61*, 933–937.

Bayes, T. 1764. An essay toward solving a problem in the doctrine of chances. *Philosophical Transactions of the Royal Society London, 53*, 370–418.

Blum, H. 1967. A transformation for extracting new descriptors of shape. In: *Models for the Perception of Speech and Visual Form*, ed. W. Wathen-Dunn, 363–380. Cambridge, MA: MIT Press.

Broadhurst, R. E., Stough, J., Pizer, S.M. et al. 2006. A statistical appearance model based on intensity quantiles. In: *Proceedings of the International Symposium on Biomedical Imaging: From Nano to Macro*, April 6–9, 2006, Arlington, VA. Los Alamitos, CA: IEEE, 422–425.

Cevidanes, L. H. S., Styner, M., Phillips, C. et al. 2007. 3D morphometric changes 1 year after jaw surgery. In: *Proceedings of the International Symposium on Biomedical Imaging: From Nano to Macro*, April 12–15, 2007, Arlington, VA. Los Alamitos, CA: IEEE, 1332–1335.

Cootes, T. F., Taylor, C., Cooper, D. et al. 1995. Active shape models—Their training and application. *Computer Vision and Image Understanding, 61*, 38–59.

Cootes, T. F., Edwards, G. J., and Taylor, C. J. 2001. Active appearance models. *IEEE Transactions on Pattern Analysis and Machine Intelligence, 23*, 681–685.

Damon, J. 2004. Smoothness and geometry of boundaries associated to skeletal structures II: Geometry in the Blum case. *Composition Mathematica, 140*, 1657–1674.

Fletcher, P. T. and Joshi, S. 2004. Principal geodesic analysis on symmetric spaces: Statistics of diffusion tensors. In: M. Sonka, ed. *International Workshop on Computer Vision Approaches to Medical Image Analysis, and Mathematical Methods in Biomedical Image Analysis*. May 15, 2004, Prague, Czech Republic. New York: Springer, 87–98.

Foskey, M., Davis, B., Chang, S. et al. 2005. Large deformation 3D image registration in image-guided radiation therapy, *Physics in Medicine and Biology, 50*, 5869–5892.

Freedman, D., Radke, R., Zhang, T. et al. 2005. Model-based segmentation of medical imagery by matching distributions. *IEEE Transactions on Medical Imaging, 24*, 281–292.

Gerig, G., Styner, M., Shenton, M. et al. 2001a. Shape versus size: Improved understanding of the morphology of brain structures. In: W.J. Niessen and M.A. Viergever, eds. *Proceedings of the 4th International Conference on Medical Image Computing and Computer Assisted Intervention*, October 14–17, 2001, Utrecht, The Netherlands. New York: Springer, 24–32.

Gerig, G., Jomier, M., and Chakos, M. 2001b. Valmet: A new validation tool for assessing and improving 3D object segmentation. In: W. Niessen and M. Viergever, eds. *Proceedings of the 1st International Conference on Medical Image Computing and Computer Assisted Intervention*, October, 14–17, 2001, Utrecht, The Netherlands. New York: Springer, 516–523.

Goodall, C. 1991. Procrustes methods in the statistical analysis of shape. *Journal of the Royal Statistical Society, 53*, 285–339.

Han, Q., Pizer, S. M., Merck, D. et al. 2005. Multi-figure anatomical objects for shape statistics. In: G. Christensen and M. Sonka eds. *Proceedings of the 19th International Conference on Information Processing in Medical Imaging*, July 10–15, 2005, Glenwood Springs, CO. New York: Springer, 701–712.

Han, Q., Merck, D., Levy, J. et al. 2007. Geometrically proper models in statistical training. In: N. Karssemeijer and B. Lelieveldt eds. *Proceedings of the 21st International Conference on Information Processing in Medical Imaging*, July 2–6, 2007, Kerkrade, The Netherlands. New York: Springer, 751–762.

Han, X., Hibbard, L. S., O'Connell, N. et al. 2009. Automatic segmentation of head and neck CT images by GPU-accelerated multi-atlas fusion. *MIDAS Journal* [online]. Available at: http://hdl.handle.net/10380/3111.

Jeong, J.-Y. 2009. Estimation of probability distributions on multiple anatomical objects and evaluation of statistical shape models. Ph.D. thesis. University of North Carolina at Chapel Hill. Available at: http://midag.cs.unc.edu.

Jones, T. N. and Metaxas, D.N. 1997. Segmentation using models with affinity-based localization. In: J. Troccaz, Grimson, E. et al., eds. *Proceedings of the First Joint Conference on Computer Vision, Virtual Reality and Robotics in Medicine and Medical Robotics and Computer-Assisted Surgery*, March 19–22, 1997, Grenoble, France. New York: Springer, 53–62.

Joshi, S. and Miller, M. I. 2000. Landmark matching via large deformation diffeomorphisms. *IEEE Transactions on Image Processing, 9*(8), 1357–1370.

Kass, M., Witkin, A., and Terzopoulos, D. 1987. Snakes: Active contour models. *International Journal of Computer Vision, 1*, 321–331.

Katz, R. and Pizer, S. 2003. Untangling the Blum medial axis transform. *International Journal of Computer Vision, 55*, 139–154.

Kaus, M. R., Brock, K., Pekar, V. et al. 2007. Assessment of a model-based deformable image registration approach for radiation therapy planning. *International Journal of Radiation Oncology Biology Physics, 68*, 572–580.

Kelemen, A., Szekely, G., and Gerig, G. 1999. Three-dimensional model-based segmentation. *IEEE Transactions on Medical Imaging, 18*, 828–839.

Lee, H.-P., Foskey, M., Levy, J. et al. 2010. Image estimation from marker locations for dose calculation in prostate radiation therapy. In: T. Jiang, M. Navab, J. Pluim et al. eds. *Proceedings of the 13th International Conference on Medical Image Computing and Computer Assisted Intervention*, September 20–24, 2010, Beijing, China. New York: Springer, 335–342.

Lin, D., An information-theoretic definition of similarity. In: J.W. Shavlik ed. *Proceedings of the 15th International Conference on Machine Learning*, July 24–27, 1998, Madison, WI. San Francisco: Morgan Kaufmann, 296–304.

Lu, C., Pizer, S., and Joshi, S. 2003. A Markov random field approach to multi-scale shape analysis. In: *Scale Space Methods in Computer Vision*, eds. L. D. Griffin and M. Lillholm, *Lecture Notes in Computer Science 2695*, 416–431.

McInerny, T. and Terzopoulos, D. 1996a. Deformable models in medical image analysis: A survey. *Medical Image Analysis, 1*, 91–108.

McInerny, T. and Terzopoulos, D. 1996b. Deformable models in medical image analysis. In: *Proceedings of the Workshop on Mathematical Methods in Biomedical Image Analysis*, June 21–22, 1996, San Francisco, CA. Los Alamitos, CA: IEEE, 171–180.

Merck, D., Tracton, G., Saboo, R. et al. 2008. Training models of anatomic shape variability. *Medical Physics, 35*, 35–84.

Montagnat, J., and Delingette, H. 1997. A hybrid framework for surface registration and deformable models. In: *Proceedings of the Conference on Computer Vision and Pattern Recognition*, June 17–19, 1997, San Juan, Puerto Rico. Los Alamitos, CA: IEEE, 1041–1046.

Murphy, M. J. 1998. Real-time imaging for patient position alignment and tracking. In: J. Hazle and A. Boyer, eds., *Imaging in Radiotherapy*, Madison: Medical Physics Publishing, 237–258.

Nackman, L. R. and Pizer, S. M. 1985. Three-dimensional shape description using the symmetric axis transform I: Theory. *IEEE Transactions on Pattern Analysis and Machine Intelligence, 7*, 187–202.

Pekar, V., McNutt, T. R., and Kaus, M. R. 2004. Automated model-based organ delineation for radiotherapy planning in prostatic region. *International Journal of Radiation Oncology Biology Physics, 60*, 973–980.

Pizer, S. M., Fletcher, P. T., Joshi, S. et al. 2005a. A method and software for segmentation of anatomic object ensembles by deformable m-reps. *Medical Physics, 32*(5), 1335–1345.

Pizer, S. M., Jeong, J.-Y., Lu, C. et al. 2005b. Estimating the statistics of multi-object anatomic geometry using inter-object relationships. In: Olsen O.F., Florack. L., and Kuijper, A., eds. *Proceedings of the International Workshop on Deep Structure, Singularities and Computer Vision*, June 9–10, 2005, Maastricht, The Netherlands. New York: Springer, 60–71.

Pizer, S. M., Broadhurst, R. E., Jeong, J.-Y. et al. 2006. Intra-patient anatomic statistical models for adaptive radiotherapy. In: *Proceedings of the Medical Image Computing and Computer Assisted Intervention Workshop: From Statistical Atlases to Personalized Models: Understanding Complex Diseases in Populations and Individuals*, October 1–6, 2006, Copenhagen, Denmark. New York: Springer, 43–46.

Rao, M., Stough, J., Chi, Y.-Y. et al. 2005. Comparison of human and automatic segmentations of kidneys from CT images. *International Journal of Radiation Oncology Biology Physics, 61*, 954–960.

Siddiqi, K. and Pizer, S. eds. 2008. *Medial Representations: Mathematics, Algorithms and Applications*. New York: Springer.

Styner, M. and Gerig, G. 2000. Hybrid boundary-medial shape description for biologically variable shapes. In: *Proceedings of the Workshop on Mathematical Methods in Biomedical Image Analysis*, June 11–12, 2000, Hilton Head Island, SC. Los Alamitos, CA: IEEE, 235–242.

Styner, M., Gerig, G., Pizer, S. et al. 2003. Automatic and robust computation of 3D medial models incorporating object Variability. *International Journal of Computer Vision, 55*, 107–122.

ter Haar Romeny, B.M. ed. 1994. *Geometry-Driven Diffusion in Computer Vision*. Dordrecht: Kluwer.

Terzoupolus, D., Witkin, A., and Kass, M. 1987. Symmetry-seeking models and 3D object reconstruction. *International Journal of Computer Vision, 1*, 211–221.

Thall, A. 2004. Deformable solid modeling via medial sampling and displacement subdivision. Ph.D. thesis. University of North Carolina at Chapel Hill. Available at: http://midag.cs.unc.edu.

Troccaz, J., Grimson, E., and Moesges, R., eds. 1997. *Proceedings of the 1st Joint Conference Computer Vision, Virtual Reality and Robotics in Medicine and Medical Robotics and Computer-Assisted Surgery*, March 19–22, 1997, Grenoble, France. New York: New York: Springer.

Vehkomäki, T., Gerig, G., and Székely, G.A. 1997. User-guided tool for efficient segmentation of medical image data. In: J. Troccaz, E. Grimson et al., eds. *Proceedings of the First Joint Conference on Computer Vision, Virtual Reality and Robotics in Medicine and Medical Robotics and Computer-Assisted Surgery*, March 19–22, 1997, Grenoble, France. New York: Springer, 685–694.

Wells III, W.M., Viola, P., Atsumi, H. et al. 1996. Multi-modal volume registration by maximization of mutual information. *Medical Image Analysis, 1*, 35–51.

Yan, D., Lockman, D., Brabbins, D. et al. 2000. An off-line strategy for constructing a patient-specific planning target volume in adaptive treatment process for prostate cancer. *International Journal of Radiation Oncology Biology Physics, 48*, 289–302.

Yushkevich, P., Fletcher, P. T., Joshi, S. et al. 2003. Continuous medial representations for geometric object modeling in 2D and 3D. *Image and Vision Computing, 21*, 17–27.

Zhan, Y. and Shen, D. 2006. Deformable segmentation of 3-D ultrasound prostate images using statistical texture matching method. *IEEE Transactions on Medical Imaging, 25*, 256–272.

Zhao, Z., Taylor, W.D., Styner, M. et al. 2008. Hippocampus shape analysis and late-life depression. *PLoS ONE, 3*(3), e1837. Available at http://www.ncbi.nlm.nih.gov/pmc/articles/PMC2265542/?tool = pubmed.

第11章

用于放射治疗计划的水平集

11.1 引言

最近放射治疗技术的提升以及调强放射治疗（intensity-modulated radiation therapy，IMRT）计划及实施系统的发展，使得影像引导和自适应放射治疗（image-guided and adaptive radiotherapy，IGART）技术出现，以此来满足在计划时和分次治疗过程中，对靶区及其周围重要结构进行精确定位和定义的新需求（Bortfeld 等 2006）。尽管这些技术进步在放射治疗计划及实施过程中创造了新机遇，但是值得注意的是，稳健且计算效率高的软件算法仍然滞后，无法实现对这些最新硬件开发的最佳应用（Xing 等 2007）。

癌症放射治疗的最终目标是通过杀瘤剂量（tumoricidal doses）达到很高的局部控制率，剂量涵盖所有大体和亚临床病灶，同时限制周围正常组织的毒性（Perez 2004）。然而，实现较好治疗结果的主要障碍之一是与靶区和危及器官定义有关的不确定性。在不同癌症部位，专家的轮廓已经被证明存在显著的观察者内和观察者间差异（Weiss 和 Hess 2003）。例如，定义前列腺癌中危及器官的常见变化已被证明对剂量体积直方图（dose-volume histogram，DVH）估计有显著的影响，该直方图常

用于治疗计划的设计指导和质量评估。（Muren 等 2004；Boehmer 等 2006）。

在典型的治疗计划过程中，需要用勾画（分割）轮廓方法来区分大体肿瘤体积（gross tumor volume，GTV）和周围应该最大限度地避开辐射束的正常组织。通常情况下，治疗计划者会手动完成繁琐的结构勾画。然而，在某些情况下，可以应用新的自动化和半自动化的影像分割技术。正式地说，影像分割定义为将影像中的体素划分成一组截然不同的两个或更多个类别的过程（Suri 等 2002b）。例如，在二值分割中，影像或感兴趣区域（region of interest，ROI）被划分为带有不同标签的类：前景（代表感兴趣对象）和背景（代表周围区域）。在 Bondia 等人（2004）的文献中可以找到放射治疗计划分割方法的深入回顾。

近年来，形变影像分析方法及其在放射治疗中的应用已经引起了人们的极大兴趣（Brock 2009）。形变影像分析模型的目的是在影像配准和/或分割过程中明显地包括组织自然的和常见的形变。例如，在使用这种形变影像映射的过程中，尽管在不同的治疗分次间或治疗分次内发生了形变，但剂量可能会累积到每个被辐射的组织中。

从技术上讲，形变模型是指在成像领域中明确地或隐式地定义的曲线或曲面的几何表示，它可用于配准和分割问题。这些模型在内力和外力的影

149

响下移动(形变),内力定义在曲线或表面自身的内部,而外力由影像数据来计算(Sethian 1999;Xu 等2002)。

水平集是属于几何形变模型的一种变分方法,它由构成感兴趣边界(如靶区边界)的等值线和空间位置的集合来定义。近年来,水平集方法在许多不同领域应用中再次兴起,在影像处理和形状恢复应用方面被认为是最先进的技术(Sethian 1999;Suri 等 2002a;Osher 和 Fedkiw 2003;Aubert 2006)。

在本章中,我们将重点讨论水平集在放射治疗计划中的应用和潜力。首先我们将简要地回顾水平集在影像分割中的数学基础、实现和应用。然后,我们将展示将水平集应用于单模态和多模态影像分割以进行放射治疗计划的临床实例。最后,我们将讨论当前影像引导治疗计划中的挑战和未来潜在应用。

11.2　背景知识

11.2.1　什么是水平集

水平集是形变的模型,这种模型是在 20 世纪 80 年代由来自加州大学洛杉矶分校的数学家 Stanley Osher 和加州大学伯克利分校的 James Sethian 在开创性工作中提出的,用于追踪边界和传播前沿(Osher 和 Sethian 1988)。自出现以来,水平集已经成功地应用于多个学科,包括影像处理、计算机视觉和计算流体动力学(Sethian 1999;Osher 和 Fedkiw 2003)。

该技术基于使用平均曲率运动的隐式水平集演化的几何概念,如图 11.1 所示。它们最初是在曲线演化理论中发展起来的,用于克服在参数形变模型[如 snakes(Kass 等 1987)]中遇到的限制,包括初始化要求、高维泛化和拓扑适应,如模型各部分的分裂或合并(Xu 等 2002)。

11.2.2　变分法

变分法是基于变分微积分和高级偏微分方程(partial differential equations,PDEs)的数学技术。

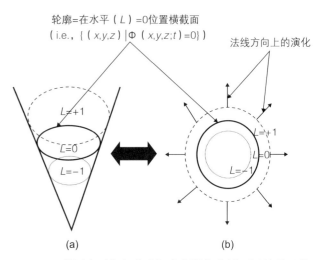

图 11.1　利用水平集方法进行形变影像分割。(a)演化函数 Φ 在 t 时间的水平集表面示意图。(b)显示进化方向的投影视图。通常,函数 Φ 以与轮廓曲率成正比、与影像梯度成反比的速度演化。在本例中,Φ 用值为 L 的带符号的欧氏距离变换表示。在 $L=0$ 处提取轮廓,轮廓内部的负值表示感兴趣体积,外部的正值表示背景

它们已经被应用于各种各样的影像分析问题,包括影像重建、恢复(如降噪或去模糊)和影像分割(Aubert 2006)。在典型的场景中,该问题由能量函数来建模,并应用变分技术来估计最优解(如生成目标界限函数的最小或最大值)。使用基于有限差分或有限元方法的解析或数值技术,来求解相关的欧拉 - 拉格朗日偏微分方程,可以获得上述模型的解。

许多经常使用的形变影像建模算法将变分技术作为它们的数值机器的一部分。例如,用于形变影像配准的光流算法以连续性方程为基础(Horn 和 Schunck 1981),并应用于 4D CT 影像的运动估计(Yang 等 2008)或在断层放射治疗机上治疗的盆腔病例(Yang 等 2009)的计划 kVCT 影像与每日 MVCT 影像的配准。而水平集是基于 Hamilton-Jacobi 方程(Osher 和 Sethian 1988)并用于单模态和多模态的影像分割问题(El Naqa 等 2007;Li 等 2008)。这些模型在类内力方程或外力的影响下移动(形变),类内力方程定义在曲线或表面自身的内部,外力从影像数据中计算得到(Sethian 1999;Xu 等 2002)。主要思想是由影像强度的急剧变化来表征轮廓。因此,目标是通过力平衡或能量最小化来匹配形变轮廓和参考轮廓(Xu 等 2002;Osher 和 Fedkiw 2003;Aubert 2006)。

11.2.3　Snakes VS. 水平集

所谓的 Snakes 是为影像分割开发的最早的形变模型之一（Kass 等 1987）。Snakes 使用目标边界的显式参数表示，它通过能量最小化（或动态力平衡）方式产生形变。在数学上，如果形变轮廓或表面表示为 $C(s)=\{x(s),y(s),z(s)\},s\in[0,1]$，则它的运动由如下的目标函数控制：

$$J(C(t))=\int_0^1 \alpha(s)\left|\frac{\partial C(s;t)}{\partial s}\right|^2+\beta(s)\left|\frac{\partial^2 C(s;t)}{\partial s^2}\right|^2 ds+\gamma\int_0^1 P(C(s;t))\,ds \quad (11.1)$$

其中第一项对应于内部能量，并控制形变轮廓的张力和刚度。一阶导数抑制伸展，使轮廓表现得像类似弹性的弦；而二阶导数抑制弯曲，并使模型表现得像刚性的杆。第二项对应于外部能量，其中 P 为势能，通常表示为影像梯度函数（$g(\nabla I)$）。在此情况下，g 被选择为影像强度（I）梯度的单调递减函数。使用上面讨论变分技术的微积分，通过求解相关的欧拉 - 拉格朗日偏微分方程（Xu 等 2002；Osher 和 Fedkiw 2003），可以得到公式 11.1 的解：

$$\frac{\partial}{\partial s}\left(\alpha\frac{\partial C}{\partial s}\right)+\frac{\partial^2}{\partial s^2}\left(\beta\frac{\partial^2 C}{\partial s^2}\right)+\nabla P(C(s,t))=0 \quad (11.2)$$

然而，式 11.2 的形式是非凸的，并且存在几个缺点：例如对轮廓初始化的高度敏感性、对轮廓参数化的依赖性以及不能考虑拓扑适应能力（如勾画坏死肿瘤）。为了解决其中一些问题，特别是敏感性问题，有学者提出了测地线主动轮廓模型（Casselles 等 1997），如果平滑约束被消除（即令 $\beta=0$），则它在原理上与公式 11.1 等效。这些发展导致了进一步研究该约束的作用，对于大多数实际目的来说，该约束可能被证明是多余的，并且是下面讨论的流程或曲线演化概念出现的主要动机之一。

11.2.4　数学公式

11.2.4.1　曲线演化理论

曲线演化是一种非参数技术，其中轮廓演化（形变）被驱动为自身曲率的函数。这可以用数学公式表示为

$$\frac{\partial C}{\partial t}=\vec{V}(\kappa) \quad (11.3)$$

其中 $\vec{V}$ 是在法线方向（$\vec{N}$）上演化轮廓的速度函数（V 值），它是时间（t）的函数，κ 代表局部轮廓的曲率。然而，为了解决在 Snakes 方法中遇到的参数化和拓扑适应的主要问题，通过水平集方法，C 的显式轮廓表示将被隐式表示所代替，如下所述。

11.2.4.2　带有边缘的水平集

在用于轮廓表示的经典水平集方法中，将曲线（在式 11.3 中）嵌入到表示为 ϕ 的水平集函数中。这个函数定义了轮廓值和空间位置的集合，包括零水平上的目标对象边界，如图 11.1 所示

$$\phi(C)=0 \quad (11.4)$$

用微分方程 11.4 对进化时间（t）进行微分并应用链式法则，我们得到

$$\frac{\partial\phi}{\partial t}\frac{\partial t}{\partial t}+\frac{\partial\phi}{\partial C}\frac{\partial C}{\partial t}=0 \quad (11.5)$$

使用散度算子，代入到式（11.3）有：

$$\frac{\partial\phi}{\partial t}=-\nabla\phi\frac{\partial C}{\partial t}=-\nabla\phi\vec{V}(\kappa)=|\nabla\phi|V(\kappa) \quad (11.6)$$

其中水平集函数（ϕ）通常被选为轮廓的带有符号的欧几里德距离函数。V 是如前所述的速度函数，并选择与曲率（κ）成正比，与影像梯度成反比。例如某个实例，V 由下式给出

$$V(\kappa)=\frac{(\kappa+V_0)}{1+|\nabla(G_\sigma\otimes I)|} \quad (11.7)$$

其中 V_0 是常数，控制形变幅度和方向，这与其他主动轮廓方法中使用的气球力相似。G_σ 是宽度为 σ 的高斯核，I 是影像强度，$\otimes$ 是卷积算子。该项作为演化轮廓的停止力，它是平滑影像梯度的函数。κ 是轮廓曲率，是轮廓演化的主要驱动力。在这种情况下，κ 由下式给出

$$\kappa=\text{div}\left(\frac{\phi}{|\phi|}\right)=\nabla\cdot\left(\frac{\phi}{|\phi|}\right) \quad (11.8)$$

一般来讲，公式 11.6 的演化方程可以重新写为

$$\frac{\partial\phi}{\partial t}=V(\kappa)|\nabla\phi|+F(\Theta) \quad (11.9)$$

附加项 $F(\Theta)$ 表示用户定义的额外约束，其中矢量参数 Θ 可以表示为先验的形状（C^+），轮廓弦力约束等。这为水平集算法设计者提供了充分的灵活性。此外，通过使用下面讨论的有限差分和快速行

进方法,发展了水平集问题的有效求解方法(Sethian 1999)。

11.2.4.3　无边缘的水平集

上面提到的水平集的传统方法依赖于估计影像边界的影像梯度计算;然而,由于梯度计算对影像噪声的敏感性,这种方法往往不太稳健。另一种方法是使用边缘建模或基于区域的技术,而不是基于梯度的技术。一种方法使用 Mumford-Shah 模型来表示影像的边缘或边界(Chan 和 Vese 2001; Osher 和 Fedkiw 2003)。在此情况下,目标函数可以写为:

$$\inf_C J(C,c_1,c_2) = \alpha \cdot \text{length}(C) + \int^{\Omega} |I - c_1|^2 H(\phi)\text{d}\mathbf{x} +$$

$$\int^{\Omega} |I - c_2|^2 (1 - H(\phi))\text{d}\mathbf{x} \quad (11.10)$$

其中 H 是 Heaviside 函数,$c_1(c_2)$ 对应于演化轮廓内部(外部)的平均强度,$\inf_C$ 表示满足目标函数轮廓的最下边界的下限。等式第一项表示针对轮廓长度的惩罚函数。根据 Mumford-Shah 模型,接下来两项分别代表前景(F_1)和背景(F_2)的拟合。这种方法如图 11.2 所示,其中当 F_1 和 F_2 两项都被最小化时,可以获得与边界的最佳拟合。

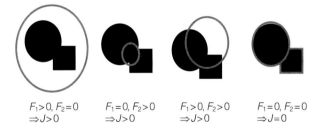

$F_1>0, F_2=0$ $\Rightarrow J>0$　　$F_1=0, F_2>0$ $\Rightarrow J>0$　　$F_1>0, F_2>0$ $\Rightarrow J>0$　　$F_1=0, F_2=0$ $\Rightarrow J=0$

图 11.2　使用 Mumford-Shah 模型的无边缘水平集方法的插图

11.2.4.4　其他的扩展

水平集框架的良好数学基础允许其泛化到许多不同的情况。例如,它可以很容易地扩展到多模态影像分割。在这种情况下,假设存在 N 幅影像,则使用多值水平集(Multivalued Level Sets,MVLS)的概念(Shah 1996;Chan 等 2000)。在多模态影像的情况下,公式 11.10 中的目标函数可以改造为:

$$\inf_C J(C,c^+,c^-) \propto \frac{1}{N} \sum_i \lambda_i^+ \int^{\Omega} |I_i - c_i^+|^2 H(\phi)\text{d}\mathbf{x} +$$

$$\lambda_i^- \int^{\Omega} |I_i - c_i^-|^2 (1 - H(\phi))\text{d}\mathbf{x} \quad (11.11)$$

其中 $(\lambda_i^+, \lambda_i^-)$ 是用户定义的参数对,在与其他成像模态相比较时,为每个成像模态提供"重要性权重"。

另一个实例是对影像配准问题的扩展,如 Vemuri 等人(2000,2003)的工作,其中运动场被写为

$$\frac{\text{d}V}{\text{d}t} = (I_2 - I_1(V))\frac{\nabla I_1(V)}{|\nabla I_1(V)|} \quad (11.12)$$

其中 I_1 是运动影像,I_2 是参考影像。在这种情况下,影像差异成为运动场演化(形变)的速度函数。基于拉普拉斯金字塔表示的多重网格实现技术,我们已经应用此方法来配准三维 CT 影像(Yang 等 2007)。样例结果如图 11.3 所示。

11.2.5　数值实现

如前所述,水平集的形式思想属于 Hamilton-Jacobi 偏微分方程族。如果我们考虑公式 11.6,那么水平集的解可认为是在曲率相关速度函数的法线方向上求解热对流问题的结果。水平集算法通常开始于影像域中的某些初始轮廓,在内力(轮廓曲率和弦力)和外力(影像边界,参考公式 11.7)的影响下演化曲线,直至达到平衡为止。

考虑公式 11.6 中的一般水平集形式,可以使用有限差分方法找到偏微分方程的迭代解。例如,从右侧开始,可以使用中心差分方式近似曲率,能够在二维笛卡尔网格 (j,k) 上近似扩散项 $|\nabla\phi|$:

$$|\nabla\phi| \approx \sqrt{\frac{1}{2}\left[(D_+^x\phi_{jk})^2 + (D_-^x\phi_{jk})^2 + (D_+^y\phi_{jk})^2 + (D_-^y\phi_{jk})^2\right]}$$

$$(11.13)$$

其中导出的值用下式来估计

$$D_\pm^x = \pm\frac{\phi_{j\pm1,k} - \phi_{jk}}{\Delta}, \quad D_\pm^y = \pm\frac{\phi_{j,k\pm1} - \phi_{jk}}{\Delta} \quad (11.14)$$

对于时间离散化情况,通常使用 Rung-Kutta 法来实现。Osher 提出用三阶全变差来缩减 Rung-Kutta 方法(Osher 和 Fedkiw,2003)。为了加速计算,可以使用基于窄带快进方法实现进一步的近似(Sethian,1999)。在窄带处理中,在零水平集的周围定义短带以限制计算成本,并且相应地更新边界条件。在快进方法中,该算法利用轮廓通常仅在单个方向上传播的假设,通过系统地每次传播一个体素来寻找解,从而显著地减少计算时间。

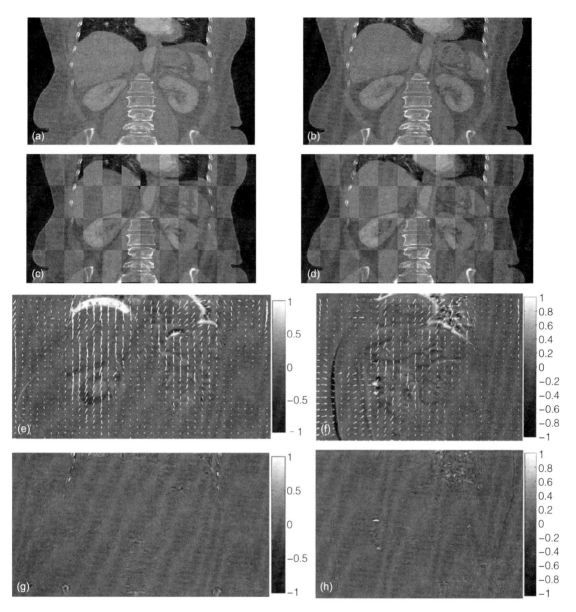

图 11.3　使用水平集方法配准腹部三维 CT 影像的结果。(a)运动影像的冠状切片。(b)参考影像。(c)匹配前的棋盘影像。较亮的部分来自于运动影像,较暗的部分来自于参考影像。(d)匹配后的棋盘影像。更亮的部分来自形变的运动影像。(e)匹配前的冠状差异影像,叠加了形变的矢量场。(f)匹配之前的矢状差异影像,叠加了形变的矢量场。(g)匹配后的冠状差异影像。(h)匹配后的矢状差异影像

　　值得注意的是,曲线演化问题(公式 11.6)的解不一定保证演化函数 $\phi(\cdot)$ 能够保持为有效的距离函数,这有可能会导致严重的数值问题。因此,提出了重建距离函数的方法,它使得零水平保持有效性。所提的一种方法使用以下偏微分方程进行重新初始化(Aujol 和 Aubert 2002):

$$\frac{\partial \phi}{\partial t} + \text{sign}(\varphi)(|\nabla u| - 1) = 0 \qquad (11.15)$$

其中等式 11.14 中的偏微分方程用当前水平集的解来初始化,并且采用上升(upwinding)有限差分方案来近似 $|\nabla u|$(Aubert 2006)。这个重新初始化过程通常在水平集传播的每 10 或 20 次迭代中重复一次。

11.2.6　影像分割中水平集应用的评估指标

　　对于水平集分割的定量验证,有几种方法可供

使用。除了测量如体积等空间独立指标外,还可以采用如下所示的空间相关指标(Zou 等 2004b):

① 受试者的工作特征(Receiver Operating Characteristics,ROC)曲线:对于连续阈值而言,这是灵敏度(真阳性分数)与 1- 特异性(假阳性分数)的曲线图。总体准确度是对 ROC 曲线下的面积(area under curve,AUC)求和的结果。

② 空间重叠指标:包括根据重叠区域的像素比值定义的 Dice 相似性系数(dice similarity coefficient,DSC):

$$DSC = \frac{2(A \cap B)}{(A+B)} \tag{11.16}$$

其中,在任何给定的阈值下,DSC 值的范围是 0~1,0 表示两组二进制分割结果之间没有空间重叠,1 表示完全重叠(Zou 等 2004a)。DSC 是可靠性分析中常用的 κ 统计量的特例,用来衡量观察者的一致性(Woolson 和 Clarke 2002)。为了进行统计假设检验,应用 logit 变换将 DSC 从范围[0,1]映射到无界范围(−∞,+∞)。在合理的假设下,变换后的 DSC 值遵循渐近正态分布(Agresti 2002)。通常选用大于 0.7 的 DSC 值[即 logit(DSC)>0.847]来表示良好的分割性能。

11.3 放射治疗计划的水平集

11.3.1 概述

在本节中,我们将展示水平集方法在不同癌症部位放射治疗计划中靶区定义的应用。我们将首先展示应用于单一模态影像的情况,然后我们将展示泛化到多模态影像分割的实例。最后,我们将在多模态影像分割案例中提出水平集方法的体模验证研究方法。

11.3.2 用于单模态影像

11.3.2.1 肺癌实例的 PET 分割

在不同类型肿瘤的放射治疗中,正电子发射断层扫描(positron emission tomography,PET)成像技术在诊断、分期和靶区定义中起着重要的作用。例如,F18 氟脱氧葡萄糖(fuorodeoxyglucose,FDG)-PET 用于非小细胞肺癌(nonsmall cell lung carcinoma,NSCLC)的分期和再分期以及生物靶区的定义(Bradley 2004)。然而,由于呼吸运动的影响,FDG-PET 肺影像通常变差。因此,有必要对这些影像进行预处理,以便在后续分割之前纠正运动伪影。例如,我们使用 FDG-PET 影像对非小细胞肺癌患者进行诊断,如图 11.4a 所示。提取 ROI 并使用基于反卷积方法对影像进行去模糊处理以实现运动校正,如图 11.4b 所示(El Naqa 2006)。在反卷积方法中,成像系统建模为:

$$g(\mathbf{x}) = \left[h(\mathbf{x}) + TLP(\mathbf{x}) \right] \otimes f(\mathbf{x}) + n(\mathbf{x}) \tag{11.17}$$

其中 g 是观察到的 PET 影像,f 是理想的真实 PET 影像;方括号中的项表示两部分的组合:h 是影像采集系统的特征(称为点扩散函数(point spread function,PSF)),TLP 是包含器官运动效应的组织定位概率;n 是加性噪声,$\mathbf{x}$ 是空间位置,$\otimes$ 是卷积算子。在这种情况下,去模糊或反卷积被定义为从 $g(\mathbf{x})$ 到恢复 $f(\mathbf{x})$ 的估计的过程。值得注意的是,在这种情况下,与器官运动相比,可以忽略成像退化的影响。基于期望最大化算法(expectation maximization,EM)的迭代方法用于估计 $f(\mathbf{x})$(Katsaggelos 和 Lay 1990)。

水平集算法首先初始化一个合理的形状,如果没有,也可以初始化一个任意形状(我们选择半径为 7.5mm 的小圆)。然后,曲线演化至对象的边界(El Naqa 等 2004)。图 11.4d 展示了使用基于梯度方法的结果,图 11.4e 展示了使用基于 Mumford-Shah 模型的无边界水平集的结果。

11.3.2.2 宫颈癌的 PET 影像分割实例

水平集算法可以很容易地应用于二维或三维影像。图 11.5 展示了将水平集算法应用于三维宫颈癌 FDG-PET 影像的结果。在这种情况下,由于肿瘤 - 背景的高对比度,该算法在很短的时间内收敛,与初始轮廓形状无关。应该指出的是,水平集算法获得的结果类似于使用 40% 最大标准化摄取值(Standardized Uptake Value,SUV)作为典型阈值的 PET 宫颈影像(Miller 和 Grigsby 2002)。

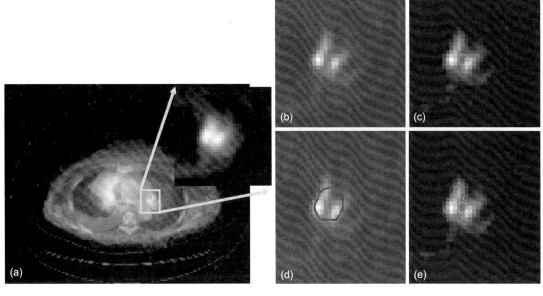

图 11.4（见文末彩插） 针对非小细胞肺癌（NSCLC）的水平集分割应用。(a)选择用于处理的 PET/CT 肺部影像和 ROI。(b)使用反卷积方法模糊 PET 病变。(c)用小圆初始化水平集。(d)基于梯度水平集方法勾画得到的轮廓结果。(100 次迭代后收敛)(e)使用基于无边界水平集方法得到的轮廓结果，经过 40 次迭代(黄色)和 100 次迭代(红色)。注意在这种情况下，基于无边界的方法具有更好的病变边界捕获能力

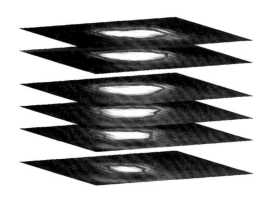

图 11.5 FDG-PET 宫颈癌影像的三维水平集分割

11.3.3 应用于多模态影像

11.3.3.1 肺癌的 PET/CT 影像分割实例

图 11.6a 展示了肺部 PET/CT 的样例。如前所述，使用反卷积方法对 PET 影像进行运动伪影校正，我们选择较大的肿瘤(右)进行多模态分析。在图 11.6b 中，我们使用直径为 15.4mm 的圆(黑色)对多值水平集(Multivalued Level Sets, MVLS)算法初始化。在图 11.6c 中，我们展示了 10 次迭代后的演化轮廓。在图 11.6d 中，我们展示了以 10 次迭代为步

进的曲线演化过程和最终估计的轮廓(深红色)。算法在 120 次迭代后收敛，运行时间小于 1s。

11.3.3.2 前列腺癌的 MRI/CT 影像分割实例

更具挑战性的例子是图 11.7a 所示的前列腺磁共振成像(magnetic resonance imaging, MRI)/CT 分析。该影像通过刚体互信息算法来配准。归一化互信息(normalized mutual information, NMI)从 1.07 提高到 1.11。本例的结果好像更依赖于最初的形状。因此，在算法中初始轮廓(白色)被强调为先验知识，如图 11.7b 所示。我们展示了以 10 次迭代为步进的 MVLS 演化轮廓(蓝色)和最终估计轮廓(深红色)，如图 11.7c 所示。该算法在 50 次迭代后收敛(运行时间小于 1s)。值得注意的是，在这种情况下，通过合并 MR，在 CT 影像上的前列腺轮廓勾画得到了显著改善。另一方面，通过提供附加的外力，CT 还改善 MR 的收敛结果，从而将曲线演化引导至期望的靶区边界。

11.3.4 多模态水平集的体模验证研究

我们使用了普通人大小的、商用塑料仿人头部体模。目标对象包括放置在体模颅骨部分的塑料

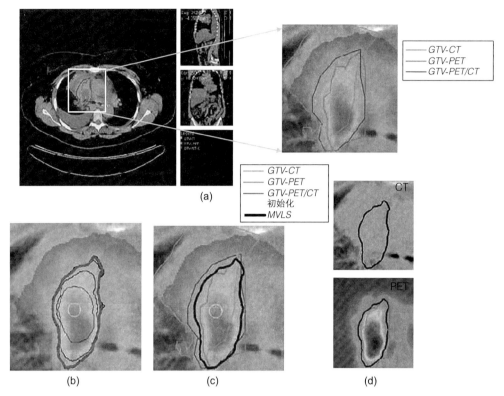

图 11.6(见文末彩插)　肺部 PET/CT 病例的分析。(a)在 CERR 中显示的融合 PET/CT,以及受检者右侧 GTV 的手动勾画的轮廓。勾画轮廓过程分别进行,CT(橙色),PET(绿色)和融合 PET/CT(红色)影像。(b)MVLS 算法初始化为 9.8mm 直径的圆形(白色),以 10 次迭代为步进的演化轮廓(黑色),以及最终估计的轮廓(深红色)。该算法在几秒内 120 次迭代后收敛。PET/CT 比例权重选择为1∶1.65。(c)在融合 PET/CT 上显示的带有手动勾画的轮廓的 MVLS 结果。注意融合的 PET/CT 手动轮廓和 MVLS(DSC=0.87)的一致性。(d)分别叠加在 CT(顶部)和 PET(底部)上的 MVLS 轮廓

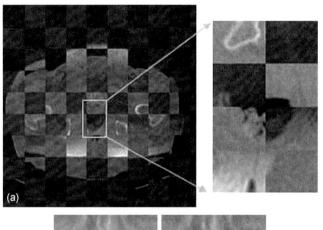

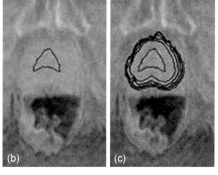

图 11.7(见文末彩插)　前列腺的 MRI / CT 分析。(a)配准的 MRI / CT 和选定的 ROI。(b)用大致类似于前列腺(细线内)的先验形状初始化的 MVLS 算法。(c)以 10 次迭代为步进的曲线演化结果和最终估计的轮廓(粗线以外)

球和棒（Mutic 等 2001）。自来水用于 CT 成像。然而，对于 MRI 和 PET 成像，体模内的水分别掺杂 CuNO₃ 和 FDG。冷点球被认为是分割目标［即四个球，每个球的直径为 25.4mm(8.58mL)］。将棒用作标记来帮助对齐。数字化的 CT 数据分辨率为 0.94mm × 0.94mm × 3mm，PET 数据为 2.57mm × 2.57mm × 2.57mm，MR 数据为 0.98mm × 0.98mm × 2mm。

使用 CT 数据作为参考，对体模数据进行配准。CT 通常用于患者的临床治疗计划；因此它被选为比较的基准。CT 和 MR 之间的 NMI 是 1.22，CT 和 PET 之间的 NMI 是 1.28（图 11.8a）。为了验证分割质量，使用 DSC 指标来评估相对于已知体模尺寸的算法性能。依据四个球的 DSC（图 11.8b）和估计的体积误差（图 11.8c），给出了四个球的分割结果。

PET/CT/MR 的平均 DSC 估计为 90%，显示了卓越的分割性能（比单独使用 CT 改善 22%），估计的体积误差为 1.3%（与 CT 相比误差减少 74%）。

11.4　问题与争议

11.4.1　寻找良好的初始猜想

在水平集方法的案例中，拥有良好的初始猜想是很有帮助的。然而，在参数化方法（如 Snake 方法）的案例中，它并不是十分重要的。如果影像的信噪比相对较高，则更是如此。此外，初始轮廓可以用作先验形状，如图 11.7 所示。在这种情况下，可以将针对该初始化增加的权重嵌入到算法之中。

11.4.2　数值的不稳定性

水平集偏微分方程属于 Hamilton-Jacobi 方程族，它们是传统热方程的非线性版本。使用 11.2.5 节所述的数值技术，可以求解水平集的偏微分方程，这些技术是有效且相对稳定的。

为了评估这些非线性偏微分方程的稳定性和收敛性，可以利用相平面法分析非线性振荡，这可以使用不同初始猜测值扰动算法并绘制计算结果的轨迹来实现。此外，针对水平集方程数值解的收敛问题，可以使用 Courant-Friedrichs-Levy（CFL）条件来确定最佳时间步长（Chaudhury 和 Ramakrishnan 2007）。

11.4.3　扩展到配准

我们已经在第 11.2.4.4 节中提出了将水平集方法扩展到配准问题的实例。然而，在迭代框架中结合分割与形变影像配准算法，可以进一步地提升算法的性能。在提升耦合分割和配准的鲁棒性和有效性方面，近期已经得到证实（Droske 和 Rumpf 2007）。工作思路是：将从分割获得的边界先验知识

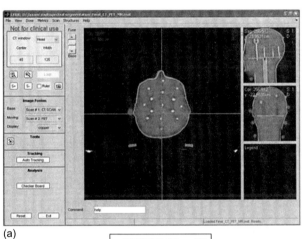
(a)

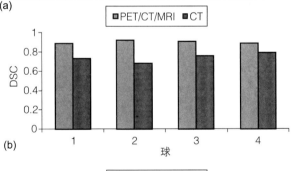
(b)

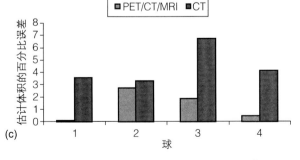
(c)

图 11.8　物理体模验证。（a）CERR 中的多模态体模配准（棒用来评估对齐，球用来评估 PET/CT/MRI 组合数据的分割质量）。依据（b）DSC 和（c）估计体积的百分比误差来评价分割的准确度

用于改善有限元配准方法（Hensel 等 2007）中的配准结果。与此同时，类似 Atlas 的分割方法（Klein 等 2008），利用与其他影像（模板）中的较强边缘的对应关系，配准可以改善局部较弱的边界分割。Yezzi 等人（2003）给出了使用水平集方法的实例，使用轮廓的附加能量函数和配准映射，通过配准主动轮廓图联合分割对象。

11.5　未来的研究方向

最近几年已经出现了用于放射治疗影像配准和结构分割的商用软件包，如 VelocityAI（Velocity Medical Solutions，Atlanta，GA），CMS 的 Atlas-Based Autosegmentation 软件（St.Louis，Missouri，USA）和 MiM 软件套件（MiMvista，Cleveland，Ohio，USA）。然而，尽管这些商业解决方案很有价值，但更稳健的技术发展仍然滞后，特别是对于实时的自适应影像引导放射治疗（Xing 等 2007）更是如此。水平集框架结合了效率和稳健性，使其成为未来放射治疗应用的优良候选方案。在图11.9 的实例中，我们提出了水平集算法的扩展，用于在肺癌放射治疗期间跟踪肿瘤变化。该方法使用辅助的配准方案，其中预处理轮廓被传播并适

应于选定呼吸时相的治疗分次。在治疗过程中的任何时间点上，选择感兴趣的呼吸时相，并使用基于外部呼吸标记的幅度排序方法从 4D 采集影像重建相应的 3D CT 体积。接下来，使用低成本的刚性配准算法全局性地对齐影像。然后，将必要的预处理轮廓复制到选定的时间点。例如，使用 GTV 轮廓来初始化该算法，并使用 PTV 轮廓来缩小该区域，以此改善算法的收敛性。样例结果如图 11.9 所示。

11.6　小结

本章中，我们回顾了水平集方法的基本形式及其在影像分割中的应用，并进一步对比了基于梯度或区域的两类方法。另外，我们讨论了水平集在多维度、多模态和影像配准方面的拓展。针对基于不同癌症部位的单模态和多模态影像的靶区定义，我们展示了用于放射治疗的几个实例。此外，通过结合物理体模研究的补充信息，我们证明了它可以在多模态靶区定义中产生的改进。我们还讨论了与该技术相关的当前问题，并强调了它在实时自适应影像引导放射治疗中的潜力。

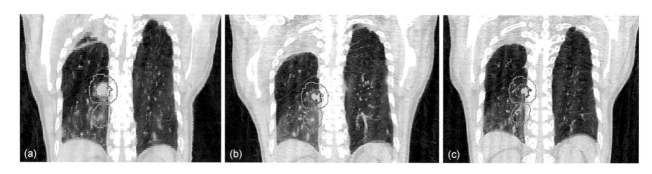

图 11.9（见文末彩插） 使用基于水平集方法在放射治疗期间跟踪肿瘤变化的实例。GTV 显示为绿色，PTV 显示为棕色，主动模型估计为红色。（a）预处理三维扫描。（b）和（c）分别为重建的治疗中和治疗结束扫描影像，来自于作为参考的呼气末时相4D CT 数据。注意，通过在这些时间点上传播 GTV，可以使用水平集方法精确地获得肿瘤边界

参考文献

Agresti, A. 2002. *Categorical Data Analysis*. New York: Wiley-Interscience.

Aubert, G. 2006. *Mathematical Problems in Image Processing: Partial Differential Equations and the Calculus of Variations*. New York: Springer.

Aujol, J. and G. Aubert 2002. *Signed Distance Functions and Viscosity Solutions of Discontinuous Hamilton–Jacobi Equations*. INRIA Research Report no. 4507. France: Rocquencort.

Boehmer, D., D. Kuczer, H. Badakhshi, S. Stiefel, W. Kuschke, K. D. Wernecke et al. 2006. Influence of organ at risk definition on rectal dose-volume histograms in patients with prostate cancer undergoing external-beam radiotherapy. *Strahlentherapie und Onkologie, 182*, 277–282.

Bondiau, P. Y., G. Malandain, S. Chanalet, P. Y. Marcy, C. Foa and N. Ayache 2004. Image processing and radiotherapy. *Cancer Radiotherapy, 8*, 120–129.

Bortfeld, T., R. Schmidt-Ullrich, W. De Neve and D. Wazer, Eds. 2006. Image-Guided IMRT. Berlin: Springer-Verlag.

Bradley, J., W. L. Thorstad, S. Mutic, T. R. Miller, F. Dehdashti, B. A. Siegel, W. Bosch and R. J. Bertrand 2004. Impact of FDG–PET on radiation therapy volume delineation in non-small-cell lung cancer. *International Journal of Radiation Oncology Biology Physics, 59*, 78–86.

Brock, K. K. 2009. Results of a Multi-Institution Deformable Registration Accuracy Study (MIDRAS). *International Journal of Radiation Oncology Biology Physics, 76*, 583–596.

Casselles, V., R. Kimmel and G. Sapiro 1997. Geodesic active contours. *International Journal of Computer Vision, 22*, 61–79.

Chan, T. F., B. Y. Sandberg and L. A. Vese 2000. Active Contours without Edges for Vector-Valued Images. *Journal of Visual Communication and Image Representation, 11*, 130–141.

Chan, T. F. and L. A. Vese 2001. Active contours without edges. *IEEE Transactions on Image Processing, 10*, 266–277.

Chaudhury, K. N. and K. R. Ramakrishnan 2007. Stability and convergence of the level set method in computer vision. *Pattern Recognition Letters, 28*, 884–893.

Droske, M. and M. Rumpf 2007. Multiscale joint segmentation and registration of image morphology. *IEEE Transactions on Pattern Analysis and Machine Intelligence, 29*, 2181–2194.

El Naqa, I., J. Bradley, J. Deasy, K. Biehl, R. Laforest and D. Low 2004. Improved analysis of PET images for radiation therapy, in *14th International Conference on the Use of Computers in Radiation Therapy*, Seoul, Korea.

El Naqa, I., D. Low, J. Bradley, M. Vicic and J. Deasy 2006. Deblurring of breathing motion artifacts in thoracic PET images by deconvolution methods. *Medical Physics, 33*, 587–600.

El Naqa, I., D. Yang, A. Apte, D. Khullar, S. Mutic, J. Zheng et al. 2007. Concurrent multimodality image segmentation by active contours for radiotherapy treatment planning. *Medical Physics, 34*, 4738–4749.

Hensel, J. M., C. Menard, P. W. Chung, M. F. Milosevic, A. Kirilova, J. L. Moseley et al. 2007. Development of multiorgan finite element-based prostate deformation model enabling regis-

tration of endorectal coil magnetic resonance imaging for radiotherapy planning. *International Journal of Radiation Oncology Biology Physics, 68*, 1522–1528.

Horn, B. K. P. and B. G. Schunck 1981. Determining optical flow. *Artificial Intelligence, 17*, 185–203.

Kass, M., A. Witkin and Terzopoulos 1987. Snakes: Active contour models. *First International Conference on Computer Vision*, London, UK.

Katsaggelos, A. K. and K. T. Lay 1990. Image identification and image restoration based on the expectation–maximization algorithm. *Optical Engineering, 29*, 436–445.

Klein, S., U. A. van der Heide, I. M. Lips, M. van Vulpen, M. Staring and J. P. Pluim 2008. Automatic segmentation of the prostate in 3D MR images by atlas matching using localized mutual information. *Medical Physics, 35*, 1407–1417.

Li, H., W. L. Thorstad, K. J. Biehl, R. Laforest, Y. Su, K. I. Shoghi et al. 2008. A novel PET tumor delineation method based on adaptive region-growing and dual-front active contours. *Medical Physics, 35*, 3711–3721.

Miller, T. R. and P. W. Grigsby 2002. Measurement of tumor volume by PET to evaluate prognosis in patients with advanced cervical cancer treated by radiation therapy. *International Journal of Radiation Oncology Biology Physics, 53*, 353–359.

Muren, L. P., R. Ekerold, Y. Kvinnsland, A. Karlsdottir and O. Dahl 2004. On the use of margins for geometrical uncertainties around the rectum in radiotherapy planning. *Radiotherapy and Oncology 70*, 11–19.

Mutic, S., J. F. Dempsey, W. R. Bosch, D. A. Low, R. E. Drzymala, K. S. Chao et al. 2001. Multimodality image registration quality assurance for conformal three-dimensional treatment planning. *International Journal of Radiation Oncology Biology Physics, 51*, 255–260.

Osher, S. and R. P. Fedkiw 2003. *Level Set Methods and Dynamic Implicit Surfaces*. New York: Springer.

Osher, S. and J. A. Sethian 1988. Fronts propagating with curvature-dependent speed: Algorithms based on Hamilton–Jacobi formulations. *Journal of Computational Physics, 79*, 12–49.

Perez, C. A. 2004. *Principles and Practice of Radiation Oncology*. Philadelphia: Lippincott Williams & Wilkins.

Sethian, J. A. 1999. *Level Set Methods and Fast Marching Methods: Evolving Interfaces in Computational Geometry, Fluid Mechanics, Computer Vision, and Material Science*. Cambridge: Cambridge University Press.

Shah, J. 1996. Curve evolution and segmentation functionals: application to color images, *in Image Processing, 1996. Proceedings, International Conference, 1*, 461–464.

Suri, J. S., L. Kecheng, S. Singh, S. N. Laxminarayan, Z. Xiaolan and L. Reden 2002a. Shape recovery algorithms using level sets in 2-D/3-D medical imagery: A state-of-the-art review. *IEEE Transactions on Information Technology in Biomedicine, 6*, 8–28.

Suri, J. S., S. K. Setarehdan and S. Singh 2002b. *Advanced Algorithmic Approaches to Medical Image Segmentation: State-of-the-Art Applications in Cardiology, Neurology, Mammography, and Pathology*. New York: Springer.

Vemuri, B. C., J. Ye, Y. Chen and M. O. Leach 2000. A level-set based approach to image registration, in *Proceedings IEEE Workshop on Mathematical Methods in Biomedical Image Analysis*, Hilton Head Island, SC, USA.

Vemuri, B. C., J. Ye, Y. Chen and C. M. Leonard 2003. Image registration via level-set motion: Applications to atlas-based segmentation. *Medical Image Analysis, 7*, 1–20.

Weiss, E. and C. F. Hess 2003. The impact of gross tumor volume (GTV) and clinical target volume (CTV) definition on the total accuracy in radiotherapy. *Strahlentherapie und Onkologie, 179*, 21–30.

Woolson, R. F. and W. R. Clarke 2002. *Statistical Methods for the Analysis of Biomedical Data*. New York: Wiley-Interscience.

Xing, L., J. Siebers and P. Keall 2007. Computational challenges for image-guided radiation therapy: Framework and current research. *Seminars in Radiation Oncology, 17*, 245–257.

Xu, C., D. L. Pham and J. L. Prince 2002. Image segmentation using deformable models. Handbook of Medical Imaging: Medical Image Processing and Analysis. M. Sonka and J. M. Fitzpatrick, eds. Vol. 2: 129–174, Bellingham, WA: SPIE (The International Society for Optical Engineering).

Yang, D., S. R. Chaudhari, S. M. Goddu, D. Pratt, D. Khullar, J. O. Deasy et al. 2009. Deformable registration of abdominal kilovoltage treatment planning CT and tomotherapy daily megavoltage CT for treatment adaptation. *Medical Physics, 36*, 329–338.

Yang, D., J. Deasy, D. Low and I. El Naqa 2007. *Level set-based non-rigid 3D image registration and motion estimation*. Proceeding of SPIE, San Diego, CA.

Yang, D., W. Lu, D. Low, J. Deasy, A. Hope and I. El Naqa 2008. 4D-CT motion estimation using deformable image registration and 5D respiratory motion modeling. *Medical Physics, 35*, 4577–4590.

Yezzi, A., L. Zollei and T. Kapur 2003. A variational framework for integrating segmentation and registration through active contours. *Medical Image Analysis Mathematical Methods in Biomedical Image Analysis, 7*, 171–185.

Zou, K. H., S. K. Warfield, A. Bharatha, C. M. Tempany, M. R. Kaus, S. J. Haker et al. 2004a. Statistical validation of image segmentation quality based on a spatial overlap index. *Academic Radiology, 11*, 178–189.

Zou, K. H., W. M. Wells, 3rd, R. Kikinis and S. K. Warfield 2004b. Three validation metrics for automated probabilistic image segmentation of brain tumours. *Statistics in Medicine, 23*, 1259–1282.

第12章

基于 Atlas 的分割：概念及应用

12.1　引言

成像在放射肿瘤学中起着越来越大的作用，因为通过重复成像观察治疗过程中发生的解剖变化，提高了准确性（Castadot 等 2008；Lee 等 2008；Ostergaard Noe 等 2008；Nithiananthan 等 2009；G. Zhang 等 2010；Hasan 等 2011；Velec 等 2011）。然而，这种做法增加了需要分割的影像数量，在治疗期间的影像和后续的影像中，要针对放射治疗计划辨识出关键结构。在本章中我们将介绍形变配准的应用，它可以自动地分割应用于放射治疗的医学影像中的感兴趣结构。

放疗旨在对肿瘤实施适当剂量的辐射，同时避开重要的器官，如果剂量超过其耐受的辐射水平，则这些器官将停止正常功能。这是策略性的过程，包括依照辐射方向和调强方式寻找正确的摆位，将足够的能量集中在治疗区域，同时避开关键器官所在的特定区域。由于即使包绕靶区的剂量梯度陡峭，处方剂量也可能超过关键结构的耐受程度，因此精确地定义关键器官的位置和形状是至关重要的。不幸的是，识别和标记关键器官迄今为止仍然是耗时的工作，需要医师投入大量艰辛工作以期在手动或半自动过程中确定形状。

自动识别关键结构，通常称为解剖学分割，特别是对于软组织器官来说，是一项非常繁琐的工作。器官的大小随着患者不同而变化，形状随着周围解剖结构的压缩程度而变化。当被密度相近的器官包围时，从相邻的解剖结构中很难区分出感兴趣器官。基于聚类（Gao 等 1996）、阈值（Foruzan 等 2009）或区域生长（X. Zhang 等 2010）的算法目前用于清晰地标定结构，但是，这些算法在具有模糊边界的器官上通常失效（Zhou 等 2010），因为相似强度的体素属于不同器官，使得数学上的算法难以分辨这些器官。这种模糊的边界在腹部解剖学中是很常见的，其中肝脏、肠以及肾脏等重要器官组合在一起，并以相似的强度成像，对于当前的分割算法来讲，将它们区别开来是很繁琐的（Liu 等 2005）。由于医学影像中固有的噪声，它们之间的边界变得模糊，使得自动化的算法很难以完全自动化方式产生具有临床意义的结果。

如果一个结构的可视化很差，医生会利用他或她的医学知识，基于预期的形状和相对于其他的已经明确的周围解剖结构的位置，来推断器官的位置。例如，淋巴结结构太小，使得它在 CT 数据集中很难见到，通常在临床实践中，要勾画一个包含淋巴结的区域，可参照相关的骨解剖结构。可以肯定的是，该决策是基于先前的医学知识，而不是体素的内容。为了提高自动分割的准确性，当边界是模糊的或难以分辨时，通过引入预期器官形状信息，算法需要模仿医生的推理过程。

12.2　概念

12.2.1　概述

　　Atlas 分割(Chao 等 2006;Schreibmann 等 2006;Zhang 等 2006;Han 等 2008;Wang 等 2008;Reed 等 2009)在近期作为一种算法出现,它将先验知识纳入分割过程,并将空间信息和体素分类方案与算法概念相结合,以此模拟医生的判断过程。在基本的范例中,基于 Atlas 的方法依赖于参考影像体积(称为 Atlas)与待分割的影像(称为主体)之间存在映射关系,而参考影像中的感兴趣结构已被专家分割和验证。通过形变影像配准可以获得点到点映射,它用于匹配 Atlas 与待分割的影像。一旦获得影像之间的逐点变换,相同的变换可用于 Atlas 数据集上定义的结构,将它们转换到待分割的数据集上。该算法输出一组标签,它们将被叠加在待分割的数据集上。上述概念如图 12.1 所示,头颈部案例的典型分割结果如图 12.2 所示。与仅在数学上使用体素强度来驱动分割过程的经典算法相比,Atlas 方法利用了形状位置和大小的"先验"信息,它们由专家手动预分割,以 Atlas 映射形式表示。分割的准确度取决于预分类质量,以及将预定义标签从模板传送到主体数据集的形变配准精度。

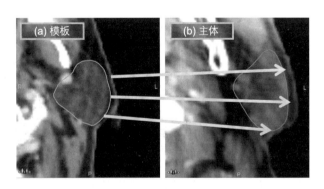

图 12.1　Atlas 分割的概念。首先通过形变配准获得位移场,它实现了匹配模板(a)和患者数据集(b)的逐个体素的匹配。随后,对感兴趣结构(灰色轮廓;a)的预分割,并依据位移场进行变换,以使其适应主体数据集(箭头)

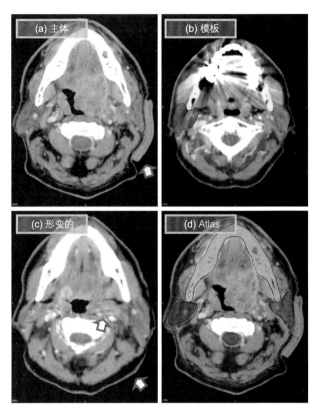

图 12.2　头颈部解剖结构的单个 Atlas 分割的样本精度。(a)待分割的数据集(主体)。(b)带有预定义分割的模板。可以观察到正常患者间的解剖差异,因为与模板相比,主体有不同的尺寸和形状。(c)在模板影像上应用形变配准,这里数据集被变换以尽可能地匹配主体影像,箭头表示了明显的形变区域。(d)使用配准结果对预定义分割变换,并叠加在主体的数据集上。在同一显示图形中,黑色轮廓表示同一器官的手动分割。尽管下颌骨和脊髓得到了良好的匹配,但是主体数据集中团块的存在和低对比度的伪影,影响了腮腺的分割结果

12.2.2　形变配准

　　通俗地说,影像配准或协同配准将两幅影像的解剖结构以可视化的形式相关联。概念的初步应用 - 将不同扫描设备或不同条件下获取的同一患者影像相关联,以将不同来源的数据集叠加到共同的参考框架。在各种临床应用的推动下,这一概念已经扩展到不同患者的影像匹配。与此同时,由于需要提高准确性,算法的复杂度也相应增加,这是通过将允许的变换从简单的平移扩展到复杂变换矩

阵来实现的,这些变换矩阵独立地追踪输入影像间的每个点。这种先进的配准方法称为形变、弹性或非刚性配准,旨在找到变换矩阵的系数,该矩阵使用复杂的数学优化将来自运动影像的点变换到固定影像的相应解剖位置,即迭代地修改变换矩阵的系数,直到解剖差异最小化。

Atlas 配准在本质上是形变配准的另一个应用,来自不同患者的影像通过形变配准方式进行匹配,并将在一个数据集上定义的分割与产生的变换矩阵进行变换,从而分割第二个数据集。因此,基于 Atlas 分割的关键部分成为模板与待分割主体数据集匹配的准确度。一系列的形变配准算法已经用于内部解剖结构的精细匹配,按照速度和准确性的折中考虑,每种算法都有自身的优点和缺点。可用于变换模板的详细描述和比较算法能够在本书的第 7~16 章中找到。在选择已有算法时,应该充分考虑实用性和准确性,但不能改变 Atlas 分割的一般概念,因为任何形变算法都能够在这个概念中互换使用。事实上,任何形变配准算法的输出都是一组矢量,为模板数据集中的每个体素定义其在主体影像中的相应位置。与使用的优化引擎的实现方式无关,所有形变配准算法都有相同的输出格式,即影像中每个点都是矢量。当匹配模板数据集和主体数据集的解剖变化时,只要获得的形变场值是准确的,任何算法都可以用于 Atlas 分割。某些形变配准算法的实现过程中,使用互信息(mutual information,MI)度量来驱动配准过程,从而提高应用不同成像

模态获取的匹配模板和患者数据集的灵活性。多模态配准的实例是能够用定义在 CT 数据集上的模板来分割磁共振成像(magnetic resonance imaging,MRI)数据集。诸如 Demons 方法(Thirion 1998)等其他算法只能匹配采用相同模态获得的影像,它的优点是位移场的定义更密集。

如图 12.3 所示,基于 Atlas 的分割过程的常见步骤是:首先通过刚性配准来变换模板,以纠正姿势的变化;然后进行形变配准,根据器官形状和位置来匹配内部的解剖结构。在这种情况下,患者①躺在诊疗床上扫描,与平躺在诊疗床上扫描的 Atlas ②相比,患者稍向前倾斜。与原始的扫描位置相比,刚性配准③通过向前倾斜和向下移动 Atlas 数据集确实纠正了姿势和患者定位的差异,但是不能匹配肝脏或肺等内部器官的形状和体积(如图 12.3 中箭头所示)。应用形变配准的结果如图 12.3d 所示,通过算法拉伸 Atlas 中的胸廓和肝脏体积,以匹配患者扫描中这些器官的外观和形状。

12.2.3　Atlas 选择

配准精度不仅取决于选择的算法,也取决于输入的影像。因为输入影像越相似,算法越容易找到合适的匹配。对于某些解剖部位,如头颈部或大脑,模板 - 患者的偏差很小;而对于胸腔和腹部等其他解剖部位,模板 - 患者的偏差可能很大,因为患者可能很瘦或很胖,身材矮小或高大,使器官的位置和

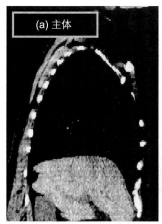
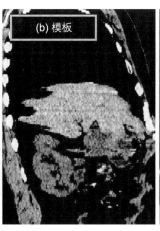
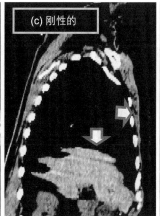
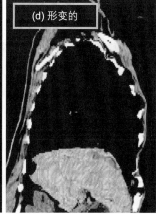

图 12.3　Atlas 匹配过程的步骤:(a)通过主体扫描的冠状切片。(b)在同一位置通过模板扫描的冠状切片。为了清楚起见,没有显示模板扫描上关键结构的预分割内容。(c)将模板与主体刚性匹配的结果,位置和姿势的差异已经解决,但是器官形状(箭头)的差异未解决。(d)形变配准用于进一步匹配内部器官的形状

形状发生了显著变化。此外,影像内的信息可能会有很大的不同,由于诸如肾脏等整个器官可能会丢失,通常会出现成像伪影,并且许多软组织器官在受到邻近解剖结构压缩或移位时形状和位置会发生改变。因此,准确度也取决于模板的最佳选择,以尽可能最好地预匹配患者的数据集。

　　文献中已经报道了不同的方法来选择最合适的分割模板,或使用代表性的平均 Atlas(Ramus 等 2010)或使用多个 Atlas(Aljabar 等 2009;Heckemann 等 2010)。平均 Atlas 通常是通过平均样本患者来构建一个平均的、标准化的预期解剖数据集。另一种策略是使用多个模板,将不同的模板作为输入开启多次的 Atlas 分割,并使用称为同步真值及性能水平估计(simultaneous truth and performance level estimation,STAPLE)算法的后处理步骤将不同模板获得的分割连接成单个分割(Warfield 等 2004)。对于模板中的每个器官,该算法的输出是从 0 到 1 的概率图。如图 12.4 所示,在形变算法尝试协调解剖差异的过程中,使用与患者数据集显著不同的模板可能会导致将器官错误地映射到相似强度区域。该图展示了由三个不同的 Atlas 获得的肝脏分割结果,这三个 Atlas 都不能产生临床上可以接受的分割结果,因为可以明显地看到多个过分割和欠分割现象。STAPLE 算法可以分析这些差异,产生能够以彩色形式覆盖在患者 CT 数据集上的概率图。体素标记为蓝色,肝脏出现的概率较低,标记为黄色,在肝脏内标记肯定与算法相关的体素,因为这些体素出现在所有的分割过程中。以数值 0.5 对概率图进一步阈值化,可以获得器官边界的改进分割结果。

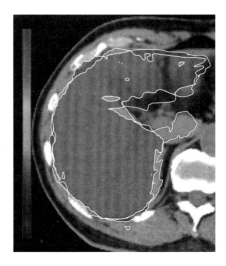

图 12.4(见文末彩插)　用 STAPLE 算法从 Atlas 分割中导出体积较大器官的形状。白线表示由不同 Atlas 获得的肝脏分割。颜色覆盖是从各个分割推导出的相应体素属于肝脏的概率图,范围从 0(紫)到 1(红)

12.2.4　后期处理

　　提高准确性的另一种方法是使用后期细化步骤,该步骤采用从 STAPLE 或 Atlas 分割中获得的器官分割,并使其适应影像中的可见局部特征。图 12.5 以脾脏为实例说明细化阶段的运用,其中初始形状表示为蓝色的线,它叠加在患者 CT 数据集的轴向切片上。因为脾与胃接近且有相似的 CT 值,同时由于患者解剖结构的特殊性,如图中所示,一部分胃被标记为属于脾。这是腹部解剖学常见的错误分类,尤其是器官接触的区域,如脾 - 肾或肾 -

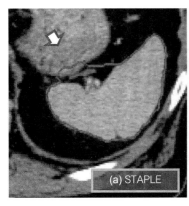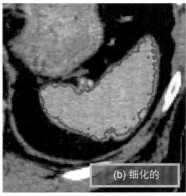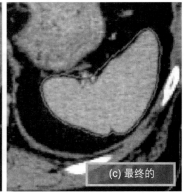

(a) STAPLE　(b) 细化的　(c) 最终的

图 12.5(见文末彩插)　细化过程的步骤。(a)显示为蓝色轮廓的输入脾脏分割。(b)使用基于阈值水平集算法消除不同 CT 值的区域。(c)使用测地水平集算法平滑形状并捕捉影像梯度

肝界面。基于保留初始估计外观算法的细化步骤的中间结果如图 12.5b 所示，最终结果如图 12.5c 所示，它通过应用滤波算法来平滑并引入器官边界的呼吸运动模糊像素值。

12.3　应用

12.3.1　概述

通过将模板匹配到新采集的影像，基于 Atlas 分割技术的主要应用是分割新的扫描影像。然而，在任何临床情况下，能够将先前的分割结果变换到新的数据集，是该方法的潜在应用。自适应放射治疗是一个应用实例，在治疗过程中修改治疗计划，以说明治疗过程中发生的解剖变化。虽然这些变化通常用 CBCT（Cone-Beam CT）数据集可视化，但是这里可以采用 Atlas 分割方法，它利用计划 CT 及其分割结果作为模板来分割 CBCT 数据集。Atlas 分割过程为：CT 用作模板，CBCT 用作主体数据集。另一个应用是解释治疗中的运动，它使用 4D 成像来捕获在治疗过程中由呼吸运动产生的解剖变化。该方法涉及跟踪 4D 数据集上的解剖结构：在呼吸周期中通常使用 10 个静态快照，以捕获在呼吸周期中呼吸运动引起的解剖结构的移动。为了避免所有阶段都采用辛苦的手动分割，解决方法是仅在感兴趣结构的首次快照中使用手动分割，然后使用 Atlas 分割方法在整个 4D 采集体积中传播分割结果。对于该应用，模板是第一阶段，主体数据集是后续的阶段。

12.3.2　验证措施

对于任何临床使用，一个有效问题是询问自动化过程的质量和准确性。与难以实现质量保证的形变配准相反，由于存在许多种不可辨别的解决方案，因此在应用于分割时，通过与手动分割的轮廓比较，可以很容易地测量形变配准的精度。理想情况下，利用手动和自动分割获得的分割结果应该匹配。在实际中，将会出现两幅影像匹配的区域，以及或多或少不一致的区域。在研究项目中，通常使用经典的 Dice（1945）系数指标来衡量这种不一致。

Dice 系数定义为两个结构的重叠部分和他们的并集的比率，广泛用于比较研究的评估。该度量是标准化的，跨度范围从 0 到 1：当要比较的结构完全不重叠时，比率为 0；当两个结构完美地匹配，代表理想情况时，比率为 1。然而，这种完美的匹配在临床实践中很少遇到，既因为 Atlas 分割算法的不准确性，也因为定义基准的手动分割结果的可变性。采用这个度量时，如果自动轮廓与手动轮廓的重叠程度大于 0.7，则认为自动轮廓是准确的（Zou 等 2004）。

在实际应用中，这种方法的实用性受到质疑，因为这种方法的最终用途取决于修改自动生成的轮廓以匹配所需的临床准确性所需的时间。对于位于一个或两个切片中的较小结构，精细测量所需的编辑时间很少；而对于较大的结构来说，需要编辑更多的切片，因此编辑时间自然会变长。Dice 测量在理论上偏向于较大的器官，因为较大的器官可能有更多的共同体素。因此，对于相同数量的不匹配的体素，Dice 值越高表明匹配越好。

12.3.3　放射治疗计划的自动分割

由于 Atlas 方法的实用性（Chao 等 2007），最近它用于放射治疗中分割大脑（Isambert 等 2008）或头颈部区域的（Zhang 等 2007；Commowick 2008；Sims 等 2009；Stapleford 等 2010；Teguh 等 2010）新 CT 数据集。这里患者间的解剖变异很小，通过形变配准可以找到准确的映射。据报道大量技术可用于找到正确的映射，包括基于手工标记的配准（Qatarneh 等 2007）、B 样条（Stapleford 等 2010；Teng 等 2010）、使用多模态度量的配准（Mattes 等 2003）或 Demons 方法（Wang 等 2008）。对于其他患者间可变性增加的解剖部位，Atlas 分割可用于明确地标定不同的结构。Reed 等人（2009）使用 Atlas 分割来检测放射治疗计划中的乳房边界，其中利用了 Demons 形变配准算法；Ehrhardt 等人（2001）应用此概念，在髋关节手术的预先计划中辨识骨骼，它首先借助仿射变换实现全局对齐，随后使用 Demons 算法的经典公式（Thirion 1998）实现相应结构的局部匹配。

在临床评估研究中，当涉及到测量新数据集自动分割的准确性时（Heath 等 2007；Isambert 等 2008；Rodionov 等 2009；Sims 等 2009；Stapleford 等

2010；Young 等 2011），在没有明确边界的结构上，基于 Atlas 的方法优于经典方法，因为它们的位置是从 Atlas 中推出的。在临床实践中评估大脑和头颈部解剖结构的 Atlas 分割概念，将该方法描述为快速勾画靶区和正常组织（Teguh 等 2010）的稳健可靠的方法（Isambert 等 2008）。该方法通过减少观察者间的变异性（Stapleford 等 2010；Teguh 等 2010），在准确性和鲁棒性之间提供了良好的权衡（Bondiau 等 2005），同时提高一致性并节省了时间（Young 等 2011）。有研究发现该方法可将分割时间缩短 35%（Stapleford 等 2010）~63%（Teguh 等 2010）。

在一项临床研究中（Young 等 2011），使用 15 名术后子宫内膜癌患者的数据构建了盆腔淋巴结临床靶区 Atlas，并与另外 10 名子宫内膜癌患者的模拟扫描进行了比较，以检测淋巴结临床靶区自动生成。评估指标是三名放射肿瘤医师进行自动轮廓校正需要的时间，以及使用 Dice 系数计算的轮廓重叠程度。结果表明，编辑自动轮廓节省了 26% 的时间，平均重叠程度从手动轮廓的 0.77 增加到校正自动轮廓的 0.79（Dice 系数）。在勾画子宫内膜癌辅助放射治疗淋巴结靶区轮廓时，该方法提高了一致性并节省了时间，尽管自动轮廓仍需要仔细编辑，以确保有复发风险的淋巴结可以正确地包含在靶区之内。

对于头颈部数据集，Sims 等人（2009）在两个放射治疗中心针对多名患者的脑干、腮腺以及下颌骨，通过比较手动分割的轮廓和自动分割的轮廓，在体积、敏感度和特异性等方面测量了准确性，并使用 Dice 相似系数解释测量的结果。通常自动分割过程大约需要 7 分钟，所有 OAR 的平均 Dice 系数与放射治疗中心有关，为 0.68~0.82。

值得注意的是，Atlas 分割也适用于患者间变异程度增加的部位。Reed 等人（2009）最近报道了使用该程序勾画放射治疗中的乳腺结构。目标很容易实现，因为这些具有高对比度的结构，其中轮廓由 Atlas 分割过程生成，该程序基于 Demons 形变配准算法，该算法将模板映射到整个乳腺临床靶区。在被调查的 8 个病例中，肿瘤学家根据需要修改了轮廓以达到临床准确性，在完成时间和观察者间变化方面，与从头开始重新绘制轮廓进行了比较。中位编辑时间为 12.9 分钟，从头开始生成轮廓的时间为 18.6 分钟，时间缩短了 30%，在修正之前形变轮廓达到 94% 的体积重叠，并且仅需要编辑轮廓体积的 5%。

Atlas 分割程序也可以用作教育工具。在 Chao 等人的研究中（2007 年），为了减少分割头颈部解剖结构时医师之间靶区勾画的变异性，对 Atlas 分割方法进行了评估。对于这项研究，具有不同临床经验水平的 8 名放射肿瘤学家首先从头开始进行轮廓勾画，然后通过修改 Atlas 分割过程产生的轮廓，以此进行靶区勾画。尽管手动勾画的差异是显著的，但是使用 Atlas 分割程序减少了体积变异，并提高了几何一致性。对于经验丰富的医师，节省了 26%~29% 的时间，对于经验不足的医师，节省了 38%~47% 的时间。Stapleford 等人在独立研究中观察到了相同的结论（2010），该研究针对淋巴结勾画，测量了 Atlas 配准的效率，并得出在减少观察者之间变异性的同时可以保持临床准确性的结论。该方法让 5 名具有头颈部 IMRT 经验的医师使用 5 例患者的 CT 数据来创建双侧颈部临床靶区，它涵盖指定的淋巴结水平，这被认为是金标准，并与商用 Atlas 创建的轮廓进行比较。与先前的案例一样，医师修改了自动轮廓，使其可用于治疗计划，使用 STAPLE 算法计算"真实"分割的概率估计来进行评估。结果显示，与手工轮廓产生的"真实"分割相比，自动轮廓具有高度的准确性，其灵敏度、Dice 相似系数以及平均 / 最大表面不一致数值与平均手动勾画轮廓相当。但是对于多个指标，自动组比手动组更一致，最显著的是减小了轮廓体积范围和假阳性的百分比。每位患者使用自动分割的平均勾画节省时间是 11.5 分钟，减少了 35%。

12.3.4   4D 成像的 Atlas 分割

随着可以在呼吸周期内可视化肿瘤和关键器官运动的成像技术的出现，崭新的治疗范例引入到放射治疗领域，因为可以根据 4D 影像中看到的运动将肿瘤边缘从静态扩张缩减到特定的边缘。由于较小的体积被辐射较高的剂量，该方法降低了肺的毒性。利用 4D 成像技术，我们可以看到肺部的运动并定制所观察运动的边界。然而这种方法的缺点是：追踪关键结构所需的分割数量随之增加。

使该分割过程自动化的方法是首先勾画 CT 数据集第一个时相中的关键结构和靶区，然后使用

Atlas 分割概念将这些结构传播到其余时相。也就是说，在实质上 Atlas 分割程序将 4D CT 的分割时相作为模板，并将此概念顺序地应用到数据集的其他时相（图 12.6）。使用 Demons 算法（Lu 等 2006a）、有限元模型（finite element model，FEM）（Brock 和 Dawson 2010）、区域匹配（Chao 等 2008）或 B 样条（Schreibmann 等 2006）技术可以细化和测试这个概念。通过视觉检查和自动重新勾画与分割金标准以及手动勾画的定量比较，可以验证概念的有效性。

由于 4D 数据集的影像是用相同的模态采集的，并且时相之间变化非常小，仅由呼吸引起，这是简单的 Atlas 分割问题，使用大多数的形变配准方法都能够准确地模拟解剖变化。所以，文献报道的 Dice 相似性指标很高，对于肝脏、肾脏以及肺脏等较大器官，Dice 指标超过 0.94；对于食管等较小的结构，Dice 指标在 0.81 以上（Lu 等 2006）。

12.3.5　自适应放射治疗的 Atlas 分割

在放射治疗或化疗期间，体重减轻、肿瘤退缩和组织水肿会导致患者解剖结构发生重大改变，尤其是可能影响到实施剂量的准确性。调整计划以适应这些解剖结构的变化，特别是头颈部解剖结构变化，已经引起了很多临床医师的兴趣，因为它在定义肿瘤体积和设计更好地保护关键结构的治疗计划方面具有显著优势。在这种方法中，从在线

CBCT 扫描设备获得的信息用于探究患者的解剖结构，计划剂量矩阵随着形变配准过程发生变化，来计算 CBCT 解剖结构上的剂量直方图，进而确定是否需要重新制订计划（Lee 等 2008；Lu 等 2006b；Hasan 等 2011）。运用治疗期间获得的成像经验，可以对患者进行成像并可以追踪他们在放射治疗中的解剖学变化。在临床环境中直接应用该方法的瓶颈是，分割在治疗期间获得的附加影像是耗时的步骤，可以使用与 Atlas 分割相同的概念来实现。

提出了基于 Demons（Wang 等 2005）、有限元模型（Brock 等 2008）、B 样条算法（Lawson 等 2007）或能够处理噪声和对比度差异的定制算法（Lu 等 2006）的 Atlas 分割，可以实现分割过程的自动化。将获取的带有计划时间的 CT 分割结果作为模板，以治疗期间获取的 CBCT 为主体数据集，可形变配准修改原始分割来匹配 CBCT 中观察到的解剖结构，如图 12.7 所示。

从技术上说，存在患者内部的 Atlas 分割问题，其中输入数据集之间的解剖变化预计很小。然而，形变配准算法必须能够处理伪影和 CT 值的变化，它们经常出现在 CT 和 CBCT 数据集之间。Zhang 等人报道了该方法的初步临床评估（2007），它使用 Dice 系数和距离来评估结果。在评价研究中，相似性系数约为 0.8，手动和自动分割轮廓之间的距离大多在 3mm 以内。综合评估报告（Lu 等 2006）使用 Dice 指标（Castadot 等 2008）测试了 Demons 算法

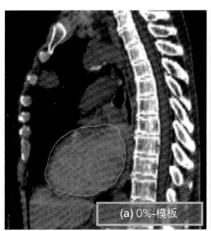
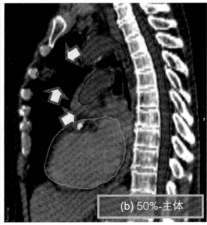
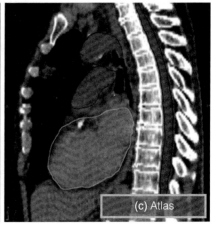

图 12.6　4D 放射治疗中 Atlas 分割的应用。（a）4D CT 数据集的第一时相（0%）被手动分割并用作模板。（b）手动分割轮廓与刚性配准叠加的 50% 时相。相对于原始分割（箭头），呼吸运动改变了肿瘤、主动脉以及心脏的位置和形状。（c）Atlas 分割结果对手动分割结果变换，以匹配形变的解剖结构

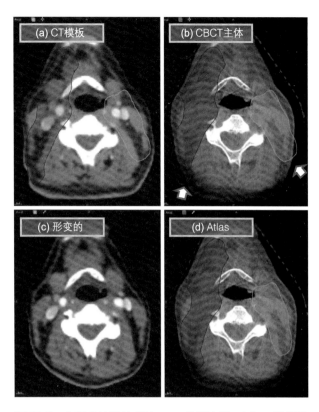

图 12.7 自适应放射治疗的 Atlas 分割应用。(a) CT 数据集及其相应的分割。(b) 治疗期间获得的 CBCT,其中原始分割过度。影像上的箭头标识了对治疗做出反应的解剖变化区域。(c) 用来解释这些变化的 CT 数据集的形变结果。(d) CBCT 数据集的 Atlas 分割结果

但从用户的角度来看,当使用该工具时,实施过程中的很小差异可能会显著地改变他们在使用该工具时的体验;且在选择这种自动分割算法的具体实现时可能会会受到查验。算法完成计算所需的时间可能是决定用户体验的最重要方面,目前分割时间范围从几分钟到 15~20 分钟。通过在计算机内存中运行作为单独服务的算法而不会冻结用户界面,或者利用借助于 CPU 技术最新发展的高级计算技术,可以使分割过程自动化。然而,计算时间不是选择算法时唯一需要考虑的参数,因为在原则上,更复杂的实现产生更高准确度的结果,需要更多的时间来完成。还应考虑算法对复杂解剖区域如胸部和腹部进行分割的能力。尽管利用现有的形变配准算法能够可靠地匹配患者间可变性较小的部位,如头颈部和大脑等。但是不同患者间较大的解剖学差异并不容易匹配,因为算法在调和各种解剖学差异时必须做出妥协。

使用多个 Atlas 的算法需要更多的时间才能完成,因为该过程需要重复多次,但是可以产生准确性更高的结果。使用多模态形变算法将模板匹配到数据集的实现过程,在分割数据集时有更大的灵活性,因为使用不同成像模态采集的模板和数据集可以互换使用。与之相反,使用形变配准算法的单模态实现的 Atlas 分割,可以匹配仅使用相同成像模态(如 CT-CT 或 MRI-MRI)采集的模板和患者数据集,且需要在对模板和数据集使用相似采集协议时保持一致性。

结果可能不是完美的,因为当匹配模板与主体数据集的解剖结构时,以及用户在定义关键结构上具有特定偏好时,形变配准算法可能不得不做出妥协。通常,医师会复审结果并根据需要更改,因此,需要进行一些交互。但是在理想情况下,进行修改所需的时间要少于手动分割所需的时间。与需要间歇性的用户交互的标准分割算法相比,该方法具有完全自动化的优点,即用户只需在最后确认或进行修改。

就预期而言,基于 Atlas 的分割将待分割的数据集映射到定义在模板上的任何解剖结构。除了关键结构之外,肿瘤可以定义在模板上,如近期报道那样(Strassmann 等 2010)。但是对于这种方法,如果肿瘤位置在模板和已分割数据集中明显不同,形变配准可能会产生次优的结果。一种特殊的

的 12 种变体,对于所有算法 Dice 指标范围超过 0.5。当标准 CT 用于在治疗过程中可视化解剖变化时,Wang 及其同事提出的评估结果报道了手动生成轮廓与自动生成轮廓之间的平均绝对面到面距离为 1.3mm,重叠指数为 83%。分析的解剖结构包括 8 名头颈部癌症患者共进行 100 次重复 CT 扫描,1 名前列腺患者进行了 24 次重复 CT 扫描,9 名肺癌患者共进行了 90 次 4D CT 扫描。

12.3.6 临床实施

一些公司已经在商业软件中实现了基于 Atlas 的分割方法,可以用于日常的临床实践。迄今为止,大脑和头颈部解剖结构可以通过商业软件可靠地分割,现在进行的研究正在将此概念扩展到其他治疗部位。

尽管所有的 Atlas 分割算法使用相同的概念,

Altas 选择策略，即当试图同时分割肿瘤和关键结构时，选择与已分割数据集中肿瘤位置和大小相似的 Atlas 可能是有益的。

　　总之，Atlas 分割程序是近期出现的技术，它可以分割医学影像而无需过多的用户操作。在准确性与手动分割相当条件下，没有相关的成本和时间花费。该方法对边界模糊的结构独具优势，即依据模板实现 Atlas 内插。由于这种优势在最小化用户交互方面超越了经典的分割方法，该方法引起了很多临床医生的兴趣，并作为少数治疗计划系统的一部分付诸实施，是一种可以在临床中常规使用的方法系统。

参考文献

Aljabar, P., Heckemann, R. A., Hammers, A. et al. (2009). Multi-atlas based segmentation of brain images: Atlas selection and its effect on accuracy. *Neuroimage, 46*, 726–738.

Bondiau, P. Y., Malandain, G., Chanalet, S. et al. (2005). Atlas-based automatic segmentation of MR images: Validation study on the brainstem in radiotherapy context. *International Journal of Radiation Oncology Biology Physics, 61*, 289–298.

Brock, K. K., and Dawson, L. A. (2010). Adaptive management of liver cancer radiotherapy. *Seminars in Radiation Oncology, 20*, 107–115.

Brock, K. K., Hawkins, M., Eccles, C. et al. (2008). Improving image-guided target localization through deformable registration. *Acta Oncologica, 47*, 1279–1285.

Castadot, P., Lee, J. A., Parraga, A. et al. (2008). Comparison of 12 deformable registration strategies in adaptive radiation therapy for the treatment of head and neck tumors. *Radiotherapy and Oncology, 89*, 1–12.

Chao, K. S., Bhide, S., Chen, H. et al. (2007). Reduce in variation and improve efficiency of target volume delineation by a computer-assisted system using a deformable image registration approach. *International Journal of Radiation Oncology Biology Physics, 68*, 1512–1521.

Chao, M., Li, T., Schreibmann, E. et al. (2008). Automated contour mapping with a regional deformable model. *International Journal of Radiation Oncology Biology Physics, 70*, 599–608.

Chao, M., Schreibmann, E., Li, T. et al. (2006). Automatic contouring in 4D radiation therapy. *International Journal of Radiation Oncology Biology Physics, 66*, S649–S649.

Commowick, O., Gregoire, V., and Malandain, G. (2008). Atlas-based delineation of lymph node levels in head and neck computed tomography images. *Radiotherapy and Oncology, 87*, 281–289.

Dice, L. R. (1945). Measures of the amount of ecologic association between species. *Ecology, 26*, 297–302.

Ehrhardt, J., Handels, H., Malina, T. et al. (2001). Atlas-based segmentation of bone structures to support the virtual planning of hip operations. *International Journal of Medical Informatics, 64*, 439–447.

Foruzan, A. H., Aghaeizadeh Zoroofi, R., Hori, M. et al. (2009). Liver segmentation by intensity analysis and anatomical information in multi-slice CT images. *International Journal for Computer Assisted Radiology and Surgery, 4*, 287–297.

Gao, L., Heath, D. G., Kuszyk, B. S. et al. (1996). Automatic liver segmentation technique for three-dimensional visualization of CT data. *Radiology, 201*, 359–364.

Han, X., Hoogeman, M. S., Levendag, P. C. et al. (2008). Atlas-based auto-segmentation of head and neck CT images. *Medical Image Computing and Computer-Assisted Intervention, 11*, 434–441.

Hasan, Y., Kim, L., Wloch, J. et al. (2011). Comparison of planned versus actual dose delivered for external beam accelerated partial breast irradiation using cone-beam CT and deformable registration. *International Journal of Radiation Oncology Biology Physics, 80*, 1473–1476.

Heath, E., Collins, D. L., Keall, P. J. et al. (2007). Quantification of accuracy of the automated nonlinear image matching and anatomical labeling (ANIMAL) nonlinear registration algorithm for 4D CT images of lung. *Medical Physics, 34*, 4409–4421.

Heckemann, R. A., Keihaninejad, S., Aljabar, P. et al. (2010). Improving intersubject image registration using tissue-class information benefits robustness and accuracy of multi-atlas based anatomical segmentation. *Neuroimage, 51*, 221–227.

Isambert, A., Dhermain, F., Bidault, F. et al. (2008). Evaluation of an atlas-based automatic segmentation software for the delineation of brain organs at risk in a radiation therapy clinical context. *Radiotherapy and Oncology, 87*, 93–99.

Lawson, J. D., Schreibmann, E., Jani, A. B. et al. (2007). Quantitative evaluation of a cone-beam computed tomography-planning computed tomography deformable image registration method for adaptive radiation therapy. *Journal of Applied Clinical Medical Physics, 8*, 2432.

Lee, C., Langen, K. M., Lu, W. et al. (2008). Assessment of parotid gland dose changes during head and neck cancer radiotherapy using daily megavoltage computed tomography and deformable image registration. *International Journal of Radiation Oncology Biology Physics, 71*, 1563–1571.

Liu, F., Zhao, B., Kijewski, P. K. et al. (2005). Liver segmentation for CT images using GVF snake. *Medical Physics, 32*, 3699–3706.

Lu, W., Olivera, G. H., Chen, Q. et al. (2006a). Automatic re-contouring in 4D radiotherapy. *Physics in Medicine and Biology, 51*, 1077–1099.

Lu, W., Olivera, G. H., Chen, Q. et al. (2006b). Deformable registration of the planning image (kVCT) and the daily images (MVCT) for adaptive radiation therapy. *Physics in Medicine and Biology, 51*, 4357–4374.

Mattes, D., Haynor, D. R., Vesselle, H. et al. (2003). PET-CT image registration in the chest using free-form deformations. *IEEE Transactions on Medical Imaging, 22*, 120–128.

Nithiananthan, S., Brock, K. K., Daly, M. J. et al. (2009). Demons deformable registration for CBCT-guided procedures in the head and neck: convergence and accuracy. *Medical Physics, 36*, 4755–4764.

Ostergaard Noe, K., De Senneville, B. D., Elstrom, U. V. et al. (2008). Acceleration and validation of optical flow based deformable registration for image-guided radiotherapy.

Acta Oncologica, 47, 1286–1293.

Qatarneh, S., Kiricuta, I., Brahme, A. et al. (2007). Lymphatic atlas-based target volume definition for intensity-modulated radiation therapy planning. *Nuclear Instruments and Methods in Physics Research Section A: Accelerators, Spectrometers, Detectors and Associated Equipment, 580*, 1134–1139.

Ramus, L., Commowick, O., and Malandain, G. (2010). Construction of patient specific atlases from locally most similar anatomical pieces. *Medical Image Computing and Computer-Assisted Intervention, 13*, 155–162.

Reed, V. K., Woodward, W. A., Zhang, L. et al. (2009). Automatic segmentation of whole breast using atlas approach and deformable image registration. *International Journal of Radiation Oncology Biology Physics, 73*, 1493–1500.

Rodionov, R., Chupin, M., Williams, E. et al. (2009). Evaluation of atlas-based segmentation of hippocampi in healthy humans. *Magnetic Resonance Imaging, 27*, 1104–1109.

Schreibmann, E., Chen, G. T., and Xing, L. (2006). Image interpolation in 4D CT using a B-spline deformable registration model. *International Journal of Radiation Oncology Biology Physics, 64*, 1537–1550.

Sims, R., Isambert, A., Gregoire, V. et al. (2009). A pre-clinical assessment of an atlas-based automatic segmentation tool for the head and neck. *Radiotherapy and Oncology, 93*, 474–478.

Stapleford, L. J., Lawson, J. D., Perkins, C. et al. (2010). Evaluation of automatic atlas-based lymph node segmentation for head-and-neck cancer. *International Journal of Radiation Oncology Biology Physics, 77*, 959–966.

Strassmann, G., Abdellaoui, S., Richter, D. et al. (2010). Atlas-based semiautomatic target volume definition (CTV) for head-and-neck tumors. *International Journal of Radiation Oncology Biology Physics, 78*, 1270–1276.

Teguh, D. N., Levendag, P. C., Voet, P. W. et al. (2010). Clinical validation of atlas-based auto-segmentation of multiple target volumes and normal tissue (swallowing/mastication) structures in the head and neck. *International Journal of Radiation Oncology Biology Physics, 81*, 950–957.

Teng, C. C., Shapiro, L. G., and Kalet, I. J. (2010). Head and neck lymph node region delineation with image registration. *BioMedical Engineering OnLine, 9*, 30.

Thirion, J. P. (1998). Image matching as a diffusion process: An analogy with Maxwell's demons. *Medical Image Analysis, 2*, 243–260.

Velec, M., Moseley, J. L., Eccles, C. L. et al. (2011). Effect of breathing motion on radiotherapy dose accumulation in the abdomen using deformable registration. *International Journal of Radiation Oncology Biology Physics, 80*, 265–272.

Wang, H., Dong, L., O'Daniel, J. et al. (2005). Validation of an accelerated "demons" algorithm for deformable image registration in radiation therapy. *Physics in Medicine and Biology, 50*, 2887–2905.

Wang, H., Garden, A. S., Zhang, L. et al. (2008). Performance evaluation of automatic anatomy segmentation algorithm on repeat or four-dimensional computed tomography images using deformable image registration method. *International Journal of Radiation Oncology Biology Physics, 72*, 210–219.

Warfield, S. K., Zou, K. H., and Wells, W. M. (2004). Simultaneous truth and performance level estimation (STAPLE): An algorithm for the validation of image segmentation. *IEEE Transactions on Medical Imaging, 23*, 903–921.

Young, A. V., Wortham, A., Wernick, I. et al. (2011). Atlas-based segmentation improves consistency and decreases time required for contouring postoperative endometrial cancer nodal volumes. *International Journal of Radiation Oncology Biology Physics, 79*, 943–947.

Zhang, G., Huang, T. C., Feygelman, V. et al. (2010). Generation of composite dose and biological effective dose (BED) over multiple treatment modalities and multistage planning using deformable image registration. *Medical Dosimetry, 35*, 143–150.

Zhang, L., Hoffman, E. A., and Reinhardt, J. M. (2006). Atlas-driven lung lobe segmentation in volumetric X-ray CT images. *IEEE Transactions on Medical Imaging, 25*, 1–16.

Zhang, T., Chi, Y., Meldolesi, E. et al. (2007). Automatic delineation of on-line head-and-neck computed tomography images: Toward on-line adaptive radiotherapy. *International Journal of Radiation Oncology Biology Physics, 68*, 522–530.

Zhang, X., Tian, J., Deng, K. et al. (2010). Automatic liver segmentation from CT scans based on a statistical shape model. *Conference Proceedings—IEEE Engineering in Medicine and Biology Society, 2010*, 5351–5354.

Zhou, J. Y., Wong, D. W., Ding, F. et al. (2010). Liver tumour segmentation using contrast-enhanced multi-detector CT data: Performance benchmarking of three semiautomated methods. *European Radiology, 20*, 1738–1748.

Zou, K. H., Warfield, S. K., Bharatha, A. et al. (2004). Statistical validation of image segmentation quality based on a spatial overlap index. *Academic Radiology, 11*, 178–189.

第四部分

先进成像技术

第13章

三维影像重建的进展

13.1　引言和概述

13.1.1　本章范围：广阔空间上的简单入门

本章简要介绍 X 射线锥形束计算机断层成像（cone beam computed tomography，CBCT）的三维（3D）影像重建主题。该主题代表了自 1984 年 3D 滤波反射投影算法（filtering back projection，FBP）即 FDK 算法[1]（Feldkamp-Davis-Kress，FDK）作为第一个实用算法提出以来在研究、商业开发和临床应用中的重要活动领域。在接下来的 30 年中，3D 影像重建取得的进展如下所示：

- 3D FBP 的 FDK 算法[1]
- Grangeat 推导出良态 3D radon 逆变换[2]
- 3D FBP 在多探测器 CT（multidetector CT，MDCT）机上的临床应用[3,4]
- CBCT 平板探测器（flat-panel detectors，FPDs）在从影像引导放射治疗（image-guided radiation therapy，IGRT）至口腔 / 颌面部成像中的应用[5]

- 一般（非圆形）轨迹的类 FBP 重建技术[6,7]
- Katsevich 推导的螺旋 CBCT 的精确重建[8]
- 从稀疏投影数据集中开发出各种迭代、统计和基于模型的重建方法，能够在较低剂量下提供较高质量的重建，同时更好地利用先验信息[9-13]。
- 临床上迭代重建技术在多探测器 CT 扫描机上的应用

这个简表仅触及了一个庞大而充满活力的医学成像研究领域的表面，每一章节仅仅提供一些关键原理的概要介绍。下述内容包括三个方面：①对 FDK 算法（13.2 节）及其各种变体（13.3 和 13.4 节）的综述；②对非圆形轨迹 3D 重建的原理和专业技术的介绍（13.5 节）；③对迭代重建算法进行简介，包括代数、似然方法和压缩感知技术（13.6 节）。考虑到以上内容的深度和广度，重点介绍每一重建方法的基本原理、关键特征以及各种方法的差异。

13.1.2　定义、术语和坐标系统

13.1.2.1　这是"圆锥形"（cone）吗？这是"CT"吗？

首先，一个小提示："锥形束" CT 在很大程度上

有点用词不当。它与平板探测器（FPD）联合应用能够产生矩形视野（field of view，FOV），因此，称之为"金字塔束（pyramid-beam）"CT可能更为精确，但在本文中我们遵照传统仍称之为锥形束CT（CBCT）。

　　另一个相关的问题是，从规范角度来看，可能更为重要的是CBCT能否算作是真正的"CT"。关于是否是完全的3D成像（包括CBCT）构成了"断层扫描"（该词源于拉丁语"slice"）这一问题在文献资料中仍然存在争议[14,15]。对于CBCT来说，层面（"slice"）可被看作是关于如何格式化和查看数据的选项，而非成像模态——传统的、单层轴向CT的某种固有属性，现已提出诸如"容积成像"这样的替代称呼。CBCT这一术语带有规范的含义（例如，对"CT扫描机"的屏蔽要求），包含CT检查的成本代码，以及给定机构配置CT扫描机的正当性或数量限制。在这里，我们遵循常规依然使用CBCT这一术语。

13.1.2.2　像素、探测器元素和体素

　　我们继续说一个关于"像素"的细节问题。术语"像素"即"影像元素"，它的词源可以追溯到20世纪60年代中早期，普遍认为其首次出现在关于从空间探测器到月球和火星的数字影像的描述中[16]。该术语是指构成影像的基本单位或元素（如数字矩阵），例如，在显示器上把电荷转变成可见光阵列的一个元素。因此，"picture"+"element"="pixel"。有趣的是，另一个术语"图素"（pel）也曾被提出过[17]，并在20世纪70年代与"像素"（pixel）交替使用，但后者使用的更为广泛。本文使用的"像素"（pixel）即指显示元素。

　　探测器还会显示另一个矩阵，例如，就像在有源矩阵FPD上的每一个光电二极管-薄膜晶体管组合中一样，一个物理元素阵列将X射线转换成电信号。在文献中这些探测器元素通常被称为"像素"（pixels），但我们认识到这个词的滥用，以及"探测器元素"（detector elements）和"图片元素"（picture elements）之间可能存在混淆。术语"del"这个词也曾被提出[18]，但是，鉴于"图素（pel）"逐渐被语音一致的"像素（pixel）"所取代，我们将探测器元素缩写为"dexels"（即"detector"+"element"="dexel"）。在这之前，读者很难在文献中找到这一术语，但我们在这方面还是打破了传统的术语习惯。

　　最后一个术语是体素，是指重建影像的3D矩阵的元素（即体积元素），与之前一致，我们将"体积"（volume）和"元素"（element）结合成为"体素"（voxel）。因此，我们将容积CT或CBCT影像的元素称为体素。

　　在使用中，我们可以这样描述，例如："平板探测器的探测器元素尺寸为0.194mm"或"平板探测器包含一个（1 024×1 024）探测器元素的矩阵"；同样的，"影像重建体素为0.25mm"或"容积影像尺寸为（256×256×256）体素"；最后，"影像显示在像素格式为（2 048×1 536）的显示器上。"。

13.1.2.3　几何和符号

　　现在来讨论一些几何和符号。图13.1显示一

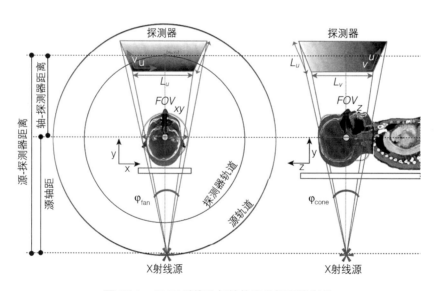

图13.1　CBCT系统几何结构和坐标系统定义

个典型的 CBCT 几何图形,其中放射源和探测器围绕患者旋转。表 13.1 中列出了相关的术语和符号。

表 13.1　符号总结

符号	描述
g	投影影像
(u,v)	投影影像的空间域 spatial domain
θ	投影视角
(x,y,z)	重建 3D 影像的空间域
M	几何放大 =(SDD/SAD)
"dexel"	探测器元素特指 2D 矩阵中表示投影影像域的一个元素
"voxel"	体素特指 3D 矩阵中表示重建影像的一个元素
a_u	u 方向上的探测器元素尺寸
a_v	v 方向上的探测器元素尺寸
a_{xy}	表示轴向平面上的体素尺寸($a_x=a_y=a_{xy}$)
a_z	表示纵向(z 方向)体素尺寸
SDD	源 - 探测器距离
SAD	源轴距
μ	衰减系数
φ_{fan}	扇角(对着 u(也可是 x 或 y)的维度)
φ_{cone}	锥角(对着 v(也可是 z)的维度)
L_x	探测器的横向范围
L_z	探测器的纵向范围
FOV_{xy}	侧向视野
FOV_z	纵向视野
(f_u,f_v)	傅里叶域对应的 (u,v)
(f_x,f_y,f_z)	傅里叶域对应的 (x,y,z)

13.1.2.3.1　坐标系统:对象和 3D 影像坐标系统(x,y,z)

圆形轨道的平面定义了轴向平面(x,y),垂直(z)方向对应患者的长轴,主轴(x,y,z)在(x,y,z)和旋转方向(θ,图 13.2 中为逆时针)遵循右手定则。这样,$+x$ 指患者的右边,$+y$ 指患者的前面,$+z$ 指患者的头向。因此,轴向平面是(x,y),矢状面是(y,z),冠状面是(x,z)。此坐标系的一个显著例外是在进行乳腺 CBCT 扫描时,放射源和探测器是在冠状平面上围绕着垂吊的乳腺旋转。

13.1.2.3.2　探测器坐标系统(u,v)

探测器平面用坐标(u,v)表示,原点位于图 13.3 右手系中"左下"探测器元素的中心。v 坐标轴平行于 z 轴,u 轴或 v 轴是否对应于探测器的"行"(FPD 的行是指一排同时开关的薄膜晶体管)或探测器的"列"(FPD 的列是指与外部放大器相连的读出数据线)是任意的,在这里未指定。(有趣的是,由于探测器可以沿行或列显示出不同的噪声特性,因此探测器定向可能会影响 CBCT 影像的质量。例如,平行于 v 的直线间的相关结构噪声会产生更强的环形伪影)。

13.1.2.3.3　穿刺点(u_0,v_0)

我们将感兴趣的点称作"穿刺点",是指包含来自垂直于探测器放射源射线探测器上的点,用(u_0,v_0) 表示。在理想的、没有偏差(如由机械弯曲引起)的圆形轨道上,(u_0,v_0) 相对于所有投影角度(θ)都是恒定不变的,为了最佳视图采样,在穿刺点位置读取器是指最优"1/4 像素偏移"(更应该称之为"1/4 探测器元素偏移")[19]。在实际的机械系统中,人们可认为(u_0,v_0)从投影到投影会不断地变化("移动")。当然,穿刺点只是这种变化的一个组成部分,下面描述了更完整的几何校正。

13.1.2.3.4　扇角(φ_{fan})

扇角是指射线束在(x,y)域对向的角度,用φ_{fan}表示,它是全扇角(不是半角),它决定了轴向 FOV(即 FOV_{xy})的大小,同时还决定了完全采样(特别是 180° 扇角)所需的最小放射源 - 探测器轨道。如果轨道弧的范围小于此扇角则表明是不完整的目标采样,在技术上称为"断层成像"。轨道范围超过 180° $+\varphi_{fan}$,但小于 360° 时,需要考虑帕克(Parker)权重,详细说明见下文。就这些方面而言,扇角在 CBCT 上和传统的("扇形束")CT 没有差别。许多 CBCT 系统中射线束在(x,y)平面上是对称的(即垂直于探测器)。但下面所要描述的"补偿探测器"几何却是一个例外情况,此时探测器横向(即在 u 方向上)偏移到宽度的一半,用以重建更大的 FOV_{xy}。

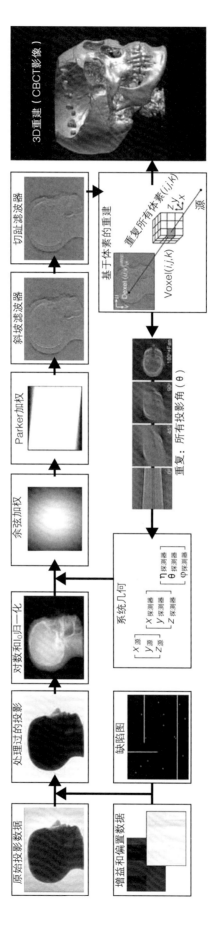

图 13.2 3D FBP 流程图

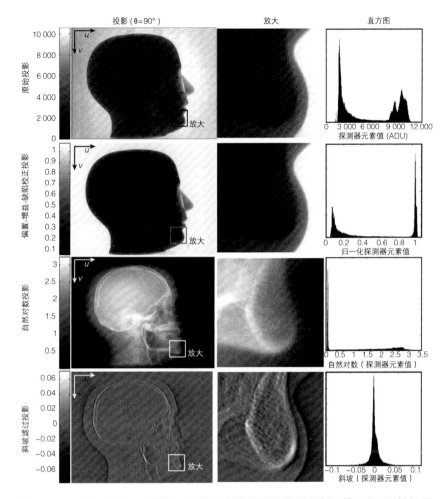

图 13.3 对应于图 13.2 所示一些处理步骤的投影数据实例。第一行：原始投影数据 $g_{raw}(u,v)$。第二行：偏置增益缺陷校正投影 $g_{proc}(u,v)$。第三行：对数投影 $g_1(u,v)$。最后一行：斜坡滤波投影 $g_4(u,v)$。放大区域标明了信号和噪声特征的细微之处。直方图显示了在这一处理过程中投影信号缩放和转换的方式

13.1.2.3.5 锥角（φ_{cone}）

锥角是指射线束在 z 方向上对向的角度，用 φ_{cone} 表示，它是全角（不是半角），并且决定了纵向 FOV（即 FOV_z）的大小。许多 CBCT 系统中射线束在 z 轴上围绕中央射线是对称的（即垂直于探测器）。一个例外的情况是乳腺 CBCT 中［在中央射线上方的角度（接近胸壁近端）可能只有几度，但是中央射线下方的角度（乳腺的最前端）可能会大于 $10°\sim15°$ ］。"锥角"也可以用来表示某特定射线在中央轴向平面上方或下方产生的角度（例如，某特定射线在中心轴向平面上方 $5°$ 可以用"锥角" $5°$ 表示），在此情况下我们将该角表示为 φ'_{cone}。

锥角是区分 CBCT 和传统轴扫（扇形束）CT（即

射线束在 z 轴上的离散度）的一个关键因素。对射线束离散解析能够将 3D 重建算法（本章讨论的主题）和 2D 轴向重建区分开来。类似地，CBCT 与轴向 CT 和螺旋 CT（扇形束 CT）的区别在于能够从单源探测器轨道获得大量容积数据（当患者在移动的扫描床上沿 z 轴平移时后两者通过多次旋转采集容积数据）。射线束离散解析失败会导致影像伪影，事实上，自从含有 8 排或以上探测器的 MDCT 问世以来，现代 CT 扫描机（即含有 64 排或以上探测器的 MDCT 和由此产生的几度锥角）采用完全 3D "锥形射线束"进行重建。

13.1.2.3.6 系统几何

系统几何由放射源到探测器的距离（SDD）和

源轴距（*SAD*）决定,相应的几何放大率如下：

$$M = \frac{SDD}{SAD} \tag{13.1}$$

就以穿刺点为中心的探测器而言,与此几何相关的 FOV 由探测器的尺寸(u 和 v 方向的尺寸分别用 L_u 和 L_v 表示)和系统放大率决定：

$$FOV_{xy} = \frac{L_u}{M} = L_u\left(\frac{SAD}{SDD}\right) \tag{13.2}$$

$$FOV_z = \frac{L_v}{M} = L_v\left(\frac{SAD}{SDD}\right) \tag{13.3}$$

在偏置探测器中 FOV 的横向尺寸需要增加,详细内容下述。

体素尺寸是一个自由参数(各向同性体素、xy 域和 z 域上体素分别用 a_{vox}、a_{xy}、a_z 表示),在进行 CBCT 重建时可任意选择。当然,3D 影像的空间分辨率和噪声特性取决于所选的 a_{vox}。需要重点注意的是体素尺寸本身不是空间分辨率的衡量指标(尽管体素尺寸影响空间分辨率,而且经常能够听到以体素尺寸描述 CBCT 系统的空间分辨率)。相反,系统的空间分辨率受多种因素影响,包括 X 射线焦点大小、探测器元素尺寸、重建滤波器的选择等。体素尺寸是影响空间分辨率的多种因素之一,而且其大小可以任意选择。常按以下公式进行选择：

$$a_{vox} = \frac{a_{dex}}{M} \tag{13.4}$$

a_{dex} 表示探测器元素的尺寸(深度元素间距)。这种选择有时称之为"自然"体素大小。当 $a_{vox} < a_{dex}/M$ 时表示采样过度,并且会以增加采样和计算量为代价产生抗混淆效果。当 $a_{vox} > a_{dex}/M$ 时需要对探测器元素进行正确的分箱和采样,以避免欠采样(混淆)效应。

因此,这些术语中的扇角和锥角表示为：

$$\varphi_{fan} = 2\tan^{-1}\left[\frac{L_u}{2SDD}\right] = 2\tan^{-1}\left[\frac{FOV_u}{2SAD}\right] \tag{13.5}$$

$$\varphi_{cone} = 2\tan^{-1}\left[\frac{L_v}{2SDD}\right] = 2\tan^{-1}\left[\frac{FOV_v}{2SAD}\right] \tag{13.6}$$

需注意因数 2 以及与半扇角的区别(参考文献 19 中用 γ 表示半扇角)。

13.2　3D FBP

3D FBP 的基本处理和重建步骤总结如图 13.2

所示。总的方法是采用 FDK 算法。下面给出了各种处理和重建步骤的分析形式,但重点是与基于体素驱动的重建相关的整体功能"块",而不是其中的分析形式。如图 13.2 的流程图所示,3D FBP 依赖于投影数据的大量 2D 处理步骤,包括探测器不均匀性的基本校正和必要的归一、加权、和滤波步骤。图 13.2 中的缩略图将在下面的各个章节中进行更详细地介绍。

13.2.1　原始和处理的投影数据

贝尔 - 朗伯定律对 X 线在衰减系数为 $\mu(x,y,z)$ 的介质传输过程中的原始投影数据进行了基本描述：

$$g_{raw}(u,v;\theta) = g_0 e^{-\int_0^{SDD}\mu(x,y,z)dy} \tag{13.7}$$

为了简单起见,假设有一束单能射线束。g_0 代表衰减前探测器检测到的平均信号,$g_{raw}(u,v;\theta)$ 代表在角度为 θ 的原始投影。下面所描述的 3D 重建过程本质上是在给定投影数据集 $g_{raw}(u,v;\theta)$ 情况下求解目标函数$[\mu(x,y,z)]$ 的一种数值算法。第一步是校正原始投影数据以解释探测器暗电流、信号响应和有缺陷的探测器元素在空间上的不均匀性改变。校正是指偏移增益缺陷校正(或称为暗电流缺陷校正)。探测器偏倚的不均匀性(即无辐射时的探测器信号)用 $g_{dark}(u,v)$ 表示,并且通常视为无 X 射线情况下获取的探测器帧数(~50)合理数量的平均值。在一定程度上,暗场在时间上是稳定的,并且与投影角度无关,可以用平均暗影像来描述,从原始影像中简单地减去该量能够消除与探测器偏倚有关的不均匀性,给出下式：

$$g_{proc}(u,v;\theta) = K\frac{g_{raw}(u,v;\theta) - \overline{g_{dark}(u,v)}}{g'_{flood}(u,v) - g'_{dark}(u,v)} \tag{13.8}$$

公式内 $g_{proc}(u,v;\theta)$ 是暗电流"处理"的投影数据。

探测器响应不均匀性可以通过平均泛源照射野 g'_{flood}(即无目标辐射场中的平均投影影像)的逐像素归一化进行校正。泛源照射野校正是为了归一化闪烁计数器不均匀性、探测器和电子增益变化,甚至是 X 射线不均匀性(如足跟效应)导致的不均匀响应。在探测器响应中,泛源照射野在某种程度上是线性的,不依赖于投影角,可以用平均泛源影像进行描述(例如,在均匀辐照下获取平均 ~50 幅投影),一阶校正由除法给出。然而,需要注意的是,分母的素数表明 $g'_{dark}(u,v)$ 接近 $g'_{flood}(u,v)$,但 $g_{dark}(u,v)$(无素数)接近 $g_{raw}(u,v;\theta)$(例如,就在之前)。其原因主要是 $g'_{dark}(u,v)$ 在时间上不稳定,在几分钟或几小时内变化。分母(与素数)是相对稳定的,一个给定的泛源照射野校正可能会持续数天或数周。假设 $g'_{flood}(u,v)$ 不依赖于 θ 是一种简化(但不是必需的)的假设,许多具有合理机械和电子管输出稳定性的系统都遵循该假设;然而,一些系统已经调用了依赖于角度的泛源照射野修正。因子 K 只是将投影数据重新调整为与(暗减)曝光水平对应的探测器信号。需要注意的是,这是最简单的一种暗电流校正方式,即在单一曝光水平下(例如传感器饱和度为 ~50%)获得泛源照射野,并假设探测器响应为线性。修改包括多点泛源校正,能够更好的处理信号非线性并减少重建伪影。

在如公式 13.7 所示的偏移增益校正之后,个体探测器元素的缺陷可能被中值滤波器校正,并产生一个"缺陷图",它可以识别任何异常的探测器元素。现代 FPD 的缺陷图往往是相对稳定的(可能按月产生),可以根据不同的特征来定义,并通过这些特征标记有缺陷的探测器元素。探测器元素缺陷的 4 个基本特征如下:①平均暗信号高于或低于给定的阈值(例如"死探测器元素");②暗信号的标准差高于或低于给定的阈值(例如"噪音探测器元素");③泛源信号的平均值高于或低于给定的阈值;④泛源信号的标准差高于或低于给定的阈值。阈值是用户定义的,且需要一些迭代来选择准确捕获缺陷元素的值。此外缺陷的特征可能还包括⑤在指定容差范围之外响应的线性度;⑥在指定容差范围之外的影像延迟等。通常情况下,缺陷图识别出不超过 1% 的探测器元素作为缺陷。

图 13.3 第一行明确显示了典型原始投影数据不均匀性的类型,需要注意的是在未衰减射线束中非均匀信号(与探测器读数电子器件的变化相关联)的矩形库。原始的探测器元素值(如图 13.3 的直方图)显示了现代 FPDs 中 15 或 16 位读数的偏移量和大小。在图 13 的第二行中显示了处理的投影数据。需注意的是,在未衰减区域响应相对均匀,在放大区域消除了线路缺陷和非均匀性,并对探测器信号值进行了重新调整(在本例中无遮挡射线值为 1.0)。

13.2.2　对数投影数据

求解方程 13.7 中的衰减系数的下一步是方程两边取自然对数。归一化投影数据的反对数(g_{proc}/g_0,或乘以 -1)得到"线积分"。

$$g_1(u,v;\theta) = \ln\left(\frac{g_0}{g_{proc}(u,v;\theta)}\right) = \int_0^{SDD} \mu(x,y,z)\,dy$$

(13.9)

如图 13.3 所示的投影数据与投影 X 射线影像有些类似(这是由于传统的 X 射线胶片的对数响应和 / 或数字 X 射线摄影中应用的色调缩放操作的典型对数处理)。

13.2.3　余弦(Feldkamp)加权

下一个 2D 投影影像处理步骤是根据每一个像素点的射线密度(倒数)对数据加权。这些就是所说的"余弦加权"或"Feldkamp 加权",并且为平板探测器提供合适的缩放比例:

$$g_2(u,v;\theta) = g_1(u,v;\theta)\left[\frac{SDD}{\sqrt{SDD^2+u^2+v^2}}\right]$$

(13.10)

乍一看加权项似乎是一种形式的平方反比因子,然而,其实它是平方反比校正的反转,距离中心射线越远,加权影像越少。(方程 13.7 中的泛源照射野校正消除了与平板探测器上点放射源球形对称场相关的不均匀性)。探测器元素接收的入射线密度越低,余弦加权对其授予的权重越低。权重如图 13.4 所示。

13.2.4　数据冗余("Parker")加权

当总轨道超过 180° 扇角时,投影数据里会有冗余的射线,因此必须进行适当加权,使重建数据更加精确(即可以避免重复计算冗余射线)。用 Parker 加权(或 Parker-Sliver 加权)能够给出冗余射线适当加权的合理近似,用 $w_3(u;\theta)$ 表示:

$$g_3(u,v;\theta) = g_2(u,v;\theta)w_3(u;\theta),$$
(13.11)

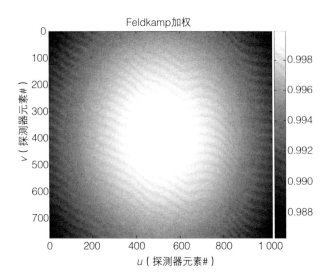

图 13.4 余弦加权(即 Feldkamp 加权)与平板探测器入射线的密度有关

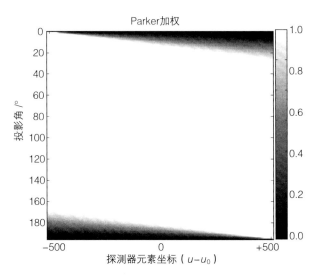

图 13.5 权重因子的计算示例图

其中:

$$
w_3(u;\theta)=\begin{cases}
\sin^2\left(\dfrac{\pi\theta}{4\left(\dfrac{1}{2}\varphi_{fan}-\varphi(u-u_0)\right)}\right) \\
1 \\
\sin^2\left(\dfrac{\pi(\pi+\varphi_{fan}-\theta)}{4\left(\dfrac{1}{2}\varphi_{fan}+\varphi(u-u_0)\right)}\right) \\
\quad \text{for}\quad 0\leqslant\theta\leqslant\varphi_{fan}-2\varphi(u-u_0) \\
\quad \text{for}\quad \varphi_{fan}-2\varphi(u-u_0)\leqslant\theta\leqslant\pi-2\varphi(u-u_0) \\
\quad \text{for}\quad \pi-2\varphi(u-u_0)\leqslant\theta\leqslant\pi+\varphi_{fan}
\end{cases}
$$

$$
\varphi(u)=\tan^{-1}\left(\frac{u-u_0}{SDD}\right) \qquad (13.12)
$$

φ_{fan} 是全扇角(不是半扇角)。权重因子的计算示例如图 13.5 所示,显示了对冗余视图使用 Parker 加权与否的示例影像,无加权项可看作在重叠区域给出不准确的衰减值。

13.2.5 斜坡(Ramp)滤波器

如同 FBP 对常规扇形束 CT 计算一样,斜坡滤波器沿探测器行合理考虑反投影射线中的径向频率依赖性(1/r)。不使用斜坡滤波器时重建会因径向频率依赖性的影响变得模糊,但斜坡滤波器能够完全消除逆径向依赖性。使用斜坡滤波器相当于傅里叶域中乘法运算:

$$
g_4(u,v;\theta)=FT^{-1}\left[FT\left[g_3(u,v;\theta)\right]|\rho|\right] \qquad (13.13)
$$

$|\rho|$ 是径向频率,FT 是傅里叶变换运算符。此外,斜坡过滤器可用作空间域中的卷积,用以下公式表示:

$$
g_4(u,v;\theta)=g_3(u,v;\theta)\times\left(-\frac{1}{2\pi^2 u^2}\right) \qquad (13.14)
$$

对应于斜坡的空间域内核是$(1/2\pi^2 u^2)$,需要注意的是斜坡过滤器只能沿投影数据的 u 方向应用,对应于 1D 高通滤波器。图 13.6 最后一行影像显示了不对称过滤器对投影数据的影响,特别是在放大的区域显示 u 方向的边缘增强效应。

13.2.6 平滑(切趾)滤波器

斜坡过滤能够产生准确的 3D 重建,但是滤波器的高通特性放大了高频噪声,从而降低了整体的成像性能。为了不使高频噪声放大,在保持适当的与$(1/r)$效应有关的频率加权的情况下,常常应用低通滤波器来有效地"平滑"影像并减弱高频噪声,常选用的是余弦滤波器之类的线性低通滤波器:

$$
T_{win}(f)=h_{win}+(1-h_{win})\cos(2\pi f\Delta) \qquad (13.15)
$$

在这种情况下,平滑(切趾)滤波器的特征用参数 h_{win} 表示,范围从 0.5(Hann 滤波器)到 1.0(纯斜坡滤波器)。低通滤波器与斜坡滤波器一样,都可以在傅里叶域中作为一个乘积应用:

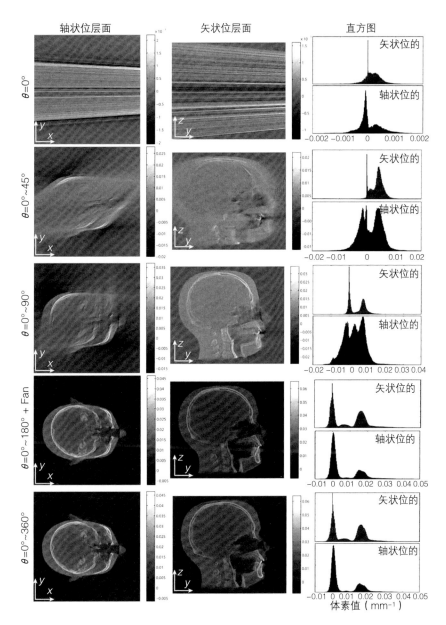

图 13.6　在不同角度下 3D 重建的轴状位层面（第一列）和矢状位层面（中间列）示例。对于轴状位层面，注意从第一次投影到大于 180° 投影轴状位面上的单调"填充"。对于矢状位层面，注意数量相对较大的信息从侧向视图添加到重建中（即矢状位层面的 90° 视图或冠状位层面的 0° 视图）。最后，当重建收敛于相对准确的衰减系数时注意体素值直方图的演化

$$g_5(u,v;\theta)=FT^{-1}\left[\,FT\,\left[\,g_4(u,v;\theta)\,\right]T_{win}(f)\,\right]$$
$$(13.16)$$

或作为空间域中的卷积：

$$g_5(u,v;\theta)=g_4(u,v;\theta)\,]\,t_{win}(u,v) \qquad (13.17)$$

此处，t_{win}（空间域内核）对应于 T_{win}。上面提到的余弦滤波器是可以应用的低通滤波器的一种。滤波器的选择自由，可根据成像任务来调整，例如可以选择平滑过滤器来减少噪音（识别空间分辨率的损失）来更好地显示低对比度的结构，反过来，选择尖锐滤波器来强调高对比度结构（例如骨小梁）中的空间细节。

13.2.7　3D重建矩阵的定义

3D重建过程的下一步是要定义3D矩阵,重建就是要在其内进行计算(即指定3D影像的范围和体素大小),这对应于选择x,y,z方向上的FOV和体素维度(即分别为$FOV_x,FOV_y,FOV_z,a_x,a_y,a_z$)。轴向域通常涉及$FOV_x=FOV_y\equiv FOV_{xy}$和$a_x=a_y\equiv a_{xy}$。轴向FOV(即重建的横向范围)为$FOV_{xy}$,纵向的FOV(即扫描的"长度")为$FOV_z$。类似地,轴向的体素大小为$a_{xy}$,纵向的体素大小(层厚)为$a_z$。

值得注意的是,虽然FOV_{xy}和FOV_z名义上的选择可能涉及整个支持区域的最大尺寸,但其实可以自由选择,与投影数据的大小无关:

$$FOV_{xy}=\frac{L_u}{M}=L_u\left(\frac{SAD}{SDD}\right) \tag{13.18}$$

$$FOV_z=\frac{L_v}{M}=L_v\left(\frac{SAD}{SDD}\right) \tag{13.19}$$

然而,FOV值可能会比这些标称值更大或更小,后面的受制于横向截断,横向的受制于不完全采样。FOV的选择还需要考虑不同的临床和影像质量,例如,将纵向准直最小化到感兴趣长度能够减少受照射体积(剂量长度积)和X射线的散射量;因此,一般将FOV_z最小化到感兴趣区域。同样的,将FOV_{xy}最小化到感兴趣区域需要能够考虑横向截断的方法。

相似地,体素的大小也是一个自由参数,虽然在一个放大系数为M的系统里,名义上的选择是"自然的"体素大小,该尺寸受探测器元素和体素之间这种一一对应关系的影响,放大系数M公式如下:

$$a_{xy}=\frac{a_u}{M} \tag{13.20}$$

$$a_z=\frac{a_v}{M} \tag{13.21}$$

a_u和a_v分别代表探测器在u和v方向上的探测器元素尺寸(图13.1)。同样,a_{xy}和a_z也可以自由选择,应根据成像任务进行"调整"。体素尺寸小于"自然"尺寸与过度采样相对应,而选择大于"自然"尺寸时则应对投影数据进行适当的分箱或者进行欠采样。$a_{xy}=a_z$对应于"各向同性"体素尺寸。

此外,a_{xy}和a_z的选择对3D重建中空间分辨率和噪声有很大的影响。首先,需要注意的是,体素

的大小并不等同于成像系统中的空间分辨率:它只是众多因素中的一种,并且应该尽量避免混淆"体素大小"和"空间分辨率"。后者不仅依赖于体素大小而且取决于焦点大小、系统几何、X线探测器的特性和重建时使用的滤波器等。体素大小(与许多其他系统参数相结合,其中最重要的是剂量)影响影像噪声,通常以与成像任务一致的方式"调谐"体素噪声 - 精细的体素用于高细节结构(接受噪声的增加),粗糙的体素用于大的、低对比度的结构(接受空间分辨率的损失)。

13.2.8　体素驱动的重建:插值

形成3D重建的一种方法是将整个投影(即所有探测器元素值)从投影域通过3D重建体积进行反投影,即所谓的像素驱动的重建。另一个更为普遍和灵活的方法是"体素驱动"的重建,即和前一节中一样自由定义一个3D重建矩阵,并计算每个体素在投影域中的投影位置。这在图13.2的"基于体素的重建"插图中进行了说明。需要注意的是,投影域中的位置是任意的(取决于系统几何和3D重建矩阵的定义),而且其并不一定与探测器元素的中心相对应。然而,该位置与(加权和滤波)信号值将在随后步骤中反向投影的位置相对应。

体素坐标(x,y,z)和探测器元素坐标(u,v)间一一对应(映射)由下一节中详述的投影几何关系描述。由于投影位置不一定与探测器元素中心相匹配,因此我们需要进行以下选择:①我们可以根据周围的探测器元素值在投影位置插入信号值;②我们可以扩大投影数据将其映射到一个更细的网格上,这样投影的位置就会更接近于探测器元素中心的位置。当然,以上两个选择是相关联的,而且会将插值的影响传递到投影数据上。在第一种情况下,我们可以简单地选择相邻最近插值(可能带来潜在的粗略采样误差在重建过程中引入噪声)或者更平滑的插值滤波器(如双线性或双三次)。在第二种情况下,我们首先上采样(或双线性插值)投影数据,然后利用最近邻插值的计算效率,使投影体素的位置更加匹配探测器元素中心的位置。这种上采样过程后接最近邻插值的方法能够实现合理的计算效率。常常采用2×2或4×4探测器元素进行上采样。

13.2.9 体素驱动的重建:体素值

考虑到公式 13.7 中的加权、滤波投影数据、投影数据的上采样和插值到基本连续域 (u,v),以及投影矩阵(或其他的)对探测器元素位置 (u,v) 和体素位置 (x,y,z) 的映射,我们准备在影像重建的 3D 域中对域数据反向投影。在"体素驱动"的重建中,我们将 3D 重建矩阵的每个体素和获得的数据集中的每个投影做成循环,并且在每一步都"吸收"加权、滤过,从 (u,v) 插值到具体的体素位置 (x,y,z) 的值,并将其增加到目前的体素值(初始化时为 0 的 3D 矩阵)中。具体过程如图 13.6 所示。

需要注意图 13.6 中所示的轴位和矢状位域中信息以及体素直方图的演变。第一个完整的反投影(即覆盖所有 θ=0° 投影的体素位置)是在轴位和矢状位平面上增加了一系列无法辨识的"条纹";有趣的是,在冠状位域内,反投影实质是一幅(加权和滤过)往等中心缩小的 X 射线影像。随着反向投影的展开,体积域逐渐被填充,体素值逐渐演化为衰减系数。在 θ 大于 180° 的角度时,重建工作完成,后续的投影有助于提高采样和减少噪音。双峰直方图(假设根据源探测器轨道总范围正确应用帕克加权)在 θ 大于 180° 时是不变的,其中一个峰值接近 0mm^{-1} 代表空气,更宽的峰值约为 0.02mm^{-1} 代表各种各样的软组织和骨组织。

因此,我们可以从公式 13.7 中得到 $\mu(x,y,z)$ 的一个近似数值解,转换为"亨氏单位"(HU)或者"CT 值"(CT#)简单地相对于空气和水缩放衰减系数:

$$CT\# = 1\,000 \times \frac{\mu - \mu_{\text{water}}}{\mu_{\text{water}}} (\text{units:HU}) \qquad (13.22)$$

式中 μ 是重建体素值(衰减系数的单位),μ_{water} 是水的衰减系数(在特定能量下)。因此需要注意的是 CT 值取决于能量。空气定义为 –1 000HU,水为 0HU,理论上无上限,但骨组织通常是 200~1 000HU。

一些治疗计划系统中可能倾向于用 1 000 来校正偏移整个 HU 范围以避免出现负数,见公式 13.23,这时空气为 0HU,水为 1 000HU,等等。

$$CT\#_{\text{offset}} = 1\,000 \times \frac{\mu - \mu_{\text{water}}}{\mu_{\text{water}}} + 1\,000 \qquad (13.23)$$

在重建体素值中,CBCT 的许多因素都是不确定的,它们包括在其他工作中详细讨论的各种影像伪影,例如 X 射线散射、金属以及锥形束伪影。在 CT 值准确性要求高的应用中(如在放射治疗中按照类似在计划 CT 影像上计算剂量的方式直接根据 CBCT 数据计算剂量),相应地校正这些伪影和仔细校准 CT 值是十分重要的,是目前研发的重点。

13.3 系统几何和几何校准

上面总结的关于体素驱动的重建方法依赖于在每一投影角度上体素[重建影像的 3D 域中的位置 (x,y,z)]和探测器元素[探测器 2D 域中的位置 (u,v)]存在一对一("映射")的关系。根据计算机视觉和机器人技术中常见的透视投影的原理,下面对投影几何进行描述。文献中报道的其他工作描述了直接适用于 CBCT 的校准技术和模体[4,20-23]。考虑图 13.7 中所示的基本几何结构,注意其与图 13.1 在坐标系统方面的差异,在本节中为简化起见采用了解析形式。对文献中提到的这些或者其他坐标系统进行转换时需仔细地辨识不同 CBCT 系统间的差别,这是由于物理仪器多种多样(直线加速器、C 形臂、头部扫描机、乳腺扫描机等),因此到目前为止还没有统一标准的几何结构,这一点对于任何实施 CBCT 校准和重建技术的人来说都要高度注意。

在这个二维的例子中,点 $(x_{\text{source}}, z_{\text{source}})$($x_A$ 特指相对于框架 A 的坐标 x)通过以下公式与探测器中 u 坐标关联:

$$\frac{u - u_0}{SDD} = \frac{x_{\text{source}}}{z_{\text{source}}}$$

$$u = \frac{SDD x_{\text{source}} + u_0 z_{\text{source}}}{z_{\text{source}}} \qquad (13.24)$$

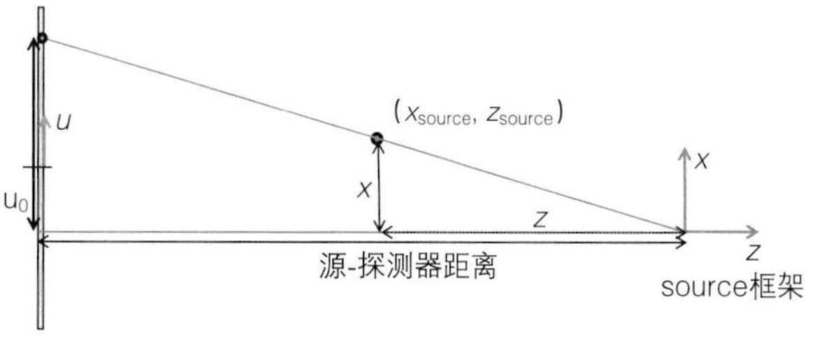

图 13.7 透视几何图解。下标"source"指的是相对于"source"框架的坐标。注意其与图 13.1 在坐标系统方面的差异

同样通过以下公式与 v 坐标关联：

$$\frac{v-v_0}{SDD}=\frac{y_{\text{source}}}{z_{\text{source}}}$$

$$v=\frac{SDDy_{\text{source}}+v_0 z_{\text{source}}}{z_{\text{source}}} \qquad (13.25)$$

公式可简化为矩阵形式：

$$\begin{pmatrix} u \\ v \\ 1 \end{pmatrix} \sim \begin{pmatrix} SDD & 0 & u_0 \\ 0 & SDD & v_0 \\ 0 & 0 & 1 \end{pmatrix} \begin{pmatrix} x_{\text{source}} \\ y_{\text{source}} \\ z_{\text{source}} \end{pmatrix} \qquad (13.26)$$

其中符号 ~ 表示在标量乘法中左右侧相等〔即 $(a\ b\ c) \sim (A\ B\ C)$ 表示 $a=A/C$ 和 $b=B/C$〕。我们将其延伸到 3D 模式中，包括相对于目标框架的任意位置的源位置 $(x_{\text{obj}}^s, y_{\text{obj}}^s, z_{\text{obj}}^s)$ 和与目标框架主轴成角 (η, θ, ϕ) 的探测器位置 $(x_{\text{obj}}^d, y_{\text{obj}}^d, z_{\text{obj}}^d)$，并用以下 9 个自由度对源 - 探测器的位置进行描述：源位置、探测器位置和探测器倾斜度，如图 13.8 所示。

对于体素驱动的重建，我们想将目标框架中的体素位置 $(x_{\text{obj}}, y_{\text{obj}}, z_{\text{obj}})$ 转换为其在探测器框架内的位置 $(x_{\text{det}}, y_{\text{det}}, z_{\text{det}})$，以对探测器围绕 x 轴 (η)、y 轴 (θ) 和 z 轴 (ϕ) 的旋转进行解释说明。目标 - 探测器旋转矩阵见下式：

$$^{\text{obj}}R_{\text{det}} = {}^{\text{obj}}R_{\text{source}} = R_x(\eta)R_y(\theta)R_x(\phi)$$

$$= \begin{pmatrix} c_\theta & -c_\theta s_\phi & s_\theta \\ c_\eta s_\phi + c_\phi s_\eta s_\theta & c_\eta c_\phi - s_\eta s_\theta s_\phi & -c_\theta s_\eta \\ s_\eta s_\phi - c_\eta c_\phi s_\theta & c_\eta s_\theta s_\phi + c_\phi s_\eta & c_\eta c_\theta \end{pmatrix} \qquad (13.27)$$

因为探测器和源框架定义为其主轴相互平行，目标 - 探测器旋转矩阵也是目标 - 源旋转矩阵。符号 s_η、s_θ、s_ϕ 分别表示 $\sin(\eta)$、$\sin(\theta)$、$\sin(\phi)$，c_η、c_θ、c_ϕ 分别表示 $\cos(\eta)$、$\cos(\theta)$、$\cos(\phi)$。按照行次序旋转矩阵中的元素用 r_1-r_9 表示。因此，相对于源框架 $(x_{\text{source}}, y_{\text{source}}, z_{\text{source}})$ 的体素位置如下：

$$\begin{pmatrix} x_{\text{source}} \\ y_{\text{source}} \\ z_{\text{source}} \end{pmatrix} = (\,^{\text{source}}R_{\text{obj}}\quad ^{\text{source}}t_{\text{obj}}) \begin{pmatrix} x_{\text{obj}} \\ y_{\text{obj}} \\ z_{\text{obj}} \\ 1 \end{pmatrix}$$

$$= \begin{pmatrix} r_1 & r_4 & r_7 & t_x \\ r_2 & r_5 & r_8 & t_y \\ r_3 & r_6 & r_9 & t_z \end{pmatrix} \begin{pmatrix} x_{\text{obj}} \\ y_{\text{obj}} \\ z_{\text{obj}} \\ 1 \end{pmatrix} \qquad (13.28)$$

此处，$^{\text{source}}t_{\text{obj}}$ 表示从源框架 (Fs) 的原点指向目标框架的原点的一个 3×1 的矢量 (t_x, t_y, t_z)，可以通过使用相对于目标框架 $(x_{\text{obj}}^s, y_{\text{obj}}^s, z_{\text{obj}}^s)$ 的源位置和源 - 目标旋转矩阵 $^{\text{source}}R_{\text{obj}}$ 计算，公式如下：

$$^{\text{source}}t_{\text{obj}} = \begin{pmatrix} (x^0-x^s)_{\text{source}} \\ (y^0-y^s)_{\text{source}} \\ (z^0-z^s)_{\text{source}} \end{pmatrix} = {}^{\text{source}}R_{\text{obj}} \begin{pmatrix} (x^0-x^s)_{\text{obj}} \\ (y^0-y^s)_{\text{obj}} \\ (z^0-z^s)_{\text{obj}} \end{pmatrix}$$

$$= -{}^{\text{source}}R_{\text{obj}} \begin{pmatrix} x_{\text{obj}}^s \\ y_{\text{obj}}^s \\ z_{\text{obj}}^s \end{pmatrix} = \begin{pmatrix} t_x \\ t_y \\ t_z \end{pmatrix} \qquad (13.29)$$

元素 $(x^0-x^s)_{\text{source}}$ 表示从源框架的原点指向目标框架原点的矢量的 x 坐标，类似地，元素 $(x^0-x^s)_{\text{obj}}$ 表示从目标框架的原点指向源框架原点的矢量。

需要注意的是，到这一点的各种 (x, y, z) 坐标都

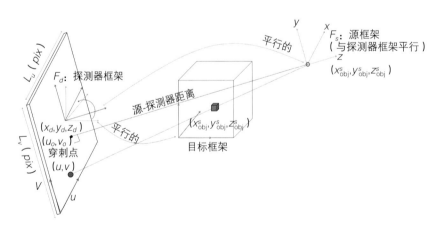

图 13.8　9 个自由度确定的源 - 探测器位置投影几何示意图：$(x_{\text{obj}}^s, y_{\text{obj}}^s, z_{\text{obj}}^s)$、$(x_{\text{obj}}^d, y_{\text{obj}}^d, z_{\text{obj}}^d)$ 以及 (η, θ, ϕ)。源框架 F_s 定义为其主轴与探测器框架 F_d 平行。转换从重建影像的 $(x_{\text{obj}}, y_{\text{obj}}, z_{\text{obj}})$ 坐标系缩放、旋转至探测器的 (u, v) 坐标系

采用长度单位(如 cm),而 (u,v) 坐标采用探测器元素坐标单位(无量纲)。(u,v) 位置取决于投影(联合公式 13.26~13.29)和缩放比例:

$$\begin{pmatrix} u \\ v \\ 1 \end{pmatrix} \sim \begin{pmatrix} 1/a_u & 0 & L_u/2 \\ 0 & 1/a_v & L_v/2 \\ 0 & 0 & 1 \end{pmatrix} \begin{pmatrix} SDD & 0 & u_0 \\ 0 & SDD & v_0 \\ 0 & 0 & 1 \end{pmatrix} \times$$

$$\left({}^{\text{source}}R_{\text{obj}} \;\; -{}^{\text{source}}R_{\text{obj}} \begin{pmatrix} x^s_{\text{obj}} \\ y^s_{\text{obj}} \\ z^s_{\text{obj}} \end{pmatrix} \right) \begin{pmatrix} x_{\text{obj}} \\ y_{\text{obj}} \\ z_{\text{obj}} \\ 1 \end{pmatrix} \quad (13.30)$$

公式 13.26 中第 1 个矩阵根据探测器元素的大小(a_u 和 a_v)和探测器大小(L_u 和 L_v)进行缩放。第 2 个是投影矩阵。穿刺点 (u_0,v_0) 的位置和 SDD 可以通过下面叙述的标定算法来直接估算,或者当标定算法提供了相对于目标框架(x^d_{obj}, y^d_{obj}, z^d_{obj})的探测器位置信息时,我们就可以通过参考相对于探测器框架的源位置把这些参数转换为 (u_0,v_0) 和 SDD。

$$\begin{pmatrix} u_0 \\ v_0 \\ SDD \end{pmatrix} = \begin{pmatrix} x^s_{\text{det}} \\ y^s_{\text{det}} \\ z^s_{\text{det}} \end{pmatrix} = \left({}^{\text{det}}R_{\text{obj}} \;\; -{}^{\text{det}}R_{\text{obj}} \begin{pmatrix} x^d_{\text{obj}} \\ y^d_{\text{obj}} \\ z^d_{\text{obj}} \end{pmatrix} \right) \begin{pmatrix} x^s_{\text{obj}} \\ y^s_{\text{obj}} \\ z^s_{\text{obj}} \\ 1 \end{pmatrix} \quad (13.31)$$

此处,我们使用类似于公式 13.28~13.30 里坐标变换的方法,把相对于目标框架(x^s_{obj}, y^s_{obj}, z^s_{obj})的源位置转换为相对于探测器框架(x^s_{det}, y^s_{det}, z^s_{det})的位置,与 (u_0,v_0,SDD) 一样。

有了这些转换,就变成一个"校准"系统几何结构的问题[即测量 9 个自由度(x^s_{obj}, y^s_{obj}, z^s_{obj})和(x^d_{obj}, y^d_{obj}, z^d_{obj}),以及(η, θ, φ),对于受机械弹性、重力、震动等影响的现实系统,这 9 个自由度通常作为投影角度的函数变化]。文献已报道了各种各样的校准方法,每一种都涉及对一个已知对象(例如 BBs 阵列)作为投影角度的函数进行成像来决定其位置。放置在等中心的单个 BB 作为投影角度的函数可以用来近似测量 (u_0,v_0)[20],这已被证明可以捕捉一阶几何校准的最重要方面,以期获得相当稳定和刚性的机架(如医用直线加速器上的 CBCT)[4]。Noo 等[30]提出的方法是早期较为完整的一种校准方法,包含与旋转轴平行的一排 BBs,其投影在投影域中

遵循椭圆形轨迹。Navab 等[21,24]提出的方法与之类似,包含各种尺寸 BBs 螺旋排列组成的模体——螺旋形状可在投影中将 BBs 重叠部分最小化,不同尺寸在投影矩阵分析中为 BBs 个体识别(即在模体中的位置)提供编码。Jain 等[25]提出了另一种方法,涉及模体中 BBs、线缆和椭圆形物体的组合,用于从一个投影视图中确定位置。文献中已详述了每种方法投影矩阵分析的细节,通常包含系统位置的迭代最小二乘解、在所有测量的投影角度范围内最小化位置确定的误差,并且至少解决 9 个自由度中最重要的[如(x^s_{obj}, y^s_{obj}, z^s_{obj})和(x^d_{obj}, y^d_{obj}, z^d_{obj}),但对于(η, θ, φ)可能仅仅解决其中的一或两个]。Cho 等[22]的方法涉及一个圆柱形模体中的两个圆形 BBs 阵列,在投影域中按椭圆轨迹投影。该方法允许对每一个单独投影在源 - 探测器位置提供所有 9 个自由度的闭型解析(非迭代)解(在完整 CBCT 校准中对所有投影角度进行重复)。

许多现实的 CBCT 系统都与理想的圆形轨道有很大的偏差,例如在移动的"等中心"C 形臂的圆弧上 (u_0,v_0) 的位置会有平均 >10mm 的变化[23]。然而,精确重建的关键是非理想的运动范围不一定小但却是"可重复的"。如图 13.9 所示,对于一台改造以执行 CBCT 功能的移动 C 形臂,从半圆形轨道分离出去有重大意义,如 x^d_{obj} 偏差为 ±5mm 时则与其他自由度的漂移类似。然而,这些非理想状态总是重复出现的——超过数天、数周甚至是数月——达到测量可用作几何校准的程度,以相当高的精度将体素域映射到探测器元素域。例如,图 13.9a 中的 10 次重叠测量结果,不仅显示了大规模、低频漂移的可重复性,而且显示了在轨道运行时系统经历的高频"震动"和"抖动"。图 13.9b 和 c 显示了这种非理想状态的几何对影像质量的影响。如图 13.9b 所示,几何校正失败(即假定半圆形轨道的不同自由度固定在其平均值)就会严重影响 3D 影像质量。一条线的轴向影像重建[点扩散函数(PSF)]会严重变形,细节(如颞骨)会丢失在伪影中。然而,如图 13.9c 所示,精确的几何校准能够正确地校正反投影几何,使 PSF 恰当地反映系统空间分辨率的限制,使影像(如颞骨)在很大程度上不再受几何伪影的影响。

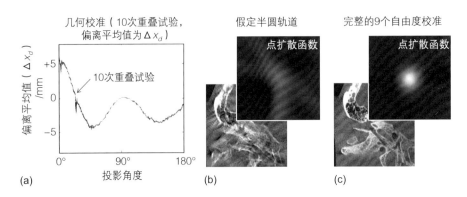

图 13.9 （a）CBCT 机械弯曲和其他非理想物理状态引起的系统几何变化示例。该示例显示的是一台执行 CBCT 功能的移动等中心 C 形臂。单一几何参数（x_d）的变化作为投影角度的函数得以显示，表明漂移偏离理想状态相当大；然而，漂移是高度可重复的且允许通过几何校准的方式进行准确的影像重建。（b,c）一条线（PSF）和尸体头部颞骨区域的轴向 CBCT 重建。忽略几何变化（即如图 b 假定圆形轨道）导致重大误差。几何校准重建（c）恢复了影像质量

13.4 增加横向 FOV 的"偏置探测器"几何

前面的部分假设了一种几何，其探测器或多或少都是以中轴射线为中心；然而，这并不是 3DFBP 的要求，而且它还有各种各样的限制。常见的限制是横向 FOV（FOV_{xy}）太小和明显的横向截断伪影，特别是对于身体部位。图 13.1 所示的探测器位于中心的几何的替代方案是探测器横向平移半个探测器宽度（$L_u/2$），结合完整的 360° 轨道——通常称为"偏置探测器"几何。如图 13.10 所示，偏置探测器几何在任何给定的视图上都能对患者的近乎半身进行采样，但通过完整 360° 轨道，系统已取得完整采样，实现的横向 FOV 是探测器位于中心几何

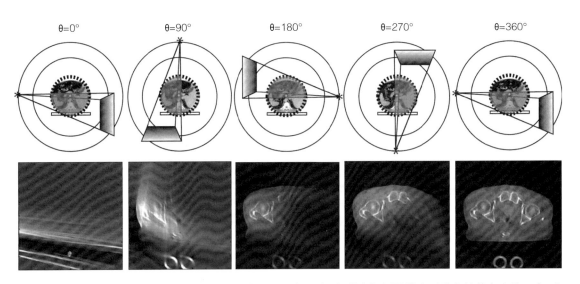

图 13.10 偏置探测器几何示意图。上方：偏置探测器几何示意图，其中探测器横向平移大约其宽度的一半，生成一个较大的 FOV_{xy}，在 360° 范围内扫描采样。下方：用 FBP 算法在偏置几何条件下进行轴向层面重建时的视图。与探测器位于中心的情形相反（此时轴向影像的演化围绕重建中心径向对称，大于 180° 时实现完全采样），偏置探测器情形造成轴向 FOV 象限采样/填充并需要一个完整的 360° 轨道

条件下 FOV 的 2 倍。这确实涉及对前面总结的正常 3D FBP 的权重和过滤方案的修改,它不会提高通常与 360° 轨道相关的采样(如 1/4 像素偏移)。在影像引导放射治疗中,它已经成为一个相当普遍的 CBCT 几何,其中通常包括一个宽度(L_u)~40cm、放大系数(M)~1.5 的探测器,提供的 $FOVxy$~25cm,这对体型较大的患者可能是不足的。横向移动 15cm 能够有效地将 $FOVxy$ 延伸到 ~46cm。

偏置探测器几何涉及对 3D FBP 中采用的加权和过滤进行修改[26,27]。如图 13.10 所示,反投影对每一个 90° 圆弧 "填充" 大约四分之一的体积,产生一个 θ_{tot}=360° 的完全重建——与图 13.6 中 θ_{tot}>180° 的填充完全不同。当横向位移小于 $L_u/2$ 时,沿探测器一边的列有助于冗余重叠射线穿过重建的中心,方式完全类似于上面讨论的关于 Parker 权重的冗余采样。这些列 / 重叠射线中的探测器信号必须适当加权以解释这些冗余。

13.5　超越 Feldkamp: 从非圆形源 - 探测器轨迹重建

假设 X 射线散射和射线束硬化等物理特性不是限制因素,当沿着非圆形轨道(轨迹)移动源 - 探测器组合时执行锥形束数据采集提供了一种能够避免锥形束伪影的方法,从而可能提高影像质量。但是,非圆形轨道并不是任意的:为了实现完全目标采样以及 "精确的" 3D 影像重建,必须满足 Tuy 条件[28]。该条件表述如下:任何经过扫描对象感兴趣区域的平面都必须与源轨迹相交。如果不能满足 Tuy 条件,那么对感兴趣区域的采样就是不完整的,总之也不可能实现无伪影的成像。此外,只有当每一个获得的锥形束投影都不被截断时(即整个扫描对象在投影中是可见的),Tuy 条件对精确成像才是必要和充分的。

满足 Tuy 条件从轨道上收集的非截断投影的精确影像重建是很好理解的,而且通常依赖于 Grangeat 公式[29]。首先将锥形束数据转换为扫描对象 3D radon 变换的样本[30],然后对变换求逆,就能间接地进行重建。另一种方法就是使用 Defrise、Clack[31]、Kudo 和 Saito[32]开发的 FBP 公式直接进行重建。

当投影被截断时,这种情况在医学成像时很常见,进行精确的重建就会面临更大的挑战而且会受截断模式的影响。遗憾的是,目前并没有一个简单、封闭公式来解决这个问题。在过去 10 年间出现了两种重要的理论:Katsevich[33]的 FBP 法和微分反向投影(DBP)法[7,34-38],也被称为 BPF 法或两步 Hilbert 法。关于锥形束重建的发现并不局限于这两种理论,但他们为准确的重建算法的开发和理解其他已发表文献确定了良好的起点。这两种理论都严重依赖于 R- 线的概念,R- 线是连接两个或多个源位置的线。符号 R 代表冗余测量线,如果扫描对象中的点 P 位于 R 线上,那么运用以上两种方法就可能通过截断数据来实现 P 点的精确重建。否则,这两种方法都不太可能奏效。因此,分析 R 线覆盖区域对于截断投影成像中的非圆形轨道的选择至关重要。

精确重建算法允许数据截断的实用非圆形轨道包括圆和线[39,40]、圆和弧[41,42]、螺旋[43]以及鞍形轨道[44,45]。从截断的锥形束投影进行精确影像重建仍然是一个活跃的研究课题,尤其是在不断提高成像性能的需求推动下,不仅满足诊断目的,而且还用于肿瘤学和介入放射学中的治疗和监测。

13.6　迭代重建

有一类广泛的重建算法,这些算法不基于单组分析操作的应用。另一种方法是使用迭代方法连续逼近重建的解,在这个过程中从对衰减容积 $\mu(x,y,z)$ 的初始猜想 $\hat{\mu}(x,y,z)$ 开始,并通过某种更新来重新构造包含该容积的值。这些方法通常被称为 "非解析" 法,因为重建估计无法写成一个封闭的解,或者即使有人能够将其写成解,直接应用解析方法计算过于繁琐。

这些技术的一个共同特性是倾向于把重建估计定义为一些目标函数的隐式最大化(在一些情况下,目标函数不是显性存在的)。具体地,采用将参数化容积(即影像体素)与断层影像采集中收集的整组投影测量值相关联的数学模型。这种所谓的正向模型可以是任意复杂的,可包括以下作用,如扩展 X 射线源、探测器脚印(探测器元素的尺寸和形状)、多能 X 射线束和 X 射线散射。类似地,正向模型指定的几何是通用的:可以代表单层 CT、螺旋采集、锥形束几何、限制角度数据、非圆形轨道等。通过选择特定的度量指标,该指标使用前向模型、重建估计和观察的测量数据强化了预测数据间的匹配,从而形成目标函数。在许多情况下,目标函数被进一步修正(即用附加条款"规范化")以强化重建影像的期望属性(如平滑性)。一般来说,估计函数可写为:

$$\hat{\vec{\mu}} = \arg\min_{\vec{\mu}} \| \vec{g}, F(\vec{\mu}) \| \qquad (13.32)$$

此处,$\hat{\vec{\mu}}$ 代表当前影像估计的一个矢量,g 代表其元素是投影数据测量的一个矢量,$F(\vec{\mu})$ 表示通过正向模型增殖的影像容积函数的预测数据矢量,$\|\cdot,\cdot\|$ 表示测量和应用于当前影像估计的正向模型之间的一些相似性度量。

必须指定重建算法从而迭代地接近公式 13.32 的解。这样的算法高度依赖于精确的目标形式,而且有许多算法可以解特定的目标函数。因此,迭代方法通常由以下两个组成部分来定义:(1) 目标函数,其中包括一个正向模型和一些度量指标用以强化与观察数据的拟合;(2) 能够对特定目标找到最优估计的特殊算法。

13.6.1　代数重建技术(ART)

公式 13.7 先前指定了一个简单的单能正向模型,但这个公式假设了一个连续的域目标,而公式 13.32 中的模型和目标函数是离散的,一个离散参数化容积的类似模型可以写成:

$$\vec{g} = g_0 \exp(-A\vec{\mu}) = F(\vec{\mu}) \qquad (13.33)$$

式中,A 是对影像矢量 $\vec{\mu}$ 进行运算的矩阵,所谓的系统矩阵的元素 a_{ij} 将每个体素的贡献和与每次测量有关的投影积分相关联。正如前面提到的,对于 A 代表的特定投影几何没有限制。认识到公式 13.33 表示一个非线性方程组,就可以尝试直接对 $\vec{\mu}$ 进行求解。数据的对数转换为:

$$\vec{l} \equiv -\ln\left(\frac{\vec{g}}{g_0}\right) = A\vec{\mu} \qquad (13.34)$$

该公式表示转换数据 $\vec{l}$ 和投影体积之间是线性关系。公式 13.34 表示的线性方程组能够采用一系列不同的迭代方法求解[46-48]。例如,某一特定方法[49]

使用下列更新,

$$\vec{\mu}^{(k+1)} = \vec{\mu}^{(k)} + \frac{A^T\left(\dfrac{\vec{l} - A\vec{\mu}}{A\vec{l}}\right)}{A^T\vec{l}} \qquad (13.35)$$

其中,A^T 是系统矩阵的转置阵并且功能上代表测量域矢量的反投影。(需要注意的是,所有划分都是逐个元素,$\vec{l}$ 代表全 1 矢量)。可以看出,公式 13.35 基于 $\vec{l}$ 和 $A\vec{\mu}$ 之间的残差的(标准化的)反投影对影像进行了校正。这类方法之后的方法通常被称为代数重建技术(ARTs)。

在特定条件下(如一致的数据),ART 方法能够求解目标函数:

$$\hat{\vec{\mu}} = \arg\min_{\vec{\mu}} \| \vec{p} - A\vec{\mu} \|^2 = (A^T A)^{-1} A\vec{p} \qquad (13.36)$$

这是一个最小二乘的目标函数,它使预测值和建模转换的测量值之间的差异最小化[47];然而,许多基于 ART 的方法并不是严格收敛的,难以表示为一个专门的目标函数的优化器。

13.6.2　统计学的重建方法

尽管基于 ART 的方案由于可以处理任何几何而很有吸引力,但是它们依赖于正向模型的线性化,而且所有的测量数据都被等同处理,而不管其信噪比(SNR)。统计学的重建方法是一类影像估计量,包含前述的正向模型和单独测量的噪声模型。

13.6.2.1　最大似然重建

在估算理论中[50],有许多度量都将噪声模型考虑在内。断层重建中广泛应用的一个方法是似然函数。特别地,对所有可能的 $\vec{\mu}$ 最大化似然函数将产生最可能对观察到的测量值负责的影像容积。利用这样的目标,将有可能隐性地平衡不同测量值之间的相应信息内容——在本质上增加高 SNR 数据对重建的影响和减弱低 SNR 数据的相对重要性。

基于似然的方法需要采用一种噪声模型来测量。通常使用 Poisson[51] 或 Gaussian(对数数据)[52] 分布,但是也可以使用一种更复杂的复合 Poisson 或 Gaussian-Poisson 混合模型来更好地匹配断层系统

的物理特性—甚至可能是一个能够对成像链特征
(如探测器模糊和附加噪声)提供相对完整描述的级
联系统模型[53,54]。任何特定的模型都近似于光子
产生和探测的物理学的潜在的噪声过程的成分。简
单的 Poisson 模型假设噪音是由光子统计主导。在
这种情况下,每个测量都有一个给定的概率:

$$p(g_i|\vec{\mu}) = \exp[-F_i(\vec{\mu})]\frac{[F_i(\vec{\mu})]^{g_i}}{g_i!} \qquad (13.37)$$

似然函数等于给定对象的所有测量的联合概
率,即 $p(\vec{g}|\vec{\mu})$,它对于独立的观测结果来说是公式
13.37 中边缘概率的乘积。虽然可以直接将似然最
大化,但它等价于将对数似然最大化,从而产生以
下的估计量:

$$\hat{\vec{\mu}} = \arg\max_{\vec{\mu}} L(\vec{g},\vec{\mu}) = \arg\min_{\vec{\mu}}(-L(\vec{g},\vec{\mu}))$$

$$L(\vec{g},\vec{\mu}) = \ln p(\vec{g}|\vec{\mu}) = \ln(\prod_i p(g_i|\vec{\mu}))$$

$$= \sum_i \ln p(g_i|\vec{\mu}) = \sum_i g_i \ln[F_i(\vec{\mu})] -$$

$$F_i(\vec{\mu}) - \ln g_i!. \qquad (13.38)$$

有许多迭代求解这种目标函数的算法,包括:
期望最大化(EM)方法[51]、有序子集法[55]、EM 变
法[56]、抛物面代理法[10]等。

ART 和最大似然法(ML)都是不规范的估算方
法。也就是说目标函数不包括在重建过程中平衡噪
声和分辨率。由于断层重建是病态的而且噪声很
大,因此解决这些目标的方案可能会非常嘈杂。一
个简单的控制方法是在估算变得过于嘈杂之前停
止迭代,该方法依赖于重建算法的特定收敛特性。
此种技术行之有效,因为高空间频率的收敛通常需
要比低空间频率花费更长的时间。其他噪音控制
的方法包括后过滤[57]和筛分方法[58]。

13.6.2.2　惩罚似然 / 最大后验重建

另一种平衡噪声和空间分辨率的方法是对目
标函数进行修改以获得满意的影像性能。这种"正
则化"倾向于提高迭代算法的收敛速度并在目标的
求解过程中改善影像质量。对于这样一个正则化
后的目标函数,一个常见的形式如下:

$$\hat{\vec{\mu}} = \arg\max_{\vec{\mu}} L(\vec{g},\vec{\mu}) - \beta R(\vec{\mu}) \qquad (13.39)$$

此处,从似然项中减去了正则项 R。此项作为
不期望(如噪声)影像的惩罚并包含正则化参数 β

以平衡数据保真度和惩罚项。这种方法常常被称
作惩罚似然(PL)估计,然而,通过在影像容积上定
义概率分布,也可以推导出公式 13.39 形式的目标
函数。具体而言,若 $p(\mu)$ 已知,就可以利用 Bayes
规则来形成最大后验概率(MAP)估计,其在 μ 上对
于一般类别的先验分布在数学上等于公式 13.39。

尽管已有多种惩罚和先验,但通常假设成对
形式:

$$R(\vec{\mu}) = \sum_j \sum_{k \in N_j} \psi(\mu_j - \mu_k) \qquad (13.40)$$

公式中一些邻域内的体素成对差异根据某个
函数 $\psi(\cdot)$ 进行惩罚。实际上,相邻像素偏离不会
太大,从而实现局部平滑(和抑制噪声)。最简单的
惩罚函数使用体素间的平方差(即 $\psi=(\mu_j-\mu_k)^2$)。然
而,这个二次惩罚函数倾向于平滑影像中的噪声和
解剖边界。许多其他的惩罚函数已经被用于减少
相对的惩罚(与二次惩罚函数相比)以增加差异来
保存解剖边界。这样的惩罚函数包括 Lange[56,59]、
Elbakri[12]引入的函数以及基于 1 范数的所谓的"总
变差"(TV)处罚[60,61]。后面的方法与约束总变差
最小化密切相关[62,63]。图 13.11 显示了两种不同的
PL 方法和传统的 FBP 方法的比较。

PL 和 MAP 算法类似于 ML(ML 是 β=0 时的特
殊情况)。已经开发出许多算法,针对惩罚案例开发
的算法通常也适用于非规范情况。

13.6.3　压缩感知技术

虽然目前为止所讨论的迭代方法不限制由 A
表示的几何,但由于缺少数据(即欠采样),由这些
方法提供的来自极为有限或稀疏采样的结果将
降低影像质量。传统的影像采样理论认为,不能
重建数据中未观察到的空间频率。然而,最近压
缩感知领域的成果却得出相反的结论。特定情况
下,如果拥有某种关于该对象的先验知识,那么重
建时仅需要很少的数据即可。压缩感知目标的形
式为:

$$\hat{\vec{\mu}} = \arg\min_{\vec{\mu}} \|\psi(\vec{\mu})\| \ s.t. \ F(\vec{\mu}) = \vec{g} \qquad (13.41)$$

其中,隐式估计量由约束优化来表示。也就是
最小化一个函数 ψ,其为受限于预测数据(通过正
向模型)与测量值匹配约束的容积函数。这种情况

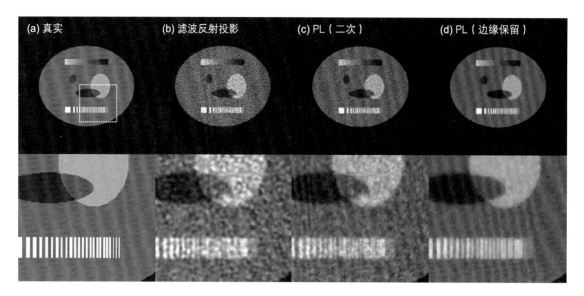

图 13.11　FBP 与两种不同 PL 估计量的比较。(a)用于生成综合数据的简单数字化模体。(b)FBP 重建。(c)二次惩罚 PL 重建。(d)边缘保留惩罚 PL 重建[59]。尽管所有的重建使用相同的原始数据,但我们看到,在从 FBP 移动到 PL(二次)再到 PL(边缘保留)时噪声降低"和"空间分辨率提高。下一行影像表示上一行影像的放大版本(由 a 中的虚线指示的缩放区域)

下,关键是 ψ 表示一个所谓的稀疏运算符,它将容积转换为一个主要由零和非零元素构成的域。一些目标影像(即脉管增强影像和背景减影影像)本身就是稀疏的,而其他影像可能认为其空间导数是稀疏的,这意味着影像在很大程度上是分段常数。公式 13.41 中使用的范数也很重要。因为 1-范数鼓励稀疏估计,因此是最常用的(尽管有时也使用 $p \leqslant 1$ 的一般 p- 范数)。存在解决这些目标的迭代算法,并能够在找到适当的稀疏域时提供良好的结果。

这种方法的一个显著的例子就是先验影像约束压缩感知(PICCS)方法[64,65],其目标函数如下:

$$\hat{\vec{\mu}} = \arg \min_{\vec{\mu}} [\alpha \| \psi(\vec{\mu} - \vec{\mu}_p) \|_l + (1-\alpha) \| \psi(\vec{\mu}) \|_l] s.t. A\vec{\mu}$$

$$= -\ln \frac{\vec{g}}{\vec{g}_0} \tag{13.42}$$

目标由两项组成:第一项是估测与之前影像(先前获取的影像)之间的稀疏差异 μ_P,第二项是公式 13.41 中的稀疏影像。参数 α 控制这两项的相对重要性。应用线性约束,很容易识别为公式 13.34。这个目标函数强化了估测和先验影像之间的相似性,并且在获得容积序列(如动态扫描或后续扫描序列)的情况下将有特定的应用。求解公式 13.42 的算法通常涉及更新,即最小化无约束的目标,然后执行约束。然而,由于约束也涉及反演,所以许多方法通过使用 ART 类型的更新来应用约束。

13.6.4　当前和未来的方向

迭代重建技术近期的发展表明人们越来越多地关注形成高精度的正向模型,其包括包含探测器尺寸效应[66,67]的现实投影模型,将多能源和能量相关衰减系数[12,68,69]以及散射辐射[70]结合在一起。类似地,还将目标模型进行了改进,以结合移动目标(如呼吸[71]或心脏运动[72])以及诸如目标边界之类的附加先验信息。使用精确的正向模型和所有可用的先验信息,这对于为给定的一组数据提供最佳影像质量是至关重要的。随着提高影像质量和 / 或减少辐射剂量的持续努力,我们预计正向模型真实性增加的趋势将会延续下去,并会继续结合先验知识。在投影数据质量受到极低剂量采集(即高量子噪声)或稀疏采集(例如有限角度断层成像和区域断层成像)限制的情况下,相对于传统方法的收益可能具有巨大潜力。

同样,新技术和特定的应用也将推动新的迭代方法的发展。技术示例包括用于光子计数设备和多能量采集的算法[73]，其中新的正向模型正在开发。特定的应用包括灌注成像、对比增强成像和在工具和植入物存在下的介入成像，这将需要对象模型和先验知识的改进。

13.7　小结和未来的研究方向

二十世纪的头十年我们一起见证了 CT 的革命。首先而且是最重要的是多探测器 CT 的广泛发展和应用，从诊断 CT 中常见的 4 层探测器扩展到 8、16 和 64 层探测器，以及全容积 320 层探测器（如整个器官）成像。当这种演变超过大约 8 层时，正如我们在广泛诊断成像背景下所知道的那样，CT 实际上变成了 CBCT，而对发散射线束和不可忽视的锥角的描述对 3D 重建技术来说是必不可少的。在 CT 诊断领域发生这一重大进展的同时，FPD 在 CBCT 中的应用也取得了进展。早期的应用包括影像引导放射治疗和影像引导外科手术，CBCT 在血管造影和介入引导中迅速普及。此外，在诊断成像的专业应用中，CBCT 已经作为一项有前途的技术出现，涵盖从牙科、耳鼻喉科、颌面部成像到乳腺成像以及肌肉骨骼、骨科和风湿病学成像领域。各种 CBCT 成像平台和应用的爆炸性增长得益于 FPD、重建方法的创新以及物理学家、工程师和医生在多学科领域中的协作。

在这类技术和临床应用进展的同时，3D 重建技术也取得了重大发展，其中很多在本章中都有涉及。尽管迄今为止已报道和转化为临床应用的大部分工作都是采用直接源自 FDK 算法的 3D FBP 方法，但是现在我们已经进入了高级数理统计和迭代重建技术的新时代。在 2010 年底，迭代重建在市售诊断 CT 扫描机上发布，标志着在实际临床应用中迭代重建的又一轮进步和更广泛应用。在高速计算技术和并行编程方法的推动下，诸如基于模型的重建和压缩感知技术等计算密集型迭代重建方法变得更为实用，从而可以在合理的时间尺度内借助价格实惠的计算硬件获得高质量的重建。这些进展的益处包括获得更高的影像质量、更低的辐射剂量、更快的扫描速度、伪影减少，以及 CT 在以前受到伪影或低对比度限制的新领域中的潜在应用。

致谢

作者向众多通过与之交流 3D 影像重建从而对本章做出贡献的人们表示感谢。Wojciech Zbijewski 博士（约翰霍普金斯大学）在本章的许多方面提供了帮助，包括生成图中包含的真实和模拟数据。Yoshito Otake 博士（约翰霍普金斯大学）协助进行了有关系统几何和几何校准的命名和分析。感谢与 John Boone 博士（加州大学戴维斯分校）、Norbert Pelc 博士（斯坦福大学）、Guang-Hong Chen 博士（威斯康星大学）、Xiaochuan Pan 博士（芝加哥大学）和 Jeff Fessler 博士（密歇根大学）进行的有价值的讨论。

参考文献

1. L. A. Feldkamp, L. C. Davis and J. W. Kress, "Practical cone-beam algorithm," *Journal of the Optical Society of America A* **1** (6), 612–619 (1984).

2. P. Grangeat, A. Koenig, T. Rodet and S. Bonnet, "Theoretical framework for a dynamic cone-beam reconstruction algorithm based on a dynamic particle model," *Physics in Medicine and Biology* **47** (15), 2611–2625 (2002).

3. D. A. Jaffray and J. H. Siewerdsen, "Cone-beam computed tomography with a flat-panel imager: Initial performance characterization," *Medical Physics* **27** (6), 1311–1323 (2000).

4. D. A. Jaffray, J. H. Siewerdsen, J. W. Wong and A. A. Martinez, "Flat-panel cone-beam computed tomography for image-guided radiation therapy," *International Journal of Radiation Oncology Biology Physics* **53** (5), 1337–1349 (2002).

5. A. C. Miracle and S. K. Mukherji, "Conebeam CT of the head and neck, part 2: Clinical applications," *American Journal of Neuroradiology* **30** (7), 1285–1292 (2009).

6. S. Hoppe, J. Hornegger, F. Dennerlein, G. Lauritsch and F. Noo, "Accurate image reconstruction using real C-arm data from a Circle-plus-arc trajectory," *International Journal of Computer Assisted Radiology and Surgery* **7** (1), 73–86 (2012).

7. Y. Zou, X. Pan, D. Xia and G. Wang, "PI-line-based image reconstruction in helical cone-beam computed tomography with a variable pitch," *Medical Physics* **32** (8), 2639–2648 (2005).

8. A. Katsevich, "Analysis of an exact inversion algorithm for spiral cone-beam CT," *Physics in Medicine and Biology* **47** (15), 2583–2597 (2002).

9. H. Erdogan and J. A. Fessler, "Ordered subsets algorithms for transmission tomography," *Physics in Medicine and Biology* **44** (11), 2835–2851 (1999).

10. H. Erdogan and J. A. Fessler, "Monotonic algorithms for transmission tomography," *IEEE Transactions on Medical Imaging* **18** (9), 801–814 (1999).

11. J. A. Fessler, I. A. Elbakri, P. Sukovic and N. H. Clinthorne,

"Maximum-likelihood dual-energy tomographic image reconstruction," *Physics of Medical Imaging, SPIE Proceedings* **4684** (1), 38–49 (2002).

12. I. A. Elbakri and J. A. Fessler, "Statistical image reconstruction for polyenergetic X-ray computed tomography," *IEEE Transactions on Medical Imaging* **21** (2), 89–99 (2002).

13. D. F. Yu and J. A. Fessler, "Edge-preserving tomographic reconstruction with nonlocal regularization," *IEEE Transactions on Medical Imaging* **21** (2), 159–173 (2002).

14. S. C. Bushong, S. Balter and C. G. Orton, "Point/counterpoint. Office-based cone-beam and digital tomosynthesis systems using flat-panel technology should not be referred to as CT units," *Medical Physics* **38** (1), 1–4 (2011).

15. R. Molteni, "The so-called cone beam computed tomography technology (or CB3D, rather!)," *Dentomaxillofacial Radiology* **37** (8), 477–478 (2008).

16. F. C. Billingsley, "Digital video processing at JPL," *Electronic Imaging Techniques I, SPIE Proceedings 3* XV-1-19 (1965).

17. W. F. Schreiber, "Picture coding," *SPIE Proceedings* **55** (1967).

18. M. J. Yaffe, in *Digital Mammography*, edited by U. Bick and F. Diekman (Springer, New York, 2009).

19. A. C. Kak and M. Slaney, *Principles of Computerized Tomographic Imaging* (IEEE Press, 1988).

20. R. Fahrig and D. W. Holdsworth, "Three-dimensional computed tomographic reconstruction using a C-arm mounted XRII: Image-based correction of gantry motion nonidealities," *Medical Physics* **27** (1), 30–38 (2000).

21. N. Nassir, R. B.-H. Ali, M. M. Matthias, W. H. David, F. Rebecca, J. F. Allan and R. Graumann, "Dynamic geometrical calibration for 3D cerebral angiography," *Physics of Medical Imaging, SPIE Proceedings* **2708** (1), 361–370 (1996).

22. Y. B. Cho, D. J. Moseley, J. H. Siewerdsen and D. A. Jaffray, "Geometric calibration of cone-beam computerized tomography system and medical linear accelerator," *Proceedings of the XVIth International Conference on the Use of Computers in Radiation Therapy (ICCR)*, 482–485 (2004).

23. M. J. Daly, J. H. Siewerdsen, Y. B. Cho, D. A. Jaffray and J. C. Irish, "Geometric calibration of a mobile C-arm for intraoperative cone-beam CT," *Medical Physics* **35** (5), 2124–2136 (2008).

24. N. Navab, A. Bani-Hashemi, M. Nadar, K. Wiesent, P. Durlak, T. Brunner, K. Barth and R. Graumann, in *Medical Image Computing and Computer-Assisted Intervention—MICCAI'98*, edited by W. Wells, A. Colchester and S. Delp (Springer, Berlin, 1998), Vol. 1496, pp. 119–129.

25. A. K. Jain, T. Mustafa, Y. Zhou, C. Burdette, G. S. Chirikjian and G. Fichtinger, "FTRAC—A robust fluoroscope tracking fiducial," *Medical Physics* **32** (10), 3185–3198 (2005).

26. G. Wang, "X-ray micro-CT with a displaced detector array," *Medical Physics* **29** (7), 1634–1636 (2002).

27. V. Liu, N. R. Lariviere and G. Wang, "X-ray micro-CT with a displaced detector array: Application to helical cone-beam reconstruction," *Medical Physics* **30** (10), 2758–2761 (2003).

28. H. Tuy, "An inversion formula for cone-beam reconstruction," *SIAM Journal on Applied Mathematics* **43**, 546–552 (1983).

29. P. Grangeat, in *Mathematical Methods in Tomography*, edited by G. T. Herman, A. K. Louis and F. Natterer (Springer, New York, 1991), pp. 66–97.

30. F. Noo, R. Clack and M. Defrise, "Cone-beam reconstruction from general discrete vertex sets using Radon rebinning algorithms," *IEEE Transactions on Nuclear Science* **44**, 1309–1316 (1997).

31. M. Defrise and R. Clack, "A cone-beam reconstruction algorithm using shift-variant filtering and cone-beam backprojection," *IEEE Transactions on Medical Imaging* **13** (1), 186–195 (1994).

32. H. Kudo and T. Saito, "Fast and stable cone-beam filtered backprojection method for non-planar orbits," *Physics in Medicine and Biology* **43** (4), 747–760 (1998).

33. A. Katsevich, "A general scheme for constructing inversion algorithms for cone-beam CT," *International Journal of Mathematics and Mathematical Sciences* **21**, 1305–1321 (2003).

34. J. D. Pack, F. Noo and R. Clackdoyle, "Cone-beam reconstruction using the backprojection of locally filtered projections," *IEEE Transactions on Medical Imaging* **24** (1), 70–85 (2005).

35. Y. Ye and G. Wang, "Filtered backprojection formula for exact image reconstruction from cone-beam data along a general scanning curve," *Medical Physics* **32** (1), 42–48 (2005).

36. Y. Ye, S. Zhao, H. Yu and G. Wang, "A general exact reconstruction for cone-beam CT via backprojection-filtration," *IEEE Transactions on Medical Imaging* **24** (9), 1190–1198 (2005).

37. Y. Zou and X. Pan, "Image reconstruction on PI-lines by use of filtered backprojection in helical cone-beam CT," *Physics in Medicine and Biology* **49** (12), 2717–2731 (2004).

38. Y. Zou and X. Pan, "Exact image reconstruction on PI-lines from minimum data in helical cone-beam CT," *Physics in Medicine and Biology* **49** (6), 941–959 (2004).

39. G. L. Zeng and G. T. Gullberg, "A cone-beam tomography algorithm for orthogonal circle-and-line orbit," *Physics in Medicine and Biology* **37** (3), 563–577 (1992).

40. F. Noo, M. Defrise and R. Clack, "Direct reconstruction of cone-beam data acquired with a vertex path containing a circle," *IEEE Transactions on Image Processing* **7** (6), 854–867 (1998).

41. A. Katsevich, "Image reconstruction for the circle-and-arc trajectory," *Physics in Medicine and Biology* **50** (10), 2249–2265 (2005).

42. X. Wang and R. Ning, "A cone-beam reconstruction algorithm for circle-plus-arc data-acquisition geometry," *IEEE Transactions on Medical Imaging* **18** (9), 815–824 (1999).

43. A. Katsevich, S. Basu and J. Hsieh, "Exact filtered backprojection reconstruction for dynamic pitch helical cone beam computed tomography," *Physics in Medicine and Biology* **49** (14), 3089–3103 (2004).

44. J. D. Pack, F. Noo and H. Kudo, "Investigation of saddle trajectories for cardiac CT imaging in cone-beam geometry," *Physics in Medicine and Biology* **49** (11), 2317–2336 (2004).

45. H. Yang, M. Li, K. Koizumi and H. Kudo, "View-independent reconstruction algorithms for cone beam CT with general saddle trajectory," *Physics in Medicine and Biology* **51** (15), 3865–3884 (2006).

46. R. Gordon, R. Bender and G. T. Herman, "Algebraic reconstruction techniques (ART) for three-dimensional electron microscopy and x-ray photography," *Journal of Theoretical*

Biology **29**, 471–481 (1970).

47. G. T. Herman, A. Lent and C. M. Rowland, "ART: Mathematics and applications, a report on the mathematical foundations and on the applicability to real data of the algebraic reconstruction techniques," *Journal of Theoretical Biology* **42**, 1–32 (1973).

48. M. Jiang and G. Wang, "Convergence studies on iterative algorithms for image reconstruction," *IEEE Transactions on Medical Imaging* **22** (5), 569–579 (2003).

49. A. H. Anderson and A. C. Kak, "Simultaneous algebraic reconstruction technique (SART): A superior implementation of the ART algorithm," *Ultrasonic Imaging* **6**, 81–94 (1984).

50. H. L. Van Trees, *Detection, Estimation, and Modulation Theory*. (Wiley, New York, 1968).

51. K. Lange and R. Carson, "EM reconstruction algorithms for emission and transmission tomography," *Journal of Computer Assisted Tomography* **8** (2), 306–316 (1984).

52. K. D. Sauer and C. A. Bouman, "A local update strategy for iterative reconstruction from projections," *IEEE Transactions on Signal Processing* **41** (2), 534–548 (1993).

53. J. H. Siewerdsen, L. E. Antonuk, Y. El-Mohri, J. Yorkston, W. Huang and I. A. Cunningham, "Signal, noise power spectrum, and detective quantum efficiency of indirect-detection flat-panel imagers for diagnostic radiology," *Medical Physics* **25** (5), 614–628 (1998).

54. D. J. Tward, J. H. Siewerdsen, R. A. Fahrig and A. R. Pineda, "Cascaded systems analysis of the 3D NEQ for cone-beam CT and tomosynthesis," *SPIE Medical Imaging* **6913**, 69131S (2008).

55. H. M. Hudson and R. S. Larkin, "Accelerated image reconstruction using ordered subsets of projection data," *IEEE Transactions on Medical Imaging* **13** (4), 601–609 (1994).

56. K. Lange and J. A. Fessler, "Globally convergent algorithms for maximum a posteriori transmission tomography," *IEEE Transactions on Image Processing* **4** (10), 1430–1438 (1995).

57. J. Nuyts, B. De Man, P. Dupont, M. Defrise, P. Suetens and L. Mortelmans, "Iterative reconstruction for helical CT: A simulation study," *Physics in Medicine and Biology* **43** (4), 729–737 (1998).

58. D. L. Snyder, M. I. Miller, L. J. Thomas and D. G. Politte, "Noise and edge artifacts in maximum-likelihood reconstructions for emission tomography," *IEEE Transactions on Medical Imaging* **6** (3), 228–238 (1987).

59. K. Lange, "Convergence of EM image reconstruction algorithms with Gibbs smoothing," *IEEE Transactions on Medical Imaging* **9** (4), 439–446 (1990).

60. C. R. Vogel and M. E. Oman, "Fast, robust total variation-based reconstruction of noisy, blurred images," *IEEE*

Transactions on Image Processing **7** (6), 813–824 (1998).

61. C. R. Vogel and M. E. Oman, "Iterative methods for total variation denoising," *SIAM Journal on Scientific Computing* **17**, 227–238 (1996).

62. E. Y. Sidky and X. Pan, "Image reconstruction in circular cone-beam computed tomography by constrained, total-variation minimization," *Physics in Medicine and Biology* **53** (17), 4777–4807 (2008).

63. J. Bian, J. H. Siewerdsen, X. Han, E. Y. Sidky, J. L. Prince, C. A. Pelizzari and X. Pan, "Evaluation of sparse-view reconstruction from flat-panel-detector cone-beam CT," *Physics in Medicine and Biology* **55** (22), 6575–6599 (2010).

64. G. H. Chen, J. Tang and S. Leng, "Prior image constrained compressed sensing (PICCS): A method to accurately reconstruct dynamic CT images from highly undersampled projection data sets," *Medical Physics* **35** (2), 660–663 (2008).

65. G. H. Chen, J. Tang and S. Leng, "Prior Image Constrained Compressed Sensing (PICCS)," *Society of Photo-Optical Instrumentation Engineers* **6856**, 685618 (2008).

66. B. De Man and S. Basu, "Distance-driven projection and backprojection in three dimensions," *Physics in Medicine and Biology* **49** (11), 2463–2475 (2004).

67. Y. Long, J. A. Fessler and J. M. Balter, "3D forward and back-projection for X-ray CT using separable footprints," *IEEE Transactions on Medical Imaging* **29** (11), 1839–1850 (2010).

68. B. De Man, J. Nuyts, P. Dupont, G. Marchal and P. Suetens, "An iterative maximum-likelihood polychromatic algorithm for CT," *IEEE Transactions on Medical Imaging* **20** (10), 999–1008 (2001).

69. I. A. Elbakri and J. A. Fessler, "Segmentation-free statistical image reconstruction for polyenergetic x-ray computed tomography with experimental validation," *Physics in Medicine and Biology* **48** (15), 2453–2477 (2003).

70. W. Zbijewski and F. J. Beekman, "Efficient Monte Carlo based scatter artifact reduction in cone-beam micro-CT," *IEEE Transactions on Medical Imaging* **25** (7), 817–827 (2006).

71. R. Zeng, J. A. Fessler and J. M. Balter, "Estimating 3-D respiratory motion from orbiting views by tomographic image registration," *IEEE Transactions on Medical Imaging* **26** (2), 153–163 (2007).

72. G. H. Chen, J. Tang and J. Hsieh, "Temporal resolution improvement using PICCS in MDCT cardiac imaging," *Medical Physics* **36** (6), 2130–2135 (2009).

73. J. Xu, E. C. Frey, K. Taguchi and B. M. Tsui, "A Poisson likelihood iterative reconstruction algorithm for material decomposition in CT," *SPIE Proceedings* **6510** (2007).

第14章

呼吸排序进展：呼吸排序的前景

14.1 引言

呼吸运动诱发的伪影可导致影像失真，降低剂量分布准确性或适形性从而降低放射治疗效果。人类呼吸是一种准自主的功能，其周期约为 5s，显著快于辐射剂量实施及获取 CBCT 影像所需时间，接近使用诊断 CT 扫描机采集容积影像所需的时间。正常人呼吸可以暂停近一分钟，但是许多癌症患者的呼吸功能已受损，不能屏住呼吸。呼吸控制技术可有效用于诊断成像，特别是对于现代 CT 扫描机，它可以在几秒钟内采集胸或腹部影像数据。核医学影像采集和放射治疗需要更长的时间，所以单次屏气时间不足以消除呼吸运动的影响。目前有多种呼吸控制协议，但它们要求患者能够屏住呼吸，并且遵守指令。

呼吸运动诱发的伪影不是控制呼吸运动的唯一原因。由于在治疗过程中呼吸运动可导致肿瘤移动，因此确保肿瘤不被漏照的一种方法是扩大照射野以包括肿瘤及其运动轨迹（Wolthaus 2006，2008a，b）。这就导致了比肿瘤横截面更大的照射范围，从而增加正常组织的受照剂量。旨在降低过量照射的方法需要能够定量测量呼吸引起的运动。主要方法是 4D CT，这是一个定义模糊的过程，在整个呼吸周期中获取多个 CT 数据集。由于呼吸循环是不可再现的，因此呼吸周期的定义对于理解和应用随后的 4D CT 影像信息是至关重要的。

本章回顾呼吸排序的最新进展，描述了呼吸运动对成像和治疗的影响，讨论了呼吸影像排序之后的定义，展示了放射治疗中是如何实现排序过程的。

14.2 呼吸运动对影像质量的影响以及排序的量化和前景

14.2.1 CT

所有的容积诊断影像都是应用一个时间采集序列获得的，该序列可能需要几秒钟至几分钟的时间来获取影像。这些采集系统假定在获取影像序列过程中没有任何运动。当运动存在时，上述假设便不成立，导致影像伪影的产生。

呼吸产生的运动速度相对较快。Zhao 等人（2009）最近发表的一篇文章表明，每吸入潮气量所产生的运动的第 85 百分位数为 24mm/L，而 Low 等人（2010）最近发表的一篇文章表明，35 例患者的平均最大呼吸速率是 0.443L/s。综合两项研究结果显示肺组织的最大运动速度约为 11mm/s。现代 CT 扫描机的旋转周期为 0.3~0.4s，在全周扫描期间仍然允许超过 3mm 的运动。在头尾方向上运动幅度通常最大，运动引起小支气管结构的成像模糊。

由于放射治疗需测量呼吸运动，运动伪影仍是需要面对的挑战。图 14.1 显示了平面运动对圆形结构影响的仿真模拟图。该结构是一个 10 像素宽

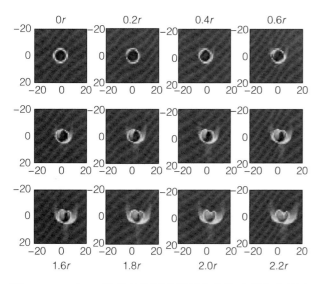

图 14.1 一个 10 像素宽的圆形目标向右移动所产生的运动伪影,移动距离为每次 CT 扫描旋转中目标半径的分数。运动距离为半径 40% 时所产生的运动伪影较明显。随着运动的增加,伪影变得更加显著,其中包括物体的形变和物体外部的投影

的圆柱体,在扫描采集过程中向右移动。运动距离以圆柱体半径的分数表示,从 0(静止)到 360°CT 机架旋转半径的 2.2 倍。在重建的圆柱形状中,运动的影响是很明显的。通过小的运动(小于等于半径的 0.4 或 2 个像素),圆柱体的形状保持不变,但是有扩展伪影出现。随着运动的增加,影像会变得更加扭曲。

描述现代多层 CT 扫描机呼吸运动导致伪影的文献报道很少,可能由于在大多数情况下,一次诊断 CT 扫描可在屏住呼吸时进行(Dinkel 等 2007;Wu 等 2010)。奥尔森等人(2008)最近比较了基于幅度和相位角的多层 CT 螺旋采集影像伪影排序。他们主要研究肺部伪影,通过标记在 CT 扫描采集期间测量的呼吸周期来检查重建影像。他们认为他们所采用的技术可以检测出被忽视的临床相关的影像失真。此技术还可以减少因某些不规律呼吸引起的影像失真。

14.2.2 正电子发射断层成像

正电子发射断层成像(PET)影像用于放射治疗协助治疗计划制定者确定肿瘤的范围、区分肺不张和肿瘤,并确定受累区域淋巴结。治疗计划使用 PET 影像时要求影像准确。患者保持某一姿势一定时间以采集 PET 影像。通过一系列伽马符合获取 PET 数据,并根据符合测量中的探测器对进行数据排序。随后的 PET 影像是通过确定探测器对之间线及符合线形成的。一个区域的 PET 活性越大,贯穿该区域的符合线数量就越多。当呼吸运动使肿瘤移动时,符合线似乎来自于肿瘤和呼吸运动包络的组合。表观 PET 强度将是肿瘤 PET 强度和呼吸运动模式的一个函数,因此,受呼吸运动影响,即使是均匀的 PET 强度分布也不会呈现均匀状态。

不同于多层 CT 对肿瘤影像的影响,已有研究深入探讨了呼吸运动对 PET 影像的影响(IMRT 协作组 2001;Erdi 等 2004;Hamill 2008;Boellaard 2009)。PET 强度与重要的肿瘤特征有关,如抗放射性和远处转移的可能性。呼吸运动扩散了表观强度,从而降低影像的最大强度。这可能会影响基于最大 PET 强度的临床分期或临床决策。

PET 强度的量化通常是通过标准摄取值(SUV)或肿瘤活性与附近正常组织活性之比(Boellaard 2009)来表示,也可通过注射活性及患者体重的归一化来表示。SUV 值与结果相关(Weber 2009;Kinahan 和 Fletcher 2010)。因为呼吸运动使 PET 影像模糊,也影响了 SUV 值。因此,从 PET 影像中去除呼吸运动伪影的方法会极有价值。

对 PET 影像进行排序的过程相对简单。呼吸标记物数据与 PET 数据同时获得。PET 数据被分选入预先确定的排序箱,每个排序箱对应一个特定的呼吸时相。使用每个排序箱的数据重建影像,从而减少影像的呼吸运动伪影,但同时也减少了统计数据量。这通常意味着应用门控技术的影像相比于没有应用门控技术的影像数据需要更长的采集时间。

Apostolova 等人(2010)最近研究了如何从 PET 影像中移除运动模糊伪影的影响。他们使用向单一方向移动的球形模体,其振幅和周期模拟人的呼吸运动。有无运动的不同模体冠状面影像如图 14.2 所示。图 14.2 显示了每幅影像中对于有无 PET 运动伪影校正时的最大 SUV 值。运动校正后测量和实际的 SUV 值均明显改善,特别是对于小靶区更是如此(图 14.3)。

正电子
发射计
算机断
层成像

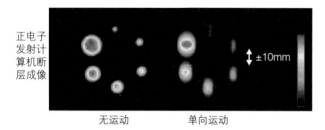

无运动　　　　　单向运动

图14.2 呼吸运动对表观 PET 活性分布影响示例。左:无运动和球形目标直径为 11.7mm、14.3mm、18.2mm、23.3mm、29.0mm 和 39.0mm 的重建 PET 影像。右:相同球的表观活性分布,这一次总体移动 20mm。如果不采取运动补偿,则外形和活性分布的改变是显而易见的(获得 Springer Science+Business Media 的许可:*European Radiology*, Combined correction of recovery effect and motion blur for SUV quantification of solitary pulmonary nodules in FDG PET/CT, 20, 2010, 1868-1877, Apostolova, I. Wiemker, R., Paulus, T. et al.)

Bundschuh 等人(2007)提议通过使用列表模式数据来检测肿瘤的运动,以校正病变头尾方向的运动。他们用非常短的时间段(250~750ms)重建影像。在每个时间段中定义和使用了感兴趣容积。应用活性分布的中心来确定肿瘤运动的范围,在这种短时间的数据获取中,该数值本质上是相对较大量噪声的平均值。他们将此种运动与呼吸标记物相关联,并发现对于肿瘤运动的患者来说,相关性非常好。

PET 影像门控的一个挑战是,PET 影像需要衰减校正来解释患者身体对 PET 伽马射线的衰减。对于现代的 PET/CT 设备,这是通过 CT 扫描数据集完成的。将 CT 值与 511keV 伽马射线衰减系数相关联,用来确定伽马射线的衰减量。衰减的倒数是校正因子。如果扫描是在自由呼吸过程中进行的,则可能会产生影像伪影。在屏气过程中进行扫描时,CT 扫描解剖学位置可能与 PET 解剖学位置不匹配。由于横膈位置的原因,导致了诸如肝脏上部和下肺等区域的衰减校正错误。为了减少由于这个问题引起的衰减校正伪影,需要采用与 PET 采集技术完美匹配的定量 4D CT 技术。

Alessio 等人(2007)研究了应用电影 CT 扫描来进行衰减校正,特别是心脏扫描。在一项模体研究中,螺旋 CT 的衰减校正导致心脏侧壁缺陷伪影。通过检查所有的电影 CT 扫描,并选择最大的体素强度来进行衰减扫描,将此缺点改善了 60%。在患者研究中,他们再次发现最好的结果,得到了最大强度的影像,这次定义为 PET 影像和获得的可接受衰减校正 PET 影像之间的对齐。

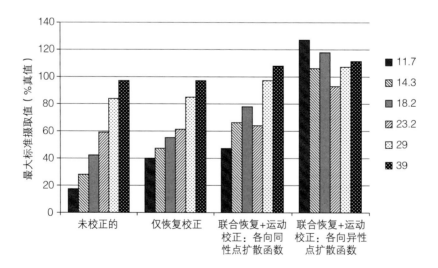

图14.3 定量评估图 14.2 中的数据。图例以 mm 为单位显示了球形模体的直径。PSF 是用于消除非影像引起的模糊运动的点扩散函数(获得 Springer Science+Business Media 的许可:*European Radiology*, Combined correction of recovery effect and motion blur for SUV quantification of solitary pulmonary nodules in FDG PET/ CT, 20, 2010, 1868-1877, Apostolova, I. Wiemker, R., Paulus, T. et al.)

14.3　排序算法

14.3.1　采集模式

呼吸循环是周期性的，但不规律。这就导致了设计排序算法时的复杂性和挑战。心脏成像必须处理不能暂停但高度规律的非自主运动，并且有电子标记，比如心电图可以用来同步成像和生理功能。CT 和 PET 制造商利用了心脏周期的常规特性来开发他们的排序算法。呼吸是不规则的，所以一些关于心脏门控的假设不成立。如果心脏成像中使用的算法直接用于呼吸控制，那么它将导致排序不准确和呼吸运动伪影消除不完整。

在成像方面，有两种采集模式，一种是前瞻性的，一种是回顾性的。前瞻性扫描使用呼吸周期测量标记物来监测呼吸周期。成像设备保持待机状态，直至患者达到用户指定的呼吸相位。在此期间，该设备被激活，并采集影像数据。前瞻性扫描通常仅在单个呼吸时相需要影像时使用。对于 CT 扫描，它也被用于在患者无法屏住呼吸且必须在整个成像序列中持续呼吸的情况下减少辐射剂量。

由于呼吸周期的不可预测性，按照前瞻性扫描协议的采集之间的时间间隔未知。这就使得采集协议的同步性面临挑战，例如螺旋 CT 扫描，在这种情况下，CT 诊疗床与机架一起运动。前瞻性协议通常用于电影采集情况下，进行这种 CT 采集时诊疗床静止不动。

回顾性采集技术在影像采集过程中也应用呼吸标记物。在这种情况下，标记物将被记录并同步到影像数据。这些数据可以是重建影像或原始数据。与前瞻性呼吸门控扫描不同，在回顾性采集过程中获得的影像不会与特定的呼吸门控时相同步。

对于电影扫描协议，通常基于标记物信息重建影像，然后进行排序。然而，对于螺旋扫描协议，数据是连续采集的，可以执行更复杂的排序。原始的投影数据可以作为呼吸时相的函数进行排序，只要患者在扫描头尾范围内的任一时相有原始数据，就可以生成任何呼吸时相的影像。图 14.4 显示了患者呼吸暂停时的 4D CT 螺旋扫描的影像重建实例。此例患者接受 CT 扫描，当扫描肝脏时，患者暂停呼

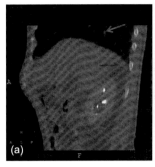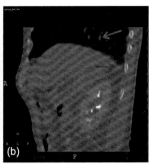

图 14.4　从螺旋 4D CT 扫描中得到的矢状位影像重建，该患者采集过程中自由呼吸。获取患者肝脏影像时，患者暂停呼吸，获取其他部位影像时则恢复正常呼吸。（a）呼气末。（b）吸气末。上、下箭头指的是按预期运动的组织结构。然而，由中间箭头指向的肝脏部分，似乎并没有移动。这使肝脏附近组织在运动测量中产生错误，是 4D CT 扫描面临的一个主要挑战

吸。由于患者没有移动，扫描机错误地将呼吸时相分配给投影数据，从而生成了一个扭曲的影像集。

14.3.2　呼吸建模

为了开发一个应用 CT 或 PET 成像来评估肿瘤运动的进程，我们首先需要了解呼吸运动和呼吸模式的特征。由于呼吸运动不如心脏运动的重复性好，必须做出妥协和假设，这对影像采集和分析技术以及成像结果的质量和稳健性都有深远的影响。

呼吸周期描述一般基于呼吸相位角和振幅。相位角描述假设呼吸周期可以重复细分。一个特定的呼吸时相（如吸气末）选为呼吸周期的启始。标识该呼吸时相发生的时间，然后呼吸周期定义为从该时间起到下次相同呼吸时相的时间。例如，如果呼吸周期在吸气末开始，连续的吸气末之间的相对时间对应于一次单一呼吸。期间的时相通常定义为连续峰值时间的分数。通常根据连续峰值之间的角度 360° 描述这些呼吸相位，相位角排序的描述也是如此。有时，呼吸循环在吸气和呼气间进一步细分。吸气和呼气末被指定为 0° 和 180°，线性插值的呼吸相位角介于两峰值之间。

相位角排序适用于当患者的呼吸周期，尤其是他们的呼吸幅度保持一致的情况。如果呼吸不规则，算法则不适用。由于心脏周期的规律性，该算法是第一个被商品化的，因为成像产品公司可以容

易地将心脏影像门控算法转移到呼吸门控。

Seppenwoolde 等人(2002)开发了一种基于相位角的方法来描述肺部的运动。他们检查了许多植入标记物的患者的荧光视频,确定呼吸运动轨迹呈椭圆形。他们将椭圆运动参数化为与椭圆轴对齐的成分。无(图 14.5b)和有(图 14.5d)滞后现象的运动模型如图 14.5 所示。包括滞后的方法是在不同方向的成分之间增加一个相位角。在特定时相的时间变化,如在呼气 - 吸气阶段花更多的时间,可通过将正弦函数变为均匀功率来管理。图 14.6 显示了一个规则(图 14.6a)和不规则(图 14.6b)呼吸患者的示例模型。虽然该模型适用于能进行规律呼吸的患者,但因为该模型不能预测呼吸频率的变化,所以不可用于呼吸不规律患者。

第二种呼吸周期的描述类别是基于呼吸幅值的。基于幅值的排序假设内部结构解剖学位置与呼吸的深度而非呼吸之间的时间间隔有关。假如患者呼吸不规律,在影像方面基于幅值的排序会比基于相位角的排序生成更少的运动伪影。基于幅值分类的主要缺点是,它不能区分吸气时间和呼气

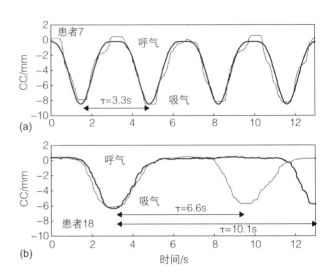

图 14.6 Seppenwoolde 等人(2002)的呼吸运动模型结果示例(a)患者呼吸规律(b)患者呼吸不规律。当呼吸频率和振幅稳定时,该模型正常工作;但如果呼吸频率发生变化,该模型则不适用(转载自 *International Journal of Radiation Oncology Biology Physics*,53,Seppenwoolde,Y.,Shirato,H.,Kitamura,K. et al.,Precise and real-time measurement of 3D tumor motion in lung due to breathing and heartbeat,measured during radiotherapy,822-834,Copyright 2002,得到 Elsevier 的许可。)

时间之间的时间间隔。在吸气和呼气过程中肺组织运动是不同的,这一过程被称为迟滞。

Lu 等人(2006)研究了呼吸周期变化对基于相位角和基于幅值排序的影响。他们重建了 40 例患者 12 个呼吸时相的 3D 影像数据库。根据 CT 扫描的结果,他们计算了空气含量,定义为肺内空气的综合含量,并利用空气含量数据作为反映肿瘤位置的标记物。他们将呼吸相位和幅值与空气含量相关联,并确定了相关残余量。在大多数情况下,振幅门控的残余量比相位角门控的残余量要小。当比较潮气量时,振幅门控的变化总是比相位角门控的变化小。举例来说,图 14.7 显示了呼吸中段振幅和相位角排序算法的定义。

应用振幅排序确定患者处于吸气中期时的时间点的潮气量如图 14.7a 所示,很可能对应于一致的内部结构解剖学位置。应用相位角排序确定患者处于吸气中期时的潮气量如图 14.7b 所示。尽管患者的解剖学结构在许多时间点处于一致的位置,但患者的呼吸暂停了三次。在这种情况下,中间吸气相位角排序的定义不太明确,算法失败了两次,无法确定吸气中期准确的潮气量。

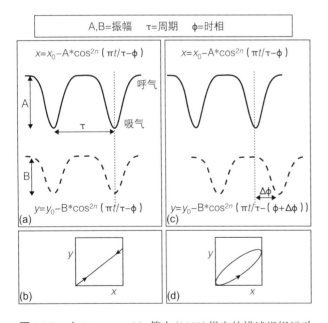

图 14.5 由 Seppenwoolde 等人(2002)提出的描述组织运动的呼吸运动模型。该模型将空间坐标描述为时间的周期函数(转载自 *International Journal of Radiation Oncology Biology Physics*,53,Seppenwoolde,Y.,Shirato,H.,Kitamura,K. et al.,Precise and real-time measurement of 3D tumor motion in lung due to breathing and heartbeat,measured during radiotherapy,822-834,Copyright 2002,获得 Elsevier 的许可。)

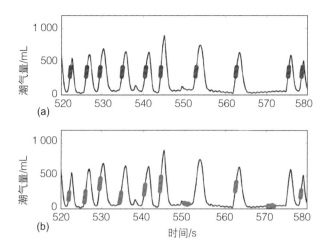

图 14.7 吸气中期定义示例(a)振幅排序和(b)相位角排序。粗线表示每一种算法都能识别出患者处于吸气中期阶段

14.3.3 呼吸排序前景

使用商品化 CT 排序程序所面临的一个挑战是制造商缺乏关于排序 CT 数据可靠性的反馈。如图 14.4 所示,排序数据可能包含由于呼吸不规律引起的运动伪影。此外,这些影像可能反映了大多数呼吸运动数据,但可能无法表示呼吸的极端情况。如果这些极端情况经常发生,并且有很大的幅值,尽管治疗计划者使用 4D CT 数据集作为引导,肿瘤治疗剂量也可能会不足。处理该问题的一种方法是使用基于振幅的排序,并跟踪每个振幅的相对概率。直方图如图 14.8 所示。呼吸波形如图 14.8a 所示,时间标尺已被压缩,相对吸入和呼出振幅可以很容易地看到。图 14.8b 显示了呼吸波形的直方图。直方图与相对稳定的呼吸模式是一致的。在呼气和吸气的时候有峰值,这表明在达到吸气末和呼气末时,时间延长。呼气的峰值比吸气的峰值要大,因为呼气幅度有更多的可重复性,而且患者在呼气时的时间比吸气时的时间要长。

图 14.8 中的直方图中叠加了四条表示百分位水平线。标记为 V_x 的百分位数中的 x 表示患者在潮气量 V 或以下所花费时间的百分比,该百分位数反映了关于呼吸极限与其他呼吸循环之间的关系。通常情况下,V_5 可以表示呼气量,这意味着患者在某一幅值上已经花费了足够长的时间,并且在该幅值时获得的投影数据可以可靠地重建一个完整的 CT 扫描。由于呼吸的特点,重建 CT 扫描的吸气幅

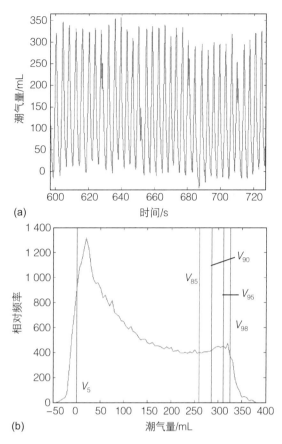

图 14.8 (a)对于呼吸规律的患者来说,潮气量是时间的函数。吸气和呼气峰值可看作是相对稳定的。(b)图(a)中所示呼吸循环的直方图。显示的潮气量百分比供参考

值可以由 V_{85} 可靠地重建。但是,如果使用 V_5 和 V_{85} 来表示整个呼吸循环,那么获取的影像数据只反映了 80% 的时间;剩余时间花费在超出影像所代表的振幅上面。因此,用户必须在某种程度上将影像中已提供的运动数据进行外推。直方图中反映出来的超出影像范围之外的百分比幅值可以向用户提供极大的帮助。

为了阐明如何使用百分位数的数据来帮助治疗计划设计者,图 14.9 的数据比较了第 98 个和第 85 个百分位数,以 32 例患者的第 5 个百分位数(定义为 0mL 的潮气量)作为参考。这两个百分位数的比值为 1.39 ± 0.19,因为吸入潮气量变化了几乎一个数量级,所以这一比率非常稳定。平均而言,正如第 85 个百分位数和第 5 个百分位数所反映的那样,使用吸气和呼气的影像可能导致低估运动 40%。在这种情况下,V_{98} 反映了 93% 的时间(98%−5%)的运动,而不是 80% 的时间(85%−5%)。这样做的

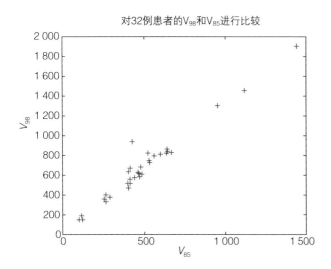

对32例患者的V_{98}和V_{85}进行比较

图 14.9　以 V_5 为参考,对 32 例患者的 V_{98} 和 V_{85} 进行比较。线性回归表明两者之间的关系是 1.39 ± 0.19。这个比值显示了两个百分位数之间的相对呼吸振幅

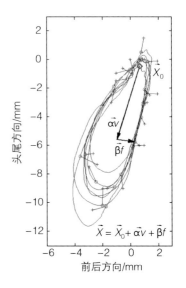

图 14.10　Low 等人(2005)和 Zhao 等人(2009)的呼吸运动模型,该模型使用潮气量和气流作为运动模型中的独立变量。α 和 β 分别描述了运动和潮气量、气流之间的关系

结果并不是影像不能反映移动,而是用户没有获得这些数据从而做出决定或外推影像数据。这可能会导致未知数量的靶区被大量低估。对于基于相位的影像来说,结果可能会更加严重,因为用户对于他们所看到的反映肿瘤运动的影像几乎没有什么反馈。未来不仅应该包括对用户的反馈,而且应该包括基于振幅的门控(一家 CT 模拟机制造厂商最近在其 4D CT 工作流程中安装了基于振幅的排序算法)。

　　由于目前临床上相位角和振幅方法存在缺点,因此 Low 等人(2005,2010)根据呼吸振幅和速率来设计呼吸运动模型。他们使用潮气量和气流,将肿瘤位置与这两个变量按线性关系联系起来。使用这些变量可以使模型独立于时间,因此不受呼吸周期的不规则性影响。该模型使用了两个矢量的线性组合,一个与潮气量成比例,另一个与气流成比例。虽然运动模型在潮气量和气流中是线性的,但这两个变量的时间依赖导致了非常复杂的运动模式,这与测量的呼吸运动数据非常吻合。图 14.10(Zhao 等 2009 年)展示了一个例子,该模型能够对一个呼吸规律患者的呼吸运动进行建模。矢量的长度与潮气量和气流均成比例关系,如图所示。图中的十字表示在一次 4D CT 扫描过程中肺部的一个点成像 15 次即 15 个点的测量位置。圆表示模型对该点在相应时刻的预测位置。连接圆和十字的线表示模型中的误差水平。虽然模型并不完美,但是模

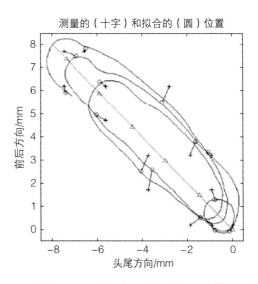

测量的（十字）和拟合的（圆）位置

图 14.11　来自于 Low 等人(2005)的呼吸运动模型,该模型显示了肺组织(十字)的测量位置和对一例不规则呼吸患者的模型预测(圆)。在这种情况下,患者三次吸气较深,一次很浅。该位置数据来自于 CT 扫描,同时进行肺活量的测量。在这种情况下,对呼吸振幅的变化进行了很好的建模(转载自 *International Journal of Radiation Oncology Biology Physics*, *63*, Low, D. A., Parikh, P. J., Lu, W. et al., Novel breathing motion model for radiotherapy, 921-929, Copyright 2005, 获得 Elsevier 的许可。)

型和测量的位置数据之间的平均差值小于 1mm,大约是单个影像体素的大小。

　　图 14.11 显示了一个类似的例子,这一次是来

自于一个呼吸不规则的患者（Low 等人 2005）。测量和模型预测的位置分别用十字和圆显示。该模型在预测各种吸入深度情况下的组织位置变化方面很准确。

今后这种类型的模型将被用于呼吸排序和呼吸运动建模。如果这种算法比基于相位角的排序更优越，其他的 CT 模拟机制造商也可能会效仿。最终，需要一种更复杂的呼吸门控和建模方法。

参考文献

Alessio, A. M., Kohlmyer, S., Branch, K. et al. 2007. Cine CT for attenuation correction in cardiac PET/CT. *Journal of Nuclear Medicine, 48,* 794–801.

Apostolova, I., Wiemker, R., Paulus, T. et al. 2010. Combined correction of recovery effect and motion blur for SUV quantification of solitary pulmonary nodules in FDG PET/CT. *European Radiology, 20,* 1868–1877.

Boellaard, R. 2009. Standards for PET image acquisition and quantitative data analysis. *Journal of Nuclear Medicine, 50 Suppl 1,* 11S–20S.

Bundschuh, R. A., Martinez-Moeller, A., Essler, M. et al. 2007. Postacquisition detection of tumor motion in the lung and upper abdomen using list-mode PET data: A feasibility study. *Journal of Nuclear Medicine, 48,* 758–763.

Dinkel, J., Welzel, T., Bolte, H. et al. 2007. Four-dimensional multislice helical CT of the lung: Qualitative comparison of retrospectively gated and static images in an ex-vivo system. *Radiotherapy and Oncology, 85,* 215–222.

Erdi, Y. E., Nehmeh, S. A., Pan, T. et al. 2004. The CT motion quantitation of lung lesions and its impact on PET-measured SUVs. *Journal of Nuclear Medicine, 45,* 1287–1292.

Hamill, J. J., Bosmans, G. and Dekker, A. 2008. Respiratory-gated CT as a tool for the simulation of breathing artifacts in PET and PET/CT. *Medical Physics, 35,* 576–585.

Intensity Modulated Radiation Therapy Collaborative Working Group. 2001. Intensity-modulated radiotherapy: Current status and issues of interest. *International Journal of Radiation Oncology Biology Physics, 51,* 880–914.

Kinahan, P. E. and Fletcher, J. W. 2010. Positron emission tomography-computed tomography standardized uptake values in clinical practice and assessing response to therapy. *Seminars in Ultrasound, CT, and MRI, 31,* 496–505.

Low, D. A., Parikh, P. J., Lu, W. et al. 2005. Novel breathing motion model for radiotherapy. *International Journal of Radiation Oncology Biology Physics, 63,* 921–929.

Low, D. A., Zhao, T. Y., White, B. et al. 2010. Application of the continuity equation to a breathing motion model. *Medical Physics, 37,* 1360–1364.

Lu, W., Parikh, P. J., Hubenschmidt, J. P., Bradley, J. D. and Low, D. A. 2006. A comparison between amplitude sorting and phase-angle sorting using external respiratory measurement for 4D CT. *Medical Physics, 33,* 2964–2974.

Olsen, J. R., Lu, W., Hubenschmidt, J. P. et al. 2008. Effect of novel amplitude/phase binning algorithm on commercial four-dimensional computed tomography quality. *International Journal of Radiation Oncology Biology Physics, 70,* 243–252.

Seppenwoolde, Y., Shirato, H., Kitamura, K. et al. 2002. Precise and real-time measurement of 3D tumor motion in lung due to breathing and heartbeat, measured during radiotherapy. *International Journal of Radiation Oncology Biology Physics, 53,* 822–834.

Weber, W. A. 2009. Assessing tumor response to therapy. *Journal of Nuclear Medicine, 50 Suppl 1,* 1S–10S.

Wolthaus, J. W. H., Schneider, C., Sonke, J. J. et al. 2006. Mid-ventilation CT scan construction from four-dimensional respiration-correlated CT scans for radiotherapy planning of lung cancer patients. *International Journal of Radiation Oncology Biology Physics, 65,* 1560–1571.

Wolthaus, J. W. H., Sonke, J. J., van Herk, M. et al. 2008a. Comparison of different strategies to use four-dimensional computed tomography in treatment planning for lung cancer patients. *International Journal of Radiation Oncology Biology Physics, 70,* 1229–1238.

Wolthaus, J. W. H., Sonke, J. J., van Herk, M. and Damen, E. M. F. 2008b. Reconstruction of a time-averaged mid-position CT scan for radiotherapy planning of lung cancer patients using deformable registration. *Medical Physics, 35,* 3998–4011.

Wu, C., Sodickson, A., Cai, T. et al. 2010. Comparison of respiratory motion artifact from craniocaudal versus caudocranial scanning with 64-MDCT pulmonary angiography. *American Journal of Roentgenology, 195,* 155–159.

Zhao, T. Y., Lu, W., Yang, D. S. et al. 2009. Characterization of free breathing patterns with 5D lung motion model. *Medical Physics, 36,* 5183–5189.

第15章

室内成像技术

15.1　引言

　　大量的几何不确定性因素,诸如摆位误差、器官运动、形状变化以及治疗反应均限制了放射治疗的精确度和准确度(RT;Langen 和 Jones 2001;van Herk 2004)。因此,实际实施的剂量并不等于计划的剂量(你所看到的不是你所得到的)。通常地,充分安全的边界外扩(ICRU Report 50;ICRU Report 62)应用于靶区以及必要的危及器官,从而以可接受的概率避免由于几何不确定性因素导致的治疗不足或治疗过度(van Herk 等 2000)。影像引导放射治疗(image-guided RT,IGRT)流程如下:①在治疗室(图 15.1)获取患者治疗位置处的解剖学影像;②将其与计划影像中的肿瘤、危及器官或其他一些标志性结构进行位置比较;③以此来校正治疗位置。这样可以缩小外扩边界并且在不影响危及器官的前提下提高靶区剂量。大量的室内成像模式可以应用于IGRT。在本章中,将介绍这些成像模式。

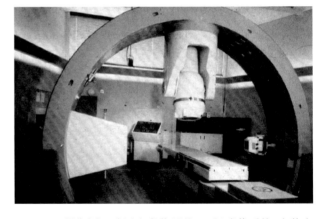

图 15.1　早期用于验证患者位置的 kV 级成像系统,安装在与 Co-60 射线束垂直的位置,该系统于 1960 年开发,安装在荷兰癌症研究所——Antoni van Leeuwenhoek 医院

15.2　室内成像模式

15.2.1　射野影像

　　第一个用于 IGRT 的成像系统是电子射野影像设备(electronic portal imaging device,EPID)(Boyer

等 1992；Herman 等 2001），一个大型数字 X 射线照相机连接到直线加速器的机架上（图 15.2）。射野影像是在患者的射线出射侧获取的透射影像。它获取射野轮廓和患者的解剖结构，大多仅限于骨骼解剖结构（图 15.3）。

已经开发了各种类型的 EPID，例如具有闪烁屏幕的视频摄像机（Strandqvist 和 Rosengren 1958；Shalev 等 1989；Munro 等 1990），光纤影像缩减器阵列（Wong 等 1990），闪烁晶体 - 光电二极管探测

器（Morton 等 1991），扫描液体电离阵列（van Herk 1991）和大面积非晶硅（a-Si）平板成像器（FPI；Antonuk 等 1990；Street 等 1990；Munro 和 Bouius 1998）。后者由磷屏和薄膜晶体管二极管阵列组成，由于相对较高的探测器量子效率（Antonuk 2002；图 15.4），可以在患者接受剂量较少的情况下获取同样质量的影像，因此目前使用最为广泛。所有主要供应商都提供基于非晶硅平板成像器的射野影像系统。

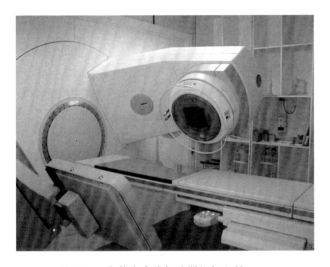

图 15.2　安装在直线加速器机架上的 EPID

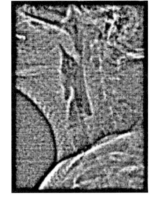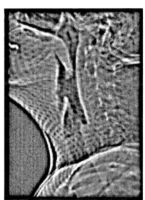

图 15.4　分别应用液体电离室阵列（左）和非晶硅平板成像仪（右）获取的一例头颈部肿瘤患者的侧位射野影像，曝光量为 6MU

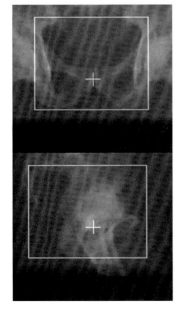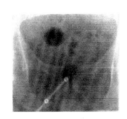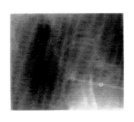

图 15.3　一位前列腺癌患者的冠状位（上图）和矢状位（下图）数字重建 X 射线照片，显示的射野边缘（左）和相应的射野影像（右），对比度信息主要局限于骨解剖结构

通常患者的摆位校正是通过比较一对正交的射野影像与治疗计划设计期间获取的对应参考影像来进行的，参考影像可以是在模拟期间获取的 X 射线影像，也可以是根据计划 CT 获取的数字重建 X 射线影像。射野影像分析通常涉及两个步骤。首先，将射野影像中的射野边缘与参考影像中的射野边缘进行配准。其次，配准两者的骨性标记。这两种配准结果的差异就是患者摆位误差（Herman 等 2001）。

尽管 EPID 仍然广泛应用于患者放射治疗时的摆位验证，但是由于射野影像质量较低且缺乏软组织对比度，故而发展潜力受限，也激发研究者们开发更先进的室内成像技术。

射野影像设备的另一种应用是剂量验证（Essers 等 1995；van Elmpt 等 2008），基于由 EPID 捕获的信号来估算实施剂量。预计在未来，这将是射野影像装置在现代放射治疗中的最重要应用。

15.2.2　kV 级平面成像

kV 级射线平面成像的研制是为了取代射野成像。与射野影像类似,这是一种在患者的射线出射侧获取的透射影像。由于与直线加速器相比 X 射线管的焦点尺寸较小,而且 kV 级射线能量低,康普顿散射和光电效应均对衰减有贡献,所以相比于射野影像,kV 级影像具有更高的空间分辨率和对比度。这样一来,kV 级影像更容易辨析且成像剂量更低。这种系统有助于快速采集,甚至可在荧光透视模式下进行实时监测。相反,对于一个或多个 X 射线源和探测器来说,需要附加的硬件。kV 级成像系统可安装在治疗室内(Murphy 和 Cox 1996;Adler 等 1997;Shirato 等 1999;Yan 等 2003),也可安装在治疗机的机架上(Johns 和 Cunningham 1959;Biggs 等 1985;Suit 等 1988;Jaffray 等 1999;Berbeco 等 2004)。射波刀(CyberKnife)系统(Accuray,Sunnyvale,加利福尼亚州;图 15.5a)和 ExacTrac 系统(BrainLab Novalis,Feldkirchen,德国;图 15.5b)是室内安装的例子。安装在机架上的系统包括 Synergy(Elekta Oncology Systems,Crawley,West Sussex,英国;图 15.6a)和 OBI(Varian Medical Systems,Palo Alto,加利福尼亚州;图 15.6b)。

尽管这些系统显示骨结构的对比度明显增加,但是软组织细节的可视化仍然存在问题,并且每日器官运动的校正仍具有挑战性。然而,对器官运动的研究(Langen 和 Jones 2001)已经表明,对于许多部位来说,几何不确定性的大幅降低需要软组织的可视化。

15.2.3　超声成像

超声波(US)通过采集人体内反射特性的差异形成影像(Wells 和 Liang 2011)。超声探头包含一个声电转换器,能够发出高频声波的脉冲,其中一部分在不同密度人体界面反射回探头。探头中的麦克风接收这些回波,测量行进所需的时间以确定到反射界面的距离。如果声波遇到骨头或空气,由于巨大的密度差异,大部分声能都被反射,而超出这些界面的结构是无法看到的。

超声成像是第一种用于室内成像的模式,可提供很好的软组织对比度。此外,超声价格低廉、无创,不依赖于电离辐射。用于 IGRT 的第一代超声系统可生成 2D 影像,主要用于前列腺定位。3D 超声与导航系统相结合,以确定探头的方位,便于理解观察(图 15.7b)。

然而,一些挑战仍然限制了超声引导的适用性。由于超声的影像质量较低,使得在超声引导下的准确定位具有挑战性(Kuban 等 2005)。皮肤

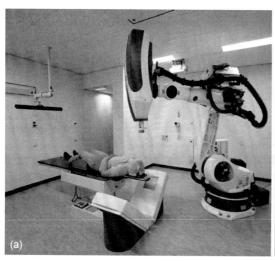
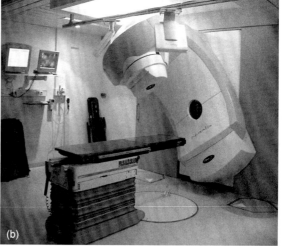

图 15.5　kV 级平面 IGRT 系统:(a)射波刀采用两个安装在天花板上的 kV 级射线源和两个安装在地板上的非晶硅平板成像仪采集患者的正交影像。(b)ExacTrac 系统是 Brainlab Novalis 患者定位系统的一部分,采用两个安装在地板上的 kV 级射线源和两个安装在天花板上的非晶硅平板成像仪

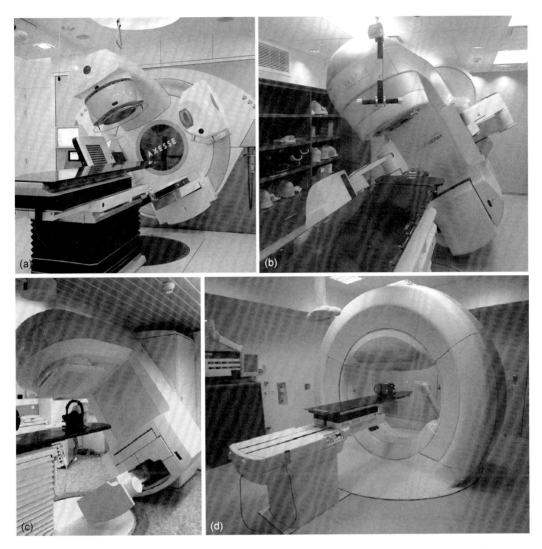

图 15.6　几种用于 IGRT 的 kV 级 CBCT 系统:(a)Synergy。(b)OBI。(c)Siemens Artiste。(d)Vero

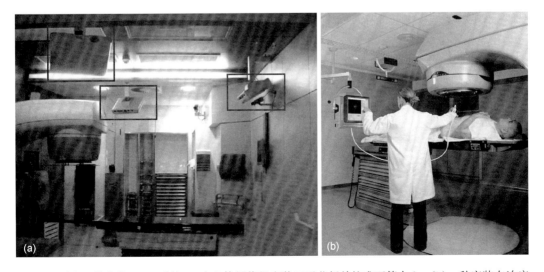

图 15.7　(a)一种光学 IGRT 系统,三个立体摄像机安装于天花板并校准至等中心。(b)一种安装在治疗室的超声 IGRT 系统,系统由超声探头组成,其上安装有反射阵列,室内天花板上的摄像机追踪此探头

和目标之间声速的不确定性会导致一些几何失真(Fontanarosa 等 2011),探头施加的压力可能会导致目标的移位(Artignan 等 2004)。

15.2.4　光学成像

另一种用于 IGRT 的非电离成像模式是光学成像,其通过捕获患者体表的反射来进行摆位校正(MacKay 等 2001)。已经开发出的基于摄像机(Milliken 等 1997)、激光投影(Ploeger 等 2003a)、体表标记(Soete 等 2003)和投影散斑图(Bert 等 2005;图 15.7a)的系统可以生成患者的 2D 或 3D 体表显示。通过减影或配准的比较可量化摆位误差。体模实验已经报道了可以达到亚 mm 级精确度。然而,需要注意,对大多数放射治疗的患者身体部位,通过皮肤标记进行患者摆位是不够充分的。只有皮肤表面和靶区之间存在刚性关系的病例,光学成像技术才有可能产生准确的靶区配准。因此,分次内监测的应用比分次间摆位验证更有前途(Noel 等 2008)。然而,患者体形并不总是包含足够的形状来唯一确定其位置(Ploeger 等 2003b;Alderliesten 等 2009)。

15.2.5　室内 CT

射野成像和其他平面成像系统的投影在本质上限制了这种 IGRT 方案区分不同解剖结构的能力。与之相反,CT 影像是由绕中心轴旋转的大量 X 射线穿过具有不同衰减系数的组织而产生的横断面影像(Kak 和 Slaney 1988)。由于治疗计划是基于 3D CT 影像,因此在治疗室引入 CT 成像技术用于治疗验证是一个合理步骤。

15.2.5.1　轨道 CT

基于 CT 的第一套 IGRT 系统是轨道 CT(Kuriyama 等 2003;Uematsu 等 2001),其中安装在轨道上的 CT 机架能够穿越患者。CT 机架可安装在与直线加速器机架成 90°~180° 角度之间的位置,通过旋转治疗床,可对患者进行成像或治疗摆位。通常需要在横向和垂直方向上进行额外的移动,以确保治疗床适合穿过 CT 孔径。在治疗室内安装"传统"CT 机得益于过去几十年来所有的技术发展,影

像质量佳,采集速度快。但系统费用相对昂贵,需要宽敞的治疗室,且不能在患者的治疗位置成像。在将患者由成像位置旋转和平移到治疗位置的过程中,由于患者的运动、治疗床的读数和控制等因素,可能会引入误差。

15.2.5.2　锥形束 CT

传统 CT 基于扇形射线束和窄的探测器阵列,每次旋转采集一个或数个薄的层面。因此需要进行多次旋转来获得患者解剖的容积表示。将 CT 机与治疗机集成在一起,这种成像几何形状是不可行的,因为安全要求将直线加速器的转速通常限制为 1 转 /min。因此多次旋转采集影像将会花费过长时间。作为替代方案,采用 2D 探测器和锥形束只需要旋转一次甚至部分旋转就可以采集容积影像。与直线加速器集成的这种锥形束 CT(Cone-Beam CT,CBCT)使得治疗时在治疗位置处可以获取容积影像。已经开发出并商品化基于 CBCT 的 IGRT 系统,这些系统采用 kV 级和 MV 级 X 射线。

15.2.5.2.1　kV 级 CBCT

与直线加速器集成的 kV 级 CBCT 通常配备有脉冲式荧光 X 射线球管,并在与射线束垂直的加速器机架上安装有大面积平板成像器(Jaffray 等 2002;图 15.6a 和 b)。另外的方法是将 X 射线管安装在与治疗野成 180° 角的位置(Thilmann 等 2006;图 15.6c),或在 ±45° 安装两个配备有 kV 级射线源的成像仪(Kamino 等 2006;图 15.6d)。源 - 探测器轨道是一个从 180°~360° 不等的圆形范围,即半扫描(180° + 扇角)到全扫描(360°)。圆轨道成像几何的视野受到等中心平面探测器尺寸的限制,根据锥角产生一个锥形的圆柱体。目前应用于 CBCT 引导放射治疗的探测器尺寸为 30~40cm,源至探测器的距离约为 1.6m。视野大小足够对头部和颈部区域进行成像,但是对全骨盆来说尺寸又太小。在旋转平面将 CBCT 扫描视野扩展 2 倍的有效机制是(部分)移动探测器位置,移动范围接近其宽度的一半(Liu 等 2003)。

kV 级 CBCT 的影像质量(图 15.8)通常低于传统 CT,原因在于与专业 CT 探测器相比,平板成像器的探测效率和动态范围较低、影像采集容积性质

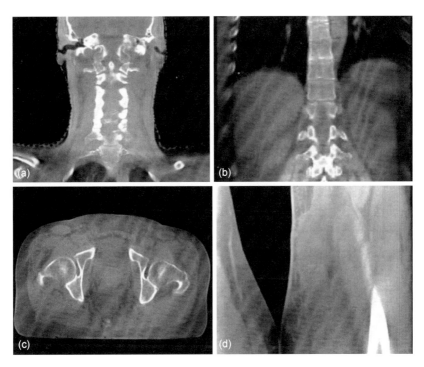

图 15.8　CBCT 影像实例:(a)头颈部肿瘤,(b)肝癌,(c)前列腺癌和(d)四肢软组织肉瘤

造成散射线多,以及因旋转时间长而放大的运动伪影。随着散射校正(Siewerdsen 等 2006;Reitz 等 2009;Jin 等 2010;Lazos 和 Williamson 2010)和重建技术(Sidky 和 Pang 2008;Wang 等 2009a;Choi 等 2010)的改进,这些因素可能会有所改善。

CBCT 影像采集过程中的器官运动违反了 CT 成像原理,产生运动伪影。相对于 CBCT 采集时间,(半)周期性运动较快,这些伪影主要是运动结构在其运动轨迹上的模糊。为了减少运动伪影,开发出时间分辨 CBCT 成像来将呼吸运动与成像采集相关联(Sonke 等 2005;Dietrich 等 2006;Li 等 2006)。根据各自的呼吸时相将投影分类,随后分别将每类重建为表示呼吸周期内某一时相的一幅或多幅 3D CBCT 影像,生成整个呼吸周期的 4D CBCT 影像(图 15.9)。为了使投影与呼吸运动相关联,需要能够从一系列投影中直接提取呼吸信号(Zijp 等 2004)。为了生成影像质量足够好的 4D CBCT 影像,通常降低机架的转速,由此增加采集期间捕获的呼吸周期的数目,从而减小相邻呼吸周期对应相位之间的角度差距。需要注意的是,成像剂量可以通过降低与机架转速相称的每幅投影所需的剂量来保持恒定。

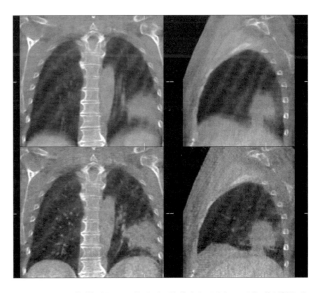

图 15.9　冠状位(左一列)和矢状位层面(右一列)分别描述了 3D CBCT(上一行)和 4D CBCT 呼气相(下一行)重建影像,由获取的荧光投射影像子集按照回顾性排序方法重建而得(应用了总共 737 幅影像中的 75 幅)

15.2.5.2.2　MV 级 CBCT

一种简单且高效的替代 kV 级 CBCT 的方法就是用治疗射线束和 EPID 来产生 MV 级的 CBCT 影

像(Sidhu 等 2003;Pouliot 等 2005;图 15.10a)。这使得治疗师更易接近患者。为了保持成像剂量位于临床可接受的水平,需要修改加速器射线束的剂量脉冲率以使采集每幅影像仅需较少 MU 的出束。典型地,使用 6MV 治疗射线束,但是使用碳靶和 4MV 专用成像射线提高了影像质量(Faddegon 等 2008)。而且,成像射线束处于 MV 级范围,采集的影像免于由诸如牙齿填充物等高原子序数材料产生的伪影。尽管如此,因 MV 级射线束与物质相互作用过程以康普顿效应为主,本质上对比度仍较差。此外,当前所用的 EPID 在 MV 级能量范围内探测效率较低,导致以临床可接受剂量采集的影像信噪比低。因此,与 kVCT 和 kV 级 CBCT 相比,MV 级 CBCT 影像的对比噪声比(CNR)通常较低(Groh 等 2002)。

15.2.5.3　螺旋断层放射治疗

螺旋断层放射治疗(TomoTherapy)系统是一种专门的 IGRT 系统,可以获取患者在治疗位置的 MVCT 扫描影像(图 15.10b 和图 15.11)。与 MV 级 CBCT 类似,加速器用来既产生治疗射线束又产生成像射线束。成像射线束能量降低为 3.5MV,而影像采集类似于螺旋 CT 成像。通常采用 1、2 或 3 的螺距,旋转周期大约 10s,在等中心处将射线束宽度准直为 4mm。TomoTherapy 系统使用特别高效的弧形氙探测器,其探测器的量子探测效率比目前最先进的平板成像器(FPI)高得多。因此,TomoTherapy 系统在影像质量方面如对比噪声比优于 MV 级 CBCT 系统;但比 kV 级 CBCT 影像质量低(Stützel 等 2008)。然而,低对比度分辨率也足以识别一些软组织(Meeks 等 2005)。

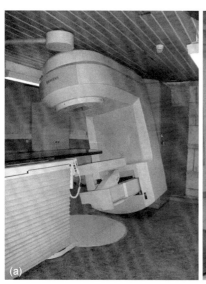
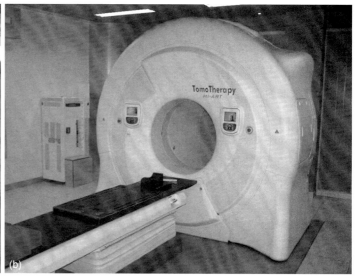

图 15.10　两种用于影像引导放射治疗的 MV 级(CB)CT 图示:(a)MVision;(b)螺旋断层放射治疗系统 Hi-Art

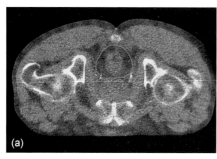
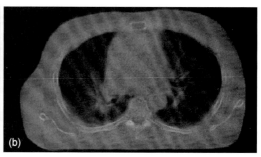

图 15.11　螺旋断层放射治疗系统获取的影像实例:(a)直肠癌患者影像;(b)肺癌患者影像

15.2.6　磁共振成像

尽管 CT 仍然是放射治疗计划中应用最广泛的成像模式,但是磁共振成像(MRI)的应用也越来越多。MRI 扫描仪利用强磁场使原子磁化取向一致,随后使用射频场改变这种对齐方式。这导致材料产生一个旋转磁场,由扫描仪探测并重建为人体组织的容积影像(Hendrick 1994;Duerk 1999)。与 CT 相比,MRI 具有优越的软组织对比度,这有助于更容易区分不同组织、器官和靶区。因此,有些组织也提议将 MRI 用于 IGRT。Lagendijk 等人(2008)正在研发一种 MRI 加速器,在 1.5T 磁共振扫描仪周围环上安装 6MV 加速器(图 15.12)。主动磁屏蔽用于在加速器电子枪处产生一个零磁场,并且将加速器管所在位置的磁场最小化,以将加速器与 MRI 分离。射线束通过专用 MRI 扫描仪的孔径到达患者。Dempsey 等人(2005)提出一种 0.3 T 开放式的分裂螺线管 MRI 扫描仪,它集成了等角度分布的三个 Co-60 源并配有多叶准直器。同样,Kron 等人(2006)

提出将 0.25T MRI 与基于 Co-60 的螺旋断层放射治疗装置结合起来。技术上更具挑战性的方法是将 6MV 加速器安装到双平面 MRI 扫描仪的开放端,直线加速器和 MRI 磁体同时旋转。

在撰写本文时,这些系统中仅有一个可应用于临床(ViewRay Inc.,Bedford,美国),而另一些设计则开始出现概念验证(Fallone 等 2009;Raaymakers 等 2009)。旋转机架和 MRI 扫描仪的机械整合工作仍在继续,将持续存在磁场中的电子返回效应与治疗计划过程相结合的工作也在继续,特别是对于更高的场强(Raaijmakers 等 2008;Green 2009)。

15.3　影像质量

X 射线摄影和基于 CT 的室内成像系统的影像质量与"室外"同等设备类似,可根据成像性能的基本指标如对比度、噪声、对比噪声比(CNR)、空间分辨率和调制传递函数(MTF)予以量化(Bushberg 等 2002;Hendee 和 Ritenour 2002)。

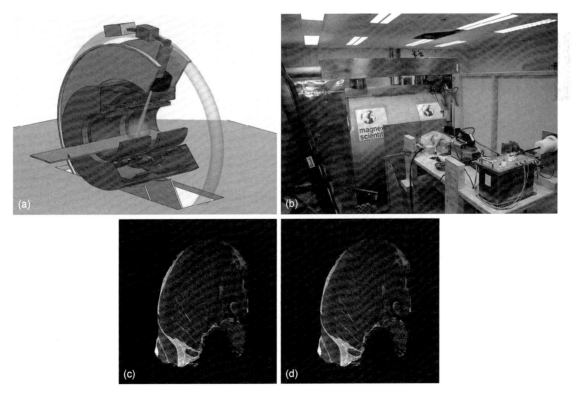

图 15.12　(a)MRI 加速器效果图;(b)配有静态射线束的 MRI 加速器原型;(c)出束情况下一块猪肉的 MR 影像;(d)未出束情况下一块猪肉的 MR 影像

测量的对比度是指两个物体平均值的差异,与相关长度的体素尺寸相比物体尺寸足够大。对于数字成像模式,可以调整窗宽和窗位以显示任意低对比度,对比度主要与影像噪声的大小成比例。影像噪声最简单的表征为一个或两个("大")物体/区域中体素值的标准偏差。

成像系统的空间分辨率可以描述为最小可分辨的特征尺寸,通常采用可分辨的线对数/cm来量化。空间分辨率的更高级特征是描述傅里叶域中空间分辨率的调制传递函数(MTF)。具体而言,MTF描述了在给定空间频率(例如,成像中的一组线对或正弦变化的图案)条件下在成像系统输出端影像平均信号变化调制因子。大多数室内成像系统临床应用时采用远低于其最佳性能的空间分辨率。对于给定的成像剂量,在空间分辨率和低对比度检测能力两者之间有一个固有权衡。由于后者对于 IGRT 更为重要,因此通常会在某种程度上牺牲空间分辨率。

大多数影像质量参数可以使用商品化的体模进行量化,这些体模包含多个用于评估平面成像影像质量各参数的插件,诸如 QC-3 体模(Standard Imaging,Middleton,威斯康辛州)、PTW EPID 体模(PTW-Freiburg,Freiburg,德国)和 Leeds 体模 TOR 18FG(Leeds Test Objects Ltd.,英国约克)以及用于容积成像的 CatPhan 500 体模(the Phantom Laboratory,Salem,纽约)或 AAPM CT 性能体模(Computerized Imaging Reference Systems,Norfolk,弗吉尼亚州)。类似的一些体模正在适用于 MV 级成像(Siemens Medical Solutions,Concord,加利福尼亚州)。

容积成像系统的其他影像质量参数是影像均匀性和影像线性。一幅均匀密度体模的影像很容易显示非均匀性和伪影。环状伪像可能是由坏像素引起的。杯状伪影主要由散射辐射和射线束硬化引起。均匀性通常表现为在均匀密度体模影像上几个小的感兴趣区(ROI)平均信号的改变。应用这些影像进行剂量计算时,影像线性和 CT 值准确性变得很重要。通过扫描包含多个不同电子密度插件的体模并将影像中的 CT 值与体模的校准值进行比较来测量 CT 值准确性。

各种各样的影像质量参数取决于影像采集系统的类型和成像协议,关于其取值已有大量报道。典型地,某一特定室内成像系统的供应商提供了一

组这些参数应该满足的阈值。Stützel 等人(2008)描述了 kV 级 CBCT、MV 级 CT 和 MV 级 CBCT 影像质量的定量比较。他们的研究报道了西门子公司 Artiste kV 级 CBCT、TomoTherapy HI-ART II 和西门子 MVision MV 级 CBCT 的空间分辨率分别为 0.55lp/mm、0.35lp/mm 和 0.27lp/mm。同样,与 kV 级 CBCT 相比,MV 级 CT 和 MV 级 CBCT 的对比噪声比分别降低至 1/2 和 1/5(图 15.13)。

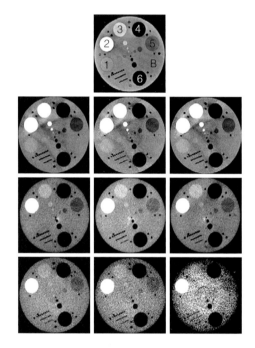

图 15.13　基于对比度-分辨率体模应用四种成像设备在不同剂量水平采集的影像中心层面(总是从左至右)第一行:Primatom;第二行:Artíste 原型 kV 级 CBCT(3.0cGy,1.5cGy 和 1.0cGy);第三行:螺旋断层放射治疗系统(3.0cGy,1.5cGy 和 1.0cGy);第四行:Artíste 原型 MV 级 CBCT(17.0cGy,8.2cGy 和 3.0cGy)(Reproduced from Stützel J et al.,*Radiother Oncol.* 2008 Jan;86(1):20-4.)

15.4　几何校准

基于射野影像的 IGRT 协议通常确定(骨)解剖学结构相对于射野边缘的位置。这种方法具有吸引力,因为成像系统本质上是校准到治疗等中心。对其他所有 IGRT 系统而言,成像坐标系需要校正到治疗等中心点。标准方法是采用激光灯、光野或射野影像分析将体模与治疗等中心对齐。随后,采集一张描述几何特征的体模影像并说明成像和治

疗等中心出现偏差的原因（Bouchet 等 2001；Jaffray 等 2002；Verellen 等 2003；Lachaine 等 2005）。由于该过程中的任何残余偏差都将传递至任何后续 IGRT 过程中，因此高准确度是至关重要的，并且射野影像分析是首选方法。

对于安装在机架上的 X 射线系统而言，由于支撑臂重力引起的弯曲，kV 级射线源和相应探测器的轨迹会偏离正圆（Jaffray 等 2002）。这种非理想几何导致机架位置不准，并在 CT 重建过程中产生严重的伪影（图 15.14）。已经报道了多种几何校准方法，一般均包含一个投影到探测器领域中已知几何尺寸的体模（如一个 BBs 阵列），并且以在每个投影角度推断系统姿态的方式进行分析（Rougee 等 1993；Jaffray 和 Siewerdsen 2000；Noo 等 2000；Cho 等 2005）。开发用于 IGRT 的 CBCT 系统可在每一非理想自由度情况下提供高度的可重复性（Sharpe 等 2006）。所需校准方法的复杂程度取决于 CBCT 系统的刚性和所需的空间准确度和分辨率。

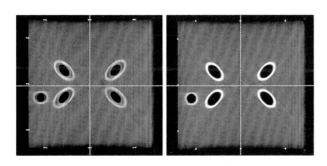

图 15.14　质控体模轴向重建所展示的几何校准伪影。机架旋转导致的非理想性使体模影像发生重影，错误的成像 - 治疗等中心校准引起体模的显著平移（左）；正确的几何校准恢复了影像质量和位置（右）

15.5　成像剂量

除了超声、光学成像和基于 MRI 的系统之外，目前大多数使用的室内成像技术都会给患者带来一定的辐射剂量。患者所受的总辐射剂量随着成像方式和方法显著变化（Murphy 等 2007）。决定患者所受剂量的重要因素是所需的影像质量、取决于辐射能量的成像解剖学结构的衰减特性以及成像占空比。已经发表了许多 IGRT 系统成像剂量的研究结果，使用现代 EPID 采集一对射野影像的成像剂量为 2~10cGy，kV 级 CBCT 每次扫描的成像剂量为 1~3cGy，MV 级 CBCT 每次扫描的成像剂量为 3~10cGy。表 15.1 中给出了不同室内成像模式成像剂量的汇总。值得注意的是，这些剂量特指每次扫描或采集一对正交影像所需的剂量。在整个治疗计划过程中，在某些情况下积分成像剂量可达 380cGy，此值高于报道的辐射诱导继发恶性肿瘤剂量阈值（Tubiana 2009）。因此应严格管控成像剂量。然而，诊断影像领域采纳的"可合理达到的尽量低"（as low as reasonably achievable，ALARA）原则通常并不适用于 IGRT 场景，IGRT 的成像剂量添加到了已经很高的治疗剂量中。此外，在成像剂量和其对提高治疗剂量实施准确性的影响之间存在相互作用，暗示了优化成像剂量的可能性，而非简单地仅对其予以最小化（Murphy 等 2007）。例如，Kron 等人（2010）的研究表明，尽管每日都行容积成像，但膀胱癌自适应放射治疗仍减少了积分剂量。因此，IGRT 校正策略应在提高治疗实施准确性的同时优化成像剂量。

表 15.1　不同 IGRT 系统成像剂量汇总

模式	剂量	参考文献
一对电子射野图像	2~10cGy	Waddington and Mckensie 2004；Herman 2005
一对 kV 级射线影像	0.05~0.4cGy	Murphy et al. 2007
kV 级荧光检查	0.1~1cGy/min	Shirato et al. 2004
室内 CT	0.2~1cGy	O'Daniel et al. 2004
kV 级 CBCT	1~2cGy	Islam et al. 2006；Amer et al. 2007
MV 级 CBCT	3~10cGy	Gayou et al. 2007；Morin et al. 2007
MV 级 CT	1~4cGy	Shah et al. 2008

15.6 质量保证

IGRT 系统的质量保证计划是根据几何精确度和影像质量而制定的,以确保性能的稳定性和持续性。

15.6.1 几何精确度

在室内成像系统的几何校正过程中,建立了成像等中心与治疗等中心的一致性。由于这种一致性的改变直接影响系统的定位准确性,建议每天进行质量保证测试以发现系统性能的变化。已开发出简单的集成测试用于确保室内成像系统的几何精确度(Yoo 等 2006;Bissonnette 2007;Mao 等 2008)。通过对拟人体模型进行成像并通过影像引导过程进行重新定位,结果可用于检查室内激光灯、光野和 / 或射野影像分析的精确度。这种每日几何精确度检查的容差为 ±2mm(Bissonnette 等 2008a)。此外,通过对已知尺寸的物体进行成像并将其与实际测量值进行比较来测试影像比例和体素尺寸的准确度。大多数室内成像系统的距离精确度在 1mm 以内(Yin 等 2009)。

15.6.2 影像质量

影像质量保证计划通常旨在量化相关影像质量参数,并将其与验收测试和(或)调试期间建立的基准值进行比较。典型地,采集一幅或多幅影像质量体模影像(见上文),从中量化诸如空间分辨率、影像比例、对比度、噪声和对比度噪声等参数(Yoo 等 2006;Saw 等 2007;Bissonnette 等 2008b;Morin 等 2009)。这种检测通常每月至每半年进行一次。请注意,对于室内 CT 系统,空间分辨率的降低可能是由于几何结构的变化而引起的,因此空间分辨率的降低可能意味着系统的几何精确度的降低。

15.7 室内成像技术的临床应用

室内成像技术已被广泛采用以提高放射治疗的精确度和准确度,可用于各种治疗部位。Simpson 等人(2010)报道,在美国约 94% 的放射肿瘤医师使用室内成像进行 IGRT,而约 70% 的未使用者也计划在未来采用 IGRT。使用超声、视频、平面 MV 级成像、平面 kV 级成像和容积成像技术的用户比例分别为 22.3%、3.2%、62.7%、57.7% 和 58.8%。

15.7.1 校正方案

影像引导校正方案旨在通过最大限度地减少治疗计划和治疗实施过程中靶区和危及器官位置之间的差异,从而降低几何不确定性。已制定出离线和在线校正方案。离线校正的调整是基于前几次采集的影像而进行的,而在线校正的调整紧接着成像操作,或甚至就发生在成像过程中。

离线校正协议旨在纠正患者摆位的平均误差(系统误差),而不纠正每日变化(随机误差)。离线修正方案的基本原理是对外放的需求主要取决于系统误差而不是随机误差。因此,离线协议允许在有限的工作负荷下大幅削减外放。通过计算前几个分次的平均差异(Bijhold 等 1992;Bel 等 1996;de Boer 等 2001b)或基于最大似然估计量(Pouliot 等 1996;Keller 等 2004)已经开发了一系列统计学驱动的摆位校正方案。自适应放射治疗扩展了离线校正的理念,旨在不仅校正摆位误差,而且减少治疗计划和治疗实施之间的所有系统差异(Yan 等 2000,2005)。通过依据治疗前期的重复容积影像构建患者模型,可以更好地表示内部解剖结构的平均位置,并且可以针对个体患者调整边缘外放。

在线协议旨在不仅校正系统误差,而且校正随机误差(Alasti 等 2001;Fuss 等 2004)。在线校正的基本原理主要是,对于大分割的治疗方案(Murphy 等 2003;Purdie 等 2007;Cai 等 2010),每一分次的误差对整体不确定性的贡献相当大(van Herk 2004)。在线影像引导应用需要快速、简单、明确的影像分析和校正,否则时间压力可能会对流程的准确性产生不利影响。

15.7.2 平面成像

射野影像已被应用于校正多种病变部位的骨骼解剖学摆位误差(Herman 2005),比如头颈部(Bel 等 1995;de Boer 等 2001b;van Lin 等 2003;Pehlivan 等 2009;Mongioj 等 2011)、乳腺(van Tienhoven 等 1991;Creutzberg 等 1993;Lirette 等 1995;Kron 等

2004）、肺（van de Steene 等 1998；Samson 等 1999；de Boer 等 2001a；Erridge 等 2003）以及前列腺（Bel 等 1996；Hanley 等 1997；van Lin 等 2001），主要基于离线校正方案。射野影像分析观察到的和沿着三个主轴分别测量的系统性和随机性误差的标准差（1SD，以 mm 为单位）分别报道如下：1.6~4.6mm 和 1.1~2.5mm（头颈部）、1.0~3.8mm 和 1.2~3.5mm（前列腺）、1.1~4.7mm 和 1.1~4.9mm（盆腔）、1.8~5.1 和 2.2~5.4mm（肺）、1.0~4.7mm 和 1.7~14.4mm（乳腺）（Remeijer 等 2001）。然而，这种基于骨性解剖射野影像摆位误差校正策略的准确性在缺乏"金标准"的情况下难以量化。容积成像模式的引入使得两者比较变得可行，表明对肺（Borst 等 2007）和乳腺（Topolnjak 等 2010）的射野影像分析低估了摆位误差。

为了校正器官运动，一些作者已经描述了采用可植入标志物追踪靶区运动，特别是在前列腺癌患者中（Balter 等 1995；Crook 等 1995；Nederveen 等 2000；Pouliot 和 Lirette 2003），在乳腺癌患者（Harris 等 2009；Mitchell 等 2010）、肺癌患者（Berbeco 等 2005）甚至头颈部肿瘤患者（van Asselen 等 2004）中也有应用。然而，由于缺乏商业化自动影像配准工具和离线校正协议的决策规则，射野成像的大规模临床应用长期以来一直受到阻碍。

为了改善影像质量，已采用了平面 kV 级 X 射线成像系统。安装在地板 / 天花板上的双 X 射线立体系统（图 15.15 和图 15.16）已用于颅内病变（Hoogeman et al.2008；Wurm et al.2008），表现出与基于框架系统相当的准确性（Ramakrishna 等 2010）。同样，对于脊柱病变可以获得较高的准确性（Murphy 等 2003；Gerszten 等 2004），特别是在优化 3D（2D-3D matching；Gilhuijs 等 1996）模式中的平移和旋转用于配准时（Jin 等 2006）。基准标记通常用于软组

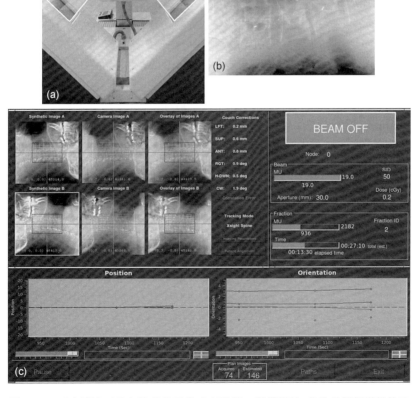

图 15.15　(a)射波刀的立体成像系统；(b)颈部 X 射线照片，此处骨解剖学结构和基准标记清晰可见；(c)立体引导图形用户界面截屏

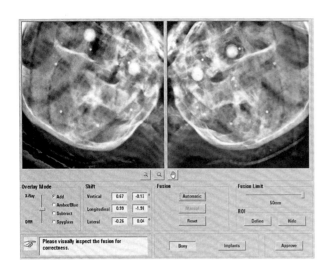

图 15.16　Novalis 通过立体 X 射线成像进行靶区定位的图形用户界面截屏

织靶区,如前列腺(Kitamura 等 2002;Litzenberg 等 2002)。对于安装在机架上的系统而言,已经开发出使用 kV 级和射野成像系统来快速采集正交影像对的方法(Mutanga 等 2008)。对于肝癌患者,膈肌已被用作标记和基准标记(Wunderink 等 2010),尤其是在头尾方向(Balter 等 2002)。

荧光透视模式下的立体成像系统具有量化和校正分次内运动的能力。Shirato 等人(1999)连续追踪植入肺肿瘤附近的基准标记物的位置,以便对治疗射线束进行门控。为了减少在肿瘤追踪期间患者所受的成像剂量,可以使用"内部 - 外部"关联模型来估算 3D 靶区位置(Schweikard 等 2004;Seppenwoolde 等 2007)。对于安装在机架上的与治疗射线束垂直的单视场成像系统,可采用类似方法对 3D 运动模式建模(Cho 等 2009)。关联模型也可用于 kV 级和 MV 级联合成像以追踪 3D 内部标记(Wiersma 等 2009)。

已有学者提出采用非电离辐射成像模式代替 MV 级和 kV 级成像。超声影像引导已广泛应用于前列腺定位(Fraser 等 2010;Lattanzi 等 2000;图 15.17a),但较大的观察者误差阻碍了其发展,表明相比于植入基准点的射野成像并未改善靶区定位(Langen 等 2003;Keller 等 2004)。然而,随着 3D 超声传感器在软组织定位中的应用,这些误差可降低(Boda-Heggemann 等 2008)。这些进展将超声引导的应用扩展到实时监测(Wu 等 2006)和其他治疗部位如上腹部恶性肿瘤(Fuss 等 2004)以及乳腺(Kuban 等 2005;图 15.17b)。

光学成像的应用主要局限于体表可作为内部解剖结构标记的病变部位,如头颈部肿瘤(Cerviño 等 2010)和乳腺癌(Bert 等 2006;Gierga 等 2008;图 15.18)。由于此限制,迄今为止在临床上应用有限。

15.7.3　容积成像

在治疗室采集容积 CT 成像的技术已经有了大规模的临床应用方案。在轨 CT 系统采集的影像质量与用于治疗计划设计的诊断级 CT 影像质量相当。几个研究小组已经使用室内 CT 引导软组织靶区的治疗,如肺癌(Uematsu 等 2001;Onishi 等 2003;Chang 等 2008)和前列腺癌(Fung 等 2003;Paskalev 等 2004;Wong 等 2008)。在轨 CT 系统也用于更高对比度的靶区如脊椎病变(Shiu 等 2003;Yenice 等 2003;Wang 等 2007)。尽管在轨 CT 影像引导系统具有极佳的成像质量,但物流和经济因素限制了该技术的大规模临床应用。

尽管 kV 级 CBCT 的影像质量低于 kV 级扇形束 CT,但已经广泛应用于 IGRT 放射治疗领域。最初的临床研究集中在患者成像上,包括对不同治疗部位的成像技术进行优化研究、将这些影像用于临床决策(Létourneau 等 2005),以及与射野影像相比 CBCT 对基准骨性解剖结构定位的准确性更高(Remeijer 等 2004;Borst 等 2007)。随后,对于前列腺放射治疗(Smitsmans 等 2005,2008;Moseley 等 2007)、常规分割的肺肿瘤放射治疗(Bissonnette 等 2009;Yeung 等 2009;Higgins 等 2011)和肺部病变立体定向体部放射治疗(Purdie 等 2007;Grills 等 2008;Sonke 等 2009;图 15.19)实施了真正的软组织引导方案。所有这些方案都比传统的基于无基准平面成像方法具有更高的定位精确度。kV 级 CBCT 引导也广泛用于其他治疗部位,如头颈部(Wang 等 2009b;van Beek 等 2010)、乳腺(White 等 2007;Fatunase 等 2008)、肝脏(Hawkins 等 2006;Case 等 2009)以及膀胱(Burridge 等 2006;Lotz 等 2006;Pos 等 2009)。同样,MV 级(CB)CT 配准已应用于前列腺(Langen 等 2005;Morin 等 2006)、头颈部(Zeidan 等 2007)、肺部(Ford 等 2002;Hodge 等 2006)、乳腺(Langen 等 2008)以及妇科肿瘤(Santanam 等 2008)。根据靶区在 MV 级(CB)CT 上的可见度,这些配准可基于软组织靶区、骨性解剖学标志(图 15.20b)或者

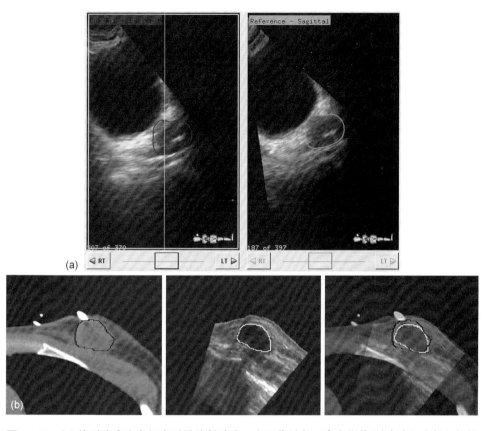

图 15.17　(a)前列腺癌患者超声引导放射治疗。在工作站勾画参考影像(浅灰色),在每日扫描影像中映射这些勾画轮廓(深灰色)。操作者可手动将这些轮廓配准至前列腺的实际位置进行床的校正。(b)CT 影像上的瘤床轮廓(黑色),超声影像上的瘤床轮廓(白色)和融合影像

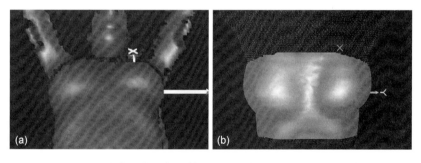

图 15.18　(a)左乳腺癌患者屏气时体表拍摄实例。患者治疗位置的体表影像可与计划 CT 体表重建影像(b)配准

植入的标记(图 15.20a)。

　　除了患者对准之外,容积成像也用于量化一系列解剖部位的解剖学改变。已在肺癌患者中观察到显著的肿瘤退缩(Kupelian 等 2005;Guckenberger 等 2011),范围可达每天 0.6%~2.3%。直肠系膜间隙的形状改变(Tournel 等 2008;Nijkamp 等 2009)可达 7mm(1SD)。在头颈部肿瘤中也观察到肿瘤和正常组织的体积缩小(图 15.21),这也导致腮腺质心位

置变化和相应的剂量变化(Barker 等 2004;O'Daniel 等 2007;Han 等 2008)。仅通过简单地移动治疗床的位置无法校正这种复杂的改变。自适应放射治疗(Adaptive RT)采用主动反馈环来构建个体化患者模型以修改治疗计划,有助于解释这些几何不确定性(Yan 2010)。目前正在探索这些治疗策略(Lee 等 2008;Nijkamp 等 2008;Wu 等 2009;Sonke 和 Belderbos 2010),但尚需大规模临床实践。

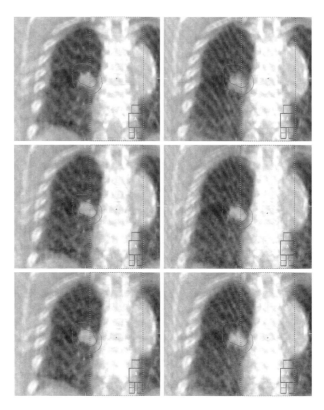

图 15.19（见文末彩插） 肺癌患者 SBRT 的各种 4D CBCT 配准,峰间振幅约 7mm。第一行:脊柱配准;第二行:肿瘤配准;第三行:随时间改变的肿瘤位置校正。左列:呼气相;右列:吸气相(From Sonke JJ et al.,*Int J Radiat Oncol Biol Phys.* 2009 Jun1;74(2):567-74.)

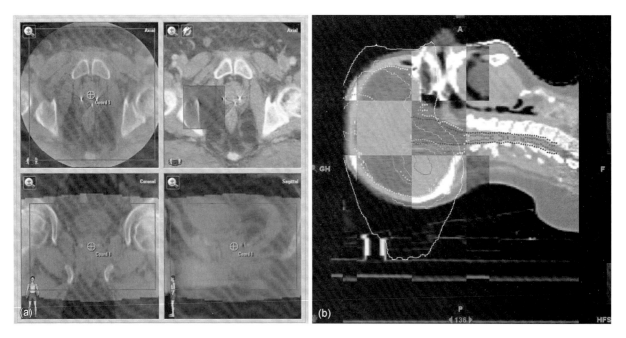

图 15.20（见文末彩插） (a) Vero 系统采集的植入基准标记前列腺癌患者的 CBCT 横断面、冠状面和矢状面影像,并将 CBCT 与计划 CT 进行融合(右上方);(b)螺旋断层放射治疗系统扫描获取的一例头颈部肿瘤患者矢状面影像,并与计划 CT 进行融合

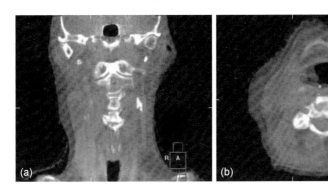

图 15.21　一例头颈部肿瘤患者放射治疗过程中解剖学结构发生改变图示。(a)融合计划 CT 和 CBCT 的冠状层面。(b)横断层面

15.8　小结

放射治疗中室内成像技术的开发和大规模应用,对剂量实施的准确性和精确性产生了深远的影响。最初,室内系统基于平面成像,可以显示骨性解剖结构和植入标记点。容积成像技术的引入使得软组织结构的可视化成为可能。由于调强放射治疗和容积调强治疗计划的高度适形性,影像引导放射治疗已成为治疗标准。预计未来将根据生物学信息进一步调整治疗计划。基于室内成像的自适应放射治疗的发展将有助于治疗过程中发生解剖学变化情况下治疗计划的准确实施。

参考文献

Adler JR Jr, Chang SD, Murphy MJ et al. The Cyberknife: a frameless robotic system for radiosurgery, *Stereotact Funct Neurosurg*. 1997;69(1–4 Pt 2):124–8.

Alasti H, Petric MP, Catton CN, and Warde PR. Portal imaging for evaluation of daily on-line setup errors and off-line organ motion during conformal irradiation of carcinoma of the prostate, *Int J Radiat Oncol Biol Phys*. 2001 Mar 1; 49(3):869–84.

Alderliesten T, Sonke J-J, Heddes R et al. Assessment of Setup Variability for Breath-hold Radiotherapy for Breast Cancer Patients by Surface Imaging. Radiotherapy and Oncology, Proceedings of 10th Biennial ESTRO Conference on Physics and Radiation Technology for Clinical Radiotherapy, Maastricht, September 2009.

Amer A, Marchant T, Sykes J, Czajka J, and Moore C. Imaging doses from the Elekta Synergy X-ray cone beam CT system, *Br J Radiol*. 2007 Jun;80(954):476–82.

Antonuk L, Yorkston J, Boudry J et al. A development of hydro-genated amorphous silicon sensors for high energy photon radiotherapy imaging. *IEEE Trans Nucl Sci*. 1990;37: 165–70.

Antonuk LE. Electronic portal imaging devices: a review and historical perspective of contemporary technologies and research, *Phys Med Biol*. 2002 Mar 21;47(6):R31–R65.

Artignan X, Smitsmans MH, Lebesque JV et al. Online ultra-sound image guidance for radiotherapy of prostate cancer: impact of image acquisition on prostate displacement, *Int J Radiat Oncol Biol Phys*. 2004 Jun 1;59(2):595–601.

Balter JM, Brock KK, Litzenberg DW et al. Daily targeting of intrahepatic tumors for radiotherapy, *Int J Radiat Oncol Biol Phys*. 2002 Jan 1;52(1):266–71.

Balter JM, Sandler HM, Lam K et al. Measurement of prostate movement over the course of routine radiotherapy using implanted markers, *Int J Radiat Oncol Biol Phys*. 1995 Jan 1;31(1):113–8.

Barker JL Jr, Garden AS, Ang KK et al. Quantification of volumetric and geometric changes occurring during fractionated radiotherapy for head-and-neck cancer using an integrated CT/linear accelerator system, *Int J Radiat Oncol Biol Phys*. 2004 Jul 15;59(4):960–70.

Bel A, Keus R, and Vijlbrief RE. Setup deviations in wedged pair irradiation of parotid gland and tonsillar tumors, measured with an electronic portal imaging device. *Radiother Oncol*. 1995;37:153–9.

Bel A, Vos PH, Rodrigus PT et al. High-precision prostate cancer irradiation by clinical application of an offline patient setup verification procedure, using portal imaging. *Int J Radiat Oncol Biol Phys*. 1996;35:321–32.

Berbeco RI, Jiang SB, Sharp GC et al. Integrated radiotherapy imaging system (IRIS): design considerations of tumour tracking with linac gantry-mounted diagnostic x-ray systems with flat-panel detectors, *Phys Med Biol*. 2004 Jan 21;49(2):243–55.

Berbeco RI, Neicu T, Rietzel E et al. A technique for respiratory-gated radiotherapy treatment verification with an EPID in cine mode. *Phys Med Biol*. 2005;50:3669–79.

Bert C, Metheany KG, Doppke KP, Taghian AG, Powell SN, and Chen GT. Clinical experience with a 3D surface patient setup system for alignment of partial-breast irradiation patients, *Int J Radiat Oncol Biol Phys.* 2006 Mar 15;64(4):1265–74.

Biggs PJ, Goitein M, and Russell MD. A diagnostic X ray field verification device for a 10 MV linear accelerator. *Int J Radiat Oncol Biol Phys.* 1985;11:635–43.

Bijhold J, Lebesque JV, Hart AAM et al. Maximizing setup accuracy using portal images as applied to a conformal boost technique for prostatic cancer. *Radiother Oncol.* 1992;24:261–71.

Bissonnette JP. Quality assurance of image-guidance technologies, *Semin Radiat Oncol.* 2007;17:278–86.

Bissonnette JP, Moseley DJ, and Jaffray DA. A quality assurance program for image quality of cone-beam CT guidance in radiation therapy, *Med Phys.* 2008a;35:1807–15.

Bissonnette JP, Moseley D, White E et al. Quality assurance for the geometric accuracy of cone-beam CT guidance in radiation therapy, *Int J Radiat Oncol Biol Phys.* 2008b;71:S57–61.

Bissonnette JP, Purdie TG, Higgins JA et al. Cone-beam computed tomographic image guidance for lung cancer radiation therapy, *Int J Radiat Oncol Biol Phys.* 2009;73:927–34.

Boda-Heggemann J, Köhler FM, Küpper B et al. Accuracy of ultrasound-based (BAT) prostate-repositioning: a three-dimensional on-line fiducial-based assessment with cone-beam computed tomography, *Int J Radiat Oncol Biol Phys.* 2008 Mar 15;70(4):1247–55.

Borst GR, Sonke JJ, Betgen A et al. Kilo-voltage cone-beam computed tomography setup measurements for lung cancer patients; first clinical results and comparison with electronic portal-imaging device, *Int J Radiat Oncol Biol Phys.* 2007 Jun 1;68(2):555–61.

Bouchet LG, Meeks SL, Goodchild G et al. Calibration of three-dimensional ultrasound images for image-guided radiation therapy, *Phys Med Biol* 2001 Feb;46(2):559–77.

Boyer AL, Antonuk L, Fenster A et al. A review of electronic portal imaging devices (EPIDs), *Med Phys.* 1992 Jan–Feb;19(1):1–16.

Burridge N, Amer A, Marchant T et al. Online adaptive radiotherapy of the bladder: small bowel irradiated-volume reduction, *Int J Radiat Oncol Biol Phys.* 2006;66:892–7.

Bushberg JT, Seibert JA, Leidholdt EM, and Boone JM. 2002. *The Essential Physics of Medical Imaging, 2.* Hagerstown MD. Lippincott Williams & Wilkins.

Cai G, Hu WG, Chen JY et al. Impact of residual and intrafractional errors on strategy of correction for image-guided accelerated partial breast irradiation, *Radiat Oncol.* 2010 Oct 26;5:96.

Case RB, Sonke JJ, Moseley DJ et al. Inter- and intrafraction variability in liver position in non-breath-hold stereotactic body radiotherapy, *Int J Radiat Oncol Biol Phys.* 2009 Sep 1;75(1):302–8.

Cerviño L, Pawlicki T, Lawson J, and Jiang S. Frame-less and mask-less cranial stereotactic radiosurgery: a feasibility study, *Phys Med Biol.* 2010;55:1863–73.

Chang JY, Dong L, Liu H et al. Image-guided radiation therapy for non-small cell lung cancer, *J Thorac Oncol.* 2008;3:177–86.

Cho B, Suh Y, Dieterich S, and Keall PJ. A monoscopic method for real-time tumour tracking using combined occasional x-ray imaging and continuous respiratory monitoring, *Phys Med Biol.* 2008 Jun 7;53(11):2837–55.

Cho Y, Moseley DJ, Siewerdsen JH, and Jaffray DA. Accurate

technique for complete geometric calibration of cone-beam computed tomography systems, *Med Phys.* 2005 Apr;32(4):968–83.

Choi K, Wang J, Zhu L et al. Compressed sensing based cone-beam computed tomography reconstruction with a first-order method, *Med Phys.* 2010 Sep;37(9):5113–25.

Christoph B, Metheany KG, Doppke K, and Chen GTY. A phantom evaluation of a stereo-vision surface imaging system for radiotherapy patient setup, *Med Phys.* 2005;32(9):2753–62.

Creutzberg CL, Althof VG, and Huizenga H. Quality assurance using portal imaging: the accuracy of patient positioning in irradiation of breast cancer, *Int J Radiat Oncol Biol Phys.* 1993;25:529–39.

Crook JM, Raymond Y, Salhani D, Yang H, and Esche B. Prostate motion during standard radiotherapy as assessed by fiducial markers, *Radiother Oncol.* 1995 Oct;37(1):35–42.

Davide F, van der Meer S, Harris E, and Verhaegen F. A CT based correction method for speed of sound aberration for ultrasound based image guided radiotherapy, *Med Phys.* 2011;38:2665.

de Boer HC, van Sornsen de Koste JR, and Creutzberg CL. Electronic portal image assisted reduction of systematic set-up errors in head and neck irradiation, *Radiother Oncol.* 2001a;61:299–308.

de Boer HC, van Sornsen de Koste JR, and Senan S. Analysis and reduction of 3D systematic and random setup errors during the simulation and treatment of lung cancer patients with CT-based external beam radiotherapy dose planning. *Int J Radiat Oncol Biol Phys.* 2001b;49:857–68.

Dempsey JF, Benoit D, Fitzsimmons JR et al. A device for real-time 3D image-guided IMRT, *Int J Radiat Oncol Biol Phys.* 2005;63:S202.

Dietrich L, Jetter S, Tücking T, Nill S, and Oelfke U. Linac-integrated 4D cone beam CT: first experimental results, *Phys Med Biol.* 2006 Jun 7;51(11):2939–52. Epub 2006 May 24.

Duerk JL. Principles of MR image formation and reconstruction, *Magn Reson Imaging Clin N Am.* 1999 Nov;7(4):629–59.

Erridge SC, Seppenwoolde Y, and Muller SH. Portal imaging to assess set-up errors, tumor motion and tumor shrinkage during conformal radiotherapy of non-small cell lung cancer. *Radiother Oncol.* 2003;66:75–85.

Essers M, Hoogervorst BR, van Herk M, Lanson H, and Mijnheer BJ. Dosimetric characteristics of a liquid-filled electronic portal imaging device, *Int J Radiat Oncol Biol Phys.* 1995 Dec 1;33(5):1265–72.

Faddegon BF, Gangadharan V, Wu B, Pouliot J, and Bani-Hashemi A. Low dose megavoltage cone beam CT with an unflattened 4 MV beam from a carbon target, *Med Phys.* 2008;35(12):5777–86.

Fallone BG, Murray B, Rathee S et al. First MR images obtained during megavoltage photon irradiation from a prototype integrated linac-MR system, *Med Phys.* 2009 Jun;36(6):2084–8.

Fatunase T, Wang Z, Yoo S et al. Assessment of the residual error in soft tissue setup in patients undergoing partial breast irradiation: results of a prospective study using cone-beam computed tomography, *Int J Radiat Oncol Biol Phys.* 2008;70:1025–34.

Ford EC, Chang J, Mueller K et al. Cone-beam CT with mega-voltage beams and an amorphous silicon electronic portal imaging device: potential for verification of radiotherapy of lung cancer, *Med Phys*. 2002 Dec;29(12):2913–24.

Fraser DJ, Chen Y, Poon E et al. Dosimetric consequences of misalignment and realignment in prostate 3DCRT using intramodality ultrasound image guidance, *Med Phys*. 2010 Jun;37(6):2787–95.

Fung AY, Grimm SY, Wong JR, and Uematsu M. Computed tomography localization of radiation treatment delivery versus conventional localization with bony landmarks, *J Appl Clin Med Phys*. 2003;4:112–9.

Fuss M, Salter BJ, Cavanaugh SX et al. Daily ultrasound-based image-guided targeting for radiotherapy of upper abdominal malignancies, *Int J Radiat Oncol Biol Phys*. 2004 Jul 15;59(4):1245–56.

Gayou O, Parda DS, Johnson M, and Miften M. Patient dose and image quality from mega-voltage cone beam computed tomography imaging, *Med Phys*. 2007;34:499–506.

Gerszten PC, Ozhasoglu C, Burton SA et al. CyberKnife frameless stereotactic radiosurgery for spinal lesions: clinical experience in 125 cases, *Neurosurgery*. 2004 Jul;55(1):89–98.

Gierga DP, Riboldi M, Turcotte JC et al. Comparison of target registration errors for multiple image-guided techniques in accelerated partial breast irradiation, *Int J Radiat Oncol Biol Phys*. 2008 Mar 15;70(4):1239–46.

Gilhuijs KG, van de Ven PJ, and van Herk M. Automatic three-dimensional inspection of patient setup in radiation therapy using portal images, simulator images, and computed tomography data, *Med Phys*. 1996 Mar;23(3):389–99.

Green M. Magnetic field effects on radiation dose distribution, *Med Phys*. 2009;36:2774.

Grills IS, Hugo G, Kestin LL et al. Image-guided radiotherapy via daily online cone-beam CT substantially reduces margin requirements for stereotactic lung radiotherapy, *Int J Radiat Oncol Biol Phys*. 2008 Mar 15;70(4):1045–56.

Groh BA, Siewerdsen JH, Drake DG, Wong JW, and Jaffray DA. A performance comparison of flat-panel imager-based MV and kV conebeam CT, *Med Phys*. 2002;29:967–75.

Guckenberger M, Wilbert J, Richter A, Baier K, and Flentje M. Potential of adaptive radiotherapy to escalate the radiation dose in combined radiochemotherapy for locally advanced non-small cell lung cancer, *Int J Radiat Oncol Biol Phys*. 2011 Mar 1;79(3):901–8.

Han C, Chen YJ, Liu A, Schultheiss TE, and Wong JY. Actual dose variation of parotid glands and spinal cord for nasopharyngeal cancer patients during radiotherapy, *Int J Radiat Oncol Biol Phys*. 2008;70:1256–62.

Hanley J, Lumley MA, and Mageras GS. Measurement of patient positioning errors in three-dimensional conformal radiotherapy of the prostate, *Int J Radiat Oncol Biol Phys*. 1997;37:435–44.

Harris EJ, Donovan EM, Yarnold JR, Coles CE, and Evans PM. IMPORT Trial Management Group, Characterization of target volume changes during breast radiotherapy using implanted fiducial markers and portal imaging, *Int J Radiat Oncol Biol Phys*. 2009 Mar 1;73(3):958–66.

Hawkins MA, Brock KK, Eccles C et al. Assessment of residual error in liver position using kV cone-beam computed tomography for liver cancer high-precision radiation therapy, *Int J Radiat Oncol Biol Phys*. 2006 Oct 1;66(2):610–9.

Hendee WR and Ritenour ER. 2002. *Medical Imaging Physics*, 4th Edition. Hoboken, NJ, John Wiley & Sons, Inc.

Hendrick RE. The AAPM/RSNA physics tutorial for residents. Basic physics of MR imaging: an introduction, *Radiographics*. 1994 Jul;14(4):829–46.

Herman M. Clinical use of electronic portal imaging, *Semin Radiat Oncol*. 2005;15:157–67.

Herman MG, Balter JM, Jaffray DA et al. Clinical use of electronic portal imaging: report of AAPM Radiation Therapy Committee Task Group 58, *Med Phys*. 2001 May;28(5):712–37.

Higgins J, Bezjak A, Hope A, Panzarella T, Li W, Cho JB, Craig T, Brade A, Sun A, and Bissonnette JP. Effect of image-guidance frequency on geometric accuracy and setup margins in radiotherapy for locally advanced lung cancer, *Int J Radiat Oncol Biol Phys*. 2011 Aug 1;80(5):1330–7.

Hodge W, Tome WA, Jaradat HA et al. Feasibility report of image guided stereotactic body radiotherapy (IG-SBRT) with tomotherapy for early stage medically inoperable lung cancer using extreme hypofractionation, *Acta Oncol* 2006;45:890–6.

Hoogeman MS, Nuyttens JJ, Levendag PC, and Heijmen BJ. Time dependence of intrafraction patient motion assessed by repeat stereoscopic imaging, *Int J Radiat Oncol Biol Phys*. 2008;70:609–18.

ICRU Report 50. Prescribing, Recording and Reporting Photon Beam Therapy. International Commission on Radiation Units and Measurements, Bethesda, MD, 1993.

ICRU Report 62. Prescribing, Recording and Reporting Photon Beam Therapy (supplement to ICRU report 50). Bethesda, MD: International Commission on Radiation Units and Measurements, 1999.

Islam MK, Purdie TG, Norrlinger BD et al. Patient dose from kilovoltage cone beam computed tomography imaging in radiation therapy, *Med Phys*. 2006;33:1573–82.

Jaffray DA and Siewerdsen JH. Cone-beam computed tomography with a° at-panel imager: initial performance characterization, *Med Phys*. 2000;27:1311–23.

Jaffray DA, Siewerdsen JH, Wong JW, and Martinez AA. Flat-panel cone-beam computed tomography for image-guided radiation therapy, *Int J Radiat Oncol Biol Phys*. 2002;53:1337–49.

Jaffray DA, Drake DG, Moreau M, Martinez AA, and Wong JW. A radiographic and tomographic imaging system integrated into a medical linear accelerator for localization of bone and soft-tissue targets, *Int J Radiat Oncol Biol Phys*. 1999 Oct 1;45(3):773–89.

Jin J, Ryu S, Rock J et al. Image-guided target localization for stereotactic surgery: accuracy of 6D versus 3D image fusion. In: D. Kondziolka, Editor, *Radiosurgery*, vol. 6, Karger, Basel (2006), pp. 50–9.

Jin JY, Ren L, Liu Q et al. Combining scatter reduction and correction to improve image quality in cone-beam computed tomography (CBCT), *Med Phys*. 2010 Nov;37(11):5634–44.

Johns H and Cunningham A. A precision cobalt 60 unit for fixed field and rotation therapy, *Am J Roentgenol*. 1959;4:81.

Kak AC and Slaney M. 1988. *Principles of Computerized Tomographic Imaging*. IEEE Press, ISBN: 9780780304475.

Kamino Y, Takayama K, Kokubo M et al. Development of a four-dimensional image-guided radiotherapy system with a gimbaled X-ray head, *Int J Radiat Oncol Biol Phys*. 2006;66:271–8.

Keller H, Tome W, Ritter MA, and Mackie TR. Design of adaptive treatment margins for non-negligible measurement uncertainty: application to ultrasound-guided prostate radiation therapy, *Phys Med Biol*. 2004;49: 69–86.

Kitamura K, Shirato H, and Seppenwoolde Y. Three-dimensional intrafractional movement of prostate measured during real-time tumortracking radiotherapy in supine and prone treatment positions, *Int J Radiat Oncol Biol Phys*. 2002;53:1117–23.

Kron T, Eyles D, Schreiner JL, and Battista J. Magnetic resonance imaging for adaptive cobalt tomotherapy: a proposal, *J Med Phys*. 2006;31:242–54.

Kron T, Lee C, Perera F. Evaluation of intra- and inter-fraction motion in breast radiotherapy using electronic portal Cine Imaging, *Technol Cancer Res Treat* 2004;3:443–50.

Kron T, Wong J, Rolfo A et al. Adaptive radiotherapy for bladder cancer reduces integral dose despite daily volumetric imaging, *Radiother Oncol*. 2010 Dec;97(3):485–7.

Kuban DA, Dong L, Cheung R, Strom E, and De Crevoisier R. Ultrasound-based localization, *Semin Radiat Oncol*. 2005 Jul;15(3):180–91.

Kupelian PA, Ramsey C, Meeks SL et al. Serial megavoltage CT imaging during external beam radiotherapy for non-small-cell lung cancer: observations on tumor regression during treatment, *Int J Radiat Oncol Biol Phys*. 2005;63:1024–8.

Kuriyama K, Onishi H, Sano N et al. A new irradiation unit constructed of self-moving gantry-CT and linac, *Int J Radiat Oncol Biol Phys*. 2003 Feb 1;55(2):428–35.

Lachaine M, Audet V, Huang X, and Falco T. A quick and accurate calibration method for 3D ultrasound in image guided radiotherapy, *Med Phys*. 2005;32:2154.

Lagendijk JJ, Raaymakers BW, Raaijmakers AJ et al. MRI/linac integration, *Radiother Oncol*. 2008 Jan;86(1):25–9.

Langen KM, Buchholz DJ, Burch DR et al. Investigation of accelerated partial breast patient alignment and treatment with helical tomotherapy unit, *Int J Radiat Oncol Biol Phys*. 2008;70:1272–80.

Langen KM and Jones DT. Organ motion and its management, *Int J Radiat Oncol Biol Phys*. 2001 May 1;50(1):265–78.

Langen KM, Pouliot J, Anezinos C et al. Evaluation of ultrasound-based prostate localization for image-guided radiotherapy, *Int J Radiat Oncol Biol Phys*. 2003;57:635–44.

Langen KM, Zhang Y, Andrews RD et al. Initial experience with megavoltage (MV) CT guidance for daily prostate alignments, *Int J Radiat Oncol Biol Phys*. 2005;62:1517–24.

Lattanzi J, McNeeley S, Donnelly S et al. Ultrasound-based stereotactic guidance in prostate cancer—quantification of organ motion and set-up errors in external beam radiation therapy, *Comput Aided Surg*. 2000;5(4):289–95.

Lazos D and Williamson JF. Monte Carlo evaluation of scatter mitigation strategies in cone-beam CT, *Med Phys*. 2010 Oct;37(10):5456–70.

Lee C, Langen KM, Lu W et al. Assessment of parotid gland dose changes during head and neck cancer radiotherapy using daily megavoltage computed tomography and deformable image registration, *Int J Radiat Oncol Biol Phys*. 2008 Aug 1;71(5):1563–71.

Létourneau D, Wong JW, Oldham M et al. Cone-beam-CT guided radiation therapy: technical implementation, *Radiother Oncol*. 2005 Jun;75(3):279–86.

Li T, Xing L, Munro P et al. Four-dimensional cone-beam computed tomography using an on-board imager, *Med Phys*. 2006 Oct;33(10):3825–33.

Lirette A, Pouliot J, and Aubin M. The role of electronic portal imaging in tangential breast irradiation: a prospective study. *Radiother Oncol*. 1995;37:241–5.

Litzenberg D, Dawson LA, Sandler H et al. Daily prostate targeting using implanted radiopaque markers, *Int J Radiat Oncol Biol Phys*. 2002 Mar 1;52(3):699–703.

Liu V, Lariviere NR, and Wang G. X-ray micro-CT with a displaced detector array: application to helical cone-beam reconstruction, *Med Phys*. 2003;30(10):2758–61.

Lotz HT, Pos FJ, Hulshof MC et al. Tumor motion and deformation during external radiotherapy of bladder cancer, *Int J Radiat Oncol Biol Phys*. 2006 Apr 1;64(5):1551–8.

MacKay RI, Graham PA, Logue JP, and Moore CJ. Patient positioning using detailed three-dimensional surface data for patients undergoing conformal radiation therapy for carcinoma of the prostate: a feasibility study, *Int J Radiat Oncol Biol Phys*. 2001;49:225–30.

Mao W, Lee L, and Xing L. Development of a QA phantom and automated analysis tool for geometric quality assurance of on-board MV and kV x-ray imaging systems, *Med Phys*. 2008;35:1497–506.

Meeks SL, Harmon JF, Langen KM et al. Performance characterization of megavoltage computed tomography imaging on a helical tomotherapy unit, *Med Phys*. 2005;32:2673–81.

Milliken DB, Rubin SJ, Hamilton RJ et al. Performance of a video-image-subtraction-based patient positioning, *Int J Radiat Oncol Biol Phys*. 1997;38:855–66.

Mitchell J, Formenti SC, and DeWyngaert JK. Interfraction and intrafraction setup variability for prone breast radiation therapy, *Int J Radiat Oncol Biol Phys*. 2010 Apr;76(5): 1571–7.

Mongioj V, Orlandi E, Palazzi M et al. Set-up errors analyses in IMRT treatments for nasopharyngeal carcinoma to evaluate time trends, PTV and PRV margins, *Acta Oncol*. 2011 Jan;50(1):61–71.

Morin O, Aubry JF, Aubin M et al. Physical performance and image optimization of megavoltage cone-beam CT, *Med Phys*. 2009 Apr;36(4):1421–32.

Morin O, Gillis A, Chen J et al. Megavoltage cone-beam CT: system description and clinical applications, *Med Dosim*. 2006 Spring;31(1):51–61.

Morin O, Gillis A, Descovich M et al. Patient dose considerations for routine megavoltage cone-beam CT imaging, *Med Phys*. 2007;34:1819–27.

Morton EJ, Swindell W, Lewis DG, and Evans PM. A linear array, scintillation crystal-photodiode detector for megavoltage imaging, *Med Phys*. 1991 Jul–Aug;18(4):681–91.

Moseley DJ, White EA, Wiltshire KL et al. Comparison of localization performance with implanted fiducial markers and cone-beam computed tomography for on-line image-guided radiotherapy of the prostate, *Int J Radiat Oncol Biol Phys*. 2007 Mar 1;67(3):942–53.

Munro P and Bouius DC. X-ray quantum limited portal imaging using amorphous silicon flat-panel arrays, *Med Phys.* 1998 May;25(5):689–702.

Munro P, Rawlinson JA, and Fenster A. A digital fluoroscopic imaging device for radiotherapy localization, *Int J Radiat Oncol Biol Phys.* 1990 Mar;18(3):641–9.

Murphy MJ, Balter J, Balter S et al. The management of imaging dose during image-guided radiotherapy: report of the AAPM Task Group 75, *Med Phys.* 2007 Oct;34(10):4041–63.

Murphy MJ, Chang SD, Gibbs IC et al. Patterns of patient movement during frameless image-guided radiosurgery, *Int J Radiat Oncol Biol Phys.* 2003;55:1400–8.

Murphy MJ and Cox RS. The accuracy of dose localization for an image-guided frameless radiosurgery system, *Med Phys.* 1996 Dec;23(12):2043–9.

Mutanga TF, de Boer HC, van der Wielen GJ et al. Stereographic targeting in prostate radiotherapy: speed and precision by daily automatic positioning corrections using kilovoltage/megavoltage image pairs, *Int J Radiat Oncol Biol Phys.* 2008 Jul 15;71(4):1074–83.

Nederveen A, Lagendijk J, and Hofman P. Detection of fiducial gold markers for automatic on-line megavoltage position verification using a marker extraction kernel (MEK), *Int J Radiat Oncol Biol Phys.* 2000 Jul 15;47(5):1435–42.

Nijkamp J, de Jong R, Sonke JJ et al. Target volume shape variation during hypo-fractionated preoperative irradiation of rectal cancer patients, *Radiother Oncol.* 2009 Aug;92(2):202–9.

Nijkamp J, Pos FJ, Nuver TT et al. Adaptive radiotherapy for prostate cancer using kilovoltage cone-beam computed tomography: first clinical results, *Int J Radiat Oncol Biol Phys.* 2008 Jan 1;70(1):75–82.

Noel CE, Klein EE, and Moore KL. A surface-based respiratory surrogate for 4D imaging, *Med Phys.* 2008 Jun;35(6):2682.

Noo F, Clackdoyle R, Mennessier C, White TA, and Roney TJ. Analytic method based on identification of ellipse parameters for scanner calibration in cone-beam tomography, *Phys Med Biol.* 2000 Nov;45(11):3489–508.

O'Daniel J, Pan T, Mohan R, and Dong L. CT dose from daily in-room CT-guided radiotherapy, *Med Phys.* 2004;31:1876.

O'Daniel JC, Garden AS, Schwartz DL et al. Parotid gland dose in intensity-modulated radiotherapy for head and neck cancer: is what you plan what you get? *Int J Radiat Oncol Biol Phys.* 2007 Nov 15;69(4):1290–6.

Onishi H, Kuriyama K, Komiyama T et al. A new irradiation system for lung cancer combining linear accelerator, computed tomography, patient self-breath-holding, and patient-directed beam-control without respiratory monitoring devices, *Int J Radiat Oncol Biol Phys* 2003;56:14–20.

Paskalev K, Ma CM, Jacob R et al. Daily target localization for prostate patients based on 3D image correlation, *Phys Med Biol.* 2004;49:931–9.

Pehlivan B, Pichenot C, Castaing M et al. Interfractional set-up errors evaluation by daily electronic portal imaging of IMRT in head and neck cancer patients, *Acta Oncol.* 2009;48(3):440–5.

Ploeger LS, Betgen A, Gilhuijs KG, and van Herk M. Feasibility of geometrical verification of patient set-up using body contours and computed tomography data, *Radiother Oncol.* 2003a Feb;66(2):225–33.

Ploeger LS, Frenay M, Betgen A et al. Application of video imaging for improvement of patient set-up, *Radiother Oncol.* 2003b Sep;68(3):277–84.

Pos F, Bex A, Dees-Ribbers HM et al. Lipiodol injection for target volume delineation and image guidance during radiotherapy for bladder cancer, *Radiother Oncol.* 2009 Nov;93(2):364–7.

Pouliot J, Aubin M, and Langen KM. (Non)-migration of radiopaque markers used for on-line localization of the prostate with an electronic portal imaging device, *Int J Radiat Oncol Biol Phys.* 2003;56:862–6.

Pouliot J, Bani-Hashemi A, Chen J et al. Low-dose megavoltage cone-beam CT for radiation therapy, *Int J Radiat Oncol Biol Phys.* 2005;61:552–60.

Pouliot J and Lirette A. Verification and correction of setup deviations in tangential breast irradiation using EPID: gain versus workload, *Med Phys.* 1996;23:1393–8.

Purdie TG, Bissonnette JP, Franks K et al. Cone-beam computed tomography for on-line image guidance of lung stereotactic radiotherapy: localization, verification, and intrafraction tumor position, *Int J Radiat Oncol Biol Phys.* 2007 May 1;68(1):243–52.

Raaijmakers AJ, Raaymakers BW, and Lagendijk JJ. Magnetic-field-induced dose effects in MR-guided radiotherapy systems: dependence on the magnetic field strength, *Phys Med Biol.* 2008 Feb 21;53(4):909–23.

Raaymakers BW, Lagendijk JJ, Overweg J et al. Integrating a 1.5 T MRI scanner with a 6 MV accelerator: proof of concept, *Phys Med Biol.* 2009 Jun 21;54(12):N229–37.

Ramakrishna N, Rosca F, Friesen S et al. A clinical comparison of patient setup and intra-fraction motion using frame-based radiosurgery versus a frameless image-guided radiosurgery system for intracranial lesions, *Radiother Oncol.* 2010 Apr;95(1):109–15.

Reitz I, Hesse BM, Nill S, Tücking T, and Oelfke U. Enhancement of image quality with a fast iterative scatter and beam hardening correction method for kV CBCT, *Z Med Phys.* 2009;19(3):158–72.

Remeijer P, Lebesque JV, and Mijnheer BJ. Set-up verification using portal imaging; review of current clinical practice, *Radiother Oncol.* 2001;58:105–20.

Remeijer P, Sonke J-J, Betgen A, and van Herk M. First clinical experience with cone-beam CT based setup correction protocols, Proceedings 8th International Workshop on Electronic Portal Imaging—EPI2K4 Brighton, UK, 2004, pp. 92–3.

Rougee A, Picard C, Ponchut C, and Trousset Y. Geometrical calibration of x-ray imaging chains for three-dimensional reconstruction, *Comput Med Imaging Graph.* 1993;17(4–5):295–300.

Samson MJ, van Sornsen de Koste JR, and de Boer HC. An analysis of anatomic landmark mobility and setup deviations in radiotherapy for lung cancer, *Int J Radiat Oncol Biol Phys.* 1999;43:827–32.

Santanam L, Esthappan J, Mutic S et al. Estimation of setup uncertainty using planar and MVCT imaging for gynecologic malignancies, *Int J Radiat Oncol Biol Phys.* 2008;71:1511–7.

Saw CB, Yang Y, Li F et al. Performance characteristics and quality assurance aspects of kilovoltage cone-beam CT on medical linear accelerator, *Med Dosim.* 2007;32:80–5.

Schweikard A, Shiomi H, and Adler J. Respiration tracking in radiosurgery, *Med Phys.* 2004;31:2738–41.

Seppenwoolde Y, Berbeco RI, Nishioka S, Shirato H, and Heijmen B. Accuracy of tumor motion compensation algorithm from a robotic respiratory tracking system: a simulation study, *Med Phys.* 2007;34:2774–84.

Shah AP, Langen KM, Ruchala KJ et al. Patient dose from megavoltage computed tomography imaging, *Int J Radiat Oncol Biol Phys.* 2008;70:1579–87.

Shalev S, Lee T, Leszczynski K et al. Video techniques for on-line portal imaging, *Comput Med Imaging Graph.* 1989;13:217–26.

Sharpe M, Moseley D, Purdie T et al. The stability of mechanical calibration for a kV cone beam computed tomography system integrated with linear accelerator, *Med Phys.* 2006;33:136–44.

Shirato H, Shimizu S, Shimizu T, Nishioka T, and Miyasaka K. Real-time tumour-tracking radiotherapy, *Lancet.* 1999 Apr 17;353(9161):1331–2.

Shirato H, Seppenwoolde Y, Kitamura K, Onimura R, and Shimizu S. Intrafractional tumor motion: lung and liver, *Semin Radiat Oncol.* 2004;14:10–8.

Shiu AS, Chang EL, Ye JS et al. Near simultaneous computed tomography image-guided stereotactic spinal radiotherapy: an emerging paradigm for achieving true stereotaxy, *Int J Radiat Oncol Biol Phys.* 2003;57:605–13.

Sidhu K, Ford EC, Spirou S et al. Optimization of conformal thoracic radiotherapy using cone-beam CT imaging for treatment verification, *Int J Radiat Oncol Biol Phys.* 2003;55:757–67.

Sidky EY and Pan X. Image reconstruction in circular cone-beam computed tomography by constrained, total-variation minimization, *Phys Med Biol.* 2008 Sep 7;53(17):4777–807.

Siewerdsen JH, Daly MJ, Bakhtiar B et al. A simple, direct method for x-ray scatter estimation and correction in digital radiography and cone-beam CT, *Med Phys.* 2006 Jan;33(1):187–97.

Simpson DR, Lawson JD, Nath SK et al. A survey of image-guided radiation therapy use in the United States, Cancer. 2010 Aug 15;116(16):3953–60.

Smitsmans MH, de Bois J, Sonke JJ et al. Automatic prostate localization on cone-beam CT scans for high precision image-guided radiotherapy, *Int J Radiat Oncol Biol Phys.* 2005 Nov 15;63(4):975–84.

Smitsmans MH, Pos FJ, de Bois J et al. The influence of a dietary protocol on cone beam CT-guided radiotherapy for prostate cancer patients, *Int J Radiat Oncol Biol Phys.* 2008 Jul 15;71(4):1279–86.

Soete G, Van de Steene J, Verellen D et al. Initial clinical experience with infrared-reflecting skin markers in the positioning of patients treated by conformal radiotherapy for prostate cancer, *Int J Radiat Oncol Biol Phys.* 2002;52:694–8.

Sonke JJ and Belderbos J. Adaptive radiotherapy for lung cancer, *Semin Radiat Oncol.* 2010 Apr;20(2):94–106.

Sonke JJ, Rossi M, Wolthaus J et al. Frameless stereotactic body radiotherapy for lung cancer using four-dimensional cone beam CT guidance, *Int J Radiat Oncol Biol Phys.* 2009 Jun 1;74(2):567–74.

Sonke JJ, Zijp L, Remeijer P, and van Herk M. Respiratory correlated cone beam CT, *Med Phys.* 2005;32(4):1176–86.

Strandqvist M and Rosengren B. Television-controlled pendulum therapy, *Br J Radiol.* 1958;31:513–4.

Street R, Nelson S, Le A et al. Amorphous silicon sensor arrays for radiation imaging mater, *Res Soc Symp Proc.* 1990;192:441–52.

Stützel J, Oelfke U, and Nill S. A quantitative image quality comparison of four different image guided radiotherapy devices, *Radiother Oncol.* 2008 Jan;86(1):20–4.

Suit HD, Becht J, Leong J et al. Potential for improvement in radiation therapy. *Int J Radiat Oncol Biol Phys.* 1988;14:777–86.

Thilmann C, Nill S, Tücking T et al. Correction of patient positioning errors based on in-line cone beam CTs: clinical implementation and first experiences, *Radiat Oncol.* 2006 May 24;1:16.

Topolnjak R, Sonke JJ, Nijkamp J et al. Breast patient setup error assessment: comparison of electronic portal image devices and cone-beam computed tomography matching results, *Int J Radiat Oncol Biol Phys.* 2010 Nov 15;78(4):1235–43.

Tournel K, De Ridder M, Engels B et al. Assessment of intrafractional movement and internal motion in radiotherapy of rectal cancer using megavoltage computed tomography, *Int J Radiat Oncol Biol Phys.* 2008;71:934–9.

Tubiana M. Can we reduce the incidence of second primary malignancies occurring after radiotherapy? A critical review, *Radiother Oncol.* 2009;91:4–15; discussion 11–13.

Uematsu M, Shioda A, Suda A et al Computed tomography-guided frameless stereotactic radiotherapy for stage I non-small cell lung cancer: a 5-year experience, *Int J Radiat Oncol Biol Phys.* 2001;51:666–70.

van Asselen B, Dehnad H, Raaijmakers CP, Lagendijk JJ, and Terhaard CH. Implanted gold markers for position verification during irradiation of head-and-neck cancers: a feasibility study, *Int J Radiat Oncol Biol Phys.* 2004 Jul 15;59(4):1011–7.

van Beek S, van Kranen S, Mencarelli A et al. First clinical experience with a multiple region of interest registration and correction method in radiotherapy of head-and-neck cancer patients, *Radiother Oncol.* 2010 Feb;94(2):213–7.

van de Steene J, Van den Heuvel F, and Bel A. Electronic portal imaging with on-line correction of setup error in thoracic irradiation: clinical evaluation, *Int J Radiat Oncol Biol Phys.* 1998;40:967–76.

van Elmpt W, McDermott L, Nijsten S et al. A literature review of electronic portal imaging for radiotherapy dosimetry, *Radiother Oncol.* 2008 Sep;88(3):289–309.

van Herk M. Errors and margins in radiotherapy, *Semin Radiat Oncol.* 2004 Jan;14(1):52–64.

van Herk M. Physical aspects of a liquid-filled ionization chamber with pulsed polarizing voltage, *Med Phys.* 1991 Jul–Aug;18(4):692–702.

van Herk M, Remeijer P, Rasch C, and Lebesque JV. The probability of correct target dosage: dose-population histograms for deriving treatment margins in radiotherapy, *Int J Radiat Oncol Biol Phys.* 2000;47:1121–35.

van Lin EN, Nijenhuis E, and Huizenga H. Effectiveness of couch height based patient set-up and an off-line correction protocol in prostate cancer radiotherapy, *Int J Radiat Oncol Biol Phys.* 2001;50:569–77.

van Lin EN, van der Vight L, and Huizenga H. Set-up improvement in head and neck radiotherapy using a 3D off-line EPID-based correction protocol and a customised head and neck support, *Radiother Oncol.* 2003;68:137–48.

van Tienhoven G, Lanson JH, and Crabeels D. Accuracy in tangential breast treatment set-up: a portal imaging study, *Radiother Oncol.* 1991;22:317–22.

Verellen D, Soete G, Linthout N et al. Quality assurance of a system for improved target localization and patient set-up that combines real-time infrared tracking and stereoscopic X-ray imaging, *Radiother Oncol.* 2003 Apr;67(1):129–41.

Waddington SP and McKensie AL. Assessment of effective dose from concomitant exposures required in verification of the target volume in radiotherapy, *Br J Radiol.* 2004;77:557–61.

Wang C, Shiu A, Lii M, Woo S, and Chang EL. Automatic target localization and verification for on-line image-guided stereotactic body radiotherapy of the spine, *Technol Cancer Res Treat.* 2007;6:187–96.

Wang J, Li T, and Xing L. Iterative image reconstruction for CBCT using edge-preserving prior, *Med Phys.* 2009a Jan;36(1):252–60.

Wang J, Bai S, Chen N et al. The clinical feasibility and effect of online cone beam computer tomography-guided intensity-modulated radiotherapy for nasopharyngeal cancer, *Radiother Oncol.* 2009b;90:221–7.

Wells PN and Liang HD. Medical ultrasound: imaging of soft tissue strain and elasticity, *J R Soc Interface.* 2011 Nov 7;8(64):1521–49.

White EA, Cho J, Vallis KA et al. Cone beam computed tomography guidance for setup of patients receiving accelerated partial breast irradiation, *Int J Radiat Oncol Biol Phys.* 2007;68:547–54.

Wiersma RD, Riaz N, Dieterich S, Suh Y, and Xing L. Use of MV and kV imager correlation for maintaining continuous real-time 3D internal marker tracking during beam interruptions, *Phys Med Biol.* 2009 Jan 7;54(1):89–103.

Wong JR, Gao Z, Uematsu M et al. Interfractional prostate shifts: review of 1870 computed tomography (CT) scans obtained during image-guided radiotherapy using CT-on-rails for the treatment of prostate cancer, *Int J Radiat Oncol Biol Phys.* 2008;72:1396–401.

Wong JW, Binns WR, Cheng AY et al. On-line radiotherapy imaging with an array of fiber-optic image reducers, *Int J Radiat Oncol Biol Phys.* 1990 Jun;18(6):1477–84.

Wu J, Dandekar O, Nazareth D et al. Effect of ultrasound probe on dose delivery during real-time ultrasound-guided tumor tracking, *Conf Proc IEEE Eng Med Biol Soc.* 2006;1:3799–802.

Wu Q, Chi Y, Chen PY et al. Adaptive replanning strategies accounting for shrinkage in head and neck IMRT, *Int J Radiat Oncol Biol Phys.* 2009 Nov 1;75(3):924–32.

Wunderink W, Méndez Romero A, Seppenwoolde Y et al. Potentials and limitations of guiding liver stereotactic body radiation therapy set-up on liver-implanted fiducial markers, *Int J Radiat Oncol Biol Phys.* 2010 Aug 1;77(5):1573–83.

Wurm RE, Erbel S, Schwenkert I et al. Novalis frameless image-guided noninvasive radiosurgery: initial experience, *Neurosurgery.* 2008 May;62(5 Suppl):A11–7.

Yan D. Adaptive radiotherapy: merging principle into clinical practice, *Semin Radiat Oncol.* 2010 Apr;20(2):79–83.

Yan D, Lockman D, Brabbins D et al. An off-line strategy for constructing a patient-specific planning target volume in adaptive treatment process for prostate cancer, *Int J Radiat Oncol Biol Phys.* 2000;48:289–302.

Yan D, Lockman D, Martinez A et al. Computed tomography guided management of interfractional patient variation, *Semin Radiat Oncol.* 2005;15:168–79

Yan H, Yin FF, and Kim JH. A phantom study on the positioning accuracy of the Novalis Body system, *Med Phys.* 2003 Dec;30(12):3052–60.

Yenice KM, Lovelock DM, Hunt MA et al. CT image-guided intensity-modulated therapy for paraspinal tumors using stereotactic immobilization, *Int J Radiat Oncol Biol Phys.* 2003;55:583–93.

Yeung AR, Li JG, Shi W et al. Tumor localization using cone-beam CT reduces setup margins in conventionally fractionated radiotherapy for lung tumors, *Int J Radiat Oncol Biol Phys.* 2009 Jul 15;74(4):1100–7.

Yin F-F, Wong J, Balter J et al. The Role of In-Room kV X-Ray Imaging for Patient Setup and Target Localization: Report of AAPM Task Group 104, 2009.

Yoo S, Kim GY, Hammoud R et al. A quality assurance program for the on-board imagers, *Med Phys.* 2006;33:4431–47.

Zeidan OA, Langen KM, Meeks SL et al. Evaluation of image-guidance protocols in the treatment of head and neck cancers, *Int J Radiat Oncol Biol Phys.* 2007;67:670–7.

Zijp L, Sonke JJ, and van Herk M. Extraction of the respiratory signal from sequential thorax cone-beam X-ray images. In: International conference on the use of computers in radiation therapy (ICCR), Seoul, Republic of Korea, Jeong Publishing, 2004, p. 507.

第16章

使用图形处理单元的仿射医学影像配准

16.1 引言

影像配准(即将影像映射到同一坐标空间的工作)是科学中一个重要的研究工具(Maintz 和 Viergever 1998;Lester 和 Arridge 1999)。在医学领域中,当比较或整合针对不同对象、处于不同时间、使用不同设备采集的诊断影像提供的互补信息时,影像配准是必要的。它在许多研究和医学诊断流程中是至关重要的,例如,校正连续扫描间的主体运动(Kamitani 和 Tong 2005)、评估患者的纵向变化(Morra 等 2009)、整合许多个体的影像生成解剖学(Zacharaki 等 2008)、生理学(Tustison 等 2010)和功能学(Gholipour 等 2007)的正常和异常变化的图谱库。在常规的临床实践中,配准用于改善手术计划和立体定向引导(DiMaio 等 2006;Archip 等 2007)、大脑中的电极定位(2002)、放射治疗计划(Kessler 和 Roberson 2006)、对疾病治疗反应的识别(Jongen 2006),以及许多其他医疗规程(Kessler 等 2001)。

基于强度的自动化配准是一个迭代过程,它通过最大化影像间的相似性度量将"移动的影像"转换为静止的"固定影像"。这种形式的配准被认为是一种优化问题,需要最少的用户交互,目的是提供可靠的、可重复的结果(Maes 等 1997b)。仅使用本征影像特性,无需外部标记。在基于强度的配准中,用于驱动优化的相似性度量直接从影像强度值得到,而几何方法由形状匹配驱动。基于强度的配准比几何方法更为灵活,这一点已在文献中得到了很好的证实(Maintz 和 Viergever 1998)。

自动仿射配准的每一次迭代包括四个步骤,如图 16.1 所示:①参数化的变换应用于运动影像的空间坐标;②在将运动影像重新采样至固定影像的坐标空间后,得到变换后的运动影像值;③下一步,计算相似性度量以量化固定和变换影像之间的对应关系;④将度量传递给优化器,后者修正变换参数以最终改进配准。配准问题的规范和约束决定了选择执行这四个通用步骤的特定方法。

在每一次迭代中,由变换、重采样和相似性量规程执行的操作数符合固定影像尺寸级别。这是因为这些操作是在固定影像的坐标空间中执行的。由于医学影像数据集通常包含数百万计的像素,导致对计算需求很高。基于强度配准的限制因素包括坐标变换后的内插数(Hastreiter 和 Ertl 1998;Hastreiter 等 2004)和相似性度量评估(rezk-salama 等 1999)。如果采用无导数优化方法,那么与图 16.1 所示的其他三个部分相比优化器的逻辑通常需要相对较少的操作。

快速、准确、自动化的基于强度医学影像配准对临床医生和研究人员来说是非常有用的。然而,配准对计算要求高,导致在成像工作流程中执行时间过长。例如,在术中成像和影像引导手术中,必

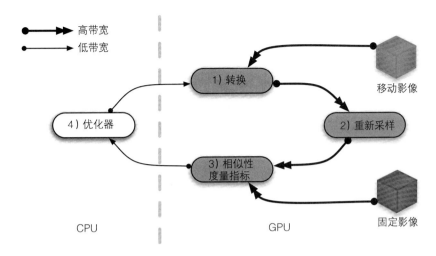

图 16.1　迭代配准循环的核心部分,在此框架中,图中标为阴影的部分在 GPU 上执行

须在几分钟内完成配准,以避免延误工作(Hastreiter 等 2004;Archip 等 2007)。此外,脑图谱库的创建(Evans 等 1993)和涉及大量受试者的临床研究(Morra 等 2009)通常需要数百或数千对影像的准确而可靠的配准。然而,迄今为止,配准方法对计算能力的极高要求在很大程度上阻碍了其在台式计算机上以交互或接近实时的速度使用。

为了降低计算时间,许多研究小组已经在大型机和大型计算机集群上进行医学影像配准。这些方法的主要缺点在于,在临床工作中应用这些机器的机会有限,且费用很高。我们开发了一个全新的框架,它利用了市场上台式图形处理硬件的算力和灵活性方面的最新进展,加速了 3D 医学影像的仿射配准(Mitchell 等 2008)。我们的框架将配准流程的所有计算密集型部分都放置在图形处理单元(GPU)上。此外,在整个配准过程中,所有影像都保留在 GPU 上,无需 GPU 和中央处理单元(CPU)上主机应用程序主内存之间的带宽密集型数据拷贝。

在框架中,我们对几个最常用的基于强度相似性度量指标进行了加速,包括归一化互信息(NMI)(Viola 和 Wells 1997;Studholme 等 1999)。NMI 源于信息理论领域,公认为最可靠、最准确的基于强度度量指标之一,适用于不同成像模态采集的影像配准(Pluim 等 2003)。

软件是用 C++ 编程语言实现的,并使用 OpenGL 2.0 图形编程接口(API)(Shreiner 2009)和 OpenGL 着色语言(GLSL)来访问图形硬件功能(Rost 2004)。我们选择 GLSL 而非其他软件平台,

如 OpenCL 和 CUDA(NVI 2008),是因为其平台和设备的独立性:一些 OpenCL 图形扩展只在最近的高端 AMD 硬件上支持,CUDA 是 NVIDIA 硬件厂商推出的运算平台。我们的软件框架是模块化实施,数据和流程封装为对象。因此,它的结构通常类似于 Insight Toolkit(ITK)的架构(Yoo 2004;Ibanez 等 2005),后者是用于进行影像配准和分割的开源跨平台软件工具。

16.2　加速仿射影像配准

自动化、基于强度的仿射配准是相似性度量目标函数的迭代优化。这是评价运动影像和固定影像之间配准质量(如相似度)的单一数字。优化周期的每次迭代包括对运动影像应用参数化变换、将变换后的运动影像重新采样到固定影像的空间中、计算两组影像之间的相似性度量,并为后续迭代生成新的变换参数。

我们在 GPU 上运行该周期的计算密集型部分。这些部分是图 16.1 中所示的前三个步骤:影像变换、插值和度量评估。我们还将所有的 3D 影像存储在 GPU 视频存储器中。这就无需每次迭代过程中在 CPU-GPU 总线上重复传输高达数百兆字节的数据。影像数据传输已被证明是其他几个 GPU 配准程序的主要瓶颈(Hastreiter 等 2004)。在我们的运行过程中,CPU 和 GPU 之间传输的数据量可以忽略不计,包括度量值和一组变换参数。

16.2.1   体绘制

我们提出的配准方法可阐述为"基于纹理的三维体绘制",因此很自然地适合在 GPU 上实现。体绘制的目的是合成虚拟的容积数据的 2D 视图,其中渲染的颜色值代表了光与数据的物理交互(Cabralet 等 1994)。这通常是通过将标量数据强度映射到光发射和吸收特性的传递函数来实现的。

在执行基于纹理的渲染时,首先将容量数据集加载到 GPU 的视频内存中;此后,它被称为 3D "纹理"。下一步是将纹理的 2D 切片映射到一个"代理几何图形"上,该图由一组等间距的四边形组成,平行于视平面,如图 16.2 所示。生成的四边形数目等于纹理中的切片数目。

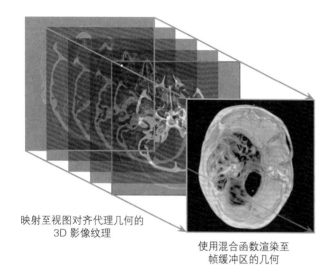

映射至视图对齐代理几何的
3D 影像纹理

使用混合函数渲染至
帧缓冲区的几何

图 16.2   使用纹理映射和视图对齐代理几何图形进行头部 CT 数据集(内面观)的体绘制

最后,将这些四边形逐个渲染至显示器的帧缓冲区。由于这是在没有深度测试的情况下完成的,因此四边形就不会相互遮挡。如果需要,在此阶段使用混合函数和附加数据如材料梯度、颜色和透明度来模拟灯光效果。

如果用户改变了观察方向,那么必须对数据集进行几何变换并重新构造至代理几何。如果观察方向与影像轴不平行,则需要在纹理映射过程中进行 3D 插值。

我们的配准算法的每次迭代是对 3D 容积中每帧影像的渲染,伴随一些重要的修改。首先,我们将固定和移动容积医疗数据集加载到 GPU 上的两个纹理中。接下来,我们将两个纹理映射到常规的四边形代理几何图上。正如下一节所讨论的,目前的配准变换应用于映射过程中的运动影像。当特征显著的四边形渲染至帧缓冲区时,固定和运动影像间的影像度量指标由着色器来计算。

大多数原始的计算机断层扫描(CT)、磁共振(MR)和正电子发射断层扫描(PET)影像都有跨度不超过 12 位的整数强度值,而处理过的影像通常具有浮点值。我们使用与输入数据格式匹配的 GPU 纹理格式。因此,我们通常将原始影像加载到 16 位整数纹理中;而处理过的影像通常被加载到 32 位的浮点纹理中,自 2008 年以来均已在图形硬件上实现。由于影像数据是标量,所以我们使用的纹理具有单一的亮度强度通道,而非标准的红、绿、蓝和 Alpha 四通道。

使用 OpenGL 函数 glTexImage3D 将影像从主内存传输到 GPU,并设置与输入影像大小完全匹配的纹理。在 2006 年以前的硬件上,有必要将纹理维度填补为二的幂。因为移动影像总是要重新采样到固定影像的空间中,因此我们渲染的四边形的维度与那些固定影像横截面的层面相匹配。

16.2.2   影像变换

我们的配准框架在 GPU 上使用 3D 纹理映射来执行影像变换。实际上,由于 GPU 常用于计算机图形学,因此非常适合进行几何变换。多边形纹理映射的第一步是在每个顶点上定义"纹理坐标",每一坐标充当进入纹理的索引。在点阵化过程中,利用 2D 插值来计算多边形内部的坐标。插值的作用是在整个图形上创建平滑的纹理映射。图 16.3 显示了在四个顶点上使用纹理坐标映射到四边形的影像层面。

我们通过修正运动影像在四边形上的映射来变换运动影像。这是通过将其纹理坐标乘以一个 4×4 的齐次矩阵来完成的。OpenGL 函数 glTranslatef、glRotatef 和 glScalef 可以用来对矩阵进行 3D 变换、旋转和缩放。还可以直接通过 glMultMatrixf 函数来设定矩阵部分。使用这种方法,我们可以指定任意的线性仿射变换。图 16.3 描述

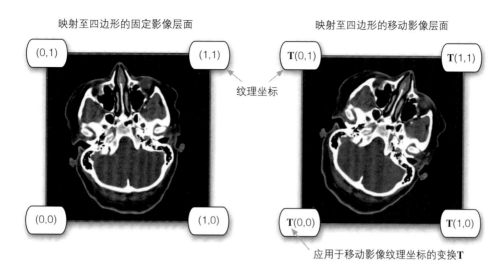

映射至四边形的固定影像层面　　　　　　　　映射至四边形的移动影像层面

纹理坐标

应用于移动影像纹理坐标的变换 T

图 16.3　利用纹理坐标将固定影像和运动影像映射到四边形

了一个应用于运动纹理坐标的变换 T。

列表 1 显示了如何在 OpenGL 中实现影像变换。在这段代码中,固定和移动影像分别存储在 0 和 1 纹理中。我们对固定影像应用身份变换,对运动影像应用当前的 OpenGL 矩阵变换。

```
glMatrixMode(GL_TEXTURE);
glActiveTexture(GL_TEXTURE0); //
fixed image
glLoadIdentity();
glActiveTexture(GL_TEXTURE1); //
moving image
glLoadIdentity();
glMultMatrixf(transformationMatrix);
```

列表 1:对固定和运动影像纹理坐标进行变换以进行配准

16.2.3　插值

配准中的影像变换需要对运动影像强度进行插值。要理解这一点,可以考虑影像变换,它在数学上被定义为函数 $T:M{\rightarrow}F$,它将空间坐标从运动影像域 M 映射到固定影像域 F。映射必须覆盖整个固定影像域,因为它是配准的目标。然而,应用 T 函数简单地变换运动影像会导致进入 F 的映射稀疏的现象。

我们通过在固定影像坐标中定义逆变换 T^{-1} 来解决这个问题。然后通过循环遍历所有固定影像点来计算评估变换。给定某点 $x{\in}F$,对应的变换影像强度 $M(T^{-1}(x))$ 的值是通过对运动影像进行插值确定的。图 16.4 显示了在固定影像坐标中通过对运动影像进行插值来评估逆变换的示意图。

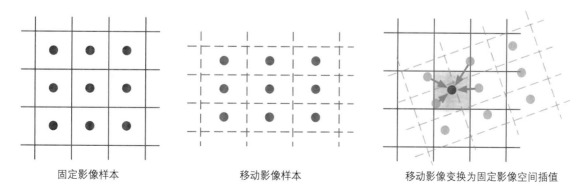

固定影像样本　　　　　　　移动影像样本　　　　　移动影像变换为固定影像空间插值

图 16.4　变换过程中运动影像的插值

最简单和最快速的插值方法采用邻近样本的强度。然而，众所周知这将导致混叠和严重的部分容积效应，产生糟糕的配准结果（Hajnal 等 2001）。因为三线性插值在准确性和计算时间之间进行了良好的权衡，并且已经在影像配准中获得可接受的结果（Levin 等 2004），故而是最常用的方法之一。学者已对采用二次、三次、三次 B 样条、高斯分布的插值方法和基于 sinc 函数的不同尺寸内插核进行了详细的研究（Hajnal 等 1995；Lehmann 等 1999）。

对于 CPU 上的仿射配准，已经显示大约 90%的计算时间用于影像变换和（三线性）插值（Shams 等 2010）。为了加速我们的 GPU 框架中的变换，配置硬件在读取运动纹理时自动执行三线性插值。优化硬件以执行快速和准确的三线性插值，这在实时图形应用程序中是至关重要的，其中的场景通常包含多个纹理，这些纹理映射到动态调整的多边形。

目前 GPU 还没有对高阶插值方案的本地支持。然而，使用多个纹理查找（Sigg 和 Hadwiger 2005）可以在片段着色器中实现高效的三阶 B 样条插值。这是通过应用自动硬件三线性插值来实现的。为了完成三阶 B 样条插值，该方法进行了 8 次三线性纹理查找，隐式地将 64 个相邻的强度结合起来。与三线性插值相比，因子是 8。

16.2.4 基于差异和相关性的相似性度量

影像相似性度量的计算是配准框架的核心。我们利用 GPU 的单指令、多数据架构来计算点相似性度量，测量单个影像样本之间的对应关系（Rogelj 等 2003）。基于强度差和相关性，我们实现了几个相似性度量指标：均方误差（MSE）、平均绝对误差（MAE）和归一化互相关（NCC）。我们还实现了归一化梯度场（NGF）度量（Haber 和 Modersitzki 2006），该方法已被报道在多模态配准中为参数优化提供了良好的目标空间。信息理论度量将在本章的下一节中进行探讨。

影像对 A 和 B 之间的 MSE 和 MAE 度量定义如下：

$$MSE(A,B) = \frac{1}{N} \sum_{X \in \Omega} (A(x) - B(x))^2 \quad (16.1)$$

$$MAE(A,B) = \frac{1}{N} \sum_{X \in \Omega} |A(x) - B(x)| \quad (16.2)$$

Ω 是 A 和 B 重叠的样本域，N 是域中样本的数量。结果表明，当 A 和 B 仅在高斯噪声存在差异时，

MSE 是度量的最佳选择。（单一模态配准的实际应用中很少出现纯高斯噪声的假设。）MSE 度量对少量高强度体素敏感，这可能是由成像视野中的造影注射剂或手术器械引起的（Chisu 2005）。MAE 度量降低了这些离群值的影响。

上面定义的差异度量指标假定配准影像间的强度值存在直接的对应关系。该假设并不总是适用于单一模态影像，特别是对于 MR 影像。当固定和运动影像强度之间存在线性关系时，采用 NCC 度量—限制性较少的假设。度量指标随着影像相关性的提升而改善：

$$NCC(A,B) = \frac{\sum_{x \in \Omega} (A(x) - \bar{A})(B(x) - \bar{B})}{\sqrt{\sum_{x \in \Omega} (A(x) - \bar{A})^2 \sum_{x \in \Omega} (B(x) - \bar{B})^2}}$$

$$(16.3)$$

其中 $\bar{A}$ 和 $\bar{B}$ 是平均影像强度。

基于梯度的度量指标假设影像之间的解剖结构有共同的边界，尽管它们可能表现出不同的强度和对比度特征。由 Haber 和 Modersitzki（2006）提出的 NGF 度量指标基于下述假设，即在相似的影像中，强度变化在空间上共存。该度量指标由归一化的影像梯度构造：

$$n(A,x) = \frac{\nabla A(x)}{\sqrt{\| \nabla A(x) \|^2 + \varepsilon^2}} \quad (16.4)$$

ε 是控制度量指标对边缘敏感性的正则化参数。将其设置成正比于估计的影像噪声水平，计算作为背景强度标准偏差。使用两点中心差异来计算梯度。

通过最大化归一化梯度内积的平方，NGF 度量的结构边界具有相同或相反的方向：

$$NGF(A,B) = \frac{1}{N} \sum_{x \in \Omega} (n(A,x), n(B,x))^2 \quad (16.5)$$

Haber 和 Modersitzki 将此度量描述为互信息（MI）的替代，其计算更容易，实现更直接，并且由于在变换参数空间上具有较大的凸性而更适合进行数值优化。

16.2.4.1 度量影像渲染

我们将度量评估作为一种渲染操作。正如我们所讨论的，使用图形硬件的快速插值功能将固定和运动影像纹理化到视图对齐的四边形上。使用自定义的片段着色器程序渲染纹理化几何图形时评估

度量指标,该程序取代了默认的图形管道功能。图 16.5 描述了逐层度量计算过程。该过程汇总如下:

1. 纹理和几何初始化。固定和变换的运动影像横断面层面被纹理映射到与视图平面平行的四边形堆栈上。

2. 渲染度量影像。使用自定义片段着色器来渲染每个四边形,着色器输出"中间"度量影像,并能够在输入固定和运动纹理的任意样本上访问和执行算术运算。

对于 MSE、MAE 和 NGF 相似性度量指标(公式 16.1、16.2 和 16.5),输出片段强度设置为度量求和。对于 NCC 度量指标(公式 16.3),三个不同的加数输

出到片段的红色、绿色和蓝色部分。

3. 度量影像的总和。由于渲染,附加的阿尔法混合自动地将中间度量影像沿着层面轴相加成为复合度量影像。

遵循这些步骤,通过对按照上述步骤 3 合成的度量影像的强度进行平均来计算单个度量值。

列表 2 显示了渲染之前 OpenGL 中的参数设置。使用正交视图投影(第 0~2 行)确保所有的度量层面在帧缓冲区中具有相同的维度。切割体是具有标准化装置坐标系 $[-1,1]^3$ 的立方体。深度测试禁用(第 4 行),因此所有的片段均无遮挡地渲染到屏幕上。帧缓冲混合启用,混合功能设置为加法合成

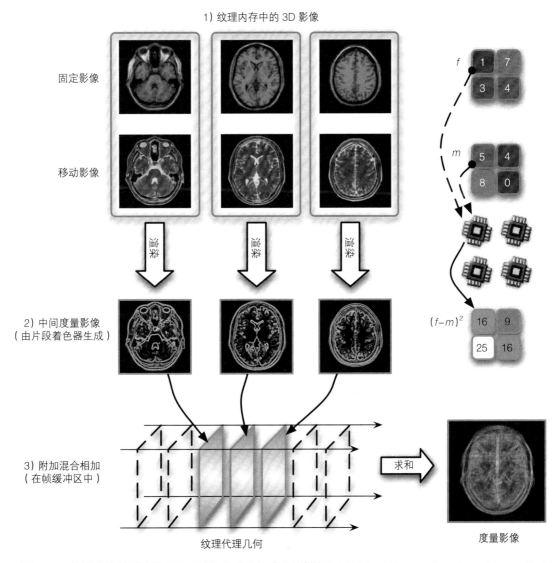

图 16.5　使用渲染管道计算基于差异和相关性的度量指标(Modified from Chan, S. Threedimensional medical image registration on modern graphics processors, Master's thesis, University of Calgary, Calgary, Alberta, 2007. With permission.)

（第 5~7 行）。我们总是渲染到一个 32 位浮点帧缓冲区以保持精度并避免在混合时溢出。

```
glMatrixMode(GL_PROJECTION);
glLoadIdentity();
glOrtho(-1.0,1.0,-1.0,1.0,-1.0,1.0);//
orthographic projection
glDisable(GL_DEPTH_TEST);
glEnable(GL_BLEND);
glBlendFunc(GL_ONE,GL_ONE);//
blending
    coefficients
glBlendEquation(GL_FUNC_ADD);//
additive blending
```

列表 2：配准渲染中的投影和帧缓冲区设置

列表 3 以一个示例显示了用于计算公式 16.3 中度量指标 NCC 的度量影像的 GLSL 片段着色器程序。首先，声明了固定（F）和运动（M）影像纹理及其平均值（$\overline{F}, \overline{M}$）（第 0 和 1 行）。因为均值不发生变化，其通常被预先计算。

假设 $T:R^3 \to R^3$ 是当前的运动影像变换。在每个体素 $x \in R^3$ 处，通过在原始和变换的 3D 纹理坐标系（第 5 和 6 行）进行纹理采样，找回固定影像强度 F(x) 和运动影像强度 M(T(x))。输出片段的颜色强度设置为度量加数（第 11 行）：$(F(x)-\overline{F})$$(M(T(x))-\overline{M})$、$(F(x)-\overline{F})^2$、以及 $(M(T(x))-\overline{M})^2$。α 值（设置为 1.0）无关紧要。

```
uniform sampler 3D fixedTexture,
movingTexture;
uniform float fixedMean,movingMean;
void main(void)
    {
vec4 fixed = texture3D(fixedTexture,
gl_TexCoord[0].stp);
ec4 moving = texture3D(movingTexture,
gl_TexCoord[1].stp);
float f = fixed.r-fixedMean;
float m = moving.r-movingMean;
gl_FragColor = vec4(f*m,f*f,
m*m,1.0);//NCC metric summands
    }
```

列表 3：使用 GLSL 片段着色程序计算 NCC 度量影像

其他度量指标的计算方法相似。例如，将上面表中的第 11 行更改为 gl_FragColor=pow(fixed-moving, 2.0) 将生成用于计算 MSE 度量指标的着色程序。

列表 4 给出了用于渲染代理几何体的代码。每次循环迭代通过使用函数 glVertex3f 定义顶点，在 $[-1,1]^2$ 视图平面上创建一个四边形。

使用 glMultiTexCoord3f 定义固定（GL_TEXTURE0）和运动（GL_TEXTURE1）纹理的坐标。将纹理坐标归一化至范围 $[0,1]^3$，在 z（层面）方向体素中心处进行采样。

```
glBegin(GL_QUADS);
//submit one quad per image slice
for(int i = 0;i < numSlices;i++)
    {
float z = (0.5+i)/numSlices;//
slice depth
    glMultiTexCoord3f(GL_TEXTURE0,0.0,
0.0,z);
    glMultiTexCoord3f(GL_TEXTURE1,0.0,
0.0,z);
    glVertex3f(-1.0,-1.0,z);//
1st vertex
    glMultiTexCoord3f(GL_TEXTURE0,
1.0,0.0,z);
    glMultiTexCoord3f(GL_TEXTURE1,
1.0,0.0,z);
    glVertex3f(1.0,-1.0,z);//2nd
vertex
    glMultiTexCoord3f(GL_TEXTURE0,
1.0,1.0,z);
    glMultiTexCoord3f(GL_TEXTURE1,
1.0,1.0,z);
    glVertex3f(1.0,1.0,z);//3rd vertex
    glMultiTexCoord3f(GL_TEXTURE0,
0.0,1.0,z);
    glMultiTexCoord3f(GL_TEXTURE1,0.0,
1.0,z);
    glVertex3f(-1.0,1.0,z);//4th vertex
    }
glEnd();
```

列表 4：使用纹理坐标实施变换，并在 OpenGL 中渲染固定和运动影像纹理

默认情况下，我们直接渲染到纹理内存中，而不是渲染到屏幕上的帧缓冲区。这是通过应用 OpenGL 的"帧缓冲区对象"指定扩展将 2D 纹理绑定到帧缓冲区来完成的（Green 2005）。我们这样做有两个原因。首先，它避免了从屏幕复制到纹理内存中以便后续计算最终度量指标。其次，未渲染至显示硬件提高了性能。然而，可以选择渲染至显示器，以允许在配准期间显示中间度量影像。

许多片段着色器并行计算度量影像，如图 16.5 所示。然而，在实际操作中，对每一四边形而言，着色的片段比可用的着色处理器要多。因此，着色器在影像的子块上并行运算。例如，典型的医学影像每一层面可有 $256^2 = 65\ 536$ 个像素，而 NVIDIA GeForce 8800 GPU 则有 128 个着色器。

16.2.4.2　度量值累积

此时，度量影像已被计算并保留在 GPU 上。这对应于图 16.5 中的最后一步。它仍然在对该影像的像素取均值以计算最终的相似性度量值。我们在 GPU 上使用一系列并行降采样渲染通道来执行此操作（Owens 2007），如图 16.6 所示。

如果度量影像维度为 $n \times n$，则在片段着色器中通过 log n 降采样产生最终相似性度量指标。最后的度量值通过命令 glReadPixels 从 GPU 中下载到 CPU 优化器。

16.2.5　MI 相似性度量

在本节中，我们描述 MI 和归一化 MI（NMI）在 GPU 上的实现。这是多模态医学影像自动配准中使用最广泛的相似性度量指标（Maes 等 1997a；Shekhar 和 Zagrodsky 2002；Pluim 等 2003），是脑部 CT、MR 和 PET 影像回顾性研究中最准确、最具鲁棒性的度量指标（West 等 1997；Mattes 等 2003）。

MI 测量了随机变量之间的相互依赖性。它基于熵的信息理论量，即概率事件的期望信息量。因此，MI 的计算需要估计影像的边缘和联合概率密度函数（PDFs）。这是采用边缘和联合影像直方图完成的。

与第 16.2.4 节中基于减法和相关的度量指标（MSE、MAE、NCC、NGF）相比，MI 的计算使用了完全不同的 GPU 方法。MI 评估中最需要计算的部分是联合影像直方图的构建，因为这需要迭代影像容积和非时序性访问共享内存。我们完全在 GPU 上计算影像直方图，从而大大加快了配准。

假设我们得到了两组未对齐的目标解剖影像，这些影像可能是采用不同成像模态获取的。因此，影像包含关于共享解剖结构的重叠信息内容。当完全配准时，所有相应的结构会重叠，共享信息量更高。这样，我们可以将配准看作影像 MI 内容的最大化。下面的讨论将此概念格式化。

在影像配准中，信息内容的原理由香农熵量化，香农熵的概念最初在 1948 年通信理论的背景下引入（Pluim 等 2003）。用随机变量 X 和概率密度函数（PDF）$Px: X \rightarrow [0, 1]$ 确定影像的强度值。通过计数每个灰度值强度出现的数目然后将其归一化来估计该函数。

香农将与影像强度有关的信息内容 $x \in X$ 定义为 $I(x) = \log \dfrac{1}{Px(x)}$。根据此定义，强度 x 出现的可

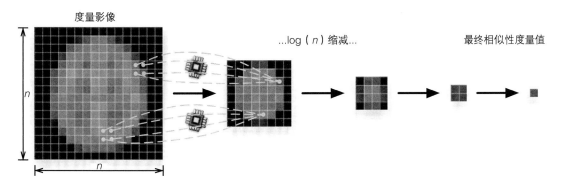

图 16.6　通过着色器降采样通路并行缩减以累加最终度量值

度量影像

...log (n) 缩减...

最终相似性度量值

能性越大,其相关信息越低。* 因此,信息类似于不确定性。X 的熵值定义为其信息内容的期望值:

$$H(X) = \sum_{x \in X} P_x(x) I(x) = - \sum_{x \in X} P_x(x) \log P_x(x) \tag{16.6}$$

我们注意到,一组完全随机的影像,其中每一强度出现的频率相同,就影像大小而言有最大的熵。具有单个峰值强度的影像熵值较低。在这个意义上,熵也是一种度量影像概率密度离散性的指标。联合概率密度函数(PDF)P_{XY} 的两个离散随机变量 X 和 Y 之间的联合香农熵的定义与式 16.6 类似:

$$H(X,Y) = - \sum_{x \in X} \sum_{y \in Y} P_{XY}(x,y) \log P_{XY}(x,y) \tag{16.7}$$

与单变量情况类似,此度量指标可解释为两个变量(或影像)的组合信息内容。

联合影像 PDF 随配准度的变化而变化。随着解剖学结构重叠部分增加,集群开始出现在对应于结构灰度值的 PDF 中。图 16.7 显示了旋转版 3DT$_1$ 加权 MR 影像的联合 PDF(估计为联合直方图)。直方图档计数按自然对数刻度显示。从左上到右下,在轴向平面旋转角度分别为 0°、1°、2°、3°、4°、5°、10° 和 20°。随着错位程度的增加,当新的共现灰度值组合出现时,集群变得更加分散。

联合熵是这种离散性的度量指标,并且随着配准的改进而降低。然而,它不应独自用于驱动影像配准。这是由于它是在影像的重叠域上计算的,因此对重叠部分的尺寸很敏感。实际上,就完全误配而言,联合熵或许较低(Studholme 等 1999)。这是因为最小化联合熵类似于最小化重叠区域的信息内容,可能导致零重叠。反之,我们需要一个在重叠部分最大化共享影像信息内容的度量指标。

我们通过最大化两组影像 A 和 B 的 MI 来解决此问题:

$$\mathrm{MI}(A,B) = H(A) + H(B) - H(A,B), \tag{16.8}$$

此处,我们已暗中将影像与其强度的随机变量联系起来。MI 是非负数,因为两个随机变量的联合熵总是小于或等于他们各自熵的和:$H(X,Y) \le H(X) + H(Y)$(Maes 等 1997a)。考虑到边缘熵,MI 避免了单独使用联合熵的重叠问题。Viola 和 Wells(1997)以及 Maes 等人(1997a)首先将此度量指标用于影像配准。此指标已用于大多数成像模态包括 MR、CT 和 PET 的影像配准。

综上所述,MI 是影像之间共享信息内容和统计相关性的度量指标。我们通过寻找将 MI 最大化的变换来配准两组影像,当两组影像之间存在一对一的映射关系时(即:一组影像可以完全由另一组影像预测),度量指标最大。在这种情况下,$H(A)=H(B)=H(A,B)$,因此度量指标等于 $H(A)$。当影像在统计学上独立时(即不包含冗余信息),该指标最小,为零:$H(A,B)=H(A)+H(B)$。

MI 的缺点是医学影像重叠域随对齐程度的不同变化很大。在相对背景和前景区域均等情况下,

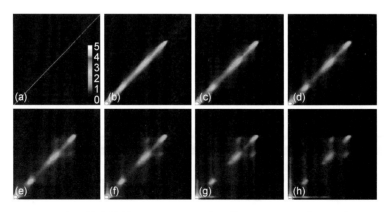

图 16.7 由纯轴向旋转导致的不同程度错位的 T$_1$ 加权影像与自身的联合直方图(显示自然对数刻度)。显示的旋转角度依次为:(a)0°;(b)1°;(c)2°;(d)3°;(e)4°;(f)5°;(g)10°;(h)20°。更大的错位导致直方图集群的分散

---

* 对数函数对一个分布中独立事件的信息内容相加做了定义,因为对于 $x_1, x_2 \in X, I(x_1 AND x_2) = I(x_1) + I(x_2)$。

MI 可能会随着错位的增大而错误地增加（Pluim 等 2003）。名为 NMI 的变异指标已表明是比 MI 更为稳健的相似性度量指标（Studholme 等 1999）。NMI 度量指标在影像重叠方面不随边缘熵的变化而变化，这使得它在自动配准时比 MI 更为稳健。在 MR-CT 和 MR-PET 的配准中已显示出这种改善。其定义如下：

$$NMI(A,B) = \frac{H(A)+H(B)}{H(A,B)} \qquad (16.9)$$

MI 和 NMI 已被广泛认为是最稳健和最准确的两个用于多模态仿射和形变配准的相似性度量指标（Studholme 等 1999；Pluim 等 2003）。

16.2.5.1　加速的直方图计算

我们把 Scheuermann 和 Hensley（2007）所描述的在 GPU 上进行 1D 直方图计算的方法扩展至联合（2D）直方图情形。该方法允许在单个渲染通路中创建任意大小的直方图。它使用了最近 NVIDIA 图形硬件的扩展功能，称为"顶点纹理获取"，允许顶点着色器从视频内存的纹理中读取（Gerasimov 等 2004）。然后顶点着色器使用这些获取的值将顶点分散到帧缓冲区中的任意输出位置。

图 16.8 演示了用于生成影像的 1D 直方图的方法。列表 5 和列表 6 中给出了相应的 GLSL 顶点和片段着色器。在此方法中，直方图箱作为像素强度存储在帧缓冲区的行中。

该方法用顶点阵列进行初始化。为每一影像样本生成顶点，并将顶点位置设置为影像采样坐标系（图 16.8，步骤 1）。接下来，顶点着色器在每一顶点位置获取影像强度（图 16.8，步骤 2；列表 5，第 4 行）。它将顶点输出位置设置成与获取的影像强度相同（图 16.8，步骤 3；列表 5，第 5 行）。通过将顶点

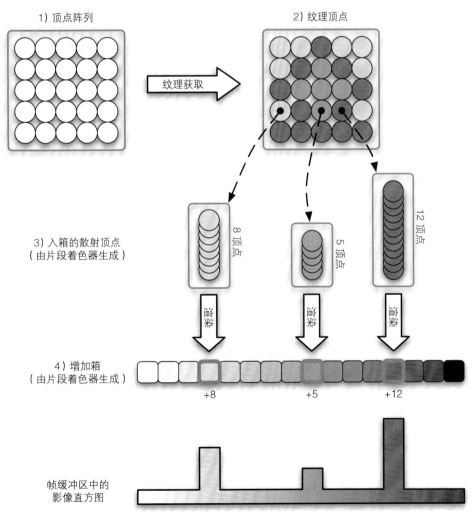

图 16.8　在渲染管道中利用顶点散射计算 1D 影像直方图

渲染为颜色强度为 1.0 的点基元,直方图箱计数在帧缓冲区中增加(图 16.8,步骤 4;列表 6,第 2 行)。添加混合已启用。

16.2.5.2   联合直方图渲染

下面给出了计算联合直方图的方法。它与图 16.8 所示的方法类似,不同的是两组容积影像用作输入且直方图是 2D 的。与第 16.2.4 节中给出的算法相似,3D 影像直方图在"每层面"基础上计算,然后采用附加混合的方法在帧缓冲区对所有层面进行求和。

```
uniform sampler3D imageTexture;
void main(void)
{
float intensity = texture3D(image
Texture,gl_
Vertex.xy).r;
gl_Position = vec4(intensity,0.0,
0.0,1.0);
}
```

列表 5:顶点着色器使用顶点散射生成影像直方图

```
void main(void)
{
gl_FragColor = vec4(1.0);
}
```

列表 6:用于增加直方图箱的简单片段着色器

我们的度量指标计算采用 256 × 256 箱的联合直方图。该尺寸在配准实现中很常见,经验表明在大多数情况下这是一个很好的选择(Jenkinson 和 Smith 2001)。

1. 几何初始化。在固定影像每一层面中为每一样本创建一个顶点。顶点存储在 GPU 的阵列中,称为"顶点缓冲对象"(NVI 2004)。顶点将渲染为点基元,每一顶点定义一点。

顶点的位置初始化为固定影像采样坐标 (i,j,k),其中 k 是正在处理的当前层面的深度。

(k 值作为均匀变量传递给顶点着色器。)我们用坐标 $x = (i,j,k)$ 来表示每一顶点。固定影像强度 F(x) 作为顶点属性的阵列存储在 GPU 上。

2. 顶点处理。假设 T 是当前的仿射变换矩阵。给定输入顶点 x,自定义顶点着色器获取相应的运动纹理强度 M(T(x))。生成的顶点称之为"纹理化的顶点"。如果变换坐标 T(x) 在运动影像域之外,则顶点的处理停止。这就确保了仅采用固定和变换的运动影像重叠部分的强度来计算直方图。

将顶点的输出位置设置为 2D 坐标 (F(x),M(T(x))),归一化到 $[-1,1] \times [-1,1]$ 的范围。这些坐标等于固定和运动影像强度。

3. 片段的处理。在点阵化过程之后,自定义片段着色器将每一片段的输出强度设置为 1.0。随着附加混合的启用,这导致箱(F(x)、M(T(x))在每次渲染过程中顶点分散到其中时就会递增。

4. 渲染。渲染对应于层面 k 的顶点阵列。由于顶点 x 渲染为点基元,因此生成的"影像"由位置 (F(x),M(T(x))) 的片段组成。换句话说,顶点着色器将顶点散射到它们的联合直方图箱位置。

为防止箱饱和,将联合直方图渲染为 32 位浮点缓冲区。使用 OpenGL 命令 glDrawArrays 启动顶点阵列渲染。

以上算法中的一些优化值得强调。首先,我们将所有顶点存储在 GPU 的缓冲区中(第 1 步),这就降低了在每一渲染通路中从 CPU 到 GPU 进行顶点传输的代价。此外,我们一次渲染一层影像的顶点,因为我们发现在一条通路中渲染整个体积的顶点难度很大。由于就采样间距而言,每一影像层面都是相同的,故而我们在每一通路上渲染相同的顶点阵列,从而消除冗余。渲染通路之间唯一的更新变量是与层面数字对应的统一变量。

由于固定影像值保持不变,它们存储在 GPU 顶点缓冲区中以便快速访问顶点着色器。在第 2 步的顶点处理之前,每个顶点都被分配相应的固定影像值作为属性变量。这增加了顶点的吞吐量,因为顶点着色器只需要获取运动影像值 *。据报道,访问顶点属性的代价比纹理读取要少(Gerasimov 等 2004)。

---

    *   编程时,这种"顶点纹理获取"特征只能在 NVIDIA 硬件上实现。在 ATI 硬件上,一种称为"着色到顶点缓冲区"的相关特征用来将影像强度直接嵌入顶点着色器作为顶点属性。

医学影像中通常包含很大比例的背景体素,它们位于对象的解剖学结构之外。通常高达 25% 的像素属于背景。在 MR 和 PET 影像中,这些体素通常具有零强度,因为它们不向影像提供信号。在 CT 影像中,背景体素的强度接近 -1 000HU,与空气相对应。

因此,我们实施的另一种优化是丢弃那些原本用于直方图箱(F_b,M_b)的顶点,其中 F_b 和 M_b 分别是固定和运动影像的背景强度。因此,对于 MR-MR 配准,我们通常丢弃原本用于箱(0,0)的顶点。"遮挡查询"(Rege 2002)将根据渲染来确定被丢弃的片段数量,并将该值明确地复制到箱(F_b,M_b)中。(在传统的图形应用程序中,使用遮挡查询来确定在场景中被遮挡的对象,以便不渲染它们。)通过消除着色大量顶点的需求,这种优化大大减少了 GPU 上的负载,而不会影响最终的直方图,在我们的典型医学影像测试中可节省高达 40% 的时间。

16.2.5.3　熵计算

MI 和 NMI 所需的两个边缘影像直方图是通过将 2D 联合直方图沿固定和运动影像强度轴进行积分计算。这是在一个片段着色器程序中完成的,该程序沿 1D 方向采用并行减少方法(图 16.6 演示了沿 2D 方向的并行减少)。因为我们的联合直方图有 256×256 个箱,所以需要 8 个 1D 方向的降采样通路。

通过采用总的直方图箱计数将直方图箱进行归一化来估算方程式 16.6 和 16.7 中的边缘和联合概率密度函数(PDF)。接下来,计算熵的和,并且使用一系列降采样通路累积以生成边缘和联合熵值。降采样通路也是采用图 16.6 所示的并行减少技术来执行的。

16.2.5.4　部分容积插值

默认情况下,运动影像强度 $M(T(x))$ 采用硬件三线性插值创建(第 16.2.3 节)。作为替代方法,我们还采用了部分容积插值(PVI)的方法,该方法已证明可以增强 NMI 目标函数优化的鲁棒性(Maes 等 1997a)。PVI 方法使用部分权重来更新联合直方图,随着运动影像的变换,在箱值中建立渐变。这消除了相似性度量函数中不希望出现的局部最优值。与标准三线性插值相比,PVI 具有更好的配准

精确度(Dowson 和 Bowden 2006;Loeckx 等 2006)。

假设我们正在使用强度对$(F(x),M(T(x)))$来更新直方图,其中 $T(x)$ 是变换后的影像坐标。让 $y_i(0 \leqslant i \leqslant 7)$ 成为邻近 $T(x)$ 的 8 个样本坐标。采用 PVI 方法的 $M(T(x))$ 的内插估计值是相邻强度的加权平均值:

$$\widetilde{M}(T(x)) = \sum_i w_i M(y_i),\qquad(16.10)$$

其中每一权重 W_i 是 y_i 与 $T(x)$ 之间的归一化直线容积。图 16.9 将权重阐明为对应于双线性插值 2D 情况下的面积。

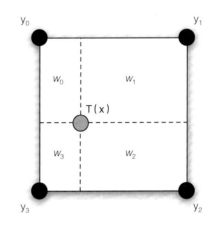

图 16.9　PVI 权重(2D 示例)

并非仅更新一个箱,正如在第 16.2.5.2 节描述的标准方法中那样,PVI 方法更新了相应于强度对$(F(x),w_i M(y_i))$,$0 \leqslant i \leqslant 7$ 的 8 个直方图箱。

我们在应用 PVI 的过程中更新了联合直方图,使用了 8 个涵盖所有影像样本的渲染通路。第一个通路采用小数 W_0 更新箱$(F(x),M(y_0))$,第二个通路采用 W_i 更新箱$(F(x),M(y_1))$,以此类推。因此,我们将每个顶点离散 8 次,在顶点着色器中明确地计算权重,并将它们作为不同的变量发送到片段着色器。

16.2.6　度量函数优化

配准时的优化目标是搜索能够实现固定和运动影像之间最佳相似性匹配的变换参数。配准框架的优化部分是在 CPU 上实现的,因为它不涉及大数据的并行操作。

基于强度配准的目标函数一般表示为

$$\boldsymbol{p}^* = \arg\min\left[\,S\left(F(\boldsymbol{x}), M\left(T_\mathrm{p}(\boldsymbol{x})\right)\right)\,\right], \qquad (16.11)$$

其中 F 和 M 分别是固定和运动影像。S 是相似性度量函数,而 $T_p(x)$ 则是将参数 p 应用到固定影像坐标 x 上的变换,因为常规做法是最小化度量指标函数,我们分别将 NCC、NGF 和 N MI 指标乘以 −1。如下一节所述,我们使用一种多分辨率优化策略来提高全局最优收敛的可能性和速率。

全仿射变换具有 12 个独立的参数,可同时进行优化。旋转、平移、缩放、剪切各有 3 个参数。刚体和缩放变换分别有 6 个和 9 个参数。我们将目标空间中的所有参数归一化,这样在任何参数轴上的单位阶跃都会产生近似于物理空间中影像的位移(Shekhar 和 Zagrodsky 2002)。(根据影像角点的移动来估算与旋转、缩放和剪切有关的位移。)

我们采用 Powell 方法和 Nelder-Mead 单纯形法进行优化(Press 等 1992)。这些方法在不考虑梯度的情况下进行多方向优化。两者都广泛应用于 CPU 和 GPU 上的影像配准(Shams 等 2010)。Maes 等人(1999)的一项综合研究发现,与几种常见的优化策略相比,Powell 的方法在多模态影像配准方面往往能得到最佳结果。他们还发现,单纯形法是所研究优化策略中最快的一种。他们建议采用单纯形法进行多分辨率优化,采用 Powell 方法进行单层优化。

对于一个 n 维的目标空间,Powell 方法反复地沿着 n 个方向最小化。它使用 1D 行最小化,采用从最后一个方向找到的最小值初始化每次搜索。Powell 方法采用 n 次最小化后的起点和终点之间的矢量来取代最大函数递减方向,从而确保了方向集的共轭性。Nelder-Mead 单纯形法通过对非退化单形的 n+1 个顶点进行更新,同时考虑所有 n 个自由度。单纯形跟随目标函数的下坡梯度,采用变形虫样运动,直至达到最小值。单形通过几何反射、膨胀和收缩的步骤发生形变。

两种最小化方法的收敛准则设置为尽可能地相似。如果 $\dfrac{|\bar{f}_n - f|}{(|\bar{f}_n| + |f|)/2} \leq f_{tol}$,我们将停止优化程序。其中 f 表示当前最小函数值,$\bar{f}_n$ 表示最后 n 个最小函数值的移动平均值,而 f_{tol} 是特定的函数公差。Nelder-Mead 优化程序有两个额外的(可选的)收敛标准。如果单形容积低于阈值,或者最高和最低单形顶点(按函数值的条件)之间的相对偏差低于阈值,则可以声明收敛。对于 Powell 和 Nelder-Mead 优化程序,对最大的函数评估值设置了硬性限制。

Powell 和 Nelder-Mead 方法归类为局部优化策略(Press 等 1992)。这意味着它们在起始点的某个捕获范围内搜索局部最小值。全局优化方法,例如"分割矩形"法(Wachowiak 和 Peters 2006)和一些遗传算法在给定的参数范围内搜索全局最小值。我们采用分层搜索策略来扩展优化捕获范围。

16.2.7 分层搜索

分层优化策略通常用于自动配准(Lester 和 Arridge 1999)。初始化时,输入的固定和运动影像接受降采样和平滑处理以生成多分辨率影像金字塔。配准从金字塔的最低分辨率影像对开始,逐步达到更高分辨率的水平。在较低分辨率下进行配准迭代花费更少的时间,因为每次迭代的计算量与影像维度呈线性关系。较大的错配最初是在搜索空间中采用初步浏览方式进行恢复,而更精细的细节匹配较好,因为它们是在更高的分辨率条件下采用更小的步长实现的。

该策略有助于避免在目标函数中收敛至局部最优,并且提高了全局最优匹配的可能性,从而提高了配准精确度。它还加速了优化程序的收敛性并增加了参数搜索捕获范围,因为相对较大的影像错配往往会在较低的分辨率下恢复(Maes 等 1999)。因此,多分辨率优化意味着在最佳金字塔层面上执行的迭代次数比单分辨率优化策略要少。根据经验我们发现,采用 2 到 4 级的分辨率水平对大多数配准来说效果最好。

一系列的片段着色器通过递归模糊和降采样 3D 纹理产生了金字塔的层级。利用 1D 高斯函数核沿空间维度分别进行模糊处理。我们通常使用标准偏差为 0.5 和宽度为 5 个像素(0.06、0.24、0.40、0.24 和 0.06)的高斯函数。与平面间距相比,在层面方向上的过滤不适用于层间距相对较大的影像(Maes 等 1999)。在金字塔层级之间使用 2 的降采样因子。此方案如图 16.10 所示。

优化程序在最低的金字塔层级上使用标识变换进行初始化。在此分辨率下估计的配准参数用

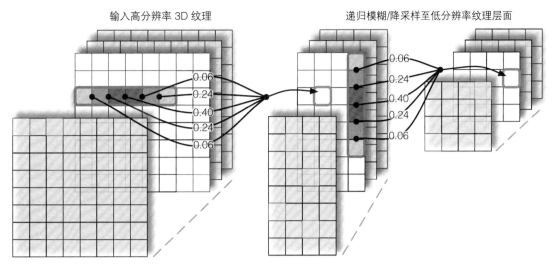

输入高分辨率 3D 纹理　　　　　　　　　　递归模糊/降采样至低分辨率纹理层面

图 16.10　生成影像金字塔的递归高斯模糊和降采样方案

作下一最高层级优化的起点。重复此过程,直至在最高的金字塔层级计算最后的配准。文献中已报道了其他的初始化选择,例如匹配影像中心和主成分分析来估算初始平移和旋转。然而,这些方法往往不适用于采用不同视野采集的影像(Warfield 等 1998)。

16.3　GPU 加速医学影像配准的验证

在本节中,我们将对 GPU 配准框架的速度和准确性进行一些评估。配准精确度评估的"金标准"基于影像之间同源解剖学特征的一致性(Klein 等 2009)。然而,这种准确性的定量评估往往难以执行,因为影像之间的基准映射通常是未知的,也无法准确判定(Mattes 等 2003)。此外,由于主体解剖学结构不同或影像采集参数的差异,可能不存在独特的解剖学一致性。在形变配准研究中,可能存在多个同样有效的解来匹配同源结构之间的影像强度(Wang 等 2005)。

许多配准验证研究都是基于影像之间共享解剖学结构的识别和相关性(Rogelj 等 2002)。这些研究一般通过在影像中熟练地识别解剖学点标记或分割感兴趣区域(ROI)来进行。标记和区域定义为在测试人群中个体之间共享的结构。Klein 等人(2009)利用 ROI 分割对非线性配准算法进行了迄今

为止最广泛的评估。在他们的研究中,源和目标影像对被手工分割成超过 50 个区域。在配准后,恢复的形变应用到源影像分割标签,并与目标影像分割标签进行比较。他们采用源和目标标签重叠、相似性和距离的各种度量来评估配准的准确性。

Ardekani 等人(2005)应用基于标记的方法比较了配准算法的准确性。接受过神经解剖学知识训练的操作人员将标记手工置于大脑源影像的均匀结构中。完成公共参考空间配准之后,根据弯曲标记的离散来测量配准精确度。Hellier 等人(2003)也应用标记来测量配准精确度。然而,他们关注的是大脑皮层组织结构,这在功能成像的背景下尤其重要。

基于标记和 ROIs 的评估技术往往受到特征识别准确性的限制。人类的判断是主观的,往往产生难以复制的结果。(Rogelj 等 2002)。此外,这样的评估无法检测到标记间或分割区域内的配准错配。在研究人群中,也很难区分配准错误和真实形态学改变的差异。其他评价方法试图通过自动提取影像特征进行比较来克服这些问题。例如,分类组织类型的重叠(如灰质和白质)经常用于测量神经学成像的配准精确度(Hellier 2003)。稠密特征集之间的相关性,如提取表面的局部曲率,也用于配准精确度的测量。

另一种配准评价方法是将人工变换应用于测试影像(Rogelj 等 2002;Mattes 等 2003)。在配准后,将恢复的变换与人工(基准)变换进行比较。通过

改变应用的变换,可以对不同类型的影像错配进行配准性能的评估。尽管模拟形变可能缺乏足够的现实意义,但这使测试人员能够精确地控制验证。此外,精确度测量可能会受到所选的形变类别的影响。

我们以两种方式评估配准框架。第一组测试包括将已知的人工线性变换应用于人脑影像。第二组测试是在临床数据库中的脑瘤患者影像上进行的。该数据库值得注意,因为所有患者都知道刚体变换的金标准。通过将基准标记固定于患者颅骨的方法获得了真实的对齐。

这项工作的目标是评估我们的 GPU 框架用于人脑常规临床配准的速度和准确性。但是,我们不打算将我们的工作与其他配准方法或软件包进行比较。我们的工具是依据公认的方法构建而成的,这些方法已经在文献发表并进行了充分评估(Maintz 和 Viergever 1998;Hellier 等 2003;Klein 等 2009)。因此,没有必要重复先前的验证工作。与之相反,我们的目标是表明:在 GPU 上实现的新方法可以在速度方面取得巨大改进,同时并未降低在 CPU 上实现的同等方法的准确性。

16.3.1 实验方法

我们将人工仿射变换应用于人工合成但逼真的人脑影像。这些影像来自蒙特利尔神经研究所(MNI)模拟正常大脑数据库(Cocosco 等 1997)。在本节中,我们遵循 Chan(2007)的方法,他将人工变换应用于 MNI 数据来测试其 GPU 配准框架。应用 MNI 数据对其他一些配准方法也进行了评估(Collins 等 1995;Rogelj 等 2003;Rohlfling 等 2003;Haber 和 Modersitzki 2006;Wachowiak 和 Peters 2006)。

对配准和强度归一化的 MRI 影像在共同的解剖学空间中进行平均化处理从而生成测试影像,这些 MRI 影像来自 305 名年轻的正常右手受试者(Collins 等 1998)。我们使用如图 16.11 所示的 T_1 和 T_2 加权测试影像。这两组影像解剖学结构完全对齐,是对同一组实验对象进行平均化处理而获得的。它们都有 $181mm \times 217mm \times 181.1mm$ 各向同性的体素,相对于最亮组织 3% 的噪声以及 20% 的模拟射频非均匀性。在处理之前,将影像转换为 16 位无符号整数格式。

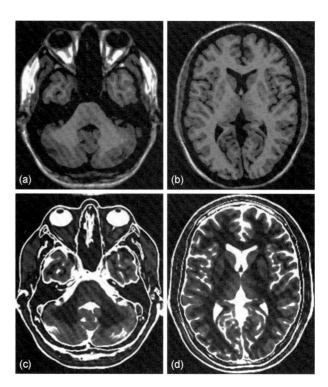

图 16.11 模拟 T_1 加权(a 和 b)和 T_2 加权(c 和 d)MNI 影像层面

16.3.1.1 人工仿射变换

通过构成随机的 3D 平移、旋转和缩放形成仿射变换。沿坐标轴的最大平移、旋转和缩放幅度分别限制在 30mm、20° 和 ±10%。生成了 10 个 T_1 加权影像人工变换的版本。图 16.12 显示了应用于影像的仿射变换的实例。在变换之前,将影像零填充至 256^3 个像素。这样做是为了在变换后的视野中保持影像内容。

我们通过尝试恢复这些人工变换来评估配准软件。通过将变换后的 T_1 影像与初始 T_1 影像进行配准对单模态影像 MSE 度量指标进行评估。通过将变换后的 T_1 影像与初始 T_2 影像进行配准对多模态影像度量指标 NCC、NGF 和 NMI 进行评估。我们将影像变换模型限制为 9 个参数,包括 3D 平移、旋转和缩放。

三线性插值用于对运动影像进行重新采样,因为它为配准提供了可接受的精确度,并且需要的计算量比高阶方法更少(Levin 等 2004)。在所有的实验中都使用了 Nelder-Mead 单纯形优化程序,其收敛标准定义如下。将函数公差设为 $f_{tol}=10^{-4}$,最低和最高单纯形顶点的最小相对偏差值设为 10^{-4}，每次迭代函数评价的最大值为 1 000。采用三个金字塔层级的多分辨率优化策略。

我们对所有的仿射配准均执行两次。一组运行使用 GPU 加速框架完成。另一组运行使用相同配准方法在 CPU 上完成。尽管 CPU 方法采用 c++ 语言编写，遵循传统基于软件的方法，但 GPU 和 CPU 配准方法对于给定的相同数据执行相同的计算。CPU 方法不是多线程的。所有配准运行两次的目的是比较 GPU 和 CPU 运行间的时间周期。

我们以两种方式计算仿射配准的准确性。首先，我们报告了人工变换中应用和恢复的平移、旋转和缩放部分之间的平均误差。通过测量应用和恢复平移之间的矢量长度获取平移误差。通过测量各自应用和恢复部分之间的平均绝对偏差获取旋转和缩放误差。

其次，我们报告了在测试影像感兴趣体积（volume of interest，VOI）中应用和恢复仿射变换间的均方根差值（root mean square，RMS）。从源到目标影像的变换 T_1 和 T_2 间的 RMS 定义为 $\frac{1}{V}\sqrt{\int_{x \in VOI}\left(T_2 T_1^{-1}-I\right)(x)^2}$，其中 I 是恒等变换，$V$ 是 VOI 的体积。如果我们把 VOI 取为半径 R 和中心 x_c 的球体，那么仿射变换 T_1 和 T_2 之间的 RMS 简化为（Jenkinson 1999）：

$$E_{RMS}^{affine}(T_1,T_2)=\sqrt{\frac{R^2}{5}\mathrm{trace}(A^T A)+(t+Ax_c)^T(t+Ax_c)} \tag{16.12}$$

3×3 矩阵 A 和 3×1 向量 t 是 4×4 矩阵的分量：

$$T_2 T_1^{-1}-I=\begin{bmatrix}A & t\\000 & 0\end{bmatrix} \tag{16.13}$$

我们选择的 VOL 是一个半径为 80mm 的球体，中心位于第三脑室中间。

我们还评估了在 GPU 上实现的特定配准部分获得的性能增益。为此，我们将应用程序在 GPU 和 CPU 上执行的 1 000 次仿射变换 - 重采样 - 度量周期重复迭代进行计时。这些实验使用 16 位 MNI 数据作为运动和固定影像。为了测试作为影像尺寸函数的循环速度，我们创建了分别包含 $128^2 \times 128$、$128^2 \times 256$、$256^2 \times 128$ 和 $256^2 \times 256$ 个体素的影像集。我们对运动影像应用任意仿射变换，将其重采样到固定影像空间中，然后计算两者之间的相似性度量指标。因为未进行配准，所以这些实验是独立于准确性的。

16.3.1.2　临床回顾性影像配准评估

我们评估了在 GPU 上针对一组临床影像进行配准的准确性和速度。这些影像来自 Vanderbilt 回顾性影像配准评估（retrospective image registration evaluation，RIRE）项目中（West 等 1997）的脑瘤患者。RIRE 项目的主要目的是评估脑部多模态影像回顾性配准技术的临床准确性。回顾性技术，如我们采用的技术，是建立在与解剖学特征相关的影像强度分析基础之上的。在本研究中，将不同回顾性技术的配准结果与基于物理基准标记并作为"金标准"的前瞻性技术的配准结果进行比较。我们和其他研究参与者与"金标准"变换保持隔离以确保研究的盲法。在标准数据集配准之后，将变换参数发

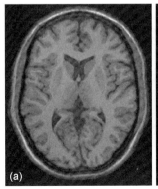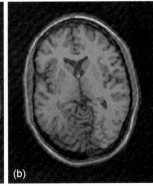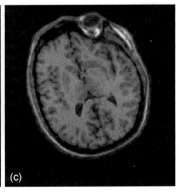

图 16.12　初始 T_1 加权 MNI 影像层面：(a) 线性变换之前；(b) 线性变换之后，3D 平移、旋转、缩放幅度较小；(c) 线性变换之后，3D 平移、旋转和缩放幅度较大

送到 Vanderbilt 大学,在那里将其与"金标准"进行比较。将结果的几何误差以 mm 为单位反馈回来,允许对几种竞争的回顾性配准算法进行排名。

RIRE 研究的制定者们公开了他们的 18 例患者的影像数据库 *,采用 PET、CT 和 MR 成像方式扫描患者头部采集影像。表 16.1 给出了数据库影像尺寸和体素间距。如表所示,根据所使用的成像参数将患者分为两组(A 组和 B 组)。每组有 9 名患者。未在表中列出的一组 PET 影像体素大小为 1.94mm×1.94mm×8.00mm。所有模态的影像都是通过连续层面采集(即层面之间零间距)。

表 16.1   在 RIRE 数据库中影像的尺寸和间距

模态	影像维度			体素尺寸 /mm		
	x	y	z	x	y	z
A 组						
PET	128	128	15	2.59	2.59	8.00
MR	256	256	20,26	1.25~1.28	1.25~1.28	4.00~4.16
CT	512	512	27~34	0.65	0.65	4.00
B 组						
MR	256	256	52	0.78~0.86	0.78~0.86	3.00
CT	512	512	40~49	0.40~0.45	0.40~0.45	3.00

PET 影像是在注射了放射性示踪剂 ^{18}F- 氟脱氧葡萄糖后采集的,它用来评估葡萄糖代谢。它的特征是高代谢活动组织摄取量增高,如恶性脑瘤。在静脉中没有造影剂的情况下采集 CT 影像;有助于观察比较致密的结构,如骨骼。在 1.5 T 扫描仪上使用 T_1 加权、T_2 加权和质子密度(proton-density, PD)自旋回波成像序列采集每例患者的 MR 影像。MR 影像显示软组织对比度,如肿瘤和正常脑实质的对比。图 16.13 和图 16.14 显示了 RIRE 数据库 A 组中一例样本患者的原始 PET、CT 和 MR 影像。

并非对所有患者都使用了所有成像方法。只对 A 组患者进行 PET 成像。在 A 组中,两名患者未进行 PET 成像,另两例患者未进行 CT 成像。在 B 组中,5 例患者未进行 PD MR 成像,1 例患者未进行 T_2 加权 MR 成像。

A 组中 7 名患者的另一组 T_1、T_2 和 PD MR 影像也包含在数据库中。该组影像中会导致配准精确度降低的几何畸变得到了数值校正。这些畸变是由于扫描仪内患者组织引起的磁化率变化导致

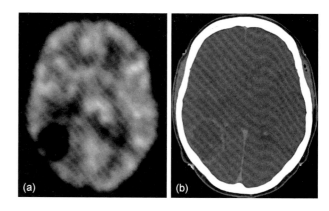

图 16.13   RIRE 数据库 A 组中一例患者未配准的 PET(a)和 CT(b)影像样本

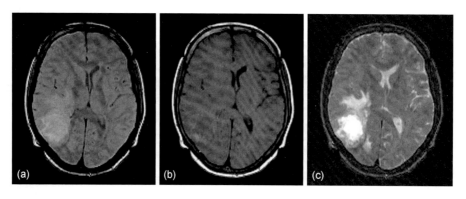

图 16.14   RIRE 数据库 A 组中一例患者的 MR 影像样本:PD(a)、T_1 加权(b)、T_2 加权(c)

---

* Vanderbilt 大学的 RIRE 数据库可以在 http://insightjournal.org/rire/ 上下载。该网站包括许多研究小组对齐方法的结果。

的。B 组影像未进行几何畸变的校正。

配准包括将每例患者的 PET 和 CT 影像严格对齐到 MR 影像上。Vanderbilt 大学研究人员通过在成像前将基准标记置于患者身上,前瞻性地获得了"金标准"结果。使用了两种类型的标记:一种在 CT 和 MR 影像上是明亮的,另一种在 PET 影像上是明亮的。通过植入固定杆的方式将四个基准标记点置于每例患者颅骨上。研究人员支持对患者采用这种侵入性方式,指出该方式在随后的神经外科手术中也可用于辅助术中引导。他们应用配准结果在手术期间将术前影像与患者对齐。

通过匹配影像对之间的基准标记可找到刚体变换的"金标准"。研究人员应用最小二乘法使对应基准点之间的欧氏距离最小。用于配准的坐标定义为影像中标记强度的中心。在找到变换的"金标准"后,修改影像以去除所有的基准点痕迹。接下来将这些修改后的影像上传到 RIRE 数据库供我们下载。图 16.15 展示了从初始影像中移除基准标记点和立体定向框架上的点。在图 16.15a 到 c 的初始影像上基准点呈环形分布。

我们的 PET-MR 和 CT-MR 配准方法是根据这些前瞻性方法确定的变换"金标准"来进行评估的。回顾性和前瞻性方法之间的配准误差定义为影像中 10 个靶点之间的平均配准差异。这项研究的作者确定靶点位于手术和诊断的重要区域。

配准错误的计算如下。x_{MR} 用于表示患者影像中靶点的坐标。首先采用变换"金标准"寻找患者 CT 或 PET 影像中对应点 x。其次,将回顾性方法确定的变换(例如在我们的软件上)应用于 x,在 MR 影像中生成点 x'_{MR}。靶点的目标配准差值定义为 $\| x_{MR} - x'_{MR} \|$。给定方法的总配准误差是所有靶点的平均差值。

我们使用 6 个参数的刚体变换来配准影像。采用三线性插值方法对运动影像进行重采样。我们评估了反映 PET 和 MR 影像对齐程度的 NCC 度量指标、CT 和 MR 对齐程度的 NGF 度量指标、PET 和 MR 以及 CT 和 MR 对齐程度的 NMI 度量指标。在方程式 16.9、16.3 和 16.5 中分别定义了 NMI、NCC 和 NGF 度量指标。所有的 RIRE 影像都使用 16 位的有符号整数强度进行存储。

在所有实验中都使用了 Nelder-Mead 单纯形优化程序。其中 $ftol=10^{-4}$,最低和最高单纯形顶点的最小相对偏差设为 10^{-4},每次迭代函数评价的最大

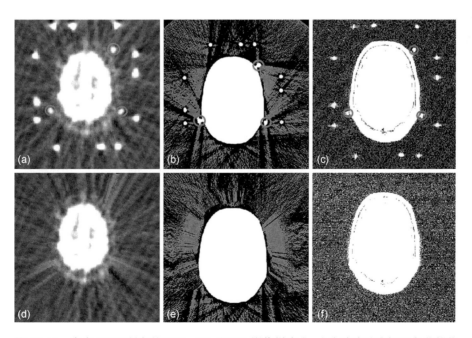

图 16.15　来自 RIRE 研究的 PET、CT、和 MR 影像样本(a~c)为移除基准标记点(圆圈)和立体定向框架之前的影像,(d~f)为移除基准标记点和立体定向框架之后的影像(来自 West, J. et al., *Journal of Computer Assisted Tomography*, 21 (4):554-566, 1997.)

数值为 1 000。采用多分辨率优化策略,对 PET-MR 配准采用两种影像分辨率层级,对 CT-MR 配准采用三种层级。在可用的情况下,使用 MR 影像的几何校正版本。

16.3.1.3 实验设备

所有的实验都是在 2008 年左右的 Apple MacPro 台式机上进行的。该系统运行 Mac OS X "Leopard"(版本 10.5.3),并配备了两个 3.2GHz 四核的 Intel Xeon 处理器和 2GB 的主内存。使用的显卡是 NVIDIA GeForce 8 800GT,512MB 的显存。

16.4 结果

在本节中,我们展示了 GPU 框架在配准合成和临床数据集中的准确性和速度测试结果。值得注意的是,在一定程度上,可以牺牲收敛速度以实现高的配准精度,反之亦然。准确性和速度关系的确切性质是复杂的,因为它依赖于方法的选择和优化参数的调整。在为这些实验配置软件时,我们通常将准确性置于速度之上。

16.4.1 仿射配准迭代速度

在表 16.2 中给出了变换 - 重采样 - 度量迭代周期的平均执行时间。结果通过 MSE、NCC、NGF 和 NMI 相似性度量指标获得。实验是在同一工作站中运行的,同时采用了基于 GPU 和基于 CPU 的方法实现。每一计时为 1 000 次周期迭代计时的平均值。该循环使用 MNI 数据作为输入运行,重采样到 4 个不同尺寸。

就 MSE、NCC、NGF 和 NMI 度量指标而言,使用 GPU 相对 CPU 的平均周期时间性能增益分别为 141、143、43 和 38 倍。采用 256^2 联合直方图进行 NMI 测量。我们还分别采用 32^2、64^2、128^2、512^2 和 1024^2 的联合直方图测试了 NMI 度量指标。联合直方图计算时间与直方图大小没有相关性。

为了计算表 16.2 中的 NMI 度量结果,我们采用了在 16.2.5.2 节中讨论过的优化方法:与两组影像背景值相关联的联合直方图箱未使用顶点散

表 16.2 变换 - 重采样 - 度量周期在 GPU 和 CPU 上的平均执行时间,该值是影像尺寸和相似性度量指标的函数

方法	周期计时 /ms			
	Size=$128^2 \times 128$	Size=$128^2 \times 256$	Size=$256^2 \times 128$	Size=$256^2 \times 256$
MSE				
GPU	2.5	4.3	8.9	18.0
CPU	322	642	1 281	2 572
NCC				
GPU	2.9	4.5	9.1	18.8
CPU	338	678	1 394	2 821
NGF				
GPU	9.1	17.4	36.6	64.3
CPU	373	687	1 532	3 109
NMI				
GPU	11.5	18.4	36.9	83.0
CPU	378	746	1 504	3 040

射机制进行增加。对于这些测试中使用的 MNI T_1 和 T_2 加权影像,算法丢弃了所有原本旨在散射到 256×256 直方图箱(0.0)的顶点,占总顶点的 59%,从而导致相比于非优化版本加速了 2.15 倍。

16.4.2 人工转换影像

在本节中,我们展示了人工应用于 MNI 数据的变换恢复结果,该数据有 256^3 个样本,像素大小为 $1mm^3$。表 16.3 显示了与恢复 9 参数仿射变换相关的配准精度和时间。这些是 10 个随机变换容积完全配准后计算的平均值。精度是应用和恢复变换部分之间的平均误差,也是头部中半径为 80mm 球形 VOI 内的整体 RMS 误差(方程式 16.12)。RMS 误差是衡量总体配准精度的指标。

使用 MSE 度量指标将变换后的 T_1 影像配准到初始 T_1 影像。其他指标用于将变换后的 T_1 影像与初始 T_2 影像进行多模态配准。在 3 个分辨率水平上依次进行配准,在最低分辨率水平(64^3 个样本)上使用了大约 200 次迭代,在中等分辨率水平上使用了 150 次迭代(128^3),在最高分辨率水平上使用了 50 次迭代(256^3)。

表 16.3 MNI 数据 9 参数仿射配准在 GPU 和 CPU 上的误差和运行时间

方法	配准误差				
	平移 /mm	旋转 /^{0}	缩放 /%	RMS/mm	计时 /s
MSE					
GPU	0.139	0.005	0.23	0.200	4.22
CPU	0.141	0.005	0.22	0.197	60.70
NCC					
GPU	0.321	0.016	0.42	0.414	6.38
CPU	0.299	0.016	0.41	0.393	90.63
NGF					
GPU	0.200	0.008	0.39	0.327	11.91
CPU	0.258	0.008	0.43	0.385	129.75
NMI					
GPU	0.175	0.011	0.28	0.246	15.28
CPU	0.173	0.012	0.27	0.243	136.52

16.4.3 回顾性影像配准评估

本节中给出了将 RIRE 项目数据库中的 PET 和 CT 影像与 MR 影像对齐的结果。准确性结果以"金标准"转换的平均值和中位数误差形式给出。也显示了在我们的 GPU 加速框架中完整配准的时间。所有结果都给出了标准差。

表 16.4 总结了 NCC 度量指标结果,该指标用于 PET-MR 影像的对齐。表 16.5 总结了 NGF 度量指标结果,该指标用于 CT-MR 影像的对齐。表 16.6 总结了 NMI 度量指标结果,该指标用于 PET 和 CT-MR 影像的对齐。

图 16.16 和图 16.17 显示了 RIRE 研究 A 组中一名脑瘤患者的 PET、CT 和 MR 重叠影像。应用 NMI 度量指标行刚体对齐之前和之后的代表性层面及其相应的联合直方图都在图中显示出来。直方图的水平轴对应于 MRI 强度。箱值以自然对数刻度表示。对于该患者,PET 至 T_2 的 3D 对齐时间为 3.4s,中位误差小于 PET 层厚的一半。CT 至 T_1 的 3D 对齐时间为 11.8s,中位误差等于 MR 数据集中的平面内体素间距,或约为 CT 和 MR 层厚的 1/3。

表 16.4 使用 NCC 度量指标在 GPU 上行 PET-MR 影像对齐的配准误差和时间

组	模态		平均误差 /mm	中位误差 /mm	时间 /s	样本量
	从	到				
A	PET	PD	2.986 ± 0.043	2.821	3.49 ± 0.77	5
	PET	T_1	3.824 ± 0.070	2.574	3.81 ± 0.77	4
	PET	T_2	4.329 ± 0.059	3.515	3.41 ± 0.57	5

表 16.5 使用 NGF 度量指标在 GPU 上行 CT-MR 影像对齐的配准误差和时间

组	模态		平均误差 /mm	中位误差 /mm	时间 /s	样本量
	从	到				
A	CT	PD	1.391 ± 0.012	1.327	10.19 ± 0.44	7
	CT	T_1	1.424 ± 0.018	1.316	11.77 ± 0.89	7
	CT	T_2	1.435 ± 0.026	0.950	11.85 ± 1.02	7
B	CT	PD	2.763 ± 0.100	2.338	12.39 ± 0.36	4
	CT	T_1	2.297 ± 0.039	1.895	12.24 ± 0.25	9
	CT	T_2	3.044 ± 0.136	2.508	14.11 ± 0.42	8

表 16.6　使用 NMI 度量指标在 GPU 上行 PET 和 CT-MR 影像对齐的配准误差和时间

组	模态		平均误差 /mm	中位误差 /mm	时间 /s	样本量
	从	到				
A	PET	PD	3.021 ± 0.337	2.369	3.45 ± 0.37	5
	PET	T_1	2.053 ± 0.163	1.811	3.61 ± 0.39	4
	PET	T_2	2.713 ± 0.223	2.349	3.83 ± 0.17	5
	CT	PD	1.228 ± 0.084	1.058	11.19 ± 0.40	7
	CT	T_1	1.040 ± 0.085	0.870	9.54 ± 0.39	7
	CT	T_2	1.319 ± 0.139	1.083	8.97 ± 0.95	7
B	CT	PD	2.443 ± 0.102	2.388	12.39 ± 0.36	4
	CT	T_1	1.806 ± 0.088	1.699	12.24 ± 0.25	9
	CT	T_2	2.016 ± 0.048	1.965	14.11 ± 0.42	8

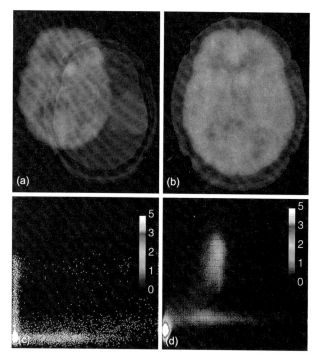

图 16.16　PET 和 T_2 加权 MR 影像重叠层面及其联合直方图（PET vs. T_2）。(a 和 c) 刚体对齐之前，(b 和 d) 刚体对齐之后

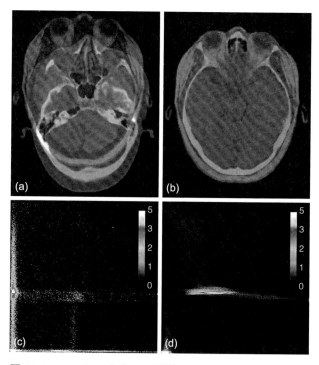

图 16.17　CT 和 T_1 加权 MR 影像重叠层面及其联合直方图（CT vs. T_1）。(a, c) 刚体对齐之前，(b, d) 刚体对齐之后

16.5　讨论

在医学成像领域，好的配准工具通常需要具备某些属性。这些属性包括速度、准确性、鲁棒性以及对最少用户干预的需求（Shekhar 和 Zagrodsky 2002）。鲁棒性是一个广义的术语，将其定义为：即使在较大初始错配情况下，该工具所具有的配准不同属性和模态影像的能力。正如我们在下面所讨论的，实验结果表明我们的软件具备这些期望的属性。

16.5.1　速度和准确性

在表 16.2 中, 我们比较了分别基于 GPU 和 CPU 实现的影像变换、重采样和相似性度量步骤的时间。为了使用 MSE 和 NCC 指标执行配准周期, 我们实现了两个数量级的平均加速。这些发现与 Chan(2007)的研究结果一致, 他在一个高端图形工作站上测试其软件。使用 NGF 和 NMI 指标实现一个数量级的加速。无论在 GPU 上还是在 CPU 上, 周期计算时间与处理的体素数量大致呈线性关系, 并且如预期的那样相对于直方图大小保持不变(Scheuermann 和 Hensley 2007)。

在 GPU 上, NGF 度量的执行速度大约比 MSE 和 NCC 度量慢三倍。时间复杂性的增加主要是由 NGF 度量中的影像梯度计算造成。NGF 在 CPU 上的执行没有发现这种明显的减速。这大概是因为 CPU 和 C++ 编译器的浮点计算优化比 GPU 和 OpenGL 更复杂。

我们注意到, 变换 - 重采样 - 度量周期的加速不适用于整个影像配准过程。这些单独的周期计时可以降低与运行完全配准相关的相对昂贵的操作, 如 OpenGL 环境设置、主内存和视频内存之间的数据传输, 以及优化器中的控制逻辑。GPU 医学影像配准应用(Shams 等 2010)通常可实现 10~20 倍的加速。

为了评估我们的仿射配准方法, 我们使用软件来恢复应用于合成测试影像的仿射变换。这些结果可参见表 16.3。GPU 和 CPU 版本的仿射配准产生了几乎完全相同的配准错误。所有这些错误都是亚体素级的。GPU 和 CPU 结果之间的细微差别很可能是由于在测试的图形硬件上执行了非标准浮点计算。这些差异不应该出现在后续的模型硬件上, 比如 Fermi 架构, 它执行 IEEE 标准进行 32 位浮点操作(Glaskowsky 2009)。尽管如此, GPU 和 CPU 版本之间近乎完美的配准结果和一致性证明了我们的仿射配准方法的有效性。就仿射配准测试而言, 我们使用图形硬件实现了大约 13 倍的加速。

我们还表明, 我们的仿射配准方法对多模态临床数据也是有效的。我们将 RIRE 项目中脑瘤患者的 PET 和 CT 影像与 MR 影像进行对齐。结果在表 16.4 至表 16.6 中给出。关于输入影像的体素尺寸(表 16.1), 所有 RIRE 的平均目标配准误差都是亚体素级的。较大的误差出现在 B 组影像, 因为不同于 A 组影像, B 组影像未进行几何畸变的校正。所有误差都根据"金标准"的基准标记技术报告。在体模研究中, 对于 CT-CT 配准以及 CT-MR 配准, "金标准"分别实现了 0.27mm 和 1.11mm 的平均目标配准误差(Fitzpatrick 等 1994)。

16.5.2　NMI 度量

在医学影像配准中, NMI 一直被认为是最稳健的影像相似性度量指标之一。该指标的优化已被证明能够完全自动地对 CT、MR 和 PET 影像进行仿射配准, 而无需进行预处理, 例如标记或特征定义(Maes 等 1999;Studholme 等 1999 年)。与基于差异和相关性的度量不同, MI 并没有假设影像强度之间有预定义的数学关系。RIRE 研究结果也表明, 基于 MI 的方法最准确(West 等 1997)。事实上, 一篇文献综述表明, 在绝大多数已发表的神经影像学研究中, MI 或 NMI 都被用于驱动线性配准(Pluim 等 2003)。

我们的实验表明了 NMI 的鲁棒性和准确性。与 NGF 和 NCC 指标相比, 该指标在 PET-MR 和 CT-MR 测试例的配准中都取得较好的结果。NCC 指标仅适用于 PET-MR 测试例;它无法成功地对齐 CT 和 MR 影像。这是由于 CT 和 MR 体素强度之间缺乏空间相关性。NGF 指标不能使 PET 和 MR 影像对齐, 因为 PET 影像的梯度值较弱, 缺乏与 MR 影像梯度的空间一致性。因此, NGF 指标仅适用于 CT-MR 测试例。NMI 度量指标稳健性好, 没有这些限制。它可以在所有情况下成功使用。

我们使用顶点散射来生成 MI 所需的联合直方图:着色器的并行线程从纹理内存读取影像强度并增加帧缓冲区中的直方图箱。使用这种方法, 我们利用现代硬件的能力在系统运行时有效地分配顶点或片段处理任务。在统一着色器体系架构之前, 大量使用顶点处理是不利的, 因为顶点着色单元的并行水平比片段着色单元低。例如, 2005 年中期发布的 NVIDIA GeForce 7800 GTX GPU(就在 CUDA 之前)有 24 个片段着色器和 8 个顶点着色器。现代的 GPU 本质上由一系列灵活的浮点引擎组成。

我们还依赖图形硬件在帧缓冲区中序列化箱增量操作,从而保证在同一个箱地址中没有两个线程可以同时读取或写入一个值。据我们所知,硬件确保原子性和防止内存冲突的方法还未公开。无论如何,我们可以确信,NVIDIA 内存锁定的硬件执行是有效的。第 16.4.1 节中的 NMI 度量周期计时已表明这一点。我们比较了启用和禁用顶点散射到箱(0,0)的时间。当启用时,箱(0,0)在每次迭代中散射体素增加 59% 或近乎 1 000 万倍。这必然导致此箱中成千上万的内存冲突。当禁用时,这些冲突都不会发生。然而,由此可节省两倍的时间,相对较低。这让我们相信 GPU 非常有效地处理直方图箱的碰撞。

16.5.3　实时可视化

在实践中,两幅影像的配准质量经常通过查看融合重叠影像或它们的差异影像来定性评估(Rogelj 等 2002)。Hastreiter 和 Ertl(1998)率先将影像配准和 3D 可视化相结合,他们将其工作应用于影像引导的神经外科。

我们工具的一个优点是它提供了配准过程实时可视化功能(Chan 2007)。随着对齐的进行,可以查看融合的 2D 或 3D 影像视图、相似性度量影像(如图 16.5 所示)以及联合影像密度分布。另外,可以通过手动对齐运动和固定影像来初始化配准参数。通过提供这些选项,软件允许用户快速检测和潜在地校正失败的配准,并详细检查调整配准参数的效果。

集成可视化在没有明显增加成本情况下直接实现,因为在 OpenGL 中执行影像变换和度量。我们使用 CUDA 环境进行配准的实验表明,将计算结果转移到图形环境中以实现可视化是一个严重的瓶颈。

图 16.18 显示了执行 GPU 配准方法软件应用程序的屏幕截图。配准时实时更新 2D 或 3D 影像视图。本例中的 T_1 加权 MR 影像采集自同一多发性硬化症患者,间隔时间 8 个月。基线扫描加载至红色通道;后续扫描加载至绿色通道。

在图 16.18a 和 c 中的刚体配准之前,难以确定

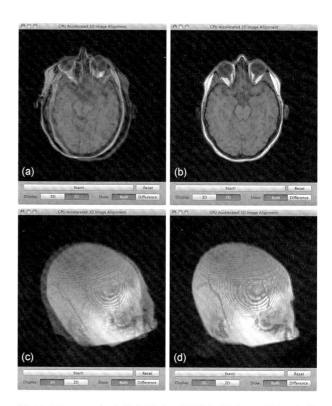

图 16.18　GPU 加速影像配准工具屏幕截图,显示同一主体在两个时间点的 MR 影像。(a,b):对齐之前和之后的 2D 显示,(c,d):对齐之前和之后的 3D 渲染(Chan 2007)

两次扫描之间的纵向变化。在图 16.18b 和 d 中的配准之后,尽管一些灵活的外部软组织结构如耳朵和眼肌仍未对齐,但内部大脑结构完全对齐。

其他有前途的临床场景包括认知能力下降患者脑萎缩检测(Morra 等 2009)以及癌症患者肿瘤变化或转移性生长的评估(Zacharaki 等 2008)。我们的工具在关键时刻也证明是有价值的,如快速校正急诊患者 CT 扫描时的错位和指导放射治疗(Samant 等 2008)。

参考文献

Archip, N., Clatz, O., Whalen, S. et al. Non-rigid alignment of pre-operative MRI, fMRI, and DT-MRI with intra-operative MRI for enhanced visualization and navigation in image-guided neurosurgery. *NeuroImage, 35*(2), 609–624, 2007.

Ardekani, B. A., Guckemus, S., Bachman, A., Hoptman, M. J., Wojtaszek, M., and Nierenberg, J. Quantitative comparison of algorithms for inter-subject registration of 3D volumetric brain MRI scans. *Journal of Neuroscience Methods, 142*(1):67–76, 2005.

Cabral, B., Cam, N., and Foran, J. Accelerated volume rendering and tomographic reconstruction using texture mapping hardware. In ACM Symposium on Volume Visualization, pages 91–98, 1994.

Chan, S. Three-dimensional medical image registration on modern graphics processors, Master's thesis, University of Calgary, Calgary, Alberta, 2007.

Chisu, R. Techniques for accelerating intensity-based rigid image registration, Master's thesis, Technische Universität München, München, 2005.

Cocosco, C. A., Kollokian, V., Kwan, R. K.-S., and Evans, A. C. BrainWeb: Online interface to a 3D MRI simulated brain database. *NeuroImage, 5*(4): 425, 1997.

Collins, D. L., Holmes, C. J., Peters, T. M., and Evans, A. C. Automatic 3-D model-based neuroanatomical segmentation. *Human Brain Mapping, 3*(3):190–208, 1995.

Collins, D. L., Zijdenbos, A. P., Kollokian, V., Sled, J. G., Kabani, N. J., Holmes, C. J., and Evans, A. C. Design and construction of a realistic digital brain phantom. *IEEE Transactions on Medical Imaging, 17*(3):463–468, 1998.

CUDA: Compute Unified Device Architecture, Programming Guide 2.0, NVIDIA Corp., 2008.

DiMaio, S. P., Archip, N., Hata, N. et al. Image-guided neurosurgery at Brigham and Women's Hospital. *IEEE Engineering in Medicine and Biology Magazine, 25*(5):67–73, 2006.

Dowson, N. and Bowden, R. A unifying framework for mutual information methods for use in non-linear optimisation. In European Conference on Computer Vision, Lecture Notes in Computer Science, volume 3951, pages 365–378. Springer-Verlag, Berlin, Germany, 2006.

Evans, A. C., Collins, D. L., Mills, S. R., Brown, E. D., Kelly, R. L., and Peters, T. M. 3D statistical neuroanatomical models from 305 MRI volumes. In *Nuclear Science Symposium and Medical Imaging Conference,* volume 3, pages 1813–1817, 1993.

Fitzpatrick, J. M., Maurer, C. R., and McCrory, J. J. Phantom testing of ACUSTAR I with comparison to stereotaxy. Technical Report CS94-04, Vanderbilt University, 1994.

Gerasimov, P., Fernando, R., and Green, S. Shader Model 3.0: Using Vertex Textures, NVIDIA Corp., June 2004. Whitepaper.

Gholipour, A., Kehtarnavaz, N., Briggs, R., Devous, M., and Gopinath, K. Brain functional localization: A survey of image registration techniques. *IEEE Transactions on Medical Imaging,* 26(4): 427–451, 2007.

Glaskowsky, P. N. NVIDIA's Fermi: The First Complete GPU Computing Architecture, NVIDIA Corp., Sept. 2009. Whitepaper.

Green, S. The OpenGL framebuffer object extension, Game Developers Conference Presentation, 2005.

Haber, E. and Modersitzki, J. Intensity gradient based registration and fusion of multi-modal images, in Medical Image Computing and Computer-Assisted Intervention (MICCAI), Volume 4191, Lecture Notes in Computer Science, pages 726–733. Springer, Heidelberg, 2006.

Hajnal, J. V., Saeed, N., Soar, E. J., Oatridge, A., Young, I. R., and Bydder, G. M. A registration and interpolation procedure for subvoxel matching of serially acquired MR images. *Journal of Computer Assisted Tomography, 19*(2): 289–296, 1995.

Hajnal, J. V., Hill, D. L. G., and Hawkes, D. J. *Medical Image Registration.* CRC Press, Boca Raton, FL, 2001.

Hastreiter, P. and Ertl, T. Integrated registration and visualization of medical image data. In *Computer Graphics International (CGI),* pages 78–85. *IEEE Computer Society,* Hannover, Germany, 1998.

Hastreiter, P., Rezk-Salama, C., Soza, G., Bauer, M., Greiner, G., Fahlbusch, R., Ganslandt, O., and Nimsky, C. Strategies for brain shift evaluation. *Medical Image Analysis, 8*(4):447–464, 2004.

Hellier, P., Barillot, C., Corouge, I. et al. Retrospective evaluation of intersubject brain registration. *IEEE Transactions on Medical Imaging, 22*(9):1120–1130, Sept. 2003.

Ibáñez, L., Schroeder, W., Ng, L., and Cates, J. *The ITK Software Guide 2.4,* Kitware, 2005.

Jenkinson, M. Measuring transformation error by RMS deviation, Technical Report TR99MJ1, Oxford Centre for Functional Magnetic Resonance Imaging of the Brain, 1999.

Jenkinson, M. and Smith, S. M. A global optimisation method for robust affine registration of brain images. *Medical Image Analysis, 5*(2):143–156, 2001.

Jongen, C. Interpatient registration and analysis in clinical neuro-imaging, Ph.D. thesis, Utrecht University, The Netherlands, March 2006.

Kamitani, Y. and Tong, F. Decoding the visual and subjective contents of the human brain. *Nature Neuroscience, 8*(5):679–685, 2005.

Kessler, M. L. and Roberson, M. Image registration and data fusion for radiotherapy treatment planning. In Schlegel, W., Bortfeld, T., and Grosu, A.-L., editors, *New Technologies in Radiation Oncology, Medical Radiology.* Springer, Heidelberg, 2006.

Klein, A., Andersson, J., Ardekani, B. A. et al. Evaluation of 14 nonlinear deformation algorithms applied to human brain MRI registration. *NeuroImage, 46*(3):786–802, 2009.

Lehmann, T. M., Gönner, C., and Spitzer, K. Survey: Interpolation methods in medical image processing. *IEEE Transactions on Medical Imaging, 18*(11):1049–1075, 1999.

Lester, H. and Arridge, S. R. A survey of hierarchical non-linear medical image registration. *Pattern Recognition, 32*(1):129–149, 1999.

Levin, D., Dey, D., and Slomka, P. J. Acceleration of 3D, nonlinear warping using standard video graphics hardware: Implementation and initial validation. *Computerized Medical Imaging and Graphics, 28*(8):471–483, 2004.

Loeckx, D., Maes, F., Vandermeulen, D., and Suetens, P. Comparison between parzen window interpolation and generalised partial volume estimation for nonrigid image registration using mutual information, in Biomedical Image Registration, Volume 4057, Lecture Notes in Computer Science, pages 206–213. Springer-Verlag, Utrecht, The Netherlands, 2006.

Maes, F., Collignon, A., Vandermeulen, D., Marchal, G., and Suetens, P. Multimodality image registration by maximization of mutual information. *IEEE Transactions on Medical Imaging,* 16(2):187–198, 1997a.

Maes, F., Vandermeulen, F., Marchal, G., and Suetens, P. Clinical relevance of fully automated multimodality image registration by maximization of mutual information. In Proc. of the Image Registration Workshop, pages 323–330, Nov. 1997b.

Maes, F., Vandermeulen, D., and Suetens, P. Comparative evaluation of multiresolution optimization strategies for multi-modality image registration by maximization of mutual information. *Medical Image Analysis, 3*(4):373–386, 1999.

Maintz, J. B. A. and Viergever, M. A. A survey of medical image registration. *Medical Image Analysis, 2*(1):1–36, 1998.

Mattes, D., Haynor, D. R., Vesselle, H., Lewellen, T. K., and Eubank, W. PET-CT image registration in the chest using free-form deformations. *IEEE Transactions on Medical Imaging, 22*(1), 2003.

Mitchell, J. R., Chan, S., and Adler, D. H. Texture-based multi-dimensional medical image registration. U.S. Patent No. US 2008/0143707 A1, June 2008. Filed Nov. 2007.

Morra, J. H., Tu, Z., Apostolova, L. G. et al. Automated mapping of hippocampal atrophy in 1-year repeat MRI data from 490 subjects with Alzheimer's disease, mild cognitive impairment, and elderly controls. *NeuroImage*, 45(1S):S3– 15, 2009.

Using Vertex Buffer Objects. NVIDIA Corporation, May 2004. Whitepaper.

Owens, J. Data-parallel algorithms and data structures, SIGGRAPH 2007 Presentation, Aug. 2007.

Pluim, J. P. W., Maintz, J. B. A., and Viergever, M. A. Mutual-information-based registration of medical images: A survey. *IEEE Transactions on Medical Imaging, 22*(8):986–1004, 2003.

Press, W. H., Teukolsky, S. A., Vetterling, W. T., and Flannery, B. P. *Numerical Recipes in C*. Cambridge University Press, Cambridge, 1992.

Rege, A. Occlusion (HP and NV extensions), GameDevelopers Conference Presentation, 2002.

Rezk-Salama, C., Hastreiter, P., Greiner, G., and Ertl, T. Non-linear registration of pre- and intraoperative volume data based on piecewise linear transformations. In *Vision, Modelling, and Visualization*, Erlangen, Germany, pages 365–372, 1999.

Rogelj, P., Kovačič, S., and Gee, J. C. Validation of a non-rigid registration algorithm for multi-modal data. In *SPIE Medical Imaging: Image Processing*, San Diego, CA, pages 299–307, Feb. 2002.

Rogelj, P., Kovačič, S., and Gee, J. C. Point similarity measures for non-rigid registration of multi-modal data. *Computer Vision and Image Understanding, 92*:112–140, 2003.

Rohlfing, T., Maurer, C. R., Bluemke, D. A., and Jacobs, M. A. Volume-preserving nonrigid registration of MR breast images using free-form deformation with an incompressibility constraint. *IEEE Transactions on Medical Imaging, 22*(6):730–741, 2003.

Rost, R. J. *OpenGL Shading Language*. Addison-Wesley, Boston, 2004.

Samant, S. S., Xia, J., Muyan-Özçelik, P., and Owens, J. D. High performance computing for deformable image registration: Towards a new paradigm in adaptive radiotherapy. *Medical Physics, 35*(8):3546–3553, 2008.

Scheuermann, T. and Hensley, J. Efficient histogram generation using scattering on GPUs, in Proceedings of the 2007 Symposium on Interactive 3D Graphics and Games, WA, pages 33–37. ACM, Seattle, 2007.

Shams, R., Sadeghi, P., Kennedy, R. A., and Hartley, R. I. A survey of medical image registration on multicore and the GPU. *IEEE Signal Processing Magazine*, 50, March 2010.

Shekhar, R. and Zagrodsky, V. Mutual information-based rigid and nonrigid registration of ultrasound volumes. *IEEE Transactions on Medical Imaging, 21*(1):9–22, 2002.

Shreiner, D., *OpenGL Programming Guide: The Official Guide to Learning OpenGL, Versions 3.0 and 3.1 (7th Edition)*. Addison-Wesley Professional, 2009.

Sigg, C. and Hadwiger, M. Fast third-order texture filtering. In Pharr, M., editor, GPU Gems 2, pages 313–329. Addison-Wesley, Upper Saddle River, 2005.

Starreveld, Y., Fast non-linear registration applied to stereotactic functional neurosurgery. PhD thesis, University of Western Ontario, London, Ontario, 2002.

Studholme, C., Hill, D. L. G., and Hawkes, D. J. An overlap invariant entropy measure of 3D medical image alignment. *Pattern Recognition, 32*(1):71–86, 1999.

Tustison, N. J., Awate, S. P., Cai, J., Altes, T. A., Miller, G. W., de Lange, E. E., Mugler, J. P., and Gee, J. C. Pulmonary kinematics from tagged hyperpolarized helium-3 MRI. *Journal of Magnetic Resonance Imaging, 31*(5), 2010.

Using Vertex Buffer Objects. NVIDIA Corporation, May 2004. Whitepaper.

Viola, P. and Wells, W. M. Alignment by maximization of mutual information. *International Journal of Computer Vision, 24*(2), 1997.

Wachowiak, M. P. and Peters, T. M. High-performance medical image registration using new optimization techniques. *IEEE Transactions on Information Technology in Biomedicine, 10*(2):344–353, 2006.

Wang, H., Dong, L., O'Daniel, J. et al. Validation of an accelerated "demons" algorithm for deformable image registration in radiation therapy. *Physics in Medicine and Biology*, 50(12), 2005.

Warfield, S. K., Jolesz, F. A., and Kikinis, R. A high performance computing approach to the registration of medical imaging data. *Parallel Computing*, 24(9–10):1345–1368, 1998.

West, J., Fitzpatrick, J. M., Wang, M. Y. et al. Comparison and evaluation of retrospective intermodality brain image registration techniques. *Journal of Computer Assisted Tomography, 21*(4):554–566, 1997.

Yoo, T. S., editor. *Insight into Images*. A K Peters, Wellesey, 2004.

Zacharaki, E. I., Shen, D., Lee, S.-K., and Davatzikos, C. A multiresolution framework for deformable registration of brain tumor images. *IEEE Transactions on Medical Imaging*, 27(8), 2008.

名词与术语表

英语	汉语
3-D volume	3D 容积
attached organ	附着器官
accumulated dose distribution	累积剂量分布
automatic contour propagation	自动轮廓扩充
Atlas image	Atlas 影像
lung apex	肺尖
bladder filling	膀胱充盈
bronchial tree	支气管树
computer assisted intervention	计算机辅助干预
cone-beam CT	锥形束 CT
critical organ	关键器官
daily dose	每日剂量
daily portal image	每日射野影像
deformable image registration	形变影像配准
deformation regularity	形变正则性
deformable shape models	形变模型
disparity measure	视差度量
delivered dose	实施剂量
dose accumulation	剂量累积
dose distribution	剂量分布
dose painting	剂量雕刻
dynamic ventilation imaging	动态通气成像
elastic body spline（EBS）	弹性体样条
free-form deformation（FFD）	自由形变
functional imaging	功能性成像
gross tumor volume	大体肿瘤靶区
ill-posed problem	不适定问题
information theory	信息论
interfraction motion	交互运动

续表

英语	汉语
intramodal	单模态
intermodal	多模态
landmark	标记
liver stiffness	肝硬度
magnetic resonance（MR）	磁共振
monomodal images	单模态图像
medical physicists	医学物理师
patient simulation	患者模拟
phantom data	模体数据
pretreatment CT	预处理 CT
pointing device	定点设备
positron emission tomography（PET）	正电子发射断层扫描
quantitative outcome assessment	定量结果评估
radiograph	X 射线照片
radiotherapy treatment planning	放射治疗计划
radiation beam	射线束
rectilinear volume	直线体积
region of interest（ROI）	感兴趣区域
rigid registration	刚性配准
setup error	摆位误差
similarity Dice index	相似性 Dice 指数
standardized uptake value（SUV）	标准化摄取值
surface surrogate	体表标记物
system of equations	方程组
surrogate	体表标记物
stereotactic body radiation therapy	立体定向体部放射治疗
target volume	靶区
target organ	靶器官
test phantoms	测试模体
thin-plate spline（TPS）	薄板样条
tumor margin	肿瘤边界
tumoricidal doses	杀瘤剂量
volumetric grid	容积网络
volume image	容积影像
X-ray radiographic	X 射线成像
X-ray mammogram	X 射线乳腺摄影

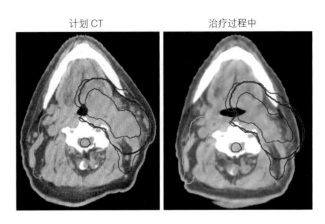

计划 CT　治疗过程中

彩图 1.2　头颈部肿瘤患者在放射治疗过程中出现显著的解剖学改变。左:初始治疗计划 CT 影像。右:放射治疗 3 周后获得的 CT 影像。初始靶区与患者解剖结构不匹配。如果不重新设计治疗计划,治疗将不再是理想的

质子治疗中肿瘤退缩的影响

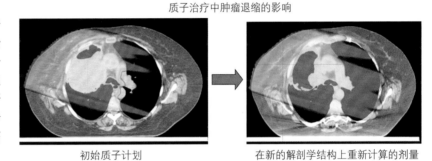

初始质子计划　在新的解剖学结构上重新计算的剂量

彩图 1.3　肿瘤退缩对质子剂量分布的影响。左:初始质子治疗计划。经过约 1 个月的治疗后,原发性肿瘤明显退缩,原来萎缩的肺组织张开了。结果质子射线束进一步穿透健侧肺组织,潜在地提高了放射毒性

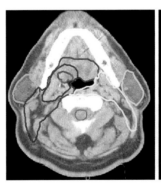
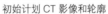
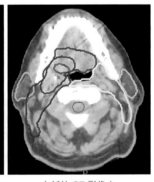

初始计划 CT 影像和轮廓　在新的 CT 影像上自动分割的轮廓

彩图 1.5　通过形变影像配准对一例头颈部肿瘤患者进行轮廓自动分割。左:具有标记结构的 CT 层面。靶区包括原发 GTV(紫色),高危 CTV(红色),中危靶区(蓝色)和低危靶区(黄色)。腮腺(左、右)也显示为蓝色和绿色轮廓。治疗 3 周后的新 CT 影像与原计划 CT 影像之间行形变影像配准之后,相同的轮廓形变地映射到新的 CT 影像以用于自适应计划设计

计划 CT

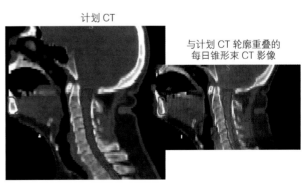

与计划 CT 轮廓重叠的每日锥形束 CT 影像

彩图 1.6　即便应用 IGRT,也难以通过简单的移床来校正患者解剖结构的非刚性改变。颈曲和下巴位置的变化可视为非刚性改变。如果这些变化是系统性的,重新设计计划可能是校正这种复杂形态改变的最佳策略

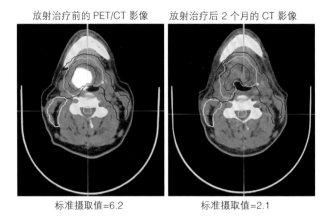

放射治疗前的 PET/CT 影像   放射治疗后 2 个月的 CT 影像

标准摄取值=6.2   标准摄取值=2.1

彩图 1.8 形变影像配准用于功能性结果的定量评估。左侧和右侧分别显示放射治疗前和治疗后 2 个月采集的 PET/CT 影像。为了评估治疗靶区的变化，将 CTV（显示为彩色轮廓）从计划 CT 影像上映射到 PET/CT 影像上，测量 GTV（红色）中平均 SUV 值的降低程度

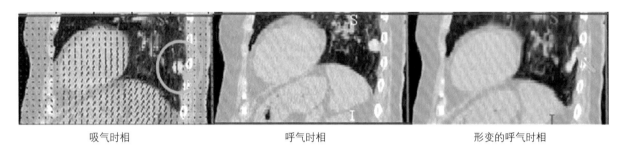

吸气时相   呼气时相   形变的呼气时相

彩图 1.10 位移场各向同性平滑造成的形变配准误差的图示。右：形变的呼气相影像与吸气相影像匹配。由于形变影像配准算法中的平滑要求，肿瘤的形状发生了畸变

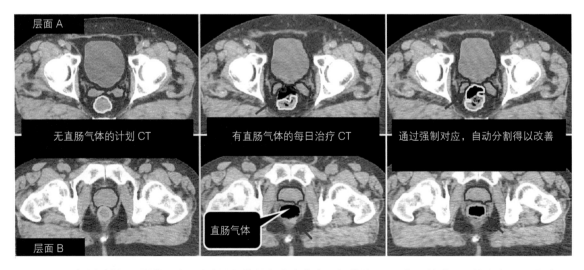

层面 A

无直肠气体的计划 CT   有直肠气体的每日治疗 CT   通过强制对应，自动分割得以改善

直肠气体

层面 B

彩图 1.11 如果计划 CT 影像上直肠未充盈气体（左），在含有直肠气体的 CT 影像区域附近可能会产生配准误差。自动分割算法探测到不正确的直肠壁（中间列）。处理此情形的一种方法是人工修改计划 CT 影像，以便在勾画的（空的）直肠中心形成一个气囊。这将导致气体区域之间的"虚拟"对应。自动分割算法的改善可在右栏的 CT 影像中观察到

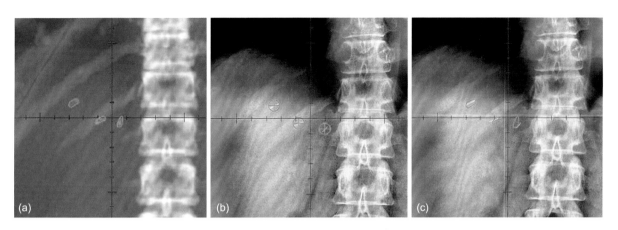

彩图 4.3　基准点作为每日放射治疗中肝肿瘤对准的标记。(a)根据带有基准点轮廓的计划 CT 获取的参考数字重建影像。(b)手动标记基准点的每日射野影像。(c)依据采用平方距离之和确定的基准点对齐肿瘤

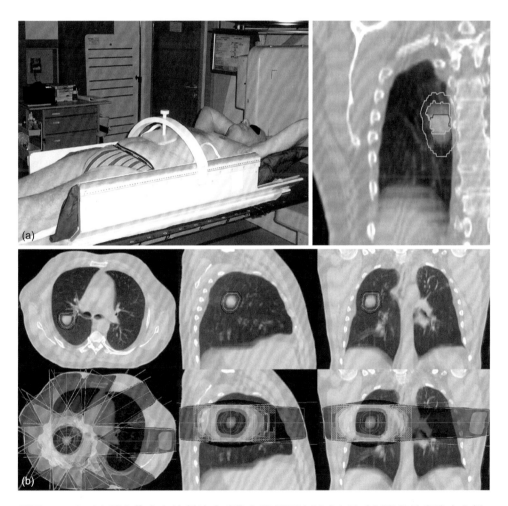

彩图 7.1　(a 左)用立体定向放射治疗系统和腹部压迫以减少运动幅度的肺癌治疗实例。(a 右)显示代表肿瘤运动轮廓结构的冠状面切片(呼气、吸气位置和 ITV)。(b)从治疗计划系统获得的 12 个区域计划的剂量分配

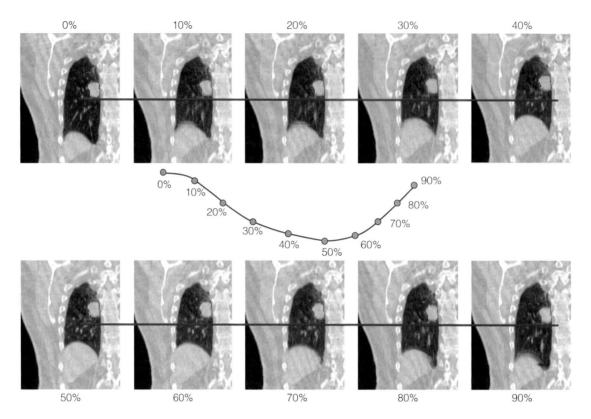

彩图 7.2 组成四维 CT 影像的 10 个时相(来源于 *Cancer Radiothérapie*,*15*(2),Ayadi,M.,Bouilhol,G.,Imbert,L.,Ginestet,C.,and Sarrut,D.,Scan acquisition parameter optimization for the treatment of moving tumors in radiotherapy,115-122,Copyright 2010,已得到 Elsevier 的授权。)

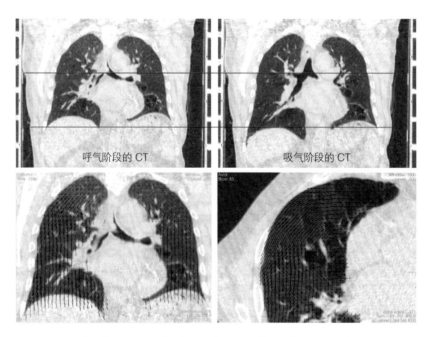

彩图 7.5 上方:待配准的初始呼气和吸气 CT 影像,红线有助于比较两个冠状面切片。下方:与形变场叠加的冠状面和轴向面切片,矢量场只显示在肺部区域

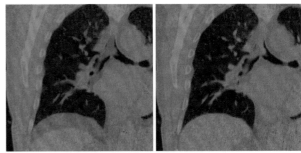

彩图 7.6 配准前后的绿色 - 紫色差异

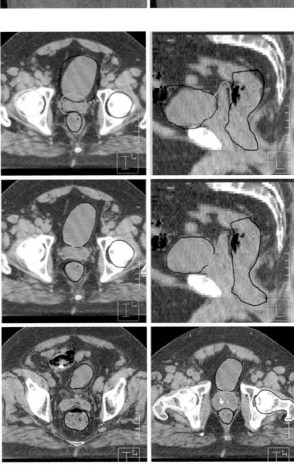

彩图 10.4 顶行：显示前列腺、膀胱、直肠和股骨头初始化网格的轴向和矢状切片。中间行：自动分割后的网格。底行：交互式编辑后的网格（由 Philips Medical Systems 提供）

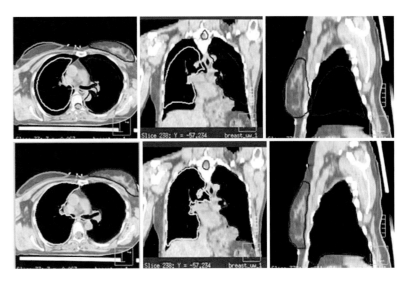

彩图 10.5 顶行：显示乳房和胸部结构初始化网格的轴向、矢状和冠状切片。底行：自动分割后的未编辑网格（由 Philips Medical Systems 提供）

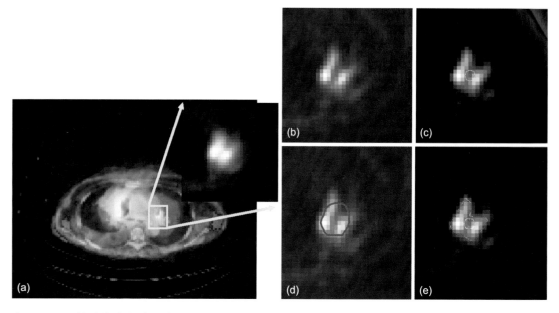

彩图 11.4 针对非小细胞肺癌（NSCLC）的水平集分割应用。(a)选择用于处理的 PET/CT 肺部影像和 ROI。(b)使用反卷积方法模糊 PET 病变。(c)用小圆初始化水平集。(d)基于梯度水平集方法勾画得到的轮廓结果。(100 次迭代后收敛)(e)使用基于无边界水平集方法得到的轮廓结果,经过 40 次迭代(黄色)和 100 次迭代(红色)。注意在这种情况下,基于无边界的方法具有更好的病变边界捕获能力

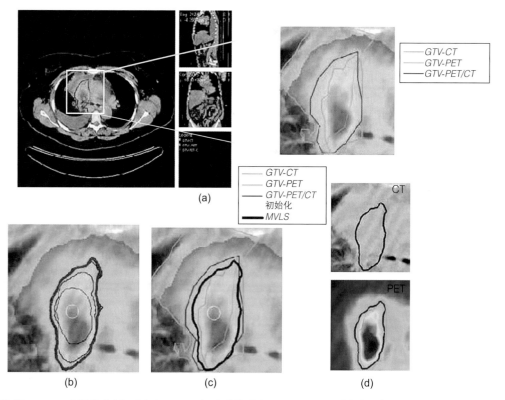

彩图 11.6 肺部 PET/CT 病例的分析。(a)在 CERR 中显示的融合 PET/CT,以及受检者右侧 GTV 的手动勾画的轮廓。勾画轮廓过程分别进行,CT(橙色),PET(绿色)和融合 PET/CT(红色)影像。(b)MVLS 算法初始化为 9.8mm 直径的圆形(白色),以 10 次迭代为步进的演化轮廓(黑色),以及最终估计的轮廓(深红色)。该算法在几秒内 120 次迭代后收敛。PET/CT 比例权重选择为 1∶1.65。(c)在融合 PET/CT 上显示的带有手动勾画的轮廓的 MVLS 结果。注意融合的 PET/CT 手动轮廓和 MVLS(DSC=0.87)的一致性。(d)分别叠加在 CT(顶部)和 PET(底部)上的 MVLS 轮廓

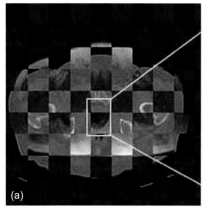
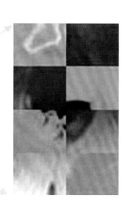
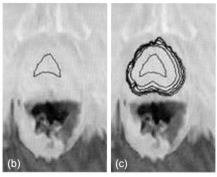

彩图 11.7　前列腺的 MRI / CT 分析。(a)配准的 MRI / CT 和选定的 ROI。(b)用大致类似于前列腺(细线内)的先验形状初始化的 MVLS 算法。(c)以 10 次迭代为步进的曲线演化结果和最终估计的轮廓(粗线以外)

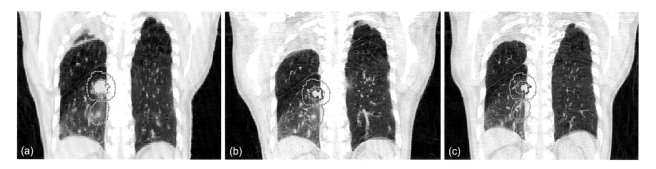

彩图 11.9　使用基于水平集方法在放射治疗期间跟踪肿瘤变化的实例。GTV 显示为绿色,PTV 显示为棕色,主动模型估计为红色。(a)预处理三维扫描。(b)和(c)分别为重建的治疗中和治疗结束扫描影像,来自作为参考的呼气末时相 4D CT 数据。注意,通过在这些时间点上传播 GTV,可以使用水平集方法精确地获得肿瘤边界

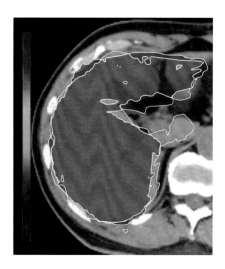

彩图 12.4　用 STAPLE 算法从 Atlas 分割中导出体积较大器官的形状。白线表示由不同 Atlas 获得的肝脏分割。颜色覆盖是从各个分割推导出的相应体素属于肝脏的概率图,范围从 0(紫)到 1(红)

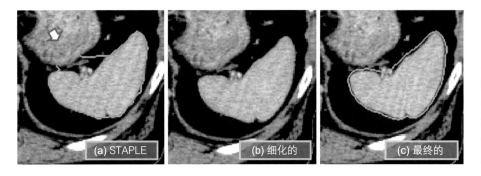

彩图 12.5　细化过程的步骤。(a)显示为蓝色轮廓的输入脾脏分割。(b)使用基于阈值水平集算法消除不同 CT 值的区域。(c)使用测地水平集算法平滑形状并捕捉影像梯度

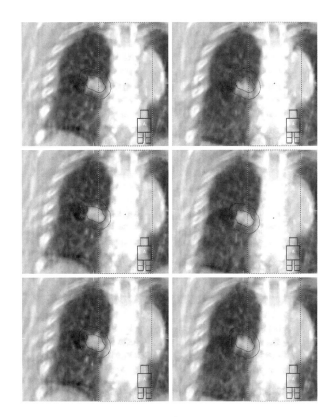

彩图 15.19　肺癌患者 SBRT 的各种 4D CBCT 配准,峰间振幅约 7mm。第一行:脊柱配准;第二行:肿瘤配准;第三行:随时间改变的肿瘤位置校正。左列:呼气相;右列:吸气相(From Sonke JJ et al., *Int J Radiat Oncol Biol Phys*. 2009 Jun1;74(2):567-74.)

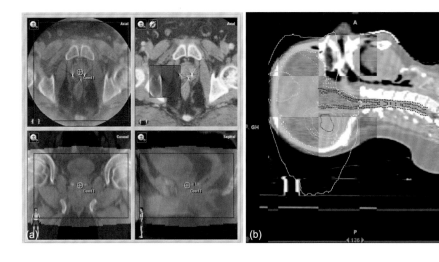

彩图 15.20　(a)Vero 系统采集的植入基准标记前列腺癌患者的 CBCT 横断面、冠状面和矢状面影像,并将 CBCT 与计划 CT 进行融合(右上方);(b)螺旋断层放射治疗系统扫描获取的一例头颈部肿瘤患者矢状面影像,并与计划 CT 进行融合